现代儿科疾病
治疗与预防

主编 赵 静 陈 勤 赵 彰 等

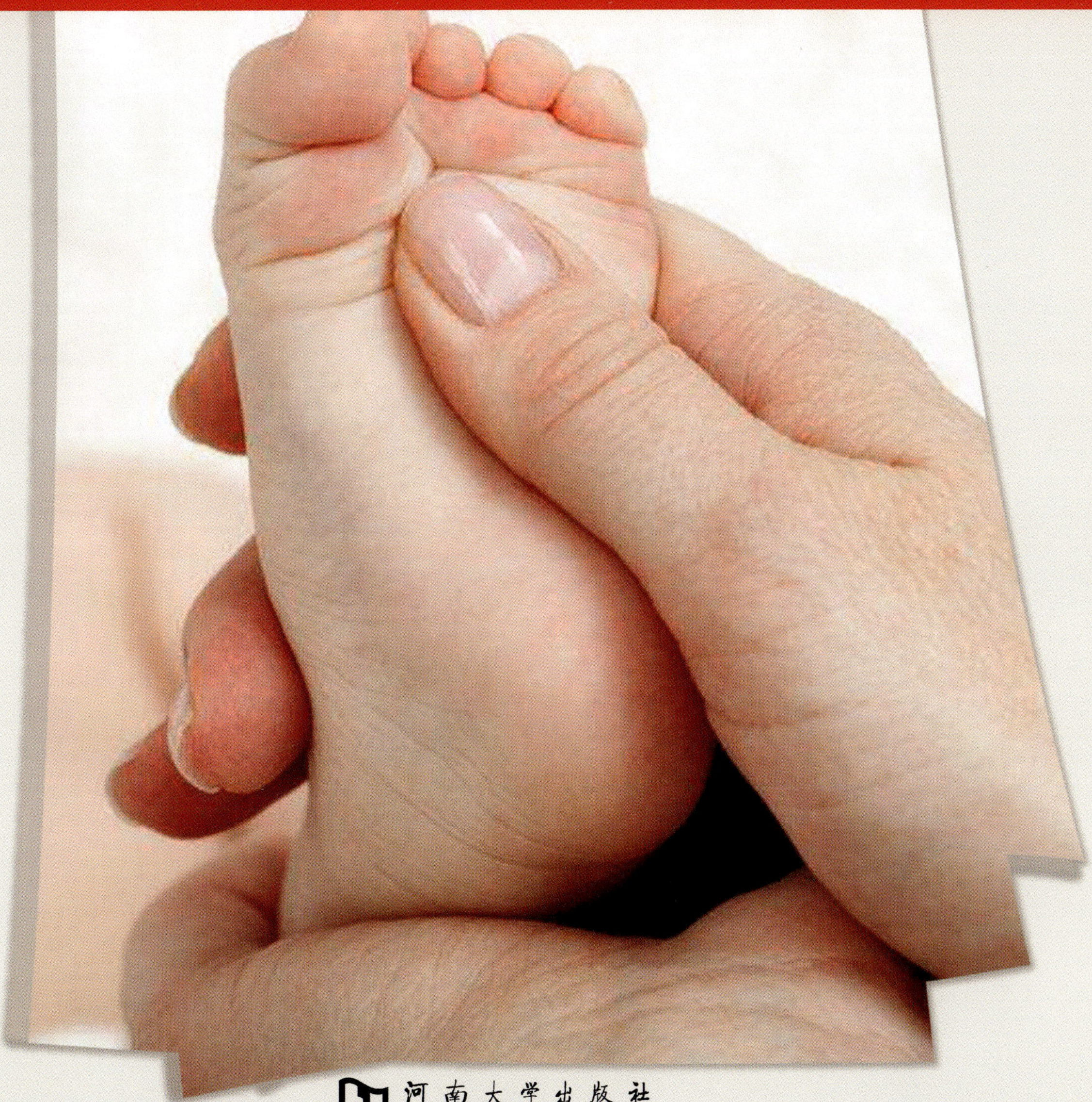

河南大学出版社
HENAN UNIVERSITY PRESS
·郑州·

图书在版编目（CIP）数据

现代儿科疾病治疗与预防/赵静等主编. — 郑州：河南大学出版社, 2020.5
ISBN 978-7-5649-4238-0

Ⅰ.①现… Ⅱ.①赵… Ⅲ.①小儿疾病－治疗②小儿疾病－预防（卫生）Ⅳ.① R72

中国版本图书馆 CIP 数据核字 (2020) 第 060880 号

责任编辑：付会娟
责任校对：阮林要
封面设计：卓弘文化

出版发行：	河南大学出版社
地　　址：	郑州市郑东新区商务外环中华大厦2401号
邮　　编：	450046
电　　话：	0371-86059750（高等教育与职业教育出版分社）
	0371-86059701（营销部）
网　　址：	hupress.henu.edu.cn
印　　刷：	广东虎彩云印刷有限公司
版　　次：	2020年5月第1版
印　　次：	2020年5月第1次印刷
开　　本：	880mm×1230mm　1/16
印　　张：	13
字　　数：	421千字
定　　价：	78.00元

（本书如有质量问题，请与河南大学出版社营销部联系调换）

编委会

主　编　赵　静　陈　勤　赵　彰　李　锐
　　　　　　王　晔　欧阳俊辉　谷雅川

副主编　杨霖昀　余洁明　李　健
　　　　　　王冬梅　黄国双

编　委（按姓氏笔画排序）
　　　　　　王　晔　　深圳市人民医院
　　　　　　　　　　　（暨南大学第二临床医学院，南方科技大学第一附属医院）
　　　　　　王冬梅　　郑州人民医院
　　　　　　李　健　　吉林省中医药科学院
　　　　　　李　锐　　濉溪县医院
　　　　　　杨霖昀　　重庆市开州区人民医院
　　　　　　余洁明　　南方医科大学附属深圳妇幼保健院
　　　　　　谷雅川　　郑州大学第三附属医院
　　　　　　陈　勤　　南通市第一人民医院（南通大学第二附属医院）
　　　　　　欧阳俊辉　河南中医药大学第一附属医院
　　　　　　赵　静　　南阳市中心医院
　　　　　　赵　彰　　广州市妇女儿童医疗中心
　　　　　　黄国双　　郑州大学第三附属医院

前言

儿童是祖国的未来，人类的希望。儿童的身体健康，不仅关系着家庭和社会的稳定，更关系着中华民族的健康水平和人口素质的提高。由于儿童自身的生理因素，不但易得病，且临床发病急、变化快、病死率较高。家长和社会都十分关注儿科发展，对儿科医务工作者的要求也越来越高。因此，广大儿科医务工作者肩负着光荣而艰巨的使命。

儿科医务工作者面对的患者群体是儿童，患儿的生理、心理发展快且不健全，耐受力低且反应性强，面临着这些问题，这不仅需要儿科医务工作者耐心、细心、善于观察，而且需要儿科医务工作者熟练掌握扎实的理论基础及对患儿高度负责的精神，只有这样才能对儿科疾病做出正确的诊治及提出对疾病的预防。

本着实用可行的原则，本书在内容上突出临床诊断与治疗，在参阅近年来大量国内外文献和资料的基础上，结合实际工作经验，编写了此书。

本书内容实际范围较广，包括儿科基础、儿科疾病的诊断和治疗、儿科循环系统疾病、儿科呼吸系统疾病、儿科消化系统疾病、儿科神经系统疾病、儿科血液系统疾病、儿科内分泌疾病、儿科泌尿系统疾病、儿科营养性疾病、儿科感染与传染性疾病以及儿科免疫性疾病。强调了临床实用性，供广大儿科医务工作者参考。

由于本书编委会人员均工作在儿科临床一线，故编写时间仓促，书稿难免有不足之处，在此恳请广大读者见谅，并给予批评指正，以便我们更好总结经验，以起到共同进步与提高的目的。

编 者
2020 年 5 月

目 录

- 第一章 儿科基础 ··· 1
  - 第一节 儿科的范围和特点 ··· 1
  - 第二节 小儿生长发育 ··· 2
  - 第三节 小儿年龄分期 ··· 8
  - 第四节 小儿喂养与膳食 ··· 9
  - 第五节 小儿营养 ··· 11
- 第二章 儿科疾病的诊断和治疗 ·· 13
  - 第一节 病史和体格检查 ··· 13
  - 第二节 儿科疾病的诊断步骤与思路 ··· 22
  - 第三节 儿科用药特点 ··· 25
  - 第四节 水与电解质平衡 ··· 32
- 第三章 儿科循环系统疾病 ··· 45
  - 第一节 先天性心脏病 ··· 45
  - 第二节 感染性心肌炎 ··· 49
  - 第三节 原发性心肌病 ··· 51
  - 第四节 原发性心内膜弹力纤维增生症 ··· 53
  - 第五节 心律失常 ··· 54
  - 第六节 感染性心内膜炎 ··· 66
- 第四章 儿科呼吸系统疾病 ··· 68
  - 第一节 急性上呼吸道感染 ··· 68
  - 第二节 扁桃体炎 ··· 70
  - 第三节 急性感染性喉炎 ··· 72
  - 第四节 急性支气管炎 ··· 73
  - 第五节 急性毛细支气管炎 ··· 74
  - 第六节 肺炎 ··· 77
  - 第七节 肺脓肿 ··· 85
- 第五章 儿科消化系统疾病 ··· 87
  - 第一节 胃食管反流病 ··· 87
  - 第二节 胃炎 ··· 88
  - 第三节 急性阑尾炎 ··· 91
  - 第四节 先天性巨结肠 ··· 94
  - 第五节 肠套叠 ··· 97
  - 第六节 幽门螺杆菌感染诊治 ··· 98

第六章 儿科神经系统疾病 ... 101
第一节 脑积水 ... 101
第二节 颅内出血 ... 106
第三节 脑脓肿 ... 109
第四节 化脓性脑膜炎 ... 113
第五节 病毒性脑炎 ... 116

第七章 儿科血液系统疾病 ... 120
第一节 营养性贫血 ... 120
第二节 感染性贫血 ... 124
第三节 溶血性贫血 ... 125
第四节 再生障碍性贫血 ... 127
第五节 急性白血病 ... 130

第八章 儿科内分泌疾病 ... 137
第一节 生长激素缺乏症 ... 137
第二节 儿童糖尿病 ... 139
第三节 甲状腺功能亢进症 ... 143
第四节 持续低血糖症 ... 145
第五节 性早熟 ... 148

第九章 儿科泌尿系统疾病 ... 153
第一节 急性肾小球肾炎 ... 153
第二节 急进性肾小球肾炎 ... 156
第三节 原发性肾病综合征 ... 158
第四节 尿路感染 ... 162
第五节 肾衰竭 ... 168

第十章 儿科营养性疾病 ... 177
第一节 营养不良 ... 177
第二节 维生素 A 缺乏症 ... 179
第三节 核黄素缺乏病 ... 179
第四节 坏血病 ... 180
第五节 维生素 D 缺乏性佝偻病及手足搐搦症 ... 181
第六节 营养性锌缺乏及肥胖症 ... 183

第十一章 儿科感染与传染性疾病 ... 185
第一节 流行性感冒 ... 185
第二节 麻疹 ... 186
第三节 风疹 ... 187
第四节 幼儿急疹 ... 188
第五节 水痘 ... 189
第六节 流行性腮腺炎 ... 189
第七节 病毒性肝炎 ... 191
第八节 脊髓灰质炎 ... 192
第九节 流行性乙型脑炎 ... 194
第十节 手足口病 ... 195

第十二章 儿科免疫性疾病 ………………………………………………………………… 196
　　第一节 原发性免疫缺陷病 ………………………………………………………… 196
　　第二节 继发性免疫缺陷病 ………………………………………………………… 198
　　第三节 幼年类风湿性关节炎 ……………………………………………………… 200
参考文献 ……………………………………………………………………………………… 202

摄白

第一章　儿科基础

第一节　儿科的范围和特点

儿科学是一门研究自胎儿至青少年这一时期小儿生长发育、保健以及疾病防治的医学科学。小儿从生命开始直到长大成人，整个阶段都处在不断生长发育过程中。不论在解剖、生理、生化、营养、代谢、免疫、病理等各方面，以及在疾病发生、发展、症状表现、诊断、治疗、预后、预防等方面与成人相异之处甚多，且年龄越小，差别越大。现将其特点简述如下。

一、解剖方面

小儿自出生后，其外观不断发生变化，如体重、身长、头围等的增长，颅骨缝和囟门闭合、骨化中心出现及出牙、换牙等均有一定规律。呼吸道狭窄，容易阻塞。内脏器官如心、肾、肝、脾等的大小、位置随年龄不同而有差异。

二、生理方面

年龄越小，生长越快，所需营养物质和液体总量相对越高。婴幼儿虽需高热量，但此时消化力低下，易出现营养不良、呕吐、腹泻及脱水酸中毒。另外，不同年龄的小儿有不同的生理生化正常值，如呼吸频率、心率、血压、周围血象、体液成分等。掌握这些生理生化特点，才能正确诊断和处理。

三、病理方面

病理变化与年龄有关。例如肺炎球菌所致的肺部感染，婴幼儿常发生支气管肺炎的病理变化，而年长儿与成人则发生大叶性肺炎，缺乏维生素D时婴儿患佝偻病，而成人则患软骨病。

四、免疫方面

小儿体液免疫和细胞免疫均不如成人。婴儿时期对不少感染有易感性，如新生儿可发生大肠杆菌败血症，母血所含IgM虽然可以对抗致病性大肠杆菌，但其分子量大，不能通过胎盘，故新生儿对此菌易感。新生儿可从母体获得抗体IgG，但3～5个月后逐渐消失。小儿的主动免疫力随年龄增长而逐渐增强，免疫球蛋白IgG一般要到6～7岁时才达到成人水平。婴幼儿期IgA不足，尤其是分泌型IgA（SIgA）缺乏，易患呼吸道及胃肠道感染。

五、诊断方面

小儿疾病种类与成人有很大不同，不少病症的临床表现也因年龄差别而大不相同。如小儿惊厥，发生于新生儿时期应多考虑产伤、窒息、颅内出血或先天异常；6个月以内应考虑有无婴儿手足搐搦症或中枢神经系统感染；6个月至3岁小儿则以高热惊厥、中枢神经系统感染可能性大；3岁以上的儿童如无高热惊厥则以癫痫为多。

六、预防治疗方面

小儿很多疾病可以预防，甚至以前认为无法防治的病，可在胎儿和新生儿期及早进行防治。小儿缺乏免疫力，调节和适应能力也差，患病过程中易发生并发症，有时几种疾病可同时存在，因此应注意处理并发症。

七、预后

小儿患病起病急，来势猛，变化多，但如诊断治疗及时恰当，好转恢复也快。由于小儿各脏器组织修复能力较强，后遗症一般较成人为少。如骨折之后易于矫正及恢复；脑炎恢复期较短。但应注意小儿危重病症可能未见显著症状而猝然死亡。

第二节 小儿生长发育

生长指身体和器官能观测的量的增长，发育是指细胞、组织、器官分化完善和功能成熟，二者共同表示机体量和质的变化，互相制约，紧密相关，不能截然分开，统称生长发育。

一、生长发育的规律

1. 生长发育是一个连续过程

在整个小儿时期生长发育不断进行，但其并非等速进行。一般体格生长，年龄越小，增长越快。出生后以最初 6 个月生长最快，尤其是前 3 个月；后半年起逐渐减慢，至青春期又猛然加快。

2. 各系统的发育快慢不同，各有先后

如神经系统发育较早，生殖系统发育较晚，淋巴系统则先快而后回缩，皮下脂肪发育年幼时较发达，而肌肉组织则需到学龄期才发育加速。

3. 生长发育的一般规律

一般生长发育遵循由上到下、由近到远、由粗到细、由低级到高级、由简单到复杂的规律。

4. 生长发育的个体差异

小儿生长发育在一定范围内由于种种因素，如遗传、性别、环境、教育等的影响而存在着相当大的个体差异。体格上的个体差异一般随年龄增长而越来越显著，青春期差异则更大。

二、影响小儿生长发育的因素

1. 遗传

小儿生长发育的特征、潜力、趋向、限度等都受父母双方遗传因素的影响。细胞染色体上的基因携带遗传信息，决定每个小儿个体发育的特点。遗传性疾病无论是染色体畸变或代谢性缺陷，对生长发育常有显著影响。但环境对生长发育所起的作用也不容忽视，故内在遗传因素与外界环境因素相互作用下才形成小儿生长发育的最终结果。

2. 性别

一般女孩平均身长、体重较同年龄男孩矮、轻。女孩青春期开始较男孩约早两年，此时体格生长猛增，其身高、体重可超过男孩。男孩青春期虽开始较迟，但延续时间比女孩长，其体格最后还是超过女孩。女孩骨化中心出现较早，骨骼较轻，骨盆较宽，肩距较窄，皮下脂肪较发达，而肌肉却不如男孩发达。因此在评价小儿生长发育时，男女标准应分开。

3. 内分泌

内分泌腺的功能对生长发育起重要调节作用，甲状腺、脑下垂体、性腺的作用尤为突出。甲状腺功能低下时，基础代谢缓慢，造成体格矮小，智力障碍；脑下垂体功能不全，生长激素不足时则引起侏儒症;性腺内分泌促进骨骼的接合,影响长骨生长。各内分泌腺之间相互影响,并与神经调节密切相关。

4. 孕母状况

胎儿宫内发育受孕母生活环境、营养、情绪、疾病等各方面的影响。妊娠早期如患病毒性感染可致胎儿先天畸形;孕母患严重营养不良可引起流产、早产和胎儿体格生长及脑的发育迟缓;孕母接受药物、X射线照射、环境毒物污染和精神创伤等均可使胎儿发育受阻。宫内发育阻滞可影响出生后小儿生长发育。

5. 营养

充足的和调配合理的营养是小儿生长发育的物质基础,是保证小儿健康生长极为重要的因素。长期营养不足首先导致体重不增,甚至下降,最终也会影响身长的增长和使身体其他功能低下,年龄越小受营养的影响越大。

6. 生活环境

良好的居住环境和卫生条件,如阳光充足、空气新鲜、水源清洁等均能促进小儿生长发育;反之,则带来不良影响。生活制度、护理、教养、锻炼的合理安排对小儿体格、智力的成长起重要的促进作用。家庭的温馨及优良的学校教育、社会教育,对小儿体格、品德的形成,情绪的稳定和精神智能发育有深远的影响。

7. 疾病

疾病对小儿生长发育的阻挠作用十分明显。急性感染常使体重减轻,慢性疾病则同时影响体重和身高的增长;内分泌疾病更为突出,常引起骨骼生长和神经系统发育迟缓。

三、体格生长

1. 体格生长常用的测量指标

(1) 体重。

各器官、骨骼、肌肉、脂肪组织及体液的总重量,是代表体格生长尤其是营养情况最易取得的重要指标,也是儿科临床给药、输液、热量计算的依据。

新生儿出生体重与胎次(第一胎较轻)、性别(男较女重)及母亲健康情况有关。平均出生体重为3 kg(2.5~4 kg),世界卫生组织供给的参考值男为3.3 kg,女为3.2 kg。出生后第一周内由于哺乳量不足、水分丧失及排出胎粪,体重可暂时下降(生理性体重下降),下降范围一般是原出生体重的3%~9%,以后很快恢复,并迅速增长。年龄越小体重增长越快。前半年每月平均增长600~800 g,6个月后体重增长减慢,每月增长300~400 g。一般3~5个月时达到出生时的2倍;1岁时达到3倍;2岁时达到4倍。2岁以后到十一二岁前体重稳步增长,约每年长2 kg,进入青春前期体重增长又加快,每年可长4~5 kg,约持续2~3年。故小儿时期体重增长速度有两个高峰期,第一个高峰期在第一年上半年,第二个高峰期在青春期。一般情况下,评估小儿体重可按下列公式计算:

$$出生前半年:体重(kg) = 出生体重 + 月龄 \times 0.7$$
$$出生后半年:体重(kg) = 出生体重 + 月龄 \times 0.6$$
$$2 \sim 12岁:体重(kg) = 年龄 \times 2 + 8$$

其波动可在±10%范围之内。

(2) 身长(高)。

身长是指头顶至足底的垂直长度。身长的增长规律和体重一样,年龄越小增长越快。同样出现二个高峰期,第一个在婴儿期,第二个在青春早期。新生儿出生时身长平均为50 cm。出生后前半年每月平均长2.5 cm,后半年每月平均长1.5 cm。1周岁时达75 cm,2周岁时达85 cm,2岁以后身高稳步增长,至青春早期平均每年增长4~7 cm。青春早期开始出现第二个身高增长加速期,女孩约较男孩早2年。可按以下公式估计2~12岁的身高:

$$身长(cm) = 年龄 \times 5 + 75(cm)$$

12岁以后不能按上式推算。

低于同年龄平均值10%者可视为短身材。

上部量和下部量：自头顶至耻骨联合的上缘为上部量；自耻骨联合上缘至足底为下部量，随着年龄的增长，下肢的生长比躯干相对的多，全身中点随至下移，上下部量比例逐渐缩小。

（3）坐高。

由头顶至坐骨结节的长度称坐高，代表头长和脊柱长。

（4）头围。

经眉弓上方，枕后结节绕头一周的长度为头围。头围的大小与脑的发育密切相关。初生时头围约为34 cm，6个月为42 cm，1岁为46 cm，2岁为47～48 cm。15岁时接近成人约54～58 cm。

囟门：后囟关闭时间在出生后2～4个月内（部分出生时已闭）；前囟关闭时间为1～1.5岁。头围小于正常值及囟门早闭合者为头小畸形，囟门晚闭和头围大于正常值者常见于佝偻病、脑积水。

（5）胸围。

沿乳头下缘水平绕胸一周的长度为胸围。胸围的大小与肺的发育、胸廓、肌肉和皮下脂肪的发育有密切关系。出生时胸围比头围小1～2 cm，第一年末胸围与头围相等，以后则超过头围。

（6）腹围。

平脐（小婴儿以剑突与脐之间的中点）水平绕腹一周长度为腹围。2岁前与胸围约相等，2岁后则腹围较小。

（7）臂围。

沿肩峰与尺骨鹰嘴连线中点水平绕上臂一周长度为上臂围，代表上臂骨骼、肌肉、皮下脂肪和皮肤的发育，常用以评估小儿营养状况。新生儿平均为10.2～10.5 cm，1岁时平均13.6～14.7 cm，1～7岁之间增加1.2 cm。评估标准为1～7岁上臂围超过13.5 cm为营养良好，12.5～13.5 cm为中等，小于12.5 cm为营养不良。

2. 骨骼发育

（1）头颅骨发育。

颅骨随脑的发育而增大，其发育较面部骨骼为早，可根据头围大小，骨缝闭合及前、后囟门关闭迟早来衡量颅骨的发育。

面骨、鼻骨、下颌骨等发育较晚，面骨变长，下颌骨向前凸出，面部相对变长，于1～2岁变化开始明显。

（2）脊柱的发育。

脊柱的增长反映脊柱骨的发育。新生儿出生时脊柱仅轻微后凸，当3个月能抬头时出现颈椎前凸，为脊柱第一个弯曲，6个月坐时出现胸椎后凸为第二个弯曲，1岁后能行走时出现腰椎前凸为第三个弯曲。三个自然弯曲有利于身体平衡，至6～7岁时韧带发育后，这些弯曲才固定下来。

（3）骨化中心的发育。

骨骼的生长和成熟与体格生长有密切关系。长骨生长主要由于干骺端软骨骨化及骨骺骨化，面干骺端和骨骺接合，标志长骨生长结束。扁骨生长则主要由于周围骨膜骨化，通过X射线检查身体各部的骨化中心出现时间、数目多少和接合时间，可判断骨骼发育的年龄（表1-1）。

但骨龄也有个体差异，正常骨化中心出现的平均年龄，第一年内标准差为2个月，第二年可达4～6个月，第三年可达6～9个月，学龄期更大。内分泌疾病及营养障碍对骨化中心的出现均有影响。克汀病患者骨龄明显延迟，性早熟者可提早。

（4）牙齿的发育。

一生有两副牙齿，即乳牙20个和恒牙32个。出生时颌骨中已有骨化的乳牙牙胞，但未萌出，恒牙的骨化则从新生儿时开始，约自6个月起（4～10个月）乳牙开始萌出，12个月尚未出牙可视为异常，最晚2岁半出齐。6岁左右开始出第一颗恒牙即第一磨牙，长在第二乳磨牙之后；7～8岁开始乳牙按萌出先后逐个脱落代之以恒牙，其中第一、二双尖牙代替第一、二乳磨牙；12岁左右出第二磨牙；18岁以后出第三磨牙（智齿），也有终生不出此牙者，一般20～30岁时出齐，共32个。出牙为生理现象，但个别小儿可有低热、唾液增多、发生流涎及睡眠不安。严重营养不良、佝偻病、克汀病、先天愚型患儿可有出牙较迟、牙质差等。

表1-1 腕部骨化中心

年龄（岁）	骨名	总共骨数
1	头状骨　钩状骨	2
3	三角骨	3
4	月状骨	4
5	大多角骨　舟状骨	6
8	小多角骨	7
10	豆状骨	8

四、神经、精神心理发育

1. 脑和脊髓的发育

神经系统发育是小儿神经、精神心理发育的基础。胎儿时期神经系统发育最早，尤其是脑的发育最为迅速。出生时脑重约370 g，占体重的1/9～1/8左右，6个月时脑重约600～700 g，2岁时则达900～1 000 g，7岁时已接近成人脑重。出生时大脑有沟回，但较浅，发育不完善，大脑皮质较薄，细胞分化较差，而中脑、脑桥、延髓、脊髓发育已较好，可以保证生命中枢的功能。大脑皮质的神经细胞于胎儿第五个月开始增殖分化，出生时神经细胞数目与成人相同，但树突与轴突少而短。出生后脑重的增加主要由于神经细胞体积增大和树突的增多、加长以及神经髓鞘的形成和发育。3岁时已基本分化完成，8岁时接近成人，神经纤维4岁时才完成髓鞘化。出生时大脑皮质下中枢，如丘脑、下丘脑、苍白球系统发育已较成熟，但大脑皮层及新纹状体发育未成熟，故初生时的活动主要由皮质下系统调节。随着发育成熟，运动转为由脑皮质中枢调节，对皮质下中枢的抑制作用也趋于明显。小儿大脑富有蛋白质，并且耗氧量较大，长期营养缺乏可引起脑的生长发育落后。

脊髓的发育出生时已较成熟，重2～6 g，成人时增加4～5倍，其发育与运动功能进展平行，随年龄而增重、加长。胎儿时脊髓下端达第二腰椎下缘。4岁时下端上移至第一腰椎，做腰椎穿刺时应注意。脊髓的髓鞘由上而下逐渐形成，为其成熟的重要标志，约3岁时完成髓鞘化。

2. 感觉的发育

出生后各种感觉能力的发育都很迅速，对小儿神经发育有重大意义。

（1）视觉。

新生儿生后几分钟即有光反应，能注视物体，尤其是红色物。可出现暂时性斜视和眼球震颤，3～4周自动消失。

（2）听觉。

新生儿出生后即能听到声音，喜听人声。3个月出现头转向声源（定向反应），6个月区别父母声音。

（3）味觉。

新生儿对不同的味道已有不同反应，4～5个月婴儿对食物的微小改变已很敏感。

（4）嗅觉。

新生儿即能区分不同的气味，对母乳香味已能有反应。

（5）皮肤感觉。

皮肤感觉可分触觉、痛觉、温度觉和深感觉。新生儿触觉很灵敏，尤其是眼、口周、手掌、足底等部位触之即有反应，而前臂、大腿、躯干较迟钝。新生儿痛觉较迟钝，第二个月起才逐渐改善。温度觉在出生时就很灵敏，尤其对冷的反应。

（6）知觉。

知觉为人对事物的综合反映，与上述各感觉能力的发育密切相关。知觉包括空间知觉和时间知觉。5～6个月时已有手眼协调动作；1岁末开始有空间和时间知觉。

3. 神经反射

出生时无条件反射如吸吮、握持、拥抱、觅食等随着年龄的增长而消失。婴儿时期即有视、听、味、嗅、触觉等与感觉相关的条件反射。1岁时出现腹壁反射和提睾反射。2~3岁时皮质抑制功能才发育完善。2岁以下的小儿有凯尔尼格征和巴宾斯基征，阳性为生理现象。

4. 运动发育

5. 语言发育

6. 应对周围人物的能力（表1-2）

表1-2 小儿神经精神发育过程

年龄	粗细动作	语言	适应周围人物的能力与行为
新生儿	不协调，无规律，手紧握着	能哭叫	铃声使全身活动减少
2个月	直立及俯卧位时能抬头	发出和谐的喉音	能微笑，有面部表情，跟随物转动
3个月	仰卧位变为侧卧位，用手摸东西	咿呀发音	头可随看到的物体或听到的声音转动185°，注意自己的手
4个月	扶着髋部时会坐，可以在俯卧位时用两手支持抬起胸部，手能握持玩具	笑出声	抓面前物体，自己弄手玩，见食物表示喜悦，较有意识地笑和哭
5个月	扶腋下能站直，两手各握一件玩具	能喃喃地发出单调音节	伸手取物，能辨别人声，望镜中人笑
6个月	能独坐一会，用手摇玩具	能听懂自己的名字	认识熟人和陌生人，自拉衣服，自握足玩
7个月	会翻身，独坐很久，将玩具从一手换到另一手，自握饼干吃	能发出"爸爸""妈妈"等复音，但无意识	
8个月	会爬，会坐起来，躺下去，会扶着栏杆站起来，会拍手	重复大人所发简单音节	注意观察大人行动，开始认识物体，两手会传递玩具
9个月	试独坐，会从抽屉中取出玩具	能懂几个较复杂的词句，如"再见"等	看见熟人会把手伸过来要人抱或与人合作游戏
10~11个月	能独站片刻，扶椅或推车能走几步，拇指食指对指拿东西	开始用单词，一个单词表示很多意义	能模仿成人的动作，招手"再见"，抱奶瓶自食
12个月	独走，弯腰拾东西，会将圆圈套在木棍上	能叫出物品的名字，如灯、碗，指出自己的手、眼	对人和事物有喜憎之分，穿衣服合作，用杯喝水
15个月	走得好，能蹲着能玩，能叠一块方木	能说出几个词和自己的名字	表示同意或不同意
18个月	能爬台阶，有目标地扔皮球	能认识和指出身体各部分	会表示大小便，懂命令，会自己进食
2岁	能双脚跳，手的动作很准确，会用勺子吃饭	会说2~3字构成的句子	能完成简单的动作，如拾起地上的物品，会表达喜、怒、怕、懂
3岁	能跑，会骑三轮车，会洗手、洗脸，脱、穿简单衣服	能说短歌谣，数几个数	
4岁	能爬梯子，会系鞋带	能唱歌	能画人像，初步思考问题，记忆力强，好发问

续表

年龄	粗细动作	语言	适应周围人物的能力与行为
5岁	能单腿跳，会系鞋带	开始识字	能辨别颜色，数十个数，知道物品的用途及性能
6~7岁	参加简单劳动，如扫地、擦桌子、剪纸、泥塑、结绳等	能讲故事，开始写字	能简单数十几个数，可简单加减，喜欢独立自主，形成性格

对周围人与环境的反应受外界环境影响大，也与家庭、学校、社会对小儿的教育有密切关系。但其发育规律和限度仍受神经系统发育程度的制约，如各种生活习惯的形成固然受教养的影响，但也脱离不了小儿神经发育规律。

7. 心理发展

小儿的健康包括身心两方面，即身体健康和心理健康二者均需依赖有健全的社会环境。心理健康是指良好的性格品德。人的心理活动也随年龄增长而发展，由形态到本质，由简单能力到复杂能力，深度、广度均有加强。

五、胸腺、淋巴系统的发育

1. 胸腺的发育

出生时胸腺很小，重10~15 g，已基本具有产生T淋巴细胞的能力。随着整个身体的生长发育，胸腺增大。青春期后开始萎缩，至老年时可缩小至新生儿时重量。胸腺缺损时细胞免疫低下，淋巴细胞减少，易发生反复感染。

2. 脾脏发育

脾脏为体内最大的免疫器官，是产生特异的细胞免疫和体液免疫的场所。新生儿时期免疫功能尚不全，至3个月脾脏生发中心和滤泡才基本形成，以后逐渐发育成熟。约40%~50%为T细胞，介导特异的细胞免疫；40%~50%为B细胞，介导特异的体液免疫，其余为吞噬细胞。免疫功能随年龄增长日趋完善。

3. 淋巴结和淋巴组织的发育

全身淋巴组织包括扁桃体、鼻咽部及肠道淋巴组织和淋巴细胞。出生时未发育完善，在婴幼儿期发育很快，尤其以幼儿期为迅速。2岁后扁桃体增大，后稍缩小；6~7岁时又增大，至12~13岁淋巴结发育已达顶点，以后逐渐缩小萎缩。婴幼儿时各部位淋巴结可触及，如黄豆大、单个、质软或稍硬、无压痛，为生理现象。婴儿淋巴结屏障功能差，感染易扩散，1岁后免疫功能增强，可将感染局限于淋巴结而发生炎症化脓。3~10岁易有淋巴结肿大，炎症化脓较少。

六、生殖系统的发育

1. 女性生殖系统的发育

出生时卵巢已发育较完善，但到青春期才正规排卵，伴随子宫内膜脱落，出现月经。卵巢分泌的雌激素促进女性器官发育及第二性征出现。雌激素尚可加速骨干骺端闭合，长骨在16~17岁停止生长。

2. 男性生殖系统的发育

出生时睾丸大多已降至阴囊，到10岁前这一阶段睾丸长得很慢，进入青春前期则开始加快生长发育。10~11岁阴茎开始增大，到性成熟期（12~15岁）才出现成熟精子。在胎儿时期睾丸形成后可分泌雄激素影响性器官发育，待青春前期睾丸进一步发育。雄激素促进第二性征的出现。22岁左右骨干骺端闭合，长骨停止生长。

第三节　小儿年龄分期

小儿处在生长发育的动态变化过程中，各组织器官逐渐发育完善，功能随之日趋成熟，故不同年龄阶段的小儿其解剖、生理、病理等都各有不同特点。小儿时期一般划分为以下各期，各期并没有严格界限，相互之间有密切联系。

一、胎儿期

从卵子和精子结合到小儿出生称为胎儿期。此期胎儿完全依靠母体生存，孕母的营养、健康、工作环境、疾病等对胎儿的生长发育影响极大，因此加强孕期保健和胎儿保健十分重要。

二、新生儿期

自出生后脐带结扎时起至生后足28 d，称新生儿期。此期小儿脱离母体，开始独立生活，内外环境发生巨大变化，而新生儿调节和适应能力不够成熟，故此期若患病，死亡率高。在新生儿时期应特别强调保温、喂养、清洁卫生、消毒隔离等护理。

围生期（perinatal period）一般指胎龄满28周至出生后足7天。

三、婴儿期

足28 d开始至满1周岁为婴儿期。此期小儿生长发育最迅速，需要摄入的热量和营养物质尤其是蛋白质特别高。消化吸收功能不够完善，易发生消化和营养紊乱。6个月以后来自母亲的免疫抗体逐渐消失，自身免疫力未发育成熟，易患传染病和感染性疾病，需要有计划地接受预防接种，并应重视卫生习惯的培养和注意与传染病隔离。

四、幼儿期

幼儿期为1~3岁为学龄前期。此期生长发育速度较前减慢，在体格发育方面尤其如此。而智能发言较前突出，语言、思维和适应周围人物的能力增强，但识别危险的能力尚不足，应注意防止发生意外创伤和中毒。此期应断奶，营养供应要多样化，防止消化功能紊乱。这一时期传染病发病率增高。防病仍为保健重点。

五、学龄前期

从3岁至6~7岁为学龄前期。此期智能发育快，能独立完成日常生活，求知欲强，知识面迅速扩大，能做较复杂的动作。防病能力增强，因接触面广，仍可发生传染病，易患急性肾炎、风湿病等。

六、学龄期

6~7岁至青春期（女12岁、男13岁）。此期各系统、器官和智能发育更成熟，是长知识及接受文化科学教育的重要时期。这个时期患病率较前低，但要注意预防近视和龋齿，保证充足的营养和休息，注意情绪和行为变化，避免思想过度紧张。

七、青春期（少年期）

青春期（少年期）女孩从11~12岁开始，男孩从13~14岁开始。此期最大特点为生殖器官及第二性征的发育，体格生长发育又一次增快。女孩出现月经，男孩有精子排出。由于神经内分泌对内脏器官的调节不稳定，有时可出现甲状腺肿、高血压等，必要时予以治疗。青春期卫生保健工作必须引起足够重视，以保证青少年身心健康。

第四节 小儿喂养与膳食

一、婴儿喂养

1. 母乳喂养

母乳是婴儿（尤其是 6 个月以下的婴儿）最适宜的食物，应大力宣传和积极提倡母乳喂养。

（1）母乳成分及量。

母乳成分受乳母进食成分的影响。母乳成分随产后不同时期而有所改变，可分为初乳、过渡乳、成熟乳和晚乳。初乳指产后 12 d 内的乳汁，乳质略稠带黄色，含脂肪少而球蛋白、微量元素、免疫物质较多；过渡乳指产后 13~30 d 的乳汁，含脂肪最高；成熟乳为第 2~9 个月的乳汁；晚乳指 10 个月以后的乳汁，量和营养成分如蛋白质、脂肪、矿物质都渐减少。

（2）母乳的优点。

①营养丰富，易消化吸收，蛋白质、脂肪、糖的比例适当。乳白蛋白含较多胱氨酸和酪氨酸，营养价值高；脂蛋白较少，在胃中形成的凝块小，易消化；含挥发性脂酸少，对胃肠刺激性小，且易吸收。糖以乙型乳糖为主，有促进肠道乳酸杆菌生长而抑制大肠杆菌的功能，含微量元素如锌、铜、碘较多；钙、磷比例适宜，易于吸收，较少发生低血钙症。

②母乳缓冲力小，对胃酸中和作用弱，有利于消化。

③母乳含优质蛋白质、必需氨基酸及乳糖较多，有利于婴儿脑的发育。

④母乳具有增进婴儿免疫力的作用　因其含有 SIgA，阻止细菌病毒和过敏源侵入肠黏膜，有抗感染和抗过敏作用；含乳铁蛋白可抑制大肠杆菌和白色念珠菌的生长；并含其他因子，如双歧因子抑制大肠杆菌，减少肠道感染；还有溶菌酶、乳过氧化氢酶、抗葡萄球菌因子、补体等，在预防小儿肠道和全身感染中起一定的作用。

⑤温度及吸乳速度适宜，无菌、经济、简便。

⑥促进母子感情，利于观察小儿变化。

⑦产后哺乳可刺激催乳素分泌，促进子宫收缩，不易怀孕，利于计划生育。

（3）哺乳方法。

①哺乳时间。

正常足月新生儿出生后半小时内就可让母亲喂奶，按需喂养。

②哺乳方法。

将小儿抱在怀中，取坐位哺乳，哺乳完毕将小儿抱直，头靠母肩，轻拍背，利于胃中空气排出。每次喂哺时应先吸空一侧乳房，再吸另一侧，下次喂哺则以未吸空的一侧开始。

（4）母乳喂养注意点。

①乳母应有充足的睡眠，注意营养，多吸新鲜空气，多晒太阳，生活规律，心情舒畅。

②乳母饮食应有足够的热量、蛋白质、水、维生素及矿物质等，避免刺激性食物。

③乳母应注意清洁卫生，常洗澡，勤换内衣，每次喂奶前洗手及乳头，患轻感冒时戴口罩。

④乳母患急、慢性传染病和活动性肺结核等消耗性疾病或重症心、肾病等均不宜或暂停母乳喂养。

⑤注意防治母亲乳头、乳房疾病。

⑥不应让婴儿口含母亲乳头睡觉。

（5）断奶。

一般小儿在 10~12 个月可断奶，最迟不超过 1 岁半至 2 岁。

2. 混合喂养

母乳不足需添喂牛、羊乳或其他代乳品。

3. 人工喂养

凡无母乳而改用其他乳品喂养者称人工喂养。

人乳和常用动物乳营养成分的比较见表1-3。

表1-3 人乳和常用动物乳营养成分的比较（g/L）

	蛋白质	酪蛋白	白蛋白	脂肪	糖	盐类
人乳	12	4	8	38	68	2
牛乳	35	30	5	37	48	7.5
羊乳	40	32	8	48	48	8.5
马乳	25			19	62	5.0

（1）牛奶。

①牛奶成分。

牛奶蛋白质含量虽较人乳高，但以酪蛋白为主，不易消化。饱和脂肪酸较多，脂肪球大，又无溶脂酶，不利于消化吸收。糖含量低，以甲型乳糖为主，易污染变质。牛奶需通过加水稀释，加糖（5%～8%）煮沸等方法改变其性质，才适宜于婴儿。

②牛奶制品。

全脂奶粉：将鲜牛奶浓缩、喷雾、干燥制成。按重量1∶8（30 g乳粉加240 g水）或按体积1∶4（1勺乳粉加4勺水）加开水冲调成乳汁，其成分与鲜牛奶相似。蒸发乳：饮用时加等量开水即成全脂奶粉。酸奶：其凝块细，酸度高，有利于消化吸收。婴儿配方奶粉：适合于年幼婴儿喂养。

③牛乳量计算方法。

一般按每日能量需要量计算。婴儿每日约需能量0.42～0.5 MJ（100～200 kcal）/kg，需水分每日150 mL/kg。100 mL含8%糖的牛乳约供能量0.42 MJ（100 kcal），其中牛乳100 mL供能0.29 MJ（70 kcal），糖8g供能0.13 MJ（32 kcal），故婴儿每日约需加糖牛奶100～120 mL/kg。

例如：一个3个月婴儿，体重5 kg，每日需喂牛奶量为550 mL鲜牛奶加44 g蔗糖，每日需水150 mL/kg×5 kg = 750 mL，除牛奶外尚需供水200 mL。一般小儿全日鲜牛奶喂哺量以不超过700 mL为宜，能量供应不够时可增补辅助食品。

（2）羊奶。

其成分与牛奶相仿，蛋白质与脂肪稍多，尤以白蛋白为高，故凝块细，脂肪球小，易消化。羊乳不易感染结核，但含叶酸量极低，维生素B_{12}也少。故羊乳喂养者应添加叶酸和维生素B_{12}，否则可引起巨幼细胞性贫血。

（3）代乳品。

以大豆为主的代乳品，其营养价值较谷类为主的代乳品为好。豆浆、豆制乳品、米面制品等，因其供能较少，3个月以下的婴儿最好不用。

4. 辅助食品的添加

随着婴儿的不断增长，母乳的量和营养成分或牛乳的营养成分均不能满足小儿的需要，必须增加辅助食品以适应小儿需要。一般半岁以后就可加辅食，其原则：由少到多，由稀到稠，由细到粗，习惯一种食物后再加另一种。同时应注意增加维生素，如维生素C、D及铁、绿色菜汁等。

二、幼儿与学龄前期小儿膳食安排

1. 幼儿膳食

此期幼儿生长发育相当快，能量需要每日376.6～418.4 kJ（90～100 kcal）/kg，蛋白质2～3 g/kg，脂肪3.5 g/kg，糖12 g/kg。此时因乳牙的咀嚼功能尚差，食物宜细、软、烂、碎。

2. 学龄前期小儿膳食

4～7岁小儿膳食基本接近成人，食物中的蛋白质、脂肪和碳水化合物之比是1∶1.1∶6，注意要培养良好的饮食习惯，避免偏食、零食、挑食、暴饮暴食。

第五节　小儿营养

小儿需要的营养物质包括以下几种。

一、能量

能量对维持机体新陈代谢十分重要，对能量的需要可分以下五个方面。

1. 基础代谢需要

基础代谢需要为在清醒、安静、空腹状况下，处于18～25℃环境中人体维持生命基本生理活动所需的最低能量。基础代谢所需能量占总能量的50%～60%，每日每公斤体重，1岁以内婴儿约需230.12 kJ（55 kcal），7岁时需184.1 kJ（44 kcal），12～13岁时需104.68～125.52 kJ（25～30 kcal）。

2. 生长发育所需

生长发育所需为小儿所特有。由于小儿处于不断生长发育中，各组织器官逐渐成熟均需能量，每增加1 kg体重约需20.92 kJ（5 kcal）。婴儿时期用于生长发育的能量约占总需要量的25%～30%，每日每公斤体重需要约125.52～167.36 kJ（30～40 kcal）。第一年生长发育快和青春期生长进入第二高峰期时需要量则大大增加。

3. 食物特殊动力作用

此项指摄入和吸收利用食物时，可使机体的代谢增加超过基础代谢率。婴儿此项能量所需约占总能量的7%～8%，而混合膳食的年长儿仅需5%。

4. 活动所需

此项能量所需与身体大小、活动强度、持续时间和活动类别有关，故波动较大。一般婴儿约每日每公斤体重需62.72～83.6 kJ（15～20 kcal），12～13岁时约125.52 kJ（30 kcal）。

5. 排泄损失能量

食物不能完全消化吸收，残留部分排出体外，代谢产物也须从体内排出。通常摄食混合餐的婴儿这个部分损失约占进食物量的10%，即33.47～46.02 kJ（8～11 kcal）。

二、蛋白质

蛋白质是构成人体组织细胞、促进组织生长与修复的重要成分。婴幼儿时期由于生长发育旺盛，处于正氮平衡，需要蛋白质相对较年长儿和成人为多。乳类和蛋类蛋白质具有最适合构成人体蛋白质的必需氨基酸配比，故其生物价值最高，各年龄组每日每公斤需要蛋白质量：新生儿4 g，1～6个月3.5 g，1岁3 g，7岁2.2 g。

三、脂肪

脂肪是主要的供能营养素，能促进脂溶性维生素的吸收，也是人体组织和细胞的重要成分。婴幼儿的脂肪需要量为每日4～6 g/kg，6岁以上减为2～3 g/kg。每日总能量应有30%～50%来自脂肪。

四、碳水化合物

人体能量大半来自碳水化合物，可分为单糖、双糖和多糖。各年龄小儿糖类需要量：婴儿每日12～15 g/kg，儿童每日10～12 g/kg。每日由糖类所供给的能量约为总能量的50%。

五、维生素与矿物质

其对人体生理活动及生长发育起着极其重要的作用，常参与酶系统活动或为其辅酶成分。维生素可分为脂溶性（A、D、E、K）及水溶性（B、C）两大类。机体需要量虽极小，但不可缺少，大多数需从食物中获得。

六、水

水为维持生命的重要物质，体内一切生化生理过程都需要水，体液主要由水组成。婴儿体液占体重的70%~75%。年龄越小相对需水量越大，每日需水量：新生儿为80~150 mL/kg，1岁为110~130 mL/kg，7岁为70~90 mL/kg。

七、食物纤维

食物纤维来自植物细胞壁的碳水化合物，虽无营养素功能，但对肠道排便有重要的调节作用。

第二章 儿科疾病的诊断和治疗

第一节 病史和体格检查

一、儿科问诊

（一）儿科问诊特点及注意事项

问诊是临床诊治的第一步，病史资料收集的完整性和准确性对疾病的诊断和处理有很大影响。问诊过程的两个基本要素是问诊内容和问诊技巧，所谓问诊内容是指询问者从与家长、陪伴者及患儿交谈中获取的有关疾病的全部资料；而问诊技巧是指询问者获取病史资料所采用的方式和方法。问诊技巧的恰当与不恰当直接影响问诊内容的准确性和完整性。儿科问诊基本形式与成人相似，但由于年龄特点，在问诊的具体内容及方法上都与成人有所不同，作为临床医师，在儿科问诊过程中必须注意以下几点。

（1）问诊前先做自我介绍，可做简短的交谈，以消除家属及患儿的不安情绪。问诊过程中态度应和蔼、亲切，以获得家长和病儿的信任，和谐的医患关系是使问诊顺利进行的保证。

（2）儿科问诊的项目及内容较成人略多，因为儿童期涉及不同年龄、分娩、出生体重、喂养、生长发育及预防接种，甚至母亲妊娠期情况等诸多因素，它们对疾病的诊治有直接关联。新生儿期疾病更与母亲健康状况和产科因素密切相关。故问诊时应全面细致，避免遗漏。

（3）儿科病史大多由家长、抚养者或陪伴者代述，其可靠程度差异很大，对重要症状应注意引证核实。

（4）根据问诊项目顺序逐项有序进行，一个项目问完以后再开始下一项目问诊，尽量避免反复在不同项目之间任意穿插。对重危抢救病人可不必拘泥于顺序，应首先问诊重要内容以便及时进行抢救，待病情稳定后再补充其他项目。

（5）注意提问方式，要用一般性问题开始提问，如"您的孩子有什么不好？"让供史者详细叙述疾病的发展经过，然后再针对某个症状展开，进行深入、特殊的提问，如"您孩子咳嗽时有没有痰？"这样可避免遗漏重要的信息。问诊中应避免使用医学专业术语，以免误解意思；同时还应避免诱导性、暗示性、诘难性提问，或一连串问题同时提问。

（6）婴幼儿疾病常常可影响到多个系统，问诊时应做到突出重点、兼顾其他。

（7）问诊过程中应认真做好记录，问诊结束时可复述所采集的资料，以核对是否准确无误。对家长提出的问题应耐心给予解答。

（二）问诊内容及书写格式

儿科问诊内容包括一般资料、主诉、现病史、个人史、过去史、家族史和社会史共七个部分。

1. 一般资料

姓名；性别；年龄：岁、月（新生儿应精确到天，甚至小时）；民族；出生地（省、市或县）；家长姓名；家庭详细地址（包括邮政编码和电话号码）；病史申述者和病人的关系；病史可靠程度。

2. 主诉

概括病人前来就诊的主要症状或体征及其发生的时间。问诊时先用通俗易懂的一般性问题提问，如："您的孩子哪里不舒服？"

3. 现病史

详细记录病人目前的主要问题如下。

（1）起病情况和患病时间。

（2）主要症状的特点，包括出现的部位、性质、发作的频率、持续时间、程度、缓解或加剧的因素。

（3）可能的病因和诱因。

（4）病情的发展、演变（按时间顺序记录，包括主要症状的发生、发展和出现的其他症状）。

（5）伴随症状。

（6）有临床意义的阴性症状。

（7）治疗经过（药物名称、剂量和疗效）。

（8）病后一般情况（精神，食欲，体重，睡眠和大、小便等）。

4. 个人史

（1）胎儿期母亲孕次、产次、流产史（包括自然流产和人工流产）：对新生儿患者应详细询问母亲妊娠期情况，包括疾病、饮食、医疗保健情况、用药史、意外事故、X线照射、出血、羊水过多、高血压、蛋白尿、血尿、糖尿、血型等。

（2）出生史和新生儿期情况：出生史应包括胎龄、产程、分娩方式、接生地点（指出生场所：家庭、医院或转运途中等）；分娩前后母亲用药情况（如镇静剂、麻醉剂）；新生儿出生情况（如 Apgar 评分、哭声、窒息和复苏情况）。新生儿期情况包括出生体重、身长、头围、产伤、畸形、呼吸困难、青紫、皮疹、黄疸、惊厥、出血、吸吮和喂养问题、第一次胎便和小便时间、住院时间、体重增减等。

（3）喂养和营养询问：是母乳喂养还是人工喂养或混合喂养；添加维生素和辅食的种类和时间；平时食欲以及偏食情况；有无长期呕吐和腹泻等。

（4）生长发育：①运动发育：何时会抬头、独坐、站立、行走。②语言发育：何时会叫"爸爸""妈妈"和说简单句子。③对人与社会环境的反应力：何时会笑，何时会控制大小便。④体重、身长的增长情况，乳牙萌出时间。⑤学龄儿童应询问其学习成绩，女性年长儿还应询问月经初潮年龄。

（5）习惯和行为：进食、睡眠、体格锻炼、牙齿的清洁护理等习惯，注意询问有无不良习惯或行为障碍。

5. 过去史

（1）既往疾病：指感染性及非感染性疾病、传染病和其他与现病史有关的疾病。

（2）预防接种：应包括接种项目、接种年龄和反应。

（3）意外事故、外伤和手术情况。

（4）过敏史：如湿疹、荨麻疹、哮喘等，与药物、食物及环境等因素的关系。

6. 家族史

（1）询问父母、兄弟姐妹和祖父母的年龄及健康情况。如有遗传性疾病家族史，应画出完整的家族遗传谱系图。

（2）家族中是否有下列疾病发生：如结核病、病毒性肝炎、先天畸形、精神神经疾病、风湿热、过敏性疾病、出血性疾病、免疫缺陷病、肿瘤、癫痫、糖尿病等。

（3）家族中已死亡的小儿，要询问死亡的年龄和原因，包括死胎。

7. 社会史

（1）父母婚姻状况、文化程度、职业和经济收入。

（2）环境卫生情况；病儿有无传染病的接触史（如保姆、邻居或亲戚）。

（3）当地流行病或地方病。

（4）健康保险或医疗费用来源。

书写病史时按上述顺序依次记录。

二、儿科体格检查

儿科体格检查是儿科医师的基本功之一。学龄儿童及年长儿的体格检查与成人基本相似，但婴幼儿和新生儿的生理和解剖特点与成人差别较大，又不易取得合作，故不论在内容、顺序及方法上都与成人体格检查有所不同，在临床工作中应予以重视。学龄前期小儿体格检查时若合作，可按成人方法进行；若不合作，则按婴幼儿方法进行。

（一）注意事项

（1）检查前准备好器械，听诊器等物品应适用于受检对象，严格洗手。检查新生儿时应戴口罩，检查场地应光线明亮，温度适宜。检查者要态度和蔼，可准备一些小玩具，在检查开始前与患儿逗玩，以融洽医患关系，取得配合。

（2）检查时的体位根据年龄和病情而定。未成熟儿及新生儿可躺在暖箱内或红外线辐射保温床上，婴幼儿可由父母抱着或坐在膝盖上，年长儿可让其坐着或躺在诊察台上，而危重病人可直接在病床上进行检查。

（3）检查顺序可灵活掌握，不必完全按记录顺序进行。原则是尽量减少病人的体位变换，可先从望诊开始，观察患儿的一般情况，然后选择易受哭闹影响的项目先检查，如心、肺听诊等。有刺激性的或易引起不适的项目，如眼、耳、鼻和口腔，特别是咽部应放在最后检查。而淋巴结、骨、关节等内容不受哭闹影响，随时均能检查。

（4）检查过程中应注意保暖。听诊器和手要预先温热，避免引起不适感，尽量不要隔衣裤进行检查，以免影响结果。但脱衣暴露身体时间不要太长，以免受凉。对年长儿还应注意到他们的害羞心理，不要在人群前随意暴露他们的身体。

（5）对重症患儿，检查手法尽量轻柔和迅速。对重危病儿要避免反复检查，以免加重病情。检查完毕应将检查器械随身带走并拉好床栏，防止患儿受伤。

（二）婴幼儿体格检查项目及方法

1. 一般情况

当小儿在随意情况下，即应观察其体位、站立姿势或步态、面部表情、眼神、对外界的反应、活动情况以及声音大小等，观察外貌并评估精神、神志、发育、营养。

2. 一般测量

（1）体温：将温度计从消毒液中取出擦干，温度计内的水银柱应在35℃标示下，测腋温时应擦干腋下皮肤，水银端置于腋窝，上臂夹紧，测量时间不应少于 5 min。也可测肛温，将肛温计轻柔、缓慢地插入肛门中，深度为长度的1/2，测量时间 3 min。正常小儿体温腋表为 36 ~ 37℃，肛表为 36.5 ~ 37.5℃。

（2）脉搏：触诊应在小儿安静、合作时进行，检查者将食指、中指和环指的指腹放在腕关节拇指侧的桡动脉上，压力大小以摸到搏动为宜，计数至少 60 s。除计数脉搏频率外还应注意节律，如节律不规则，计数应延长至 2 min。小婴儿也可触诊颞动脉。

（3）呼吸频率：在安静情况下，计数 30 s 内胸壁或腹壁起伏的次数。

（4）血压：测量血压时，无论取坐位还是卧位，右上臂与心脏均应在同一水平，手臂要放松。血压计袖带宽度应为上臂长的 2/3，将袖带内空气排空，测压计显示为零后，将袖带缚于上臂，松紧度适宜，袖带下缘距肘窝 2 cm，听诊器胸件应放在肱动脉上。检查者向袖带充气，待肱动脉搏动消失，再将汞柱升高约 2 kPa（15 mmHg），然后放出袖带中空气，使血压计汞柱以每秒 0.4 kPa（约 3 mmHg）的速度缓慢下降。出现第一个动脉音时的读数为收缩压，继续放气，动脉音渐强，然后突然减弱，最后消失，此时的读数即为舒张压。如动脉音减弱和消失之间的读数差值在 2.6 kPa（20 mmHg）或以上，应同时记录两个读数。小婴儿血压可用简易的潮红法测量：患儿取仰卧位，将血压计袖带缚于前臂腕部，紧握袖带远端的手，使之发白，然后迅速充气到 10 kPa 以上，移去局部握压，缓慢放气，当受压处皮肤由白转红时，血压计上读数为收缩压近似值。亦可用监听式超声多普勒诊断仪测量。血压不正常时，应测量双上臂血压，双上臂血压不相同或疑为心血管疾病时应量双下肢血压。测量下肢血压时，受检者取俯卧位，袖带缚于腘窝上3 cm处。

（5）体重：测量前排空大小便，脱去鞋帽和外衣，婴儿卧于磅秤秤盘中测量，小儿可用台秤。使用前均应校对体重计。如室温较低可连衣服称，再称衣服，总重量减去衣服重量即为小儿体重。

（6）身长（高）：3岁以下的小儿用量床测量身长，受检者取卧位，头顶接触头板，检查者拉直小儿双膝部，两下肢伸直紧贴底板，移动脚板使之紧贴脚底，记录其量板数字。3岁以上的小儿应测身高，受检者赤脚，取直立位，使两足后跟、臀部及两肩胛角间均接触身长计立柱，足跟靠拢，足尖分开，两眼平视前方，测量者将滑板下移使之与颅顶点恰相接触，读取立柱上的标示数。

（7）上、下部量：受检小儿取卧位或立位，用软尺测量耻骨联合上缘至足底的垂直距离，为下部量；身长或身高减去下部量即为上部量。

（8）头围：用左手拇指将软尺零点固定于头部右侧齐眉弓上缘，软尺从头部右侧经枕骨粗隆最高处，紧贴皮肤，左右对称而回至零点进行读数。若为长发者，应在软尺经过处，将头发向上、下分开。

（9）胸围：3岁以下取卧位或立位，3岁以上取立位。检查者用左手拇指将软尺零点固定于右乳头下缘，右手拉软尺使其绕经后背（以两肩胛下角下缘为准）、经左侧回至零点进行测量，取平静呼、吸气时的中间数。

（10）腹围：取卧位，测量婴儿时将软尺零点固定在剑突与脐连线中点，经同水平位绕背一周回至零点；儿童可平脐经水平位绕背一周进行读数。

（11）腹部皮下脂肪：用左手拇指和食指在腹部脐旁锁骨中线处捏起皮肤和皮下脂肪（捏前两指距3 cm），用卡尺进行测量。小儿正常皮下脂肪厚度应在0.8 cm以上。

（12）上臂围：周围取左上臂中点（系肩峰与尺骨鹰嘴连线中点）用软尺与肱骨垂直测量上臂周径，注意软尺只需紧贴皮肤，勿压迫皮下组织。

3. 皮肤和皮下组织

在明亮的自然采光条件下，观察皮肤色泽，注意有无苍白、潮红、黄疸、发绀、皮疹、瘀斑、脱屑、色素沉着、毛发异常等。触摸皮肤弹性、湿润度、皮下脂肪充实度及末梢毛细血管充盈情况。为减少病人的体位变动，皮肤和皮下组织的检查应在检查头、颈、胸、腹和四肢时分别进行，记录时可集中在本项目下。

4. 淋巴结

触摸全身浅表淋巴结，包括枕后、耳前、耳后、颈部（颌下、颏下、颈前、颈后）和锁骨上淋巴结，腋窝、腹股沟淋巴结。应注意大小、数目、硬度及活动度，有无压痛、红肿、瘘管、瘢痕，淋巴结之间及与皮肤之间有无粘连等。淋巴结的触诊也可在检查头、颈、胸、腹和四肢时分别进行，集中记录。

5. 头部

（1）头颅：观察有无畸形，注意头发的密度、色泽和分布（如枕秃）。正确测量前囟的大小（应测量额、顶骨形成的菱形对边中点连线），触诊颅缝，检查有无颅骨软化和颅骨缺损。出生时颅缝可稍分开或重叠，3～4个月时闭合。检查颅骨软化（craniotabes）时，用手指加压于颞顶部或顶枕部的耳后上部，有乒乓球感时即为颅骨软化。出生时前囟为1.5～2 cm，1～1.5岁时闭合。正常前囟表面平坦，如膨隆或凹陷均为异常。出生时后囟已闭合或很小，最迟在生后6～8周内闭合。

（2）眼：观察有无眼距增宽、眼睑红肿、眼睑外翻、眼球突出、斜视、结膜充血、异常渗出、毕脱斑、巩膜黄染、角膜浑浊、溃疡和鼻泪管堵塞现象。观察婴幼儿眼球是否有震颤，能随光或玩具转动，或以手指突然接近眼部观察是否有瞬目反射来粗测其视力。观察瞳孔大小、形状、是否对称，并检查直接及间接对光反射。

（3）耳：观察和触摸双侧耳郭、耳前后区，注意皮肤损伤、结节和先天畸形（如耳前瘘管、小耳、低耳位）。轻压耳后乳突区，观察有无压痛。当向上牵拉耳郭或向内压耳屏时，婴幼儿出现痛苦表情，此时应考虑有中耳炎（tympanitis）的可能。观察双侧外耳道，注意皮肤有无异常和溢液。

若怀疑为中耳炎者应做耳镜检查。病情需要时应做听力检查。

（4）鼻：观察鼻的外形，注意有无畸形、鼻翼扇动，有渗出物者应注意其性质。

（5）口腔：观察唇、颊黏膜、齿、牙龈和舌，正常小儿口唇红润而有光泽，注意有无苍白、发绀、口角糜烂、皲裂和唇裂；正常黏膜表面光滑，呈粉红色，注意有无充血、糜烂、溃疡、出血、麻疹黏膜斑和鹅口疮；注意腮腺导管口有无红肿。乳牙是否萌出、牙齿数目、牙列是否整齐、有无牙缺损或龋齿，以及修补情况；检查牙龈时，注意有无肿胀、出血和色素沉着。检查舌时，注意舌面、形态、运动对称性和溃疡等。检查口底和舌底部，用压舌板轻挑舌尖，观察有无异常舌系带或舌下囊肿。检查咽部时应有良好的光照条件，检查者一手固定头颅，另一手用拇指、食指和中指拿压舌板，小指尺侧固定于患儿一侧面颊，将压舌板伸入口内轻压舌根部，动作要准确迅速，利用吞咽反射暴露咽部的短暂时间，迅速观察软腭、悬雍垂、舌腭弓和咽后壁，注意有无充血、疱疹、滤泡、伪膜、溃疡，扁桃体有无肿大及渗出，渗出物的性质，软腭是否对称。

6. 颈部

观察颈部外形、皮肤及活动度，注意是否对称，有无肿块、畸形（如先天性斜颈、短颈和颈蹼等），观察有无皮损和颈活动受限。观察颈静脉是否充盈或怒张。婴儿由于颈部较短，脂肪丰富，颈静脉不易看到。如果明显可见即提示静脉压增高。检查颈肌张力，注意有无颈部强直、角弓反张或肌无力。触摸甲状腺有无肿大、气管位置是否居中。

7. 胸部

（1）胸廓：观察胸部外形和对称性，正常情况下，婴儿胸部略呈桶状，前后径等于横径；随着年龄增长，横径渐增超过前后径。注意儿童期可能发生的畸形，如鸡胸、漏斗和肋膈沟（赫氏沟）等。触诊胸壁有无包块和压痛等。检查乳房和腋窝，注意有无乳晕增大和色素沉着以及乳房隆起和渗出物，腋毛的出现是性征发育的征象之一。

（2）心脏。

①望诊：观察心前区有无隆起以及心尖冲动的部位、强度和是否弥散（搏动范围一般不超过 2~3 cm），较胖的婴儿不易观察到心尖冲动。

②触诊：触摸心尖冲动位置，大多数婴儿的心尖冲动在左侧第 4 肋间隙乳线内；分别触诊胸骨左缘第 2、3、4 肋间隙以及各瓣膜区。如在胸骨左缘第 2 肋间隙触到收缩期震颤，提示肺动脉狭窄或动脉导管未闭；在胸骨左缘第 3、4、5 肋间隙触到收缩期震颤，提示室间隔缺损；二尖瓣区触到收缩期震颤提示二尖瓣关闭不全，触到舒张期震颤提示二尖瓣狭窄；三尖瓣区触到较强的搏动提示右心室肥厚。

③叩诊：叩诊相对浊音界，婴儿常采用直接叩诊法。a. 左界：2 岁时叩诊从第 4 肋间心尖冲动外 2 cm 开始，由外向内叩诊；3 岁以上叩诊从第 5 肋间心尖冲动外 2 cm 开始，由外向内叩诊。b. 右界：从肝浊音界上一肋间开始，由外向内叩诊，动作应较成人叩诊轻，否则心脏叩诊相对浊音界会较实际小。测量左界时以左乳线为标志，量出心左界距该线的内或外距离，测量右界时以右胸骨旁线为标志，量出右界距该线的距离。小儿正常心界如表 2-1 所示。

表 2-1 小儿正常心界

年龄	左界	右界
<1 岁	左乳线外 1~2 cm	沿右胸骨旁线
2~5 岁	左乳线外 1 cm	右胸骨旁线与右胸骨线之间
5~12 岁	左乳线上或乳线内 0.5~1 cm	接近右胸骨线
>12 岁	左乳线内 0.5~1 cm	右胸骨线

④听诊：由于小儿心率较快，听诊者应仔细区分第一、二心音。小婴儿心尖区第一、二心音响度几乎相等，肺动脉瓣区第二音比主动脉瓣区第二音响（$P_2 > A_2$）。除了注意心音强弱，还应注意节律，是否有早搏，其频度如何。由于婴儿以先天性心脏病为多见，故听诊重点位置应在胸骨左缘；先用膜型胸件紧贴胸壁分别沿胸骨左缘听诊第 2、3、4 肋间隙，以及主动脉瓣区、二尖瓣区、三尖瓣区。如闻及杂音，应注意性质、响度、与心动周期的关系、是否广泛传导等。然后再用钟形胸件按同样顺序进行听诊。

(3）肺脏。

①望诊：观察胸廓活动度和对称性，注意呼吸频率、节律和呼吸方式。小儿以腹式呼吸占优势。

②触诊：将双手分别对称地放在胸壁两侧，当小儿啼哭或发音时，判断两侧语颤强度是否相等。

③叩诊：用直接叩诊法（即用 1~2 个手指直接叩击胸壁），从上到下、从外向里、双侧对称地叩诊双肺野。正常叩诊为清音，婴儿胸壁较薄，叩诊音相对较成人更明显，不要误认为是过清音。如出现浊音、实音和过清音为异常叩诊音。肩胛骨上叩诊无意义；左侧第 3、4 肋间处靠近心脏，叩诊音较右侧对称部位稍浊；右侧腋下部因受肝脏的影响，叩诊音稍浊；左腋前线下方有胃泡，叩诊时产生过清音，检查时应予注意。

④听诊：从上到下、从外向里，分别听诊前肺野和后肺野，注意双侧对比。由于婴儿胸壁薄，呼吸音较成人稍粗，几乎均为支气管肺泡呼吸音，甚至有时出现支气管呼吸音，不应视为异常。小儿哭闹时影响听诊，可在啼哭时深吸气末进行听诊。听诊应特别注意双侧肺底、腋下和肩胛间区，这些部分较容易听到湿啰音，有助于肺炎的早期诊断。

8. 腹部

（1）望诊：观察腹部皮肤，注意腹部外形。正常婴儿卧位时，腹部较胸部高。注意有无胃肠蠕动波、脐部分泌物、腹壁静脉扩张。

（2）触诊：触诊腹部时，从左下腹开始，按逆时针方向，先浅后深地触诊全腹部。注意肝、脾大小及质地，有无包块；通过观察小儿面部表情判断有无压痛，注意检查麦氏点有无压痛和反跳痛。正常婴儿肝脏肋下可触及 1~2 cm，脾脏肋下偶可触及，质地柔软、表面光滑、边缘锐利。最后触诊双侧肾脏。婴儿哭闹时影响腹部触诊，故可哺以母乳或吸吮奶头使其保持安静。

（3）叩诊：从左下腹开始按逆时针方向叩诊全腹部，正常为鼓音。然后在右锁骨中线上叩诊肝脏上、下界，左剑突下叩诊肝脏浊音界。最后检查肝脏叩击痛。如疑有腹水，应检查移动性浊音。

（4）听诊：用膜式听诊器听诊肠鸣音至少 1 min，如未闻及肠鸣音，应听诊 5 min。注意频率（正常每分钟 3~5 次）、强度、音调。婴儿因肠壁较薄，有时可闻及活跃的肠鸣音。如疑有血管疾病，应用钟式听诊器听血管杂音，听诊主动脉杂音的位置在剑下与脐之间的中点。

9. 脊柱和四肢

（1）脊柱：①望诊：观察脊柱的形态，注意有无畸形，如脊柱前、后、侧凸和脑脊膜膨出。②触诊：从上到下触诊棘突有无压痛。

（2）四肢：①望诊：分别观察上肢和下肢的对称性，注意畸形，如手镯、多指（趾）、手（足）蹼和小指弯曲、杵状指（趾）、O 形腿、X 形腿、踝内翻、踝外翻、肌肉外形（萎缩或假性肥大）、关节肿胀、皮疹、水肿等，指压胫前和脚背检查凹陷性水肿。②触诊：分别触诊肩、肘、腕、掌、髋、膝、踝、指（趾）关节有无压痛。同时被动检查上述各关节运动。检查四肢肌力及肌张力。如疑有血管疾病，应触诊股动脉、腘动脉和足背动脉。

10. 外生殖器

充分暴露检查部位，观察外生殖器的发育，注意有无畸形、水肿、溃疡、损伤和感染的征象。观察阴毛是否出现，此为性征发育的证据之一。

（1）男性检查阴茎，用拇指和食指上翻包皮、注意有无包皮过长或包茎和尿道下裂；检查尿道口有无红肿和渗出；观察阴囊有无肿大，如有肿大应做透光试验：以不透光的纸片卷成圆筒，一端置于肿大部位，另一端以手电照射，被遮处阴囊如为橙红色、半透明状，多为睾丸鞘膜积液，如不透明多为睾丸肿瘤或腹股沟斜疝；触诊双侧睾丸是否下降，如未下降至阴囊内，应通过腹股沟外环检查是否在腹股沟管内。

（2）女性检查阴蒂、阴道前庭和尿道口，分开小阴唇、暴露前庭，检查有无红肿，尿道口和阴道口有无分泌物。检查处女膜有无闭锁及损伤，小阴唇有无粘连。一般不做阴道检查。如病情需要应请妇科专家会诊。

11. 肛门、直肠

望诊肛门会阴区，注意有无出血、分泌物、红肿及直肠脱垂或外痔等。用左手拇指和食指轻轻分开臀沟，暴露整个肛门，观察有无瘘管和肛裂。必要时做直肠指诊，具体方法：检查者戴好手套，在小指上涂以少量液状石蜡，将小指轻轻加压于肛门括约肌数秒钟，让其松弛后，轻轻地插入肛门，再以旋转动作渐向直肠深入，注意直肠有无结节、息肉，有无触痛，再以旋转方式退出肛门，观察指套上有无血液、脓液，有大便则送常规检查。

12. 神经系统

（1）浅反射：腹壁反射和提睾反射（4个月以下婴儿可为阴性）。

（2）深反射：肱二头肌反射和膝腱反射。

（3）病理反射：巴氏征（2岁以下小儿，该反射可为阳性，但如单侧阳性则有一定临床意义）。另外尚需检查脑膜刺激征：颈强直、布氏征、克氏征等，方法同成人体检。

由于小儿难于合作，神经系统检查一般仅做以上要求。如疑有神经系统疾病，应做全面详细的神经系统专科检查。

（三）新生儿产房内体格检查内容和方法

新生儿出生后在产房内初次体格检查的重点是：①Apgar评分；②是否存在先天畸形；③妊娠期或分娩时因临床需要用的一些药物对新生儿的影响程度；④是否存在感染或代谢性疾病的征象。具体内容为：

1. Apgar评分

应在生后1 min进行，可判断新生儿有无窒息，以及时进行复苏处理，通常由产科医师或助产士进行评估（表2-2）。正常为8～10分，4～7分为轻度窒息，0～3分为重度窒息。1 min评分异常者，经复苏处理后，应在5 min再评。

表2-2 新生儿Apgar评分项目及标准

体征	0分	1分	2分
皮肤颜色	青紫或苍白	躯干红，四肢青紫	全身红润
心率（次/分）	无	<100	>100
插鼻管反应	无反应	有些动作如皱眉	啼哭或打喷嚏
肌张力	松弛	四肢略屈曲	四肢自主活动
呼吸	无	慢、不规则	正常、哭声响亮

2. 一般情况

首先观察呼吸（正常、浅表或不规则），有否缺氧情况。皮肤是否有瘀点、皮疹、产伤、黄疸。

3. 体重

正常出生体重为2 500～4 000 g。<2 500 g为低出生体重儿，<1 500 g为极低体重儿，>4 000 g为巨大儿。

4. 头颅及五官

注意产瘤（头皮隆起、肿胀、柔软提示产瘤，见于头吸助产者），头颅血肿（肿胀不超过颅缝，通常在生后第二天出现）；双眼位置是否正常、鼻孔有无堵塞、是否有唇裂或腭裂。

5. 胸部

外形是否正常，有无吸气性凹陷。听诊呼吸音是否对称、气道是否通畅。

6. 心血管系统

注意心率、心音是否规则、有无杂音、心尖冲动位置是否正常，股动脉搏动是否易触及。

7. 腹部

观察腹部外形是否正常，有无腹胀或舟状腹，触诊肝脾大小以及腹部肿块。

8. 泌尿生殖系统

男性：检查两侧睾丸是否下降，有无尿道下裂，触摸腹股沟有无肿块。

女性：有无处女膜鼓出（常提示闭锁）。

9. 背部

注意脊柱有无畸形或缺损，肛门开口是否存在。

10. 神经系统

注意是否处于觉醒状态、哭声是否响亮而婉转、四肢肌张力如何、四肢运动是否对称。检查重要的生理反射：拥抱反射、握持反射、觅食反射、吸吮反射等，检查双侧巴氏征。

（四）新生儿全面体格检查内容和方法

1. 一般情况

观察外貌，注意神志、反应、发育和营养以及仰卧位时的体位。正常新生儿哭声响亮，对声、光、疼痛等刺激有良好的反应。足月新生儿胎毛少，耳壳软骨发育良好，乳晕清楚，乳头突起，乳房可摸到结节，四肢屈曲，整个足底有较深的足纹。男婴睾丸下降，女婴大阴唇遮盖小阴唇。营养状况可根据体重和皮下脂肪评估。对所有新生儿都应进行胎龄评估。

2. 一般测量

（1）测量体温：首次测温常采用肛表，可排除无肛或直肠闭锁。

（2）触诊脉搏（桡动脉或足背动脉）：至少 60 s。安静状态下，新生儿正常脉搏为 120～140 次/分。

（3）测量呼吸频率：观察 30 s 内腹部起伏的次数，正常呼吸频率为 40～45 次/分，但初生几个小时内可更快。新生儿呼吸有时有 5～10 s 短暂停顿，属正常。如呼吸停止 20 s 以上伴心率减慢（<100 次/分）或发绀为呼吸暂停，必须紧急处理。

（4）测血压：可应用监听式超声多普勒诊断仪或简易潮红法测量。

（5）测量体重：出生体重要求在生后 1 h 内测量。

（6）测量身长。

（7）测量头围。

（8）测量胸围。

根据体重和胎龄判断是否属于小于胎龄儿或大于胎龄儿。

3. 皮肤和淋巴结

新生儿皮肤红润，应注意全身皮肤有无黄疸、青紫、苍白、皮疹、瘀点、瘀斑、皮下坏疽、深部脓肿和颈部、腋下和腹股沟部位的糜烂。鼻部粟粒疹和胎记应视为正常。新生儿浅表淋巴结不易触及，但约 1/3 新生儿可在颈、腋下和腹股沟触到淋巴结，直径不超过 1 cm。

4. 头颈部

（1）头颅：观察有无水肿、血肿、产伤和脑膨出。有头皮水肿者应注意是否同时伴有头颅血肿，后者常在生后 2～3 d 较明显，范围不超过颅缝。触摸颅缝，包括额缝、冠状缝、矢状缝和人字缝，注意有无颅缝重叠或颅缝分开，颅缝活动度如何。触诊颅骨是否有软化或缺损，颅骨软化多见于过期产儿或未成熟儿，生后数周消失。检查前囟的大小和张力，前囟过大由骨化延迟所致，可由甲状腺功能低下、21-三体综合征、宫内营养不良、先天性佝偻病、骨生成不良等原因引起。

（2）眼：让新生儿自然睁眼，如遇哭闹或闭眼，可轻摇小儿头部。观察新生儿眼球随光源或检查者运动可粗略估计视力。观察眼裂的大小，双眼的距离，有无斜视、结膜充血、巩膜黄疸、角膜混浊、分泌物。瞳孔大小及对称性，对光反射。

（3）耳：检查耳郭位置、外形及对称性，注意有无先天性畸形，如耳前赘生物、窦道、脂肪瘤等；观察耳道处有无脓性分泌物。观察新生儿对声音刺激的反应（如眨眼或四肢的活动）可粗略估计听力。

（4）鼻：观察鼻的外形，注意有无畸形、鼻翼扇动、渗出物、呼吸受阻（张口呼吸）。

（5）口：检查有无唇裂、胎生牙、鹅口疮、溃疡、腭裂。检查舌的大小、位置和咽部。

（6）颈：仰卧位时，新生儿颈部不易观察，可用一手托起背部，让头稍下垂，使颈部充分暴露。检查颈部异常情况，如包块、斜颈、颈蹼和运动受限等。颈蹼见于 Tuner 综合征和 Noonan 综合征，斜颈常继发于胸锁乳突肌肿块，囊性水瘤是新生儿最常见的颈部肿块。坐位时检查颈部肌力：握住婴儿双肩部，让其从卧位到坐位,正常婴儿头、颈和躯干应在一条线上保持 1 s 以上。触诊气管位置是否居中以及锁骨有无骨折。

5. 胸部

(1) 望诊:观察胸廓有无畸形,新生儿呈桶状胸。注意呼吸运动是否对称、有无凹陷、呼吸频率及呼吸类型是否正常。有些新生儿在啼哭时可见胸廓轻度凹陷,如不伴有呻吟,也属正常。另外,正常新生儿受来自母体雌激素的影响可出现乳房增大、乳汁分泌和乳晕色素沉着,属暂时性生理现象。

(2) 触诊:用单指触摸心尖冲动位置,正常新生儿偶可触及心前区搏动,如位置异常,可能提示有气胸、膈疝或心脏转位等情况。疑有心脏疾病时,应注意触诊胸骨左缘第 2、3、4 肋间隙、主动脉瓣区和心尖区是否有震颤。

(3) 叩诊:对称性叩诊双肺前、后和侧面;用中指在第 4 肋间隙左乳线外 2 cm 开始由外向内直接叩诊心脏相对浊音界。新生儿心界叩诊准确度较差。

(4) 听诊:对称性听诊双肺前、后和侧面,新生儿胸壁较薄,故呼吸音较成人强,多是支气管呼吸音。如出生时无呼吸困难的表现而闻及少量湿性啰音,应视为正常。听诊心脏:同婴幼儿,包括胸骨左缘第 2、3、4 肋间隙,主动脉瓣区,二尖瓣区和三尖瓣区,仔细听诊心率、节律、杂音等内容。新生儿正常心率为 120 ~ 140 次/分,可有短时减慢或加快。有时心率可 < 100 次/分,但刺激后可加快,仍属正常。新生儿早期出现心脏杂音的临床意义不是很大。如出生后 1 ~ 2 d 闻及心脏杂音,接着即消失,常为动脉导管关闭过程,不应视为先天性心脏病。有时严重先天性心脏病可无杂音,如大血管错位。如心脏杂音很响,则应引起注意。应注意右胸部的听诊,以免遗漏右位心的诊断。检查心脏时,应同时检查毛细血管充盈及周围脉搏情况。股动脉搏动减弱提示有主动脉缩窄可能,水冲脉见于动脉导管未闭。

6. 腹部

(1) 望诊:观察腹部外形和对称性、肠蠕动波、脐带脱落、脐疝、脐部渗出物和性质、脐轮红肿。

(2) 触诊:轻柔触诊全腹部,注意有无包块。由于新生儿腹壁较薄,浅触诊即可触及肝脏和脾脏,肝脏在右肋下 2 cm,脾脏在左肋下 1 cm 处触及均应视为正常。

(3) 叩诊:叩诊全腹部。

(4) 听诊:听诊腹部,注意肠鸣音是否活跃或减弱。

7. 脊柱和四肢

(1) 检查有无脑脊膜膨出,四肢有无畸形,如多指(趾)等。四肢活动是否对称。腰骶部皮肤是否有窦道或凹陷等。

(2) 检查上肢肌张力(前臂回缩)新生儿于仰卧位,检查者用手拉直自然弯曲的前臂,然后放手,若新生儿前臂立刻回复到先前弯曲的位置,即为正常。

(3) 检查下肢肌张力(腘窝角)新生儿于仰卧位,其骶骨接触检查台面,髋关节屈曲,检查者一手握住新生儿的两小腿,上提并测量大腿与小腿之间的角度(腘窝角),正常为 80° ~ 90°。

8. 外生殖器

观察外生殖器的发育,注意有无畸形、肿胀、损伤或感染。①男性:检查有无包茎和尿道下裂,睾丸是否下降,阴囊有无肿大。②女性:观察大、小阴唇,大阴唇应遮盖小阴唇。检查处女膜有无畸形和损伤,阴道前庭有无分泌物。

9. 肛门

检查肛门和肛周围区,注意有无肛门闭锁、肛瘘、肛裂或肛周脓肿。

10. 神经系统

新生儿的体位和肌张力前已述及。肌力可通过观察对称性的自主运动来评估。肌力与肌张力有关。新生儿神经系统检查重点如下。

(1) 觅食反射(rooting reflex):当刺激颊部时引出该反射,婴儿张嘴转向刺激方向。

(2) 吸吮反射:当奶头放入口腔内即引出该反射,出现吸吮动作。

(3) 握持反射(palmar grasp reflex):当检查者将手指触及婴儿手掌时,婴儿即握住检查者手指。

（4）拥抱反射（Moro reflex）：将婴儿仰卧在检查台，头部伸出台边并用手托住，然后将婴儿头部突然下降几个厘米，新生儿会出现躯干伸直，双上肢对称性外展，手指张开，双腿轻微屈曲，然后双上肢收回胸前呈现拥抱动作。

（5）不对称颈紧张反射：迅速将仰卧的婴儿头转向一侧，此时面部所向一侧的手臂和小腿即展开，另一侧的臂腿呈现屈曲状态。

（6）踏步反射：将婴儿扶为直立位，并让足底接触检查台面，身体略向前倾，此时表现踏步动作。

第二节　儿科疾病的诊断步骤与思路

疾病治疗的效果，主要取决于诊断的正确性和及时性。诊断错误或时间上的延误均可导致不可逆的严重后果。虽然有些疾病尚无有效的治疗手段，但正确的诊断仍很重要，因为它是判断预后的根据。与成人相同，儿科疾病的诊断包括收集临床资料；整理分析资料，提出初步诊断；进一步临床观察验证诊断三个步骤。由于儿科学涉及内容多、范围广，儿童在解剖、生理、生化、病理、免疫、营养代谢等方面都与成人有很大的不同，且各不同年龄期的儿童又存在较大的差异，其疾病的种类以及临床表现均有其特殊性，故作为儿科医生应具备较全面系统的医学知识、正确的逻辑思维方法和高度负责的工作态度。

一、收集临床资料

临床资料包括病史、体格检查和辅助检查三个方面。在收集临床资料的过程中，必须做到全面、客观、详细和准确。资料片面不完整常导致漏诊，而带有主观性的或错误的临床信息常使临床思维误入歧途，造成误诊。住院病人要求全面的病史和体检资料，而对门诊病人可针对主诉突出重点进行体格检查。

（一）采集病史

病史是疾病发生发展过程中一系列主观和客观感觉的表述，是临床资料中最基础、最根本的部分。小儿大多数不能正确叙述病情，多由其监护人代述，这与成人自述的感觉有所不同。由于监护人的身份、文化程度、与患儿之间的关系以及对疾病的关心程度不同，使得病史的客观性与可靠性均与实际情况存在一定的差距，这在诊断过程中必须有所考虑。医生除全面系统的听取供史者的叙述外，还应巧妙地从正面、侧面不同角度提出各种问题，尽可能详细地了解每一临床现象发生的细节，必要时可反复询问，或向不同的接触者多方面询问。其次，询问应讲究方式方法，如对一个小婴儿要了解是否有腹痛，应询问患儿是否有食欲不佳、突然发作性哭闹伴双腿屈向腹部，或家长触其腹部是否有啼哭等情况。又如1~2岁婴儿咽炎时常不会叙述咽痛，但家长可能会观察到患儿有流涎、拒绝进食固体食物并有口腔异味。另外，家长表述的症状或体征并不一定准确，要注意引证核实。如主诉为发热，一定要询问具体温度及测量部位。又如家长表述其1岁的婴儿有气促，要询问每分钟呼吸频率，是否伴有喘鸣声。有时症状的核实有一定的困难，需要医生亲自观察才能确定，如新生儿轻微型惊厥。

（二）体格检查

体格检查应全面，不要遗漏体征，但要有重点。可根据病史问诊的线索对涉及的器官系统详细检查，同时还应注意重要的阴性体征。如患儿主诉为咳嗽，则胸部的望、触、叩、听检查应为重点，要注意观察是否有气促、呼吸困难，两肺呼吸音是否对称，是否有啰音或哮鸣音等。体格检查的准确性和完整性与医生的临床经验和负责精神密切相关。小儿在医院与医护人员接触时，多带有恐惧心理，往往不合作，使体格检查不能按正常顺序进行，容易遗忘体检项目。剧烈的哭闹直接妨碍心肺听诊和腹部触诊的进行，这要求儿科医生有一定的耐心，根据患儿的状态必要时应再次重复，如趁患儿睡眠或哺乳时检查。另外，在小儿体检时要考虑年龄及发育因素而采取不同的方法，如新生儿的视敏度低、视力弱、注视距离近，如欲检查光视觉反应，光源刺激的距离就应比幼儿近，这样才可能得出正确的结论。体格检查结果的判断标准也因年龄而异，如觅食反射阳性在1个月的婴儿属正常，但出现在1岁的婴儿属异常，提示中枢神经系统存在病变。

作为儿科医生还应特别强调望诊。在一见到病人的瞬间还未正式接触交谈时就应注意患儿的总体情况，如精神、面色、眼神等，这对判断病情程度有很大帮助，可对病史起补充作用。

（三）辅助检查

辅助检查包括实验室检查和器械检查。现代医学诊断技术的发展已使临床各项辅助检查项目日趋多样和完善，使之成为临床诊断不可或缺的重要手段。但任何病例都应根据病史和体格检查结果进行初步分析，然后有目的、针对性地提出必要的检查项目。辅助检查主要用于支持诊断假设或因鉴别诊断需要而排除某些疾病。应避免盲目筛查式地进行过多的实验室检查，以减轻患儿的痛苦及家庭经济负担。检查项目的选择应遵循从一般到特殊，从简单到复杂，从主要到次要的顺序逐步进行。尤其是一些创伤性或可能给病儿带来痛苦的项目，应采取慎重态度，事先统筹安排。如多次重复抽血会增加患儿痛苦，并易使患儿产生恐惧、抵触性情绪，不利于治疗措施的实施及疾病的康复。对一些创伤较大或可能发生并发症的检查项目在万不得已时才选用，应事先征得家属的同意并书面签字。

二、临床资料的整理和分析

（一）资料归纳

将病史问诊、体格检查和各项辅助检查的结果进行整理，去粗存精，有条理、系统地进行归类并列出条目。要求有高度的概括性，围绕主诉、突出重点，将主要症状的特点、体格检查阳性发现及重要的阴性体征、实验室检查的异常结果列出条目。以下是一病例临床归纳的特点：

（1）男性，1岁。
（2）持续发热两周伴不规则皮疹。
（3）咽充血，双侧扁桃体Ⅱ度肿大。
（4）颈部浅表淋巴结轻度肿大。
（5）肝中度肿大，脾轻度肿大。
（6）外周血象：白细胞总数正常，以淋巴细胞为主，轻度贫血，血小板计数正常，尿常规正常。
（7）一般情况下，无头痛呕吐，无咳嗽气急，无腹痛、腹泻，无尿频、尿急、尿痛。

（二）资料分析与提出初步诊断

在对临床资料进行归纳的基础上，结合病例特点进行分析判断，提出能解释临床问题的假设，即初步诊断。临床资料的分析是一个鉴别诊断的过程，属临床逻辑思维的范畴。实际上，临床逻辑思维贯穿于疾病诊断的全过程。一个有经验的儿科医生在听到主诉后，有时甚至刚看见病儿还没开始问诊前，就可能有一个初步的印象，大致是什么方面的问题，这就是临床思维的开始。而这个初步印象会在接下来的问诊、体格检查过程中起一定的导向作用。提出诊断结论所需时间可长可短，有些病例病程短、临床表现典型、资料齐全，很快即可做出诊断；而有些病例病程长、反复多、临床表现不典型、涉及多个系统、病情复杂，短期内不一定能得出诊断结论。

无论是简单还是复杂病例，都必须严格进行鉴别诊断，可以说临床思维的中心问题即为鉴别诊断。对复杂病例常选取一至两条最重要、最客观又最便于进行类比判别的临床表现，逐步对照病因进行分析，列举相似点，不支持或不明确之处，最后提出可能的诊断。以此为基础，进一步收集临床资料如辅助检查，尤其是一些具有特异性诊断价值的项目，以确诊或排除。在儿科疾病诊断的临床思维过程中，具体还应注意下列问题。

1. 首先考虑初步诊断

常见病儿科疾病谱中，先天性、遗传性和感染性疾病占较大比例，在诊断时应首先考虑。如遇发热待查患儿，病因有很多，如感染、结缔组织病、恶性肿瘤及血液病、变态反应性疾病、体温中枢病变或调节失常、组织破坏与吸收、代谢和内分泌失调等。但婴幼儿由于免疫功能低下，以感染性疾病最为常见，故诊断思路应首先想到感染性疾病。在病原方面，也应多考虑常见的细菌或病毒，其次再考虑支原体、衣原体、真菌、寄生虫。然后通过一系列的实验室检查，如外周血象、C-反应蛋白、血培养、血清学检查、分子生物学等方法来证实推断。如有关感染的检查均不支持感染可能，再考虑其他非感染性原因。

2. 考虑年龄特点

不同年龄阶段诊断的侧重面也不同。如惊厥是儿科的常见症状之一，如果发生于新生儿，首先考虑围生期因素或代谢异常，如缺氧缺血性脑病、颅内出血、低血糖、低血钙等。如果发生于小婴儿，首先考虑颅内感染、热性惊厥等。如果是较大儿童，多考虑脑炎、癫痫等。

3. 切忌生搬硬套

有些疾病缺乏特异性的实验室检查，而依靠一些非特异性的临床及辅助检查指标来进行诊断。一定要排除相关的疾病后才能诊断，如仅仅看有几条符合诊断标准很容易造成误诊。

4. 重视典型临床表现的积累

有些疾病凭外观直觉就立即能做出诊断，如21-三体综合征有特殊的面容，过敏性紫癜有典型的皮肤表现；另外可以通过关联思维来获得诊断，如新生儿有阴茎短小并伴有低血糖，很容易想到先天性垂体功能低下的诊断。但前提是对这些特征非常熟悉，故在平时的工作中要重视典型临床表现的积累。

5. 运用临床逻辑运算

所谓的临床逻辑运算是一种计算机科学的产物。它将关键的临床表现和辅助检查按顺序及逻辑关系进行排列，形成流程表。对每个步骤进行"是"或"非"判别后再进入下一个步骤，最后得出诊断结论。一些症状或体征已被编制成逻辑运算表，但并非所有的疾病都可采用此方法，因为临床上有时往往不能明确地以"是"或"非"来回答一些问题，所以它不能完全取代临床思维。图2-1为发绀的临床逻辑运算表。

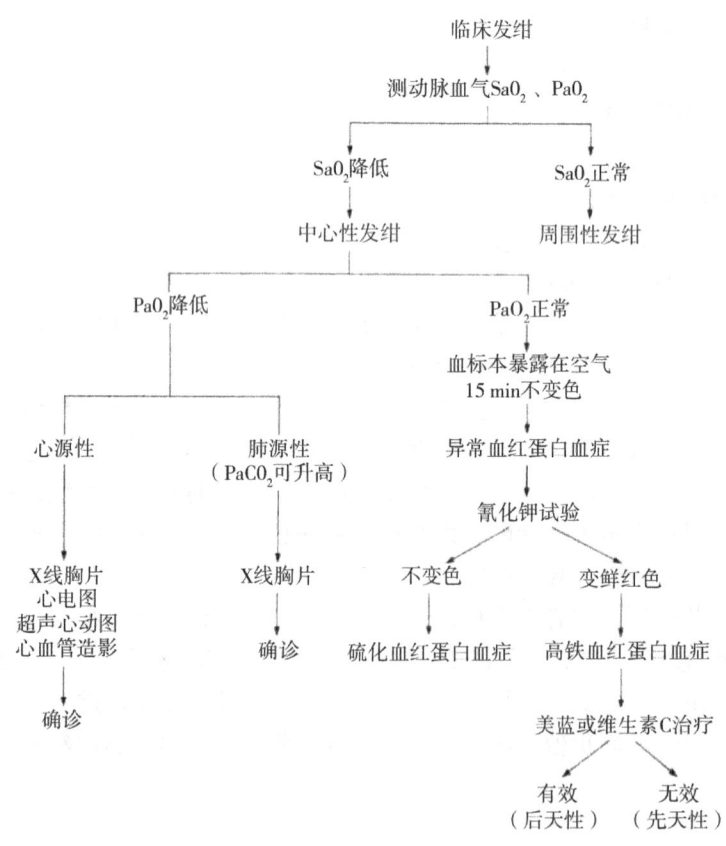

图2-1 发绀的鉴别诊断

6. 注意诊断的全面性及完整性

完整的诊断应包括主要诊断：系统器官定位（肺、肝）、性质（炎症、出血）、病程（如急性、慢性）、可能的病原（细菌性、支原体）、病理（如支气管肺炎、大叶性肺炎）、病情程度（轻、重）以及并发症（脓胸、气胸）、功能诊断（如呼吸衰竭）等。有时还有次要诊断如贫血、血小板减少症等，都应完整列出。

7. 重视专业会诊

现代临床医学的发展，使分支专业越来越多，就是儿科学下面也有许多分支专业，各学科专业知识信息量的增加也相当惊人。医生的临床知识往往有不同的侧重面，由于时间限制，也不可能面面俱到。故对一些长时间没能明确诊断的疑难病例，可请其他相关专业的医生会诊，共同讨论，有助于开阔诊断思路、明确诊断。

三、临床观察验证诊断

通过资料收集、归纳、临床思维分析得出诊断结论后，并不一定意味着诊断确立，有时还需经临床观察验证才能最后确认。根据诊断开始治疗后，仍然要考虑有没有其他可能性存在，要根据实际情况随时对诊断进行修正，而不是认定初步诊断不放。因为疾病的发生、发展与典型临床表现的出现有一个过程，如一些急性传染病的早期临床表现常与普通上呼吸道感染相似，以后才出现典型表现。有些情况下，虽然做了许多检查，但仍得不出确切诊断，只能根据可能性大小排列出几种可能诊断，这些更应通过临床观察（包括治疗效果）来验证当初诊断的正确性。

总之，临床情况千变万化、错综复杂，儿科作为一个特殊的专业，诊断过程有其特殊性，但关键是要有正确的临床思维能力。作为一个儿科医生，必须具有宽广的基础理论知识、扎实的临床专业技能、良好的临床思维和很强的责任心，才能尽可能地减少临床误诊。

第三节 儿科用药特点

药物是治疗儿科疾病的很重要手段，而其不良反应、过敏反应和毒性作用则常会对机体产生不良影响。药物作用的结果，不仅取决于药物本身的性质，且与病人的机能状态密切相关。儿童在体格发育和器官功能成熟方面都处于不断的变化过程中，具有独特的生理特点，对药物有特殊的反应性。因此，对小儿不同年龄的药物代谢动力学和药物效应动力学的深入了解，并用以指导临床合理用药是十分必要的。在胎儿期，药物通过胎盘进入体内，故药物对胎儿的影响不但与药物本身的药理、毒理作用有关，还与母亲-胎盘-胎儿的生理状态有关。在新生儿期，生理和代谢处在迅速变化阶段，药代动力学随之发生变化。新生儿用药除考虑体重外，还应考虑胎龄和实足年龄所反映的成熟度与用药的关系，有时需采用孕周龄来计算用药量。此外，新生儿期体液占体重的比例较大、肝脏酶系统发育不成熟、肾清除率低、血浆清蛋白含量低等均可影响药物的分布与代谢。在婴儿期，生长发育显著加快，肝脏代谢药物的主要酶系统活性已成熟；肾小球滤过率和肾血流量在 6~12 个月可达到成人水平。由于这一时期生长迅速，要密切注意药物通过不同的机制影响小儿的发育，如长期类固醇激素的应用可影响生长发育，中枢抑制性药物对智力有损害等。在儿童期，患儿常能主动服药，此时对药物用量的准确性和防止用药意外应引起重视。对年长儿，有时体重已接近成人，如用药量仍按每千克体重计算剂量可能会偏大，应使总剂量不超过成人用量。此外，小儿疾病大多危重而多变，选择药物需慎重、确切，更要求剂量恰当，因此必须了解小儿药物治疗的特殊性，掌握药物性能、作用机制、毒副作用、适应证和禁忌证，以及精确的剂量计算和适当的用药方法。

一、儿科药理学的基本知识

了解药理学的基本知识对正确指导儿科用药是非常重要的。临床药理学涉及药动学（pharmacokinetics）和药效学（pharmacodynamics），以便合理用药。

（一）药动学和药效学

药动学主要研究体内药物的量（或浓度）及其代谢物随时间变化的动态规律，并用一定的数学模型来阐明药物在体内的位置、数量（或浓度）和时间关系的一门学科。体内药物量的动态变化主要受药物的吸收、分布、代谢和排泄等药物体内处置过程的影响。根据体内药物浓度测定数据，得到药时曲线，推得适当数学模型，求得各项动力学参数，不仅可阐明药物在体内的动态过程，即吸收、分布和消除的规律；还可研究这些规律与药物的药理或毒性作用的关系。药物的作用取决于药物在受体部位的浓度及维持时间的长短，而受体部位的药物浓度在体内药物分布平衡时一般与血药浓度平行，因此，研究血药浓度随时间而变化的规律，获得药动学参数，在临床药物治疗上可根据这种参数制定合理给药方案，使血药浓度保持在安全有效的范围内，提高药物治疗效果。药动学对药物治疗和毒性的估计、药物剂量的选择和调整等方面均具有重大意义。

药效学主要研究药物与受体（效应器官、组织或细胞）相互作用及与各种影响因素的关系。一种药物可改变另一药物效应的发挥，而该药血浆浓度并无明显影响；不同作用性质的药物，可分别对不同受体起激动或阻断（拮抗）作用。药效学的相互作用可发生于受体部位，两种作用相同的药物联合应用时可使效应得到加强，这类相互作用称为协同或相加。作用相反的药物合用，结果使原有的效应减弱，称为拮抗。

儿科合理给药取决于对基础药动学和药效学知识的理解。与成年人用药完全不同，由于儿童发育是连续的、非线性过程，年龄因素引起的生理差异在很大程度上影响药物的吸收、分布、代谢和排泄。发育药理学是近年来发展较快的一门研究儿童用药的学科，其主要研究内容也强调了儿童随年龄变化而显示的用药分布、作用机制和治疗特点。因此，儿童用药必须掌握年龄的影响因素以保证药物治疗安全、有效。

药动学只有与药效学相结合时才有其临床实用价值。由于大多数药物的药理效应是可逆的，药物起效时间、强度和持续时间与体内药物量成比例，因此，以药动学为基础来预测用药后任何时间的药物浓度，并为达到特定药物浓度制定所需药物剂量的计算成为可能。根据临床药动学原理，多数药物的药理效应、毒性作用与生物体液（主要是血液）中的浓度相关性最好，而与应用剂量并不一定相关。如给药后药物立即均匀地分布于全身体液和组织中，称为一室模型。此模型简单，但符合这一情况的药物不多。假如把身体划分为两部分，药物进入体内后首先迅速地分布于血液及血流供应充分的组织，如心、肝、肾、肺等，然后再由这些部位向血流不足组织如肌肉、脂肪、皮肤等组织转运，达到平衡，这种模型称为"二室模型"。有的药物代谢动力学需用多室模型描述。临床上使用的多数药物的动力学过程可以用一级动力学或零级动力学过程来描述，即血清浓度，或体内药物的浓度直接与应用剂量成比例，这些药物用量加倍，稳态血浓度则加倍。这一成比例的特性，结合对病人的监测，常被临床上用于调整药物的剂量；相反，某些药物如奥美拉唑、西咪替丁、水杨酸盐、茶碱、卡马西平、苯妥英钠等血液中药物浓度的变化与使用剂量不成比例，即呈非线性动力学特征。在通常情况下，这些药物在低剂量时遵循一级动力学过程，但随剂量增加由于与吸收有关的转运蛋白被饱和、血浆/组织蛋白结合过程被饱和、药物代谢酶被饱和、肾小管主动重吸收等任何过程被饱和都可以导致体内药物浓度增加，这时剂量稍有增加，常可导致血药浓度不成比例地增高，引起不良反应甚至中毒，并且由于半衰期延长，清除率明显降低，由非线性动力学而导致的血药浓度过高，可能产生严重的后果。因此，这些药物的剂量调整应特别慎重，最好在血药浓度的监测下进行。

（二）表观分布容积（volume of distribution，V_d）

药物进入体内后，实际上分布于各组织器官的浓度是不同的，在进行药动学研究时引入 V_d 以描述药物在体内的分布状况。V_d 是指在药物充分分布的假设前提下，体内全部药物按血中同样浓度溶解时所需的体液总容积，它是一个比例常数，没有生理学意义，但能够反映出药物在体内分布的某些特点和程度。对于某一具体药物来说，V_d 是个确定的值。V_d 可用公式：$V_d = X/C$ 表示，X 是体内药物量，C 是血药浓度。V_d 可用于计算需达到所需血清浓度的初始或负荷剂量（loading dose，LD）。如果选择了一个特定的 C_0，且已知患儿年龄的平均 V_d（常可从文献中查得），则为达到此 C_0 需要的负荷剂量可通过下列方程计算：

$$LD(mg) = C_0(mg/L) \times V_d(L/kg) \times 病人体重(kg)$$

从上述方程可见体内排泄或清除药物的能力并不影响初始或负荷剂量。例如，虽然某种药物只能通过肾排泄，但对正常肾功能，或肾功能受损，甚至无功能的病人来说，初始剂量可以相同，而给药间隔则需适当调整。

（三）药物吸收和生物利用度

为达到临床疗效，药物必须从给药部位被吸收入体循环，并由此分布至作用部位和排出体外；药物的吸收是指药物由用药部位进入血液循环的过程。药物的吸收和分布受一系列生物膜的阻挡，因此生物膜的转运机制与药物的体内转运密切相关，亦与周围环境有关。

生物利用度是衡量制剂疗效差异的重要指标，通常指药物制剂中主药成分进入血液循环的程度及速率，一般用百分数表示。静脉用药生物利用度为100%。生物利用度常用来描述血管外用药后吸收进入体内循环的药量与用药量的比例。可通过计算血管外用药后血药浓度－时间曲线下面积（AUC）与静脉用药后AUC之比，即口服AUC/静脉AUC而得出。生物利用度受多种生理、病理因素的影响，例如胃、十二指肠中存在食物可降低口服药物进入体循环的速率，从而推迟药物达到高峰血清浓度的时间，但大多数口服药物的吸收总量一般不影响。评价药物生物利用度对预计药物过量和毒性症状的出现也有重要意义。

（四）半衰期

药物半衰期（$t_{1/2}$）是指血或其他体液中某一药物浓度下降一半所需的时间，即体液中一半的药物被清除所需要的时间。由于$t_{1/2}$在实际工作中容易计算，临床上常被用来调整用药间隔。一种药物的$t_{1/2}$也可用于估计其达到稳态浓度所需的时间。当给药间隔为半衰期时，按一定剂量多次给药后，体内药物浓度达到稳态水平，经3个半衰期后，可达到药物稳态浓度的87.5%，4个半衰期后达到93.8%，5个半衰期后达到96.9%，7个半衰期后达到99.2%。

（五）清除率（clearance，Cl）

清除率指单位时间内从体内清除的表观分布容积分数，即单位时间内有多少毫升血中的药物被清除，单位为mL/min或mL/（min·kg）。按清除途径的不同而有肾、肝和肺等清除率，如肾清除率仅反映单位时间内肾清除的药量。总清除率是所有清除率机制的总和，常用公式：$Cl = 0.693V_d/t_{1/2}$表示。在特定给药强度下清除率是决定稳态血浓度最重要的药动学参数，因此，为达到特定药物血清浓度，必须掌握该药物的体内清除率。此外，与药物排泄有关的器官功能状态如脏器的血流和完整性也可影响药物的体内清除率。

二、小儿药物剂量的计算

儿童用药剂量较成人更需准确，可按以下方法计算。

（一）按儿童体重计算

这是最常用、最基本的计算方法，可算出每日或每次需用量。每日（次）剂量＝病儿体重（kg）×每日（次）每千克体重所需药量。将总剂量单次或分多次给予，常根据药物的半衰期、疾病的性质、药物的协同或拮抗、肝肾功能、患儿的年龄等确定。如对于半衰期长的药物，用药间隔常延长；而对于半衰期较短的药物，用药间隔缩短；半衰期极短的药物常需用静脉持续给药维持。一般感染与严重感染、中枢感染与其他感染用药剂量常不同；肝肾功能不全时药物剂量常需减少。对于新生儿或早产儿，常以生后日龄决定用药量与间隔，有时还需结合孕周龄来计算。病儿体重应以实际测得值为准，年长儿按体重计算如已超过成人量则以成人量为上限。

（二）按体表面积计算

体表面积因其与基础代谢、肾小球滤过率等生理活动的关系密切，用此法计算用药量较按年龄、体重计算更为准确、科学。小儿体表面积计算公式为：①体重＜30 kg：小儿体表面积（m²）＝体重（kg）×0.035＋0.1；②体重＞30 kg：小儿体表面积（m²）＝[体重（kg）－30]×0.02＋1.05。

上述用药量计算方法的准确性与体表面积计算正确与否有关。在较大体重的儿童，以体重折算体表面积的意义有限。因为随着体重增加，其体表面积的增加是非线性的，在应用时应当注意。

（三）按年龄计算

对剂量幅度大、不需十分精确计算的药物，如营养类药物和非处方药等可按年龄计算，比较简单易行。

（四）按成人剂量折算

小儿剂量 = 成人剂量 × 小儿体重（kg）/50，此法仅用于未提供小儿剂量的药物。因小儿体液占体重的比例较大，用此方法所得剂量一般都偏小，故不常用。

总之，不管采用上述任何方法计算剂量，都必须与病儿具体情况相结合，才能得出比较确切的药物用量，如新生儿、小婴儿或营养不良儿，因肝、肾功能较差，一般药物剂量宜偏小；用药目的、对象不同，剂量也不同；不同的剂量，其药理作用也有差异，这些都是儿科用药确定剂量应考虑的问题。

（五）个体化剂量

即使药物剂量根据病人体重、体表面积及成熟状况调整，对平均剂量或常规推荐剂量的药物，临床疗效差异很大。这一差异是药动学和药效学个体差异及许多生物变异的结果，如代谢、病理生理及遗传差异。由于存在药物疗效及毒性的个体差异，对特殊病人需调整给药方案，尤其是对某些药物，如血管活性药的剂量可根据患儿出现的即刻、易定量（如血压、心率等）的临床反应进行调整。而对某些药物则需要结合临床反应和测定血浆或血清浓度进行药物剂量调整。这种治疗方案称为靶浓度方案。而一种药物的药理或毒理反应可能直接与特异血清浓度范围有关。

文献所报道的药物治疗浓度范围常根据少数病人，绝大多数是成人的研究而确定。这些治疗范围代表了平均值，仅49%的人群包括在均数 ±2SD 范围内，因此血清药物浓度的临床监测只能作为药物干预和剂量调整的参考，使用时必须注意到个体化。例如：一个病人的某药物血清浓度在低于有效治疗窗时即有完全的临床反应，而另一个病人，同一种疾病，用同一种药物，可能需要血清浓度在治疗浓度范围以上，才能获得相同程度的阳性治疗反应。因此，血清药物浓度的治疗范围只能作为治疗的指导，最终必须通过临床反应来评价药物有效性。

体液中药物浓度测定有助于减少药物毒性反应，同时达到最理想的治疗效果，为评价疾病治疗过程或药物相互作用对药物分布的影响提供了有效方法。治疗性药物浓度监测并非对所有药物都是必须、必要和实用的。对药效学已较为清楚的药物，如利尿剂的利尿效果、抗高血压药降低血压作用等，并不需要常规监测血浓度。为了使药物监测具有临床价值，必须弄清"浓度－反应"或"浓度－毒性"之间的关系。病人年龄、疾病严重度均可能影响药物浓度、有效性及毒性之间的相关性。虽然大多数药物有"推荐"的治疗范围，只有有限的几种药物具有明确的药物血清浓度与效应的相关性资料。

应用血清药物浓度监测以指导治疗时，应首先了解该药物的药动学特性，以便确定用药后适当的采血时间及合理解释药物浓度和治疗反应。在治疗药物监测中，血药峰浓度通常指分布达平衡后所达到的高峰血浓度，因为这时的峰浓度才与靶部位的药物浓度动态平衡，从而反映药理效应强度。因此，用药时间与推荐的"高峰"取血样时间有一定的间隔。此外，许多药物的药动学和药效学受生物节律的影响，这种时间节律对药物分布的影响也是临床确定合适的给药和采血监测时间应考虑的问题。

三、小儿药物治疗的影响因素

小儿药物治疗的特点受体液的pH、细胞膜的通透性、药物与蛋白质的结合程度、药物在肝脏内的代谢和肾脏排泄等多种因素的影响。

（一）年龄对药物胃肠道吸收的影响

血管外使用的药物在进入全身循环并分布到作用部位前，必须穿过许多生理膜从而影响其吸收率。虽然一些益生菌不被吸收，一些营养成分可通过主动转运和促进扩散而吸收，但大多数药物在胃肠道经过被动扩散而吸收。病人的一些重要因素可影响胃肠道吸收药物的速率和吸收量，如消化道pH、有无胃内容物及其种类、胃排空时间、胃肠动力情况等。这些过程均与儿童的年龄因素有关，而且具有高度变异性。在口服用药时应考虑下列因素：新生儿的胃液分泌、肠蠕动和胆汁分泌功能均较婴儿或儿童低下，胃排空时间较短；婴儿和儿童胃液分泌、肠蠕动和胆汁分泌功能正常，胃排空时间增加。尽管这些脏器的功能、容量有一个逐渐成熟的过程，新生儿与小婴儿对大多数口服用药的生物利用度还是很好的。因此，不论什么时间，如有可能均应首选口服途径。口服法是最常用的给药方法，幼儿一般用液体制剂如糖浆剂、合剂、冲剂等较合适，也可将药片捣碎后加糖水吞服，年长儿可用片剂、药丸或胶囊剂。小婴儿喂药时最好将小儿抱起或头略抬高，以免呛咳将药吐出。病情需要时可采用鼻饲给药。

（二）肌内注射和经皮给药及影响因素

除口服外，另一种血管外用药途径是肌内注射。肌内注射法一般比口服法奏效快，对有明显呕吐等胃肠道用药不耐受者尤其适用。肌注的药物一般应当是水溶性、生理性pH，以防沉淀并减少及减慢注射部位药物的吸收，避免吸收不规则。药物的脂溶性有利于药物向毛细血管扩散，为确保吸收入体循环，应保证有适当的局部血液灌流。在重危患儿，由于心输出量下降和呼吸道疾病，局部灌注不良，可影响药物的吸收。但肌注药物对小儿刺激大，常引起局部疼痛，肌内注射次数过多还可造成硬结，以及注射部位不当会引起局部臀肌挛缩、影响下肢功能等，临床应考虑这些问题。

皮肤是各种治疗药物和环境化学物质吸收的另一种重要器官。一种药物经皮肤吸收量直接与皮肤水化程度相关，而与角化层的厚度呈负相关。足月新生儿的皮肤作为一种功能性屏障虽比早产儿皮肤更有效，但其体表面积和体重之比比成人大三倍。因此，同样一种药物经皮肤应用，吸收入体循环的药物量（生物利用度），在新生儿比成人大三倍。如皮肤灌注良好，表面用药可成为新生儿用药的一种重要途径。皮肤外用药以软膏为多，也可用水剂、混悬剂、粉剂、贴剂或贴片等。要注意小儿用手抓摸药物，勿经皮肤或入眼、口吸收引起意外。

（三）静脉给药及影响因素

静脉给药是肠道外给药的最常用方法，能迅速达到有效血药浓度，对半衰期短的药物（如血管活性药物）可进行较灵活的剂量调节，尤其适用病情严重的患儿需迅速给药、昏迷或呕吐不能服药、消化道疾病不易吸收药物时。一般认为静脉给药迅速、完全，但并不一定恰当。静脉输入有效剂量所需时间取决于若干因素：静脉输入液体速度、药物注入的系统无效腔、药物稀释容量、静脉输液系统对药物的吸附等。由于大多数标准静脉输液系统包括延伸管都是为成人设计的，长度较长且容量较大，因此，相对来说，无效腔较大。如婴儿、儿童输液速度较慢，可引起明显的输入滞后。可采取几个步骤来减少婴儿、儿童的静脉给药问题，包括：标准化并记录总给药时间；记录用于输液管道和静脉给药的液体的容量与成分；间歇静脉注射药物的稀释和输注容量标准化；避免将输液管与其他同时输注但不同速度的液体混合连接；优先使用较大内径的静脉内置管；将液体挂在相对特定高度；应用低容量延伸管等。

（四）其他方法

新生儿应用肺表面活性物质需通过气管内给药。小儿雾化吸入药物在临床较常用。灌肠法小儿采用不多，可用缓释栓剂。含剂、漱剂则很少采用。

四、小儿药物体内过程和治疗特点

（一）药物吸收特点

小儿生长发育和成熟的变化使药物的生物利用度出现相应的变化。儿童成熟变化对药物吸收的影响程度取决于给药途径，并与所用药物的剂型有关。婴儿和年长儿大多数使用的液体剂型都是溶液剂，也有一些是混悬剂。一般来说口服剂型生物利用度高低的顺序为：溶液剂＞混悬液＞颗粒剂＞胶囊剂＞片剂＞包衣片。药物静脉注射或滴注时，由于直接进入体循环，所以没有吸收过程。新生儿和婴幼儿心率较快，血液循环比成人快，静脉给药能更快地进入全身循环。肌内注射、皮下注射等血管外给药时，药物在吸收部位扩散，进入周围毛细血管或淋巴管，再进入血液循环。新生儿、婴幼儿因肌肉组织相对较少，低于年长儿，更低于成人，故肌注或皮下注射给药吸收不恒定。

（二）药物分布

在选择起始负荷剂量或确定一种理想的药物剂量方案以达到要求的靶组织浓度时，需要了解药物的V_d。一些药物的V_d在早产儿和足月儿之间或新生儿与婴儿、儿童、成人之间存在明显差异。这些差异与年龄因素相关，如体内水的含量与分布、蛋白结合特征、血流动力学因素（如心输出量、局部血流、膜通透性等）。体内水分的含量和分布的差异是不同年龄组之间V_d差异的主要原因。

药物与循环血浆蛋白结合的程度直接影响药物的分布特征。只有游离的药物才可能从血管内分布至其他体液和组织，并与受体结合、发挥作用。药物蛋白结合率显著影响V_d、清除率和药理效应的强度，这种结合能力与年龄相关，表现在与血浆蛋白水平和相应结合位点的数量、亲和力常数、病理生理状况、内源性物质竞争结合血浆蛋白的存在与否相关。清蛋白、α_1 酸性糖蛋白是血浆中重要的药物结合蛋白质。这些蛋白质的浓度受年龄、营养状况和疾病的影响。碱性药物和中性药物主要与 α_1 酸性糖蛋白、脂蛋白结合，而大多数酸性药物主要与清蛋白结合。婴儿期人血白蛋白、总蛋白浓度均较低，至 10～12 个月达成人水平。

α_1 酸性糖蛋白也有类似的成熟过程，新生儿血浆中的浓度比母体血浆约低 3 倍，在 12 个月龄达到与成人相应的水平。

除年龄外，一些内源性物质存在于血浆中，可与血浆蛋白结合，并竞争药物结合位点。在新生儿时期，游离脂肪酸、胆红素等可竞争蛋白结合位点，并影响游离与结合型药物浓度之间的平衡，可产生严重后果。临床上如药物蛋白结合率 > 90%、药物清除率有限而 V_d 又较小时（常 < 0.15 L/kg），发生蛋白结合位点的竞争替换，可导致游离血药浓度过高而引起不良反应。对早产儿和新生儿用药前先评价药物与胆红素竞争蛋白结合位点的能力，对预防胆红素脑病有一定的意义。

（三）药物代谢

一旦药物分子存在于体内，就已开始清除。药物的清除率常用一些药动学参数描述，如清除率或总清除率。药物的总清除率涉及体内所有清除机制。药物代谢的主要器官是肝脏，肾、小肠、肺、肾上腺、血液（磷酸酶、酯酶）和皮肤也可能代谢某些药物。对大多数药物（亲脂性弱酸或弱碱），生物转化使其成为极性更大的水溶性复合物，以利于药物从机体清除。虽然大多数药物的生物转化导致原药药理作用减弱或失活，但也有药物可转化成活性代谢产物或中间产物（如茶碱转化成为咖啡因）。另一方面，一些没有药理活性的原药可通过生物转化在清除前转化成为活性组分，即前体药物。

药物代谢酶通常可分为微粒体酶系和非微粒体酶系两大类，其中最重要的一族氧化酶被称为单加氧酶或细胞色素 P_{450}（cytochrome P_{450}, CYP），它是一个基因超家族，由一系列同工酶组成。根据所涉及的化学反应药物代谢可分为两类：Ⅰ相反应，主要参与氧化、还原、水解等过程；Ⅱ相反应：结合反应，如在葡萄糖醛酸转移酶的作用下，药物或经氧化、还原、水解代谢后的产物与葡萄糖醛酸结合，使其成为水溶性代谢产物，以便排出体外。在这些氧化酶系统中，对细胞色素 P_{450} 系统已进行了大量深入的研究。不同的 CYP 亚型在生后不同发育期表达不同。例如：CYP 2E1 活性在生后数小时内即大量增加，接着 CYP 2D6 能够迅速被测出，CYP 3A4 和 CYP 2C（CYP 2C9 和 CYP 2C19）在第一周出现，而 CYP 1A2 是肝脏最后出现的 CYP，在生后 1～3 个月才出现。某些药物，如卡马西平的清除取决于 CYP 3A4，儿童期此酶活性可高于成人。某些水解酶，如血液酯酶的活性在新生儿期也较低。血液酯酶对可卡因的代谢清除很重要，因而新生儿血浆酯酶活性的低下是新生儿可卡因代谢缓慢的原因。由于代谢产物的排泄在早产和足月儿相对较慢，对大婴儿、儿童或成人临床上并不重要的代谢产物积蓄现象在早产和足月儿就可能发生。如茶碱 N- 甲基化成为咖啡因，后者在成人较易经代谢或通过肾脏排泄，但在早产儿因肝酶不成熟，不易使其代谢；同时肾脏排泄又较缓慢，结果易引起咖啡因明显蓄积和毒性反应。

临床上可通过了解药物体内过程来设计个体化给药方案。如早产儿、新生儿用常规剂量（每 24 h 75～100 mg/kg）氯霉素可引起致死性灰婴综合征，当调整剂量至每 24 h 15～50 mg/kg 以代偿肝葡萄糖醛酸转移酶活性不足，则可取得较好的临床效果，避免毒性作用的产生。

儿童代谢药物的最终能力可能受遗传调节，如肝脏的 UGT1A1 基因突变可引起药物代谢减慢，药物遗传倾向性可能为药物中毒高危病人提出重要的线索。

（四）药物排泄

每个单位时间内肾小球滤过的药物量取决于肾小球的滤过率、肾血流量和血浆蛋白结合率。药物滤过量与蛋白结合率呈负相关，只有游离药物可能由肾小球滤过和排泄，肾血流量变异很大，出生时平均 12 mL/min，约 5～12 月龄时达成人水平。足月婴儿 GFR 出生时约 2～4 mL/min，2～3 d 时增加至约 8～20 mL/min，约 3～5 月龄时达成人水平。在 34 周胎龄前，肾小球滤过明显低下并增加缓慢。

五、其他方面

（一）药物-药物相互作用

如果同一病人应用两种或两种以上药物，其药动学和药效学特征可能因其相互作用而改变。药物之间可通过若干不同机制发生相互作用，可根据体外药物相互作用、药动学和药效学分类。这些相互作用可能造成难以预料的临床效果或毒性反应。体外药物相互作用包括两种药物在注射针筒、输液管或肠道外液体制剂等应用前混合时被灭活。

如果一种药物的分布特性（吸收、分布、代谢、排泄或结合）受另一种影响，可发生药动学相互作用。这种相互作用可影响一个或多个方面，一种药物可能会减少吸收速率，但不减少总吸收量，或一种药物可竞争蛋白结合位点，但同时可延缓其从体内的排泄。如果两种药物竞争同一代谢位点，可发生代谢性药物间相互作用。

药物也可在药效学方面相互作用，竞争同一受体或同一生理系统，因而改变对药物治疗的反应。因儿科临床上产生药物相互作用的药物种类及数量及其不断增加，在多种药物同时应用时，应认真地评价它们的相互作用存在与否及其可能性，使药物达到最佳疗效，同时避免不良反应。

（二）人乳中的药物

几乎所有药物在母亲应用后均可不同程度地分泌到乳汁中，并被乳婴摄取。一般来说，哺乳期应尽可能少用药，一些药物已被报道可对乳婴产生不良影响。但是，要求乳母停止一切需要的用药是不可能的或不合适的，如果对乳婴接受药物的剂量，或对婴儿可能的影响有疑问，可采母乳标本进行分析。

（三）儿科处方

儿童因其处于不断的生长发育之中，与成人相比存在更多的不可预见因素影响药物的体内过程。因此，对儿科患者进行药物治疗时，不能简单地把儿童当成"缩微版"的成人，医师开具处方时必须确定使用最适合的药物，选择的剂量、给药间隔和给药途径正确，并注意药物的不良反应和相互作用。由于儿科患者可能无法准确描述身体不适，因此，需要医师具备更多的知识以正确地评价患者接受治疗的有效性与安全性，例如经验性的"两个三原则"指医师应当了解所使用药物的三种常见的不良反应和三种严重的不良反应，新开具一种药物时要知道该药物相互作用的发生率和严重程度等。

（四）依从性

诸如口味、气味、颜色、黏稠度、给药间隔、不良反应、疗程、价格、病人或父母的受教育程度以及与医师、药师的交流效果等因素均可能影响病人对治疗方案的依从性。所谓治疗方案的依从性已越来越受到了儿科医生的重视，这与现代医学模式从生物-医学模式向生物-社会-心理模式转变有关。儿科医生在开出处方时，不但要考虑药物本身的疗效，还应考虑该治疗方案是否能被家长或患儿接受或实施。许多病人常不能持久服药，或故意或由于处方原因不服药，而且病人在家时并不按推荐治疗方案执行。儿童对治疗方案的依从性受其父母影响，只能通过教育其家人使其认识有关儿童疾病的本质、处方药物的作用及按医嘱执行的重要性，才可能最大限度地提高依从性。常常只有在使其家人详细了解了治疗的重要性，而且治疗对日常作息（尤其是睡眠习惯）影响轻微情况下，才会使依从性有所改善。

六、儿科药物选择

选择用药的主要依据是小儿年龄、病种和病情，同时要考虑小儿对药物的特殊反应和药物的远期影响。

（一）抗生素

小儿容易患感染性疾病，故常用抗生素等抗感染药物。儿科工作者既要掌握抗生素的药理作用和适应证，更要重视其有害的一面。长期抗生素应用容易引起菌群失衡、体内微生态紊乱，引起真菌或耐药菌感染，造成医疗资源的浪费及毒副作用的增加。

（二）肾上腺皮质激素

肾上腺皮质激素具有抗炎、免疫抑制、抗过敏等效应，以及对心血管、血液、神经及内分泌系统的作用。短疗程常用于过敏性疾病、重症感染性疾病等；长疗程则用于治疗肾病综合征、血液病、自身免疫性疾病等。儿童在使用肾上腺皮质激素中必须重视的不良反应有：①短期大量用药可掩盖病情，诱发和加重溃疡病，故诊断未明确时不用；②较长期使用可抑制骨骼生长，影响水、电解质、蛋白质、脂肪代谢，引起血压增高和库欣综合征、肾上腺萎缩等；③可降低免疫力使病灶扩散；④水痘患儿在激素应用后可出现出血性水痘或细菌感染，导致病情加重或死亡，故禁用。

（三）其他药物

退热药、镇静止惊药、镇咳止喘药、止泻药等。

第四节　水与电解质平衡

一、水与钠的平衡

液体代谢紊乱、酸碱平衡紊乱或两者兼有在儿科病人中较为常见，其程度也往往较成人重；儿童有很多导致这种紊乱的因素。首先，也是最重要的是正常儿童单位体重的水、电解质、酸碱及食物成分的进出率（量）大约为成人的3倍，因此，任何妨碍正常食物或液体进入（如呕吐）时，婴儿可较成人更快地耗竭体内的液体、电解质、酸碱、蛋白质及热量；其次，婴儿较成人更易患许多引起液体、电解质、酸碱和蛋白质异常丢失的疾病。在患相同疾病时，其丢失程度也远较成人严重。例如，婴儿腹泻可在1 d内失水达每千克体重50～100 mL或更多，而成人腹泻极少会达此程度；再者，婴儿尤其是在生后数月内，肾功能不如成人健全，常不能抵御或纠正水或酸碱平衡紊乱。由于上述原因，处理液体及酸碱平衡问题占据儿科临床工作的很大比例。深入了解如何控制及调节水、电解质、酸碱、营养及它们与生长发育之间的相互关系，将有助于正确地处理上述问题。

（一）体液的成分与分布

体液是人体的重要组成部分，保持其生理平衡是维持生命的重要条件。人体体重可分为两大部分：即水和其他实质成分，后者由细胞实质（主要为蛋白质）、骨骼矿物质和脂肪组成。体液的总量分布于血浆、间质及细胞内，前两者合称为细胞外液。年龄愈小，体液总量相对愈多，这主要因为间质液的比例较高，而血浆和细胞内液量的比例则与成人相近。在妊娠早期，胎儿单位体重水的比例相当大，随着妊娠的进程，胎儿体内实质部分逐渐增加，水的比例进行性下降。在胎儿期，孕25周时体液占体重的85%（其中细胞外液占60%）；28周时占体重的80%；在孕足月时，体液总量占体重的72%～78%。在新生儿早期，常有体液的迅速丢失，可达体重的5%或更多，即所谓的生理性体重下降，经此调节后，体液约占体重的65%，在8岁时达成人水平（60%）。体液占体重的比例在婴儿及儿童时期相对保持恒定，这意味着此时体内脂肪及实质成分的增加与体液总量的增加是呈比例的。在青春期，开始出现因性别不同所致的体内成分不同。正常性成熟男性成人肌肉总量较多而脂肪较少，而女性则有较多的脂肪、较少的肌肉组织。由于体内脂肪在男女性别间的差异，体液总量在成年男性占体重的60%，而在成年女性为55%。体液中水、电解质、酸碱度、渗透压等的动态平衡依赖于神经、内分泌、肺，特别是肾脏等系统的正常调节功能，由于小儿的生理特点，这些系统的功能极易受疾病和外界环境的影响而失调。因此，水、电解质和酸碱平衡紊乱在儿科临床中极为常见。

（二）体液的电解质组成

细胞内液和细胞外液的电解质组成有显著的差别。细胞外液的电解质成分能通过血浆精确地测定。正常血浆阳离子主要为Na^+、K^+、Ca^{2+}和Mg^{2+}，其中Na^+含量占该区阳离子总量的90%以上，对维持细胞外液的渗透压起主导作用。血浆主要阴离子为Cl^-、HCO_3^-和蛋白质，这三种阴离子的总电荷与总阴离子电位差称为未确定阴离子（undetermined anion, UA），主要由无机硫和无机磷、有机酸如乳酸、酮体等组成。组织间液的电解质组成除Ca^{2+}含量较血浆低一半外，其余电解质组成与血浆相同。细胞内液的电解质测定较为困难，且不同的组织间有很大的差异。细胞内液阳离子以K^+、Ca^{2+}、Mg^{2+}和Na^+为主，其中K^+占78%。阴离子以蛋白质、HCO_3^-、HPO_4^{2-}和Cl^-等为主。

(三)水代谢的特点

健康人尽管每天的水和电解质摄入量有很大的波动,但体内液体和电解质的含量保持着相当程度的稳定,即水的摄入量大致等于排泄量。水的需要量与新陈代谢、摄入热量、食物性质、经肾排出溶质量、不显性失水、活动量及环境温度有关。儿童水的需要量大,交换率快,其主要原因为小儿生长发育快;活动量大、机体新陈代谢旺盛;摄入热量、蛋白质和经肾排出的溶质量均较高;体表面积大、呼吸频率快使不显性失水较成人多;此外,细胞组织增长时需积蓄水分也可增加水的摄入。但以每天计算,其量是很少的。按体重计算,年龄愈小,每日需水量愈多。不同年龄小儿每日所需水量见表2-3。

表2-3 不同年龄小儿每日所需水量

日龄	体重	需水量(mL/kg)	年龄	需水量(mL/kg)
<1天	<1 kg	100～150	<1岁	120～160
	1.0～1.5 kg	80～100		
	>1.5 kg	60～80	1～3岁	100～140
2天	<1 kg	120～150	4～9岁	70～110
	1.0～1.5 kg	100～120		
	>1.5 kg	80～120		
>2天	<1 kg	140～190	10～14岁	50～90
	1.0～1.5 kg	120～160		
	>1.5 kg	120～160		

由皮肤和肺蒸发的水分称为不显性失水,这常常不被注意,但在较小的早产儿其量是相当可观的。不显性失水是调节人体体温的一项重要措施,每天人体产生热量的1/4左右是通过皮肤和肺蒸发水分而丧失的,且往往是失去纯水,不含电解质。小婴儿尤其是新生儿和早产儿要特别重视不显性失水量,新生儿成熟度低,体表面积越大,呼吸频率越快,体温及环境温度越高,环境的水蒸气压越小以及活动量大,不显性失水量就多。不显性失水量不受体内水分多少的影响,即使长期不进水,机体也会动用组织氧化产生和组织中本身含有的水分来抵偿,故在供给水分时应将其考虑在常规补液的总量内。小儿不同年龄的不显性失水量见表2-4。

表2-4 小儿不同年龄的不显性失水量

不同年龄或体重	不显性失水量[mL/(kg·d)]
早产儿或足月新生儿:	
750～1000 g	82
1001～1250 g	56
1251～1500 g	46
>1500 g	26
婴儿	19～24
幼儿	14～17
儿童	12～14

(四)电解质的生理需要量

因肾脏调节电解质的范围较广,很难确定单一的钠、钾和氯的需要量,一般以每100 kcal的食物摄入所需相应的电解质作为参考。钠、钾的需要量一般为每100 kcal 2.5 mmol/L。这些电解质可以氯盐的形式给予,即KCl和NaCl,此时氯的摄入略高一般不会引起太大的问题,但在脱水病人补液时,应注意氯过多的问题。

由于新生儿,尤其是早产儿肾脏对钠、钾的保留能力较差,即使在低钠血症时也会排出较多的钠,因此其钠、钾的生理需要量大于较大婴儿或儿童。低体重儿钠的需要量为每日3 mmol/kg;新生儿钾的需要量为每日1～2 mmol/kg。疾病婴儿有时由于酸中毒的存在,血钾增高或正常并不等于不缺钾,对此应密切监测。

（五）水的排出

机体主要通过肾（尿）途径排出水分，其次为经皮肤和肺的不显性失水和消化道（粪）排水，另有极少量的水贮存体内供新生组织增长。正常情况下，水通过皮肤和肺的蒸发，即不显性失水，主要用于调节体温。汗液属显性失水，也是调节体温的重要机制，与环境温度及机体的散热机制有关。汗液含钠、氯及少量钾，中等量出汗含钠和氯约 30～40 mmol/L。小儿排泄水的速度较成人快，年龄愈小，出入量相对愈多。婴儿每日水的交换量为细胞外液量的 1/2，而成人仅为 1/7，故婴儿体内水的交换率比成人快 3～4 倍。因婴儿对缺水的耐受力差，在病理情况下如进水不足同时又有水分继续丢失时，由于肾脏的浓缩功能有限，将比成人更易脱水。

肾脏是唯一能通过其调节来控制细胞外液容量与成分的重要器官。蛋白质的代谢产物尿素、盐类（主要为钠盐）是肾脏主要的溶质负荷，必须有足够的尿量使其排出。肾脏水的排出与抗利尿激素（ADH）分泌及肾小管上皮细胞对 ADH 反应性有密切关系。正常引起 ADH 分泌的血浆渗透压阈值为 280 mOsm/L，血浆渗透压变化 1%～2% 即可影响 ADH 分泌。当脱水大于 8% 或以上时 ADH 分泌即显著增加，严重脱水使 ADH 增加呈指数变化。

小儿的体液调节功能相对不成熟。正常情况下水分排出的多少主要靠肾脏的浓缩和稀释功能调节。肾功能正常时，水分摄入多，尿量就多；水分摄入量少或有额外的体液丢失（如大量出汗、呕吐、腹泻）而液体补充不足时，机体即通过调节肾功能，以提高尿比重、减少尿量的方式来排泄体内的代谢废物，最终使水的丢失减少。小儿年龄愈小，肾脏的浓缩和稀释功能愈不成熟。新生儿和幼婴由于肾小管重吸收功能发育尚不够完善，其最大的浓缩能力只能使尿液渗透压浓缩到约 700 mOsm/L（比重 1.020），在排出 1 mmol 溶质时需带出 1.0～2.0 mL 水；而成人的浓缩能力可使渗透压达到 1 400 mOsm/L（比重 1.035），只需 0.7 mL 水即可排出 1 mmol 溶质，因此小儿在排泄同量溶质时所需水量较成人为多，尿量相对较多。当入水量不足或失水量增加时，易超过肾脏浓缩能力的限度，发生代谢产物滞留和高渗性脱水。另一方面，正常成人可使尿液稀释到 50～100 mOsm/L（比重 1.003），小儿出生一周后肾脏稀释能力虽可达成人水平，但由于肾小球滤过率低，水的排泄速度较慢，若摄入水量过多又易致水肿和低钠血症。年龄愈小，肾脏排钠、排酸、产氨能力也愈差，因而也容易发生高钠血症和酸中毒。

二、水与电解质平衡失调

（一）脱水

脱水包括两种概念：即体液和电解质的丢失；或仅将水的丢失称为脱水。在这里我们将体液和电解质的丢失称为脱水。体液和电解质的丢失是生理和病理性肠道及肠道外丢失的累计的结果。病理性丢失与疾病的过程有关，而生理性丢失指通过正常外分泌所丢失的水及电解质。尽管两者所致的液体及成分丢失的原发因素可以不同，其治疗往往是相似的。体液和电解质的丢失的严重程度取决于丢失的速度及程度，而丢失体液和电解质的种类反映了水和电解质（主要是钠）的相对丢失率。

1. 脱水的程度

脱水的程度常以丢失液体量占体重的百分比来表示，体重的下降常是体液和电解质的丢失而非身体实质部分的减少。因病人常有液体丢失的病史及脱水体征，在临床上如病人无近期的体重记录，体重下降的百分比常可通过体检及询问病史估计。一般根据前囟、眼窝的凹陷与否、皮肤弹性、循环情况和尿量等临床表现综合分析判断。一般将脱水程度分为三度：

（1）轻度脱水：表示有 3%～5% 的体重减少或相当于体液丢失 30～50 mL/kg。

（2）中度脱水：表示有 5%～10% 的体重减少或相当于体液丢失 50～100 mL/kg。

（3）重度脱水：表示有 10% 以上的体重减少或相当于体液丢失 100～120 mL/kg。

中度与重度脱水的临床体征常有重叠，有时使估计单位体重的液体丢失难以精确计算。

2. 脱水的性质

脱水的性质常常反映了水和电解质的相对丢失量，临床常根据血清钠及血浆渗透压水平对其进行评估。血清电解质与血浆渗透压常相互关联，因为渗透压在很大程度上取决于血清阳离子，主要是钠离子。低渗性脱水时血清钠低于 130 mmol/L；等渗性脱水时血清钠在 130～150 mmol/L；高渗性脱水时血清钠大于 150 mmol/L。但在某些情况下，如糖尿病病人存在酮症酸中毒时因血糖过高或在病人应用甘露醇后，血浆渗透压异常增高，此时的高渗性脱水也可发生在血清钠水平低于 150 mmol/L 时。

脱水的不同性质与病理生理、治疗及预后均有密切的关系。体内渗透压在细胞内外是平衡的，任何一方面的渗透压改变都会使水通过细胞膜内外相互转移，使内外的渗透压达到平衡。详细的病史常能提供估计失水性质与程度的信息，故应详细询问病人的摄入量与排出量、体重变化、排尿次数及频率、一般状况及儿童的性情改变。当患儿腹泻数天，摄入水量正常而摄入钠盐极少时，常表现为低渗性脱水；当高热数天而摄入水很少时，将配方奶不正确地配成高渗或使用高渗性液体时，可出现高钠血症；当使用利尿剂、有肾脏失盐因素存在而摄入又不足时，可出现低钠血症。但是，当患儿有原发性或继发性肾源性尿崩症而水的摄入受限时，也可能发生高渗性脱水。在儿科临床，发生高渗性或低渗性脱水的机会相对较少，等渗性脱水的约占 70%～80%。一般腹泻的大便呈低渗，随着低渗液体的部分口服补充，使最终的脱水呈等渗性。

3. 临床表现

在等渗性脱水，细胞内外无渗透压梯度，细胞内容量保持原状，临床表现视脱水的轻重而异，临床表现在很大程度上取决于细胞外容量的丢失量。应注意在严重营养不良儿往往对脱水程度估计过重。眼窝凹陷常被家长发现，其恢复往往是补液后最早改善的体征之一。

（1）轻度脱水：患儿精神稍差，略有烦躁不安；体检时见皮肤稍干燥，弹性尚可，眼窝和前囟稍凹陷；哭时有泪，口唇黏膜略干，尿量稍减少。

（2）中度脱水：患儿精神萎靡或烦躁不安；皮肤苍白、干燥、弹性较差，眼窝和前囟明显凹陷，哭时泪少，口唇黏膜干燥；四肢稍凉，尿量明显减少。

（3）重度脱水：患儿呈重病容，精神极度萎靡，表情淡漠，昏睡甚至昏迷；皮肤发灰或有花纹、弹性极差；眼窝和前囟深凹陷，眼闭不合，两眼凝视，哭时无泪；口唇黏膜极干燥。因血容量明显减少可出现休克症状，可有嗜睡甚至昏迷等。

在低渗性脱水，水从细胞外进入细胞内，使循环容量在体外丢失的情况下，因水向细胞内转移更进一步加剧，严重者可发生血压下降，进展至休克。由于血压下降，内脏血管发生反射性收缩，肾血流量减少，肾小球滤过率减低，尿量减少，而出现氮质血症。肾小球滤过率降低的另一后果是进入肾小管内的钠离子减少，因而钠几乎全部被重吸收，加之血浆容量缩减引起醛固酮分泌增加，钠的回吸收更为完全，故尿中钠、氯离子极度减少，尿比重降低。若继续补充非电解质溶液，则可产生水中毒、脑水肿等严重后果。在低渗性脱水，由于细胞外液的减少程度相对较其他两种脱水明显，故临床表现多较严重。初期可无口渴的症状，除一般脱水现象如皮肤弹性降低、眼窝和前囟凹陷外，多有四肢厥冷、皮肤发花、血压下降、尿量减少等休克症状。由于循环血量减少和组织缺氧，严重低钠者可发生脑细胞水肿，因此多有嗜睡等神经系统症状，甚至发生惊厥和昏迷。当伴有酸中毒时常有深大呼吸；伴低血钾时可出现无力、腹胀、肠梗阻或心律失常；当伴有低血钙、低血镁时可出现肌肉抽搐、惊厥和心电图异常等。

在高渗性脱水，水从细胞内转移至细胞外使细胞内外的渗透压达到平衡，其结果是细胞内容量降低。而此时因细胞外液得到了细胞内液体的补充，使临床脱水体征并不明显，皮肤常温暖、有揉面感；神经系统可表现为嗜睡，但肌张力较高，反射活跃。由于细胞外液钠浓度过高，渗透压增高，使体内抗利尿激素增多，肾脏回吸收较多的水分，结果尿量减少。细胞外液渗透压增高后，水由细胞内渗出以调节细胞内外的渗透压，结果使细胞内液减少。因细胞外液减少并不严重，故循环衰竭和肾小球滤过率减少都较其他两种脱水轻。由于细胞内缺水，患儿常有剧烈口渴、高热、烦躁不安、肌张力增高等表现，甚至发生惊厥。由于脱水后肾脏负担明显增加，既要尽量回吸收水分，同时又要将体内废物排出体外，如果脱水继续加重，最终将出现氮质血症。

（二）钠代谢紊乱

1. 低钠血症

血钠低于 130 mmol/L 称为低钠血症，可由原发性钠的丢失，体内水总量增加或由于水和钠的代谢均异常引起。原发性钠丢失主要是指肾脏钠的丢失，其机制为肾脏内源性钠调节异常。早产儿由于肾重吸收能力低下也可使钠从尿液丢失。当有先天性泌尿道畸形、肾发育不良或发育不全时，尽管血清钠已很低，仍可引起明显的肾钠丢失。儿科常见低钠血症的原因见表 2-5。

表 2-5 儿科常见低钠血症的原因

失钠性低钠血症	营养因素
肾丢失	钠摄入不足
早产	肠道外输液钠含量不足
急性肾小管坏死的恢复期	水入量过多伴体内水过多
利尿剂应用	抗利尿激素不适当分泌（SIADH）
肾脏失盐	糖皮质激素缺乏
盐皮质激素缺乏	甲状腺功能低下
细胞外液的扩张	药物
渗透性利尿剂的应用	肠道外过多补充液体
肾小管性酸中毒	精神性烦渴
肾外丢失	用清水灌肠等
胃肠道损失，呕吐，腹泻，唾液损失过多	高血容量性低血钠
第三间隙的消失	肾病综合征
烫伤	肝硬化
胃、胆囊、胰腺、脑脊液等引流	心力衰竭
出汗过多	急性和慢性肾功能不全
各种穿刺放液过多	

肾上腺盐类皮质激素缺乏可引起低血钠，最常见于先天性肾上腺皮质增生症患儿。其他继发性因素有肾上腺急性感染、出血、皮质激素使用或撤离不当。钠丢失也可发生在糖尿病引起的渗透性利尿、急性肾小管坏死的恢复期、长期应用利尿剂等患儿。肾外性钠丢失多见于胃肠道液体丢失、胃管引流液未被及时补充、肠炎所致的腹泻和呕吐。由于失盐较多且补充低钠液体而使低钠血症加重。低钠血症也见于烫伤、胰腺炎、腹膜炎等。

水过多引起的低钠血症最常见于抗利尿激素不适当分泌（SIADH）。其发生原因很多，表现为在无生理性刺激的情况下，大量分泌 ADH，后者引起肾集合管钠重吸收增加，导致细胞外液稀释性低钠（SIADH 病人的尿钠常大于 20 mmol/L）。在儿童引起 SIADH 的最常见原因是化脓性脑膜炎。当低钠血症病人既无细胞外容量的减少，也无细胞外液扩张时，应考虑有 SIADH 可能。

由于水过多所致的低钠也见于纠正脱水补液时使用过多的低钠液。低钠伴水钠潴留见于肾病综合征、心力衰竭和肝硬化。此时，水从血浆进入组织间隙，引起口渴，刺激 ADH 分泌，后者引起水钠潴留。由于水潴留多于钠潴留，故出现低钠血症。低钠血症时，肾脏为保留钠和水，尿钠浓度常小于 10 mmol/L。当低钠血症病人尿钠大于 20 mmol/L 时，尤其同时有血清钾增高，应考虑有肾上腺皮质功能不全。

严重低钠血症有肌肉震颤、眼睑或面肌颤动，甚至周身肌紧张、颈强直，可出现脑膜刺激征、角弓反张、深反射亢进，再重者发生惊厥及昏迷。

2. 高钠血症

这指血钠超过 150 mmol/L。常为钠的积聚过多或水的排出量大于相应的钠排出量所致。严重高钠血症可引起神经系统并发症，可留有严重后遗症，重者死亡。高钠的原发因素如钠的摄入量过多，常为医源性或意外所致，如配方奶用盐水而不是用葡萄糖调制、静脉内不适当地输入高张盐水、盐水灌肠浓度不当或过量、误服食盐过量等。临床更常见的是单纯水的缺失，即失水大于失盐引起的高钠血症。也有因发热、极低体重儿大量不显性失水而未补充足够的水而引起。中枢性尿崩症也可引起高钠血症，其原因是 ADH 分泌不足。其他引起 ADH 分泌、转运、储存异常的因素，如中枢神经系统受损伤、垂体肿瘤、脑灰白质炎等，均可发生脑性高钠血症。肾源性尿崩症同样可引起高钠血症，由于肾缺乏 ADH 受体而致水的丢失。腹泻所致的消化道水丢失可能是高钠血症最常见原因。与喂养有关的高钠血症应引起足够的重视，如大量地给以浓缩奶可使肾脏的溶质负荷增加，出现渗透性利尿及水的负平衡，最终致高钠血症。此外，充血性心力衰竭、急性肾小球肾炎时，肾脏排钠减退而未限制食盐入量，也可造成高钠血症。可发生高钠血症的原因见表 2-6，高钠血症使神经细胞脱水、脑组织皱缩、脑脊液压力下降、颅内小血管充血，易产生破裂，导致颅内出血，最终造成患者死亡或神经系统后遗症。由于高钠血症时有机酸和游离氢离子转移至细胞外液，可出现严重酸中毒。患儿可有神志改变，表现为不安、嗜睡、激惹、烦躁、共济失调等；可有口渴、呼吸增快、呕吐、心率加快甚至出现心力衰竭等。

表 2-6 可发生高钠血症的原因

钠过多为原发因素：
　补液钠过多或配方奶配制不当
　误食过多钠盐
　复苏使用过多的碳酸氢钠
　高钠灌肠
　海水大量吞入
　盐中毒（故意或意外）
水缺失为原发因素：
　中枢性或肾源性尿崩症
　糖尿病或其他溶质性利尿
　胃、肠炎
　母乳喂养不当
　水摄入过少
　极低体重儿不显性失水增加

3. 低钠血症的治疗

当低钠血症伴有低血容量时，首先应采用含盐液体补充细胞外容量，补液量应包括累积损失量与维持量。应治疗原发疾病以控制钠的继续丢失，并通过体检和实验室数据评估液体进量是否足够。当患儿有休克存在时，应快速（在 10~25 min 内）静脉输注生理盐水 10~20 mL/kg。可重复输注直到动脉血压正常及出现排尿。如有 CVP 监测，则直到 CVP 达 10~20 mmHg。如病人有肾上腺功能不全，常需要补充葡萄糖、钾及肾上腺皮质激素。急性有症状性低钠血症属于急症，可用高渗盐水（3%~5%）补充，但应注意高渗盐水可引起心力衰竭和颅内出血的并发症。要定期监测血钠，一般仅用使血清钠水平纠正到 120~125 mmol/L 所需的量，所需高渗盐水量可用下列公式计算：

$$\text{所需补钠（mmol）} = 0.6 \times \text{体重（kg）} \times [120 - \text{血钠（mmol/L）}]$$

当低钠血症伴有正常血容量或血容量过多时，主要是针对原发疾病的治疗。因患儿体内总钠可能已增多，如给以生理盐水因其含钠较多，将进一步扩张细胞外容量，甚至加重病情。体内钠潴留时可限制钠盐并小心地使用利尿剂。对于 SIADH 可限制 25% 的液体入量，观察 4~6 h 后再做评估，必要时限制至 50% 生理需要量，偶尔限至 30%~35%。当血清钠、钾、氯水平和渗透压达正常，同时神经系统症状改善，可增加液体进量。如有抽搐，可用 5% 盐水，以 3 mmol/kg 量给予，其中一半量在 15 min 内输入，其余量经 2 h 输完。如需长期维持疗效，应同时限制液体进量。

4. 高钠血症的治疗

当高钠血症继发于水丢失大于钠丢失的脱水时，可能有严重的水缺失，但快速以水纠正高钠血症会引起脑水肿、抽搐甚至死亡。可采用下列方法：当患儿伴有循环衰竭时先给予 10～20 mL/kg 等张盐水或血浆，经评估后再进一步处理。如循环稳定而无尿，可以用含 5% 葡萄糖的 0.45% 氯化钠液每小时 5～10 mL/kg 输注 4～5 h，观察是否有尿。如有尿可直接用 5% 葡萄糖加入含 25～40 mmol/L 氯化钠溶液中（含有 K^+）在 48～72 h 内将高钠血症逐渐纠正，纠正速度一般不大于每 24 h 10 mmol/L。治疗开始关键是正确评估血管内容量，一旦血管内容量正常，就能开始小心地纠正水的缺失。当病儿开始表现为神经系统情况改善，而后期又出现恶化，如出现抽搐和神志改变等。此时血清钠及渗透压仍大于正常，应考虑脑水肿可能。此时应中止水的输入，采用渗透性治疗，如高张盐水（3% NaCl）3～5 mL/kg 或甘露醇应用，也可用人工呼吸机高通气，降低 $PaCO_2$，直到脑水肿好转。

高钠血症，尤其是血钠 > 158 mmol/L 时，死亡率常较高。对于严重盐中毒（血钠 > 200 mmol/L）应采用腹膜透析。尽管高钠血症能最终被纠正，其神经系统并发症如脑水肿及抽搐的处理往往比较困难，这些并发症常不是高钠血症本身所致，而是治疗不适当或治疗过快引起，对此必须引起重视。

（三）钾代谢异常

人体内钾主要存在于细胞内，细胞内钾约为 150 mmol/L 细胞液。正常血清钾维持在 3.5～5.0 mmol/L，它在调节细胞的各种功能中起重要作用。除了钾的绝对含量，细胞内外钾的比例对维持神经和肌细胞的静息电位是非常重要的。血清钾过低增加静息电位幅度，使细胞膜超极化，影响去极化；血清钾过高降低膜电位幅度，使细胞易兴奋，不易复极。除了钾，其他离子如钠、钙、镁、氢也影响膜的兴奋性。

血浆钾几乎全部经肾小球滤过，而滤过的钾大部分被重吸收。在缺钾时肾脏保留钾的能力很强，当血钾浓度降低时，K^+ 重吸收增加，与 Na^+、H^+ 交换，使氢离子排出较多，细胞外氢离子浓度降低而出现碱中毒。一般血钾水平变化 0.3～1.3 mmol/L，血 pH 向相反方向变化 0.1 单位，酸碱平衡紊乱时，通过细胞内钾的变化对远端肾小管钾分泌产生影响。碱中毒时，远端肾小管对钾的分泌增加，造成低血钾，而酸中毒时则相反。肾上腺皮质激素，尤其是醛固酮可使肾排钾增加，血钾增高促使醛固酮分泌，而心房利钠肽（ANP）可抑制其分泌。

1. 低钾血症

低钾血症（hypokalemia）指血清钾 < 3.5 mmol/L，在临床较为多见，主要原因有：①钾的摄入量不足。②由消化道丢失过多，如呕吐、腹泻、各种引流或频繁灌肠而又未及时补充钾。③肾脏排出过多，如酸中毒等所致的钾从细胞内释出，随即大量地由肾脏排出，临床常遇到重症脱水、酸中毒病儿血清钾多在正常范围，缺钾的症状也不明显。当输入不含钾的溶液后，由于血浆被稀释，钾随尿量的增加而排出；酸中毒纠正后钾则向细胞内转移；糖原合成时可消耗钾。由于上述原因，使血清钾下降，并出现低钾症状。此外有肾上腺皮质激素分泌过多，如库欣综合征、原发性醛固酮增多症、糖尿病酮症酸中毒、低血镁、甲亢、大量利尿、碳酸酐酶抑制剂的应用和原发性肾脏失钾性疾病如肾小管性酸中毒等。④钾在体内分布异常，如在家族性周期性麻痹，病人由于钾由细胞外液迅速地移入细胞内而产生低钾血症。⑤各种原因的碱中毒。低钾血症的临床表现不仅取决于血钾的浓度，而更重要的是缺钾发生的速度。当血清钾下降 1 mmol/L 时，体内总钾下降已达 10%～30%。此时大多数患儿能耐受；起病缓慢者，体内缺钾虽达到严重的程度，而临床症状不一定很重。一般当血清钾低于 3 mmol/L 时即可出现症状。低钾引起骨骼肌、平滑肌及心肌功能的改变主要表现为肌肉软弱无力，重者出现呼吸肌麻痹或麻痹性肠梗阻、胃扩张；膝反射、腹壁反射减弱或消失；肾脏浓缩功能下降，出现多尿，重者有碱中毒症状；可出现心律失常、血压降低，甚至发生心力衰竭，心电图表现为 T 波低宽、出现 U 波、QT 间期延长，T 波倒置以及 ST 段下降等。此外，慢性低血钾可使生长激素分泌减少。在肾脏，长期低血钾可致肾单位硬化、间质纤维化，在病理上与慢性肾盂肾炎很难区分。

2. 高钾血症

高钾血症（hyperkalemia）指血清钾 > 5.5 mmol/L，常见于肾衰竭、肾小管性酸中毒、肾上腺皮质功能低下、休克、重度溶血以及严重挤压伤或由于输入含钾溶液速度过快或浓度过高等。当血钾超过 6.5 mmol/L 时必须立即治疗。高钾血症的主要表现为心跳减慢而不规则，室性早搏和心室颤动，甚至心搏停止。高血钾时心电图可出现高耸的 T 波、P 波消失或 QRS 波群增宽、心室颤动及心脏停搏等。心电图的异常与否对决定是否需治疗有很大帮助。

3. 低钾血症的治疗

低钾血症的治疗主要为补钾。一般每天可给钾 3 mmol/kg，严重低钾者可给 4~6 mmol/kg。补钾常以静脉输入，但如病人情况允许，口服缓慢补钾可能更安全。应积极治疗原发病，控制钾的进一步丢失。静脉补钾时应精确计算补充的速度与浓度。因细胞对钾的恢复速率有一定的限制，即使在严重低血钾病人快速补钾也有潜在危险，包括引起致死性心律失常。故补钾时应多次监测血清钾水平，有条件者给予心电监护。一般补钾的输注速度应小于每小时 0.3 mmol/kg，浓度小于 40 mmol/L（0.3%）。当低血钾伴有碱中毒时，常伴有低血氯，故采用氯化钾液补充可能是最佳策略。

4. 高钾血症的治疗

高血钾时，所有的含钾补液及口服补钾必须终止，其他隐性的钾来源，如抗生素、肠道外营养等也应注意。高血钾的治疗包括：快速静脉应用碳酸氢钠 1~3 mmol/kg，或葡萄糖加胰岛素（0.5~1 g 葡萄糖/kg，每 3 g 葡萄糖加 1 U 胰岛素），促使钾进入细胞内，使血清钾降低。10% 葡萄糖酸钙 0.5 mL/kg 在数分钟内缓慢静脉应用，可对抗高血钾的心脏毒性作用，但同时必须监测心电图。除非采用离子交换树脂、血液或腹膜透析，上述方法都只是短暂的措施，体内总钾并未显著减少。此外，对于假性醛固酮增多症，应用氢氯噻嗪常有效。

（四）镁的代谢

镁是体内重要的阳离子，其总量占第四位，占细胞内阳离子的第二位。镁在细胞内的数量相对较多，主要参与细胞内酶的反应，特别是糖的分解及对 ATP 酶的刺激。

婴儿体内镁含量约为 11 mmol/kg（12 mg = 1 mEq 或 0.5 mmol 镁），50%~60% 的镁存在于骨骼中，其中约 1/3 可以进行自由交换，其余的细胞内镁主要存在于肌肉和肝脏中。细胞内的镁只有 20%~30% 是可交换的。细胞外液的镁仅占 1%，尽管它与骨和细胞内镁可进行自由交换，其血清水平保持相当稳定，在 0.75~0.9 mmol/L。

镁在食物中含量丰富，绿色蔬菜中含镁尤多。正常人每日饮食中镁的摄入量为 5~12.5 mmol/L，大多数人每天摄入量超过 1.8 mmol/L。镁的吸收主要在上消化道。维生素 D、甲状旁腺素水平增加和钠吸收增加可减少镁的吸收。

1. 低镁血症

低镁血症（hypomagnesemia）指血清镁低于 0.75 mmol/L。临床常见的低镁血原因有肠道疾病、吸收不良综合征、甲状旁腺功能低下、利尿剂的应用、高血钙、肾小管酸性中毒和原发性醛固酮增多症，长期静脉内应用不含镁液体，使用能使尿镁丢失的肾毒性药物等。低镁血的症状主要为神经肌肉的兴奋性增高，如反射亢进、肌肉震颤、抽搐等。少数可出现恶心、性格改变、厌食，以及心律失常等心电图改变。低血镁的临床症状有时与血镁水平并不平行，可能原因是镁主要存在于细胞内，引起低血镁的原发病往往较明显而使低血镁本身不突出；低血镁时常常也有低血钙症状等。新生儿期早期及晚期抽搐有时可伴有低血镁症。早期低血镁的症状常较轻而不需治疗；晚期新生儿抽搐在纠正低血钙后仍不能缓解时，可能存在低血镁，需经补镁后才能控制抽搐。

2. 高镁血症

肾功能正常时很少发生高镁血症（hypermagnesemia）。高镁血症可见于对少尿病人注射镁剂后、口服大量镁剂或对巨结肠病人用镁剂灌肠，以及 Addison 病等。新生儿高镁血症可见于母亲因先兆子痫应用硫酸镁者。当血清镁浓度 > 2.5 mmol/L 时可先出现肌张力低下，继而嗜睡、呼吸抑制、昏迷，也可出现房-室或室内传导异常；当血清镁超过 6.25 mmol/L 时，可出现昏迷或死亡。

3. 低镁血症和高镁血症的治疗

低镁血治疗包括：深部肌内注射 25% 硫酸镁 0.2~0.4 mL/kg，每 6 h 一次，症状消失后停用。对需长期治疗者可在静脉维持液中加 2.5% 硫酸镁 2~4 mL/kg，以每分钟不超过 1 mL 的速度缓慢滴入。对于高镁血症，静脉应用葡萄糖酸钙可快速逆转高镁血的抑制作用及相关的心脏传导异常。

三、酸碱平衡

正常儿童血 pH 与成人一样，均为 7.4，但其范围稍宽，即 7.35～7.45。人体调节 pH 在较稳定的水平取决于两个机制：①理化或缓冲机制，作为保护过多的酸或碱丢失；②生理机制，主要为肾脏和肺直接作用于缓冲机制，使其非常有效地发挥作用。血液及其他体液的缓冲系统主要包括两个方面：碳酸、碳酸氢盐系统和非碳酸氢盐系统。在血液非碳酸氢盐系统，主要为血红蛋白、有机及无机磷，血浆蛋白占较少部分。在间质液几乎无非碳酸氢盐缓冲系统。在细胞内液，碳酸、碳酸氢盐系统及非碳酸盐缓冲系统均起作用，后者主要由有机磷蛋白及其他成分组成。

酸碱平衡是指正常体液保持一定的 H^+ 浓度。机体在代谢过程中不断产生酸性和碱性物质，必须通过体内缓冲系统以及肺、肾的调节作用使体液 pH 维持在 7.40（7.35～7.45），以保证机体的正常代谢和生理功能。细胞外液的 pH 主要取决于血液中最重要的一对缓冲物质，即 HCO_3^- 和 H_2CO_3 两者含量的比值。正常 HCO_3^- 和 H_2CO_3 比值保持在 20∶1。当某种因素促使两者比值发生改变或体内代偿功能不全时，体液 pH 即发生改变，超出 7.35～7.45 的正常范围，出现酸碱平衡紊乱。因通过排出或保留 CO_2 来调节血液中 H_2CO_3 的浓度，肾负责排酸保碱，肺的调节作用较肾为快，但两者的功能均有一定限度。当肺呼吸功能障碍使 CO_2 排出过少或过多、使血浆中 H_2CO_3 的量增加或减少所引起的酸碱平衡紊乱，称为呼吸性酸中毒或碱中毒。若因代谢紊乱使血浆中 H_2CO_3 的量增加或减少而引起的酸碱平衡紊乱，则称为代谢性酸中毒或碱中毒。出现酸碱平衡紊乱后，机体可通过肺、肾调节使 HCO_3^-/H_2CO_3 的比值维持在 20∶1，即 pH 维持在正常范围内，称为代偿性代谢性（或呼吸性）酸中毒（或碱中毒）；如果 HCO_3^-/H_2CO_3 的比值不能维持在 20∶1，即 pH 低于或高于正常范围，则称为失代偿性代谢性（或呼吸性）酸中毒（或碱中毒）。常见的酸碱失衡为单纯性（呼吸性酸中毒、呼吸性碱中毒、代谢性酸中毒、代谢性碱中毒）；有时亦出现混合性。

（一）代谢性酸中毒

所有代谢性酸中毒（metabolic acidosis）都有下列两种可能之一：①细胞外液酸产生过多；②细胞外液碳酸氢盐的丢失。前者常见有酮症酸中毒，肾衰时磷酸、硫酸及组织低氧时产生的乳酸增多。后者代谢性酸中毒是由于碳酸氢盐从肾脏或小肠液的丢失，常发生于腹泻、小肠瘘管的引流等。腹泻大便常呈酸性，这是由于小肠液在肠道经细菌发酵作用，产生有机酸，后者与碱性肠液中和，使最终大便仍以酸性为主。在霍乱病人，由于短期内大量肠液产生，大便呈碱性。代谢性酸中毒时主要的缓冲是碳酸氢盐，也可通过呼吸代偿使 $PaCO_2$ 降低，但通过呼吸代偿很少能使血液 pH 完全达到正常。呼吸代偿只是改善 pH 的下降（部分代偿），完全代偿取决于肾脏酸化尿液，使血碳酸氢盐水平达到正常，再通过呼吸的重新调节，最终才能使血酸碱平衡达到正常。

在诊断单纯或混合性酸中毒时阴离子间隙（anion gap，AG）常有很大的帮助。阴离子间隙是主要测得阳离子与阴离子的差值。测得的阳离子为钠和钾，可测得的阴离子为氯和碳酸氢根。因钾离子浓度相对较低，在计算阴离子间隙时常忽略不计。

$$\text{阴离子间隙} = Na^+ - (CL^- + HCO_3^-)，正常为 12\ mmol/L（范围：8～16\ mmol/L）$$

由于阴离子蛋白、硫酸根和其他常规不测定的阴离子的存在，正常阴离子间隙为（12±4）mmol/L。AG 的增加几乎总是由于代谢性酸中毒所致。但是，不是所有的代谢性酸中毒均有 AG 增高。AG 增高见于代谢性酸中毒伴有常规不测定的阴离子如乳酸、酮体等增加。代谢性酸中毒不伴有常规不测定的阴离子增高时 AG 不增高，称为高氯性代谢性酸中毒。在高氯性代谢性酸中毒，碳酸氢根的降低被氯离子所替代，而后者可通过血清电解质的测量获得。计算阴离子间隙可发现常规不测定的阴离子或阳离子的异常增高。

当代谢性酸中毒由肾小管酸中毒或大便碳酸氢盐丢失引起时，阴离子间隙可以正常。当血浆碳酸氢根水平降低时，氯离子作为伴随钠在肾小管重吸收的主要阴离子，其吸收率增加。由于酸中毒时碳酸氢根浓度降低、血浆氯增高，使总阴离子保持不变。

肾衰竭时血磷、硫等有机阴离子的增加；糖尿病人的酮症酸中毒、乳酸性酸中毒、高血糖非酮症性昏迷、未定名的有机酸血症、氨代谢障碍等均可使阴离子间隙增加。阴离子间隙增加也见于大量青霉素应用后、水杨酸中毒等。

阴离子间隙降低在临床上较少见。可见于肾病综合征，此时血清蛋白降低，而清蛋白在 pH 7.4 时属阴离子；多发性骨髓瘤时由于阴离子蛋白的产生增加，也可使阴离子间隙降低。阴离子间隙增加及正常阴离子间隙代谢性酸中毒原因见表 2-7。

表 2-7　阴离子间隙增加及正常阴离子间隙代谢性酸中毒原因

阴离子间隙增加（Gap > 16 mmol/L）
慢性肾功能不全
糖尿病酮症酸中毒
静脉高营养
遗传性氨基酸尿症
乳酸性酸中毒
中毒：水杨酸等
饥饿
正常阴离子间隙（Gap = 8 ~ 16 mmol/L）
近端、远端肾小管性酸中毒，伴有高钾血症的肾小管性酸中毒
腹泻
碱的摄入

（二）代谢性碱中毒

代谢性碱中毒（metabolic alkalosis）的原发因素是细胞外液强碱或碳酸氢盐的增加。主要原因有：①氢离子的过度丢失，如呕吐或胃液引流导致的氢和氯的丢失，最常见为先天性肥厚性幽门狭窄；②摄入或输入过多的碳酸氢盐；③由于血钾降低，肾脏碳酸氢盐的重吸收增加，原发性醛固酮增多症、库欣综合征等；④呼吸性酸中毒时，肾脏代偿性分泌氢，增加碳酸氢根重吸收，使酸中毒得到代偿，当应用机械通气后，血 $PaCO_2$ 能迅速恢复正常，而血浆 HCO_3^- 含量仍高，导致代谢性碱中毒；⑤细胞外液减少及近端肾小管 HCO_3^- 的重吸收增加。

代谢性碱中毒时为减少血 pH 的变化，会出现一定程度的呼吸抑制，以 $PaCO_2$ 略升高作为代偿，但这种代偿很有限，因为呼吸抑制时可出现低氧症状，后者又能刺激呼吸。通过肾脏排出 HCO_3^- 使血 pH 降低，此时常见有碱性尿（pH 可达 8.5 ~ 9）；当临床上常同时存在低血钾和低血容量时，除非给予纠正，碱中毒常较难治疗。

代谢性碱中毒无特征性临床表现。轻度代谢性碱中毒可无明显症状，重症者表现为呼吸抑制，精神萎靡。当因碱中毒致游离钙降低时，可引起抽搐；有低血钾时，可出现相应的临床症状。血气分析见血浆 pH 增高，$PaCO_2$ 和 HCO_3^- 增高，常见低血氯和低血钾。典型的病例尿呈碱性，但在严重低血钾时尿液 pH 也可很低。代谢性碱中毒的真正纠正需将过多的 HCO_3^- 从尿中排出；碱中毒时如同时存在的低血钠、低血钾和低氯血症常阻碍其纠正，故必须在纠正碱中毒时同时纠正这些离子的紊乱。

（三）呼吸性酸中毒

呼吸性酸中毒（respiratory acidosis）是原发于呼吸系统紊乱，引起肺泡 $PaCO_2$ 增加所致。临床上许多情况可导致血二氧化碳分压增加，包括呼吸系统本身疾病，如肺炎、肺气肿、呼吸道阻塞（如异物、黏稠分泌物、羊水堵塞、喉头痉挛水肿）、支气管哮喘、肺水肿、肺不张、肺萎缩、呼吸窘迫综合征等；胸部疾病所致呼吸受限，如气胸、胸腔积液、创伤和手术等；神经-肌肉疾病，如重症肌无力、急性感染性多发性神经根炎、脊髓灰质炎等；中枢神经系统疾病如头颅损伤，麻醉药中毒以及人工呼吸机使用不当、吸入 CO_2 过多等。呼吸性酸中毒时通过肾脏代偿使血碳酸氢盐增加，同时伴有肾脏因酸化尿液、氯分泌增加（Cl^- 与 NH_3^- 交换）而致的血氯降低。在血 $PaCO_2$ < 60 mmHg 时常可通过代偿使 pH 维持正常。呼吸性酸中毒时常伴有低氧血症及呼吸困难。高碳酸血症可引起血管扩张，颅内血流增加，致头痛

及颅内压增高，严重高碳酸血症可出现中枢抑制，血 pH 降低。

（四）呼吸性碱中毒

呼吸性碱中毒（respiratory alkalosis）是由于肺泡通气过度增加致血二氧化碳分压降低。其原发病因可为心理因素所致的呼吸过度、机械通气时每分通气量太大，也可见于水杨酸中毒所致的呼吸中枢过度刺激、对 CO_2 的敏感性太高所致的呼吸增加。低氧、贫血、CO 中毒时呼吸加快，也可使 $PaCO_2$ 降低出现碱中毒。

呼吸性碱中毒临床主要出现原发疾病所致的相应症状及体征。急性低碳酸血症可使神经肌肉兴奋性增加和因低血钙所致的肢体感觉异常。血气分析见 pH 增加、$PaCO_2$ 降低、血 HCO_3^- 浓度降低、尿液常呈酸性。

（五）混合性酸碱平衡紊乱

当有两种或以上的酸碱紊乱分别同时作用于呼吸或代谢系统称为混合性酸碱平衡紊乱。当代偿能力在预计范围之外时，就应考虑存在混合性酸碱平衡紊乱（表 2-8）。例如糖尿病酮症酸中毒病人同时存在肺气肿，呼吸窘迫综合征（respiratory distress syndrome，RDS）病人有呼吸性酸中毒与代谢性酸中毒同时存在时。呼吸系统本身的疾病存在阻碍了降低 $PaCO_2$ 的代偿机制，结果使 pH 下降显著。当慢性呼吸性酸中毒伴有充血性心力衰竭时，如过度使用利尿剂可出现代谢性碱中毒，此时血浆 HCO_3^- 水平和 pH 将高于单纯的慢性呼吸性酸中毒。肝功能衰竭时可出现代谢性酸中毒与呼吸性碱中毒，此时 pH 可能变化不大，但血浆 HCO_3^- 和 $PaCO_2$ 显著降低。

表 2-8 酸碱紊乱的分析方法

动脉血气测定			
酸中毒（pH ≤ 7.40）		碱中毒（pH > 7.40）	
↓ [HCO_3^-]	↑ $PaCO_2$	↑ [HCO_3^-]	↓ $PaCO_2$
代谢性酸中毒	呼吸性酸中毒	代谢性碱中毒	呼吸性碱中毒
↓ $PaCO_2$ 代偿	↑ [HCO_3^-] 代偿	↑ $PaCO_2$ 代偿	↓ [HCO_3^-] 代偿
呼吸代偿	肾脏代谢	呼吸代偿	肾脏代谢
临床举例：酮症酸中毒；乳酸酸中毒；腹泻、肠液丢失；肾小管酸中毒等	临床举例：中枢呼吸抑制；神经肌肉疾病；肺实质性疾病等	临床举例：呕吐引起 H^+、Cl^- 丢失；外源性 HCO_3^- 摄入或输入过多等	临床举例：由于精神因素或药物（如水杨酸）中毒所致的呼吸增快
代偿效果：每 ↓ $PaCO_2$ 1.2 mmHg 可代偿 1 mmol/L 的 [HCO_3^-] ↓	代偿效果：每 ↑ [HCO_3^-] 3.5 mmol/L 可代偿 10 mmHg 的 $PaCO_2$ ↓	代偿效果：每 ↑ $PaCO_2$ 0.7 mmHg 可代偿 1 mmol/L 的 [HCO_3^-] ↑	代偿效果：每 ↓ [HCO_3^-] 5 mmol/L 可代偿 10 mmHg 的 $PaCO_2$ ↑

（六）临床酸碱平衡状态的评估

临床上酸碱平衡状态常通过血 pH、$PaCO_2$ 及 HCO_3^- 三项指标来评估。pH 与 $PaCO_2$ 可直接测定，HCO_3^- 虽能直接测定，但常常用血清总二氧化碳含量，通过算图估计。应该指出的是，一般血气分析仪只含测定 pH、$PaCO_2$ 和 PaO_2 三项指标的电极，HCO_3^- 是按 Henderson-Has-selbalch 方程计算的。$PaCO_2$、HCO_3^- 变化与 pH 的关系可从表 2-8 分析、判断。判断单纯的酸碱平衡紊乱并不困难，pH 的变化取决于 $PaCO_2$ 与 HCO_3^- 的比值变化。在临床判断时，第一，应确定是酸中毒还是碱中毒；第二，是引起的原发因素是代谢性还是呼吸性；第三，如是代谢性酸中毒，其阴离子间隙是高还是低；第四，分析呼吸或代谢代偿是否充分。

血气标本的采集对酸碱平衡的评估也有一定的影响。一般以动脉血标本作为标准，目前多数儿科及新生儿 ICU 采用桡动脉穿刺取血。静脉血标本之 pH 常低于动脉血 0.03、二氧化碳分压高 6 mmHg；当存在心功能不全时，动-静脉血标本的 pH 及 $PaCO_2$ 差异可显著增大。动脉化毛细血管血采集时血液暴露空气机会较多，可使 pH 降低；血气标本针筒内含空气较多时也可使 $PaCO_2$ 偏低；标本放置温度过高、时间过久、采集血气之针筒内肝素过多也可致 pH 下降。临床上在分析血气结果、评估酸碱平衡时均应考虑上述问题。

四、液体疗法

液体疗法是儿科医学的重要组成部分，其目的是维持或恢复正常的体液容量和成分，以保证正常的生理功能。液体疗法包括了补充生理需要量、累积损失量及继续丢失量。上述每一部分都可独立地进行计算和补充。例如，对于空腹将接受外科手术的儿童，可能只需补充生理需要量和相应的电解质；而对于腹泻病人则需补充生理需要液、累积损失量和继续丢失量。由于体液失衡的原因和性质非常复杂，在制定补液方案时必须全面掌握病史、体检和实验资料及患儿的个体差异，分析三部分液体的不同需求，确定合理、正确的输液量、速度、成分及顺序。一般情况下，肾脏、肺、心血管及内分泌系统对体内液体平衡有较强的调节作用，故补液成分及量如基本合适，机体就能充分调整，以恢复体液的正常平衡；但如上述脏器存在功能不全，则应较严格地选择液体的成分，根据其病理生理特点选择补液量及速度，并根据病情变化而调整。

（一）生理需要量

生理需要量涉及热量、水和电解质。维持热量和电解质直接与代谢率相关，代谢率的变化可通过碳水化合物、脂肪和蛋白质氧化影响内生水的产生。肾脏的溶质排出可影响水的排出。由于 25% 的水是通过不显性失水丢失的，热量的产生必然会影响到水的丢失，故正常生理需要量的估计可按热量需求计算，一般按每代谢 100 kcal 热量需 100～150 mL 水；年龄越小需水相对越多，故也可按简易计算表计算。

水的生理需要量的需求取决于尿量、大便丢失及不显性失水。大便丢失常可忽略不计，不显性失水占液体丢失的约 1/3，在发热时增加（体温每增加 1℃，不显性失水增加 12%），肺不显性失水在过度通气，如哮喘、酮症酸中毒时增加，在有湿化功能的人工呼吸机应用时肺不显性失水降低，在极低体重儿，不显性失水可多达每天 100 mL/kg 以上。

电解质的需求包括每日出汗、正常大小便、生理消耗的电解质等，变化很大。平均钾、钠、氯的消耗量约 2～3 mmol/100 kcal。生理需要量应尽可能口服补充，不能口服或不足者可以静脉滴注 1/5～1/4 张含钠液，同时给予生理需要量的钾。发热、呼吸加快的患儿应适当增加进液量；营养不良者应注意热量和蛋白质补充；必要时用部分或全静脉营养。

（二）补充累积损失量

根据脱水程度及性质补充：即轻度脱水约 30～50 mL/kg（体重）；中度为 50～100 mL/kg；重度为 100～150 mL/kg。通常对低渗性脱水补 2/3 张含钠液；等渗性脱水补 1/2 张含钠液；高渗性脱水补 1/5～1/3 张含钠液。补液的速度取决于脱水程度，原则上应先快后慢。对伴有循环不良和休克的重度脱水患儿，开始应快速输入等渗含钠液（生理盐水或 2∶1 液）按 20 mL/kg 于 30 min～1 h 输入。其余累积损失量补充常在 8～12 h 内完成。在循环改善出现排尿后应及时补钾。酸碱平衡紊乱及其他电解质异常的纠正见上文。对于高渗性脱水，需缓慢纠正高钠血症（每 24 h 血钠下降 < 10 mmol/L），也可在数天内纠正。有时需用张力较高，甚至等张液体，以防血钠迅速下降出现脑水肿。

（三）补充继续丢失量

在开始补充累积损失量后，腹泻、呕吐、胃肠引流等损失大多继续存在，以致体液继续丢失，如不予以补充将又成为新的累积损失。此种丢失量依原发病而异，且每日可有变化，对此必须进行评估，根据实际损失量用类似的溶液补充。

（四）液体疗法时常用补液溶液

常用液体包括非电解质和电解质溶液。其中非电解质溶液常用 5% 或 10% 葡萄糖液，因葡萄糖输入体内将被氧化成水，故属无张力溶液。电解质溶液包括氯化钠、氯化钾、乳酸钠、碳酸氢钠和氯化铵等，以及它们的不同配制液。

口服补液盐（oral rehydration salts，ORS）：ORS 是世界卫生组织推荐用以治疗急性腹泻合并脱水的一种溶液，经临床应用取得了良好效果，对发展中国家尤其适用。其理论基础是基于小肠的 Na^+-葡萄糖偶联转运吸收机制，即小肠上皮细胞刷状缘的膜上存在着 Na^+-葡萄糖共同载体，此载体上有 Na^+-葡萄糖两个结合位点，当 Na^+-葡萄糖同时与结合位点相结合时即能运转，并显著增加钠和水的吸收。

目前有多种 ORS 配方。该配方中各种电解质浓度为 Na^+ 75 mmol/L、K^+ 20 mmol/L、Cl^- 65 mmol/L、枸橼酸根 10 mmol/L、葡萄糖 75 mmol/L。可用 NaCl 2.6 g、枸橼酸钠 2.9 g、氯化钾 1.5 g、葡萄糖 13.5 g，加水到 1 000 mL 配成。其总渗透压为 245 mOsm/L。ORS 一般适用于轻度或中度脱水无严重呕吐者，在用于补充继续损失量和生理需要量时需适当稀释。

第三章 儿科循环系统疾病

第一节 先天性心脏病

一、总论

先天性心脏病（congenital heart disease，CHD）简称先心病，指胎儿时期心脏血管发育异常导致的畸形，是小儿最常见的心脏病。

心脏发育关键期——胚胎第 2～8 周。

胎儿超声心动图检查最佳时期——妊娠第 16～28 周。

卵圆孔 – 胎儿期正常通路，生后功能性闭合，6 个月左右解剖闭合。6 个月以内的单纯卵圆孔未闭引起少量左向右分流，心脏听诊胸骨左缘上部可有轻微收缩期杂音，一般是生理性闭合过程，不属于先心病。如 6 个月以后仍有单纯卵圆孔未闭，应注意与继发孔型房间隔缺损鉴别。

小儿正常肺动脉压为 15（舒张压）～30（收缩压）mmHg，平均压为 10～20 mmHg。

正常胎儿为右心负荷占优势，有肺动脉高压，生后逐渐过渡到左心占优势，肺动脉压力也逐渐下降。新生儿、小婴儿超声心动图可有生理性右房、右室大，肺动脉压偏高。

（一）诊断要点

1. 分类

（1）左向右分流型（潜伏青紫型）：如室间隔缺损（VSD）、继发孔型房间隔缺损（ASD）、动脉导管未闭（PDA）。

动力性肺动脉高压——左向右分流型先心病早期——由肺动脉痉挛所致（可逆）。

艾森门格综合征（Eisenmenger syndrome）——左向右分流型先心病晚期，肺动脉壁病理性增厚引起梗阻性肺动脉高压（不可逆），出现右向左分流和青紫。

（2）右向左分流型（青紫型）：如法洛四联症，完全性大动脉转位。

（3）无分流型（无青紫型）：如单纯肺动脉瓣狭窄。

2. 病史

妊娠史、家族史等。

3. 临床表现

（1）常见症状：青紫，应注意出现时间、部位、程度及其与活动的关系；可有生长发育迟缓、体重增长缓慢，喂养困难，活动耐力减退，呼吸急促，呼吸困难，缺氧发作，蹲踞，反复呼吸道感染，充血性心力衰竭等表现。如增大的左心房或肺动脉压迫左侧喉返神经可引起声音嘶哑。

（2）体格检查。

①一般检查：注意有无生长发育迟缓、青紫、杵状指（趾）、充血性心力衰竭的表现，其他异常包括指（趾）畸形、唇腭裂、特殊面容、头颅外形、矮小、视力、听力、智力障碍等。

②心脏检查：注意心前区隆起、心尖冲动弥散、震颤、心脏杂音及肺动脉第二音。

先心病的杂音一般位于胸骨左缘第 2～4 肋间，为 2/6 级以上粗糙的收缩期杂音，持续时间较长，多为全收缩期，可向颈、心尖或背部传导，不受体位、呼吸及运动的影响而持续存在。P2增强见于肺动脉高压，P2减弱见于肺动脉狭窄，P2固定分裂为房缺的特征。风湿性心脏病的杂音多位于心尖部，为2/6级以上收缩期吹风样杂者或舒张期隆隆样杂者，向腋下或背部传导，并有风湿性心脏病的其他表现。无害性杂音，又称功能性或生理性，多位于胸骨左缘或心尖部，为2/6级以下收缩早、中期弹弦样杂音，不粗糙，不传导，易受体位、呼吸及运动影响而变化。

③周围血管征：脉压增大、枪击音、水冲脉及毛细血管搏动见于动脉导管未闭。

4. 常规检查

常规检查包括胸片、心电图、超声心动图等。

(二) 治疗要点

1. 内科治疗

(1) 建立合理的生活制度，避免剧烈活动，防治感染。

(2) 预防感染性心内膜炎。

(3) 青紫型患儿应预防脱水，以免血液过分黏稠而导致血栓形成。

(4) 如发生充血性心力衰竭，可用利尿剂、血管紧张素转换酶抑制剂（ACEI）及洋地黄制剂。

2. 心导管介入治疗

有些室缺、房缺、PDA可选择介入治疗，创伤小。

3. 手术治疗

择期手术，最适宜年龄为学龄前期，如病情需要可不受年龄限制。梗阻性肺动脉高压时不宜手术。

二、室间隔缺损

室间隔缺损（ventricular septal defect，VSD）为小儿最常见的先心病。缺损直径 < 0.5 cm 为小型缺损，位置多较低，常见于肌部，称Roger病；0.5～1.0 cm 为中型缺损；> 1.0 cm 为大型缺损，位置多较高，常见于膜部，较多见。

(一) 诊断要点

1. 临床表现

(1) 症状：小型缺损多无症状。中型和大型缺损可有反复呼吸道感染、乏力、生长发育迟缓，严重者婴儿期即有充血性心力衰竭的表现，当出现梗阻性肺动脉高压和右向左分流时出现青紫。

(2) 体征：可有心前区隆起，心脏向左侧扩大，胸骨左缘第3～4肋间可触及收缩期震颤。听诊可闻及3/6级以上粗糙的全收缩期杂音，向心前区和背部传导；如左室增大明显，心尖都可闻及舒张中期隆隆样杂音；P2增强。

2. 常规检查

(1) 胸片：小型缺损可正常，大型缺损心脏中度或中度以上增大，以左、右室增大为主，左房也可增大。当出现梗阻性肺动脉高压和右向左分流时则以右室增大为主。肺动脉段突出，肺血增多。主动脉结较小。

(2) 心电图：轻者心电图正常，重者左室肥大或左、右室肥大。

(3) 超声心动图：左房、左室增大，右室亦可增大，主动脉缩小，室间隔活动正常，二维超声心动图常可显示缺损的存在。彩色多普勒超声血流显像还可以明确分流的方向和速度。

(二) 治疗要点

手术适宜年龄为2～6岁，如病情需要可不受年龄限制。有些病例可选择心导管介入治疗。小型缺损在5岁以内有自行闭合的可能性，可定期复查超声心动图。但干下型不能自行闭合，需手术。

三、房间隔缺损（继发孔型）

房间隔缺损（atrial septal defect，ASD）较常见。

（一）诊断要点

1. 临床表现

（1）症状：女多于男，为（2～3）：1，出现症状较晚。小型缺损无任何症状，仅在查体时发现心脏杂音；缺损大者生长发育迟缓，反复呼吸道感染，在儿童很少发生充血性心力衰竭和梗阻性肺动脉高压。

（2）体征：胸骨左缘第2～3肋间闻及2/6级柔和的收缩期喷射性杂音，常无震颤。少数杂音粗糙、响亮3/6级。P2正常或稍增强，P2固定分裂，为重要特征，分流量大者在三尖瓣区听到较短的舒张中期杂音。

2. 常规检查

（1）胸片：轻者完全正常。重者心脏外形中度以上增大，右房、右室增大，肺动脉段突出，肺血增多，主动脉结较小。

（2）心电图：电轴右偏，不完全或完全性右束支传导阻滞，右室、右房肥大。

（3）超声心动图：右房、右室增大。分流量很大，右室显著增大时室间隔与左室后壁呈同向运动。二维超声心动图可直接显示缺损的位置及大小。多普勒彩色血流显像可直接显示分流的大小及方向。

（二）治疗要点

手术适宜年龄为2～6岁。有些病例可选择心导管介入治疗。1岁以内的小型房缺有可能自行闭合，可定期复查超声心动图。

四、动脉导管未闭

动脉导管未闭（patent ductus arterlosus，PDA）较常见。出生后呼吸建立，动脉血氧升高及肺动脉压力下降，使通过动脉导管的血流量显著减少，生后10～15 h，导管在功能上关闭（生后3个月内绝大部分在解剖上关闭）。如此时导管继续开放，并出现左向右分流，即构成PDA，导管直径0.5～1.0 cm，个别可达2～3 cm，长0.7～1.0 cm，形态呈管型、漏斗型、窗型或动脉瘤样。

（一）诊断要点

1. 临床表现

（1）症状：女多于男，约3：1。症状的轻重与导管粗细有关，分流量大者可有反复呼吸道感染，生长发育迟缓，严重者婴儿期即有充血性心力衰竭的表现。

（2）体征：响亮的机器样连续性杂者为本病特点。杂音贯穿收缩期及舒张期，而收缩期更为响亮，在胸骨左缘第2肋间最明显，向左第1肋间及锁骨下传导。在杂音最响处可触及收缩期或连续性震颤。

若分流量超过肺循环量的50%以上，往往在心尖部可听到低频的舒张中期杂音。

脉压增大为本病的重要体征。当脉压很大时，可见枪击音、水冲脉及毛细血管搏动。

当出现梗阻性肺动脉高压和右向左分流时，可出现差异性青紫，青紫多限于左上肢和下半身。

2. 常规检查

（1）胸片：分流量大时，心脏增大，以左室增大为主，左房也可增大，肺动脉段突出，肺血增多。升主动脉及主动脉结增大。当出现梗阻性肺动脉高压和右向左分流时则以右室增大为主。

（2）心电图：分流量较大的有左室肥大，电轴左偏。若呈双室肥大或右室肥大，说明有肺动脉高压。

（3）超声心动图：左房、左室有不同程度的增大，二维超声心动图可直接探查到未关闭的动脉导管。彩色多普勒可显示血流的方向及速度。

（二）治疗要点

手术适宜年龄为2～6岁，如病情需要可不受年龄限制。有些病例可选择心导管介入治疗。

五、法洛四联症

法洛四联症（tetralogy of fallot，TOF）为存活婴儿中常见的青紫型复杂先心病。有四大特征：①肺动脉狭窄，多见右室漏斗部狭窄，其次是瓣膜合并漏斗部狭窄；②主动脉骑跨；③膜部室间隔缺损；④右心室肥厚。

（一）诊断要点

1. 临床表现

（1）症状：动脉导管关闭前，症状不明显。新生儿期一般不发生青紫。动脉导管关闭后，一般在生后3～6个月出现全身性青紫，程度因肺动脉狭窄的程度和主动脉骑跨的程度而不同。

婴儿期可见缺氧发作，突然发生呼吸困难、青紫加重，重者可因脑供血不足而发生神志不清，甚至惊厥或晕厥。诱因多为晨起吃奶、剧烈哭闹、用力大便等。

幼儿、学龄前儿童、学龄儿童行走不远后自动采取蹲踞姿势或取胸膝位可缓解青紫和缺氧。由于肺血流量减少，呼吸道感染和充血性心力衰竭较少见。血常规示血红蛋白增加，红细胞增多。

（2）体征：体格发育迟缓。心前区可稍隆起，胸骨左缘第2～4肋间可听到粗糙的喷射性收缩期杂音，有时伴有收缩期震颤，P2减弱。一般1～2岁后出现杵状指（趾）。

2. 常规检查

（1）胸片：心脏增大，典型的心脏外形呈"靴形"。肺动脉段凹陷，右室增大而使心尖圆钝上翘，右房正常或稍大，心底部主动脉影增大。有时可见右位主动脉弓，肺血流量减少。

（2）心电图：电轴右偏，右室肥大，亦可见右房肥大。

（3）超声心动图：主动脉根部位置前移，骑跨于室间隔上，并可提示骑跨的程度。主动脉根部扩大。彩色多普勒血流显像常可见室间隔缺损处呈双向分流，右室将血流直接注入骑跨的主动脉。

3. 必要时心导管检查

右室压力增高，肺动脉压力降低，右房压力往往在正常范围内。若导管自右室直接插进主动脉，即能证明主动脉右移。如导管自右室插进左室，则显示室间隔缺损的存在。右室选择性造影可见造影剂自右室经室间隔缺损流向左室。

（二）治疗要点

1. 内科治疗

平时除注意预防感染外，应摄入足够水分，如遇高热、呕吐、腹泻等情况，更需注意及时补液，防止血液浓缩而发生脑栓塞等并发症。

缺氧发作治疗：胸膝位；吸氧，必要时气管插管；镇静；纠正酸中毒；静脉注射β受体阻滞剂，可给普萘洛尔（即心得安）0.1 mg/kg加入葡萄糖20 mL中静脉缓慢推注，反复发作者可口服普萘洛尔每日1 mg/kg。

2. 手术治疗

根治手术适宜年龄为2～6岁。

六、完全性大动脉转位

完全性大动脉转位（complete transposition of great arteries，TGA）占新生儿青紫型复杂先心病的首位，病死率高。主要病理改变为主动脉开口于右室，肺动脉开口于左室，形成体、肺循环互相分离，缺氧、青紫严重，患儿必须同时伴有补偿性分流通道存在，如房缺、室缺、PDA，才能维持生命。如室间隔完整，一般生后很快死亡。

（一）诊断要点

1. 临床表现

（1）症状：男多于女，为（2～3）：1。生后1周内出现青紫，进行性加重，呼吸急促、呼吸困难、进行性心脏增大，早期发生充血性心力衰竭和严重代谢性酸中毒。

（2）体征：青紫严重，早期出现杵状指（趾）。心脏杂音可有可无，如有杂音，其响度和部位取决于合并畸形的类型及体、肺循环间的压力差，P2可正常或增强。

2. 常规检查

（1）胸片：有三个特点非常重要：心脏大、肺血多、胸腺小。

（2）心电图：电轴右偏，右室、右房肥大，偶有左室肥大。

（3）超声心动图：大动脉位置异常，主动脉瓣在右前方，肺动脉瓣在左后方，主动脉瓣关闭早于肺动脉瓣关闭。

3. 心导管检查

股动脉血氧含量降低，肺动脉血氧含量高于主动脉。导管插入右室后很快进入主动脉，右室压力与主动脉压力接近。选择性右室及左室造影可明确畸形性质。

（二）治疗要点

新生儿期行根治手术。超声心动图确诊后，应及时转到有条件行根治手术的医院。最好产前通过胎儿超声心动图明确诊断，在有条件行根治手术的医院出生后手术。

第二节 感染性心肌炎

感染性心肌炎包括病毒、细菌、立克次体、螺旋体、真菌及寄生虫感染，其中以病毒性心肌炎最多见。

一、诊断要点

（一）病史

患儿最近2~4周内有上呼吸道感染或腹泻等病毒感染病史。

（二）临床表现

可有心前区不适，如胸闷、乏力、气短、晕厥、恶心、呕吐、腹痛、呼吸困难、多汗、皮肤湿冷、烦躁不安，面色苍白或发绀。血压低，心界扩大、第一心音低钝、心律失常、心脏杂音。

（三）辅助检查

包括心肌酶、CK-MB质量法、肌钙蛋白、风湿三项、心电图、超声心动图、Holter、病毒PCR、胸片。

（四）病毒性心肌炎诊断标准

1. 临床诊断依据

（1）心功能不全、心源性休克或心脑综合征。

（2）心脏扩大（X线、超声心动图检查具有表现之一）。

（3）心电图改变：以R波为主的2个或2个以上主要导联（Ⅰ、Ⅱ、aVF、V5）的ST-T改变持续4d以上伴动态变化，窦房传导阻滞、房室传导阻滞，完全性右或左束支阻滞，成联律、多形、多源、成对或并行性期前收缩，非房室结及房室折返引起的异位性心动过速，低电压（新生儿除外）及异常Q波。

（4）CK-MB升高或心肌肌钙蛋白（cTnI或cTnT）阳性。

2. 病原学诊断依据

（1）确诊指标：自患儿心内膜、心肌、心包（活检、病理）或心包穿刺液检查，发现以下之一者可确诊心肌炎由病毒引起：①分离到病毒；②用病毒核酸探针查到病毒核酸；③特异性病毒抗体阳性。

（2）参考依据：有以下之一者结合临床表现可考虑心肌炎系病毒引起：①自粪便、咽拭子或血液中分离到病毒，且恢复期血清同型抗体滴度较第一份血清升高或降低4倍以上；②病程早期患儿血中特异性IgM抗体阳性；③用病毒核酸探针自患儿血中查到病毒核酸。

3. 确诊依据

（1）具备临床诊断依据两项，可临床诊断为心肌炎，发病同时或发病前1~3周有病毒感染的证据者支持诊断。

（2）同时具备病原学确诊依据之一，可确诊为病毒性心肌炎，具备病原学参考依据之一，可临床诊断为病毒性心肌炎。

（3）凡不具备确诊依据，应给予必要的治疗或随诊，根据病情变化，确诊或除外心肌炎。

（4）应除外风湿性心肌炎、中毒性心肌炎、先天性心脏病、结缔组织病以及代谢性疾病的心肌损害、甲状腺功能亢进症、原发性心肌病、原发性心内膜弹力纤维增生症、先天性房室传导阻滞、心脏自主神经功能异常、β受体功能亢进及药物引起的心电图改变。

4. 分期

（1）急性期：新发病，症状及检查阳性发现明显且多变一，一般病程在半年以内。

（2）迁延期：临床症状反复出现，客观检查指标迁延不愈，病程多在半年以上。

（3）慢性期：进行性心脏增大，反复心力衰竭或心律失常，病情时轻时重，病程在1年以上。

二、鉴别诊断

应与风湿性心肌炎、先天性心脏病、心内膜弹力纤维增生症、甲状腺功能亢进、β受体功能亢进症进行鉴别。

三、治疗要点

无特殊治疗。应结合患儿病情采取有效的综合措施，可使大部患儿痊愈或好转。

（一）休息

急性期至少应卧床休息至热退3～4周，有心功能不全或心脏扩大者，更应强调绝对卧床休息，以减轻心脏负荷及减少心肌耗氧量。恢复期仍应限制活动、一般不少于6个月。心脏扩大及并发心力衰竭者卧床休息至少3～6个月，病情好转或心脏缩小后逐步开始活动。

（二）抗生素

为防止细菌感染，急性期可加用抗生素，如用青霉素1～2周。

（三）能量合剂治疗

辅酶 Aioou9ATP 20 mg、维生素 C 100 mg/kg，加 10% 葡萄糖 100 mL，每日 1 次静脉滴注。

（四）心肌代谢酶活性剂

1. 辅酶 Q10

10～30 mg/d，分 2～3 次口服。

2. 1,6-二磷酸果糖（FDP）

剂量为 100～250 mg/kg 静脉注射，最大量不超过 2.5 mL/kg（75 mg/mL），或最大量 200 mL/d，静注速度 10 mL/min，每日 1～2 次，每 10～15 d 为一疗程。

3. 磷酸肌酸钠

<3 岁者 1 g，>3 岁者 2 g，加入 5% 葡萄糖液 20～50 mL 静注。

（五）免疫治疗

1. 肾上腺皮质激素

适应证：急性期并发心源性休克、完全性房室传导阻滞及心力衰竭经洋地黄等治疗未能控制者。

用法：甲泼尼龙 10 mg/（kg·d），静脉滴注 3 d 或地塞米松 0.25～0.5 mg/（kg·d），氢化可的松 5～10 mg/（kg·d）以后用泼尼松口服每日 1～1.5 mg/kg，症状缓解后逐渐减量停药，疗程 4～8 周。

对反复发作或病情迁延者，可考虑较长期的激素治疗，疗程不少于半年。常用泼尼松，每日 1.5～2 mg/kg，2～3 周症状缓解后逐渐减量，至 8 周左右减至每日 0.3 mg/kg，维持至 16～20 周，再减量至 24 周停药。

2. 丙种球蛋白

用于急性重症病人，单剂 2 g/kg 在 24 h 中缓慢静脉滴注，心力衰竭患者慎用，并注意心力衰竭症状是否恶化，以及有无过敏反应。

3. 其他

如干扰素、胸腺素。

（六）对症治疗

如并发心律失常、心源性休克、心力衰竭的治疗。

第三节 原发性心肌病

原发性心肌病是一种原因不明的心肌病，按病理生理特点分为四型：扩张性心肌病、肥厚性心肌病（分梗阻型及非梗阻型两种）、限制性心肌病、致心律失常性心肌病（右心室心肌病）。

一、诊断要点

具备下列各项中至少一项可考虑心肌病。
（1）心脏增大，尤其是X线心影呈球形增大，而无其他原因可寻者。
（2）充血性心力衰竭未能发现其他心脏病者。
（3）心电图示ST段和T波变化或有各种心律失常无其他原因可解释者。
（4）有昏厥发作同时伴心脏增大无其他原因解释者。
（5）体循环或肺循环动脉栓塞无其他原因可解释者。

（一）扩张型心肌病

这是原发性心肌病中最多见的一种。

1. 诊断要点

（1）多见于学龄前及学龄儿童，起病及进展多缓慢，症状轻重不一。

（2）体检：X线及超声心动图显示有心脏扩大，左室或双室扩张。

（3）临床大多并发充血性心力衰竭及心律失常，表现为心悸、乏力、气急、水肿、胸闷、呼吸急促、呼吸困难和端坐呼吸等。第一心音减弱，出现第三、四心音和奔马律；心前区有收缩期反流性杂音，为心脏增大，二尖瓣关闭不全所致。

（4）常规心电图及Holter心电图ST-T改变，表现为ST水平降低，T波倒置、低平或双向；异位搏动和异位心律，可出现频繁、多型、多源的室性早搏，并可发展成室性心动过速；传导障碍，表现为房室传导阻滞（Ⅰ~Ⅲ度），室内束支及分支阻滞；心室肥厚。

（5）胸片：心脏增大，心胸比例增加，以左室为主或普遍性增大呈球形。肺瘀血或肺水肿，胸腔积液。透视下心脏搏动明显减弱。

（6）超声心动图：各室腔明显增大，以左心室为主；室间隔和左心室后壁运动幅度减低，二尖瓣前后叶开放幅度小；射血分数和短轴缩短率下降；多巴酚丁胺负荷超声心动图，心脏β受体功能反应性低下。

（7）心导管和心肌活检：对扩张型心肌病超声心动图的诊断价值较大，一般不常规进行心导管检查。但在临床怀疑有冠状动脉起源异常时，可选择主动脉根部造影或选择性冠状动脉造影。心导管检查和心血管造影可测定肺动脉压力、肺毛细血管楔压，显示二尖瓣、三尖瓣反流等。心肌活检显示不同程度心肌肥厚，纤维化，没有明显的淋巴细胞浸润。

应与病毒性心肌炎及原发性心内膜弹力纤维增生症鉴别。

2. 治疗要点

治疗原则：①积极对症治疗，如抢救心源性休克、控制心力衰竭、纠正心律不齐等；②改善心肌营养代谢及能量供应。

（1）一般治疗。

①卧床休息，减轻心脏负荷；②控制呼吸道感染，及时应用抗生素，酌情用丙种球蛋白、干扰素等提高机体免疫力；③切断自身免疫反应。

（2）控制心力衰竭。

①正性肌力药物：由于心肌病对洋地黄敏感性增加，且疗效较差，应用剂量宜偏小。常采用地高辛维

持量法，剂量为正常的 1/2 ~ 2/3，长期应用。其他正性肌力药物如多巴胺和多巴酚丁胺，以及具有正性肌力和扩张血管双重作用药物如氨力农和米力农等可根据临床需要选择使用。②利尿剂：间断使用，不宜长期使用，应注意电解质平衡和血容量改变。③扩血管药物：对重症和顽固性经一般治疗无效的患儿常可获得满意疗效。常用药物有硝普钠和硝酸甘油。硝普钠一般有效剂量为每分钟 1 ~ 8 μg/kg，停药时，应逐渐减量；硝酸甘油剂量为每分钟 0.5 ~ 5 μg/kg，静脉滴注，从小剂量开始，根据临床需要逐渐加量，随时调节用量，为避免耐药性的产生，一般每天静脉滴注时间不超过 6 h。

（3）血管紧张素转换酶抑制剂：目前临床使用较多的是卡托普利和依那普利。卡托普利 0.5 ~ 4 mg/（kg·d），分三次服用；依那普利 0.08 ~ 0.1 mg/（kg·d），每日 1 次，疗程 4 ~ 12 周。

（4）β 受体拮抗剂：从小剂量开始，严密观察下逐渐增加剂量。临床常用的有美托洛尔和阿替洛尔。美托洛尔口服剂量为 0.5 ~ 1 mg/kg，每日 2 ~ 3 次；阿替洛尔口服 0.5 ~ 1 mg/kg，每日 1 ~ 2 次。阿替洛尔，每次 0.5 ~ 1 mg/kg，每日 2 ~ 3 次。

（5）钙通道阻滞剂：维拉帕米，每次 2 mg/kg，每日 3 ~ 4 次。硫氮唑酮，每次 0.5 mg/kg，每 8 h 1 次，如无不适，2 ~ 4 周后可加倍。

（6）抗心律失常治疗：扩张型心肌病选择抗心律失常药物时，应注意两点：①大多数抗心律失常药具有负性肌力作用；②抗心律失常药物的致心律失常作用，尤其是在扩张性心肌病心肌电活动发生紊乱的情况下。目前首选第Ⅲ类抗心律失常药物胺碘酮，因其负性肌力作用弱；根据临床需要，亦可选择 β 受体拮抗治疗。

（7）免疫治疗：大剂量丙种球蛋白可改善机体免疫调节功能和增加心脏收缩功能，总量为 1 ~ 2 g/kg。干扰素和胸腺素有一定的疗效。对发现与免疫学异常有关的心肌炎性病变，或心力衰竭不易控制的危重病例，可考虑应用肾上腺皮质激素。

（8）抗凝药：严重心力衰竭特别是合并房颤时，为预防栓塞性并发症给予抗血小板凝集药。栓塞形成时，可用肝素或尿激酶治疗。

（9）心脏移植：对终末期、重症和治疗无效的扩张型心肌病可施行心脏移植手术。

（10）营养心肌及改善心肌代谢的药物。

① 1,96-二磷酸果糖（FDP）1 ~ 2.5 mL/（kg·d），75 mg/mL，最大量 200 mL/d，每日 1 ~ 2 次，静脉注射，在 5 ~ 20 min 内静脉滴注，7 ~ 10 d 为一个疗程，可重复 3 ~ 4 个疗程。

②辅酶 Q10 30 ~ 60 mg/d，分次服，疗程 1 ~ 3 个月。

③天门冬氨酸钾镁 20 ~ 40 mL（20 mL 含钾离子 103.3 mg，镁离子 33.7 mg）加于 5% 葡萄糖液 250 ~ 500 mL 中，静脉滴注，每日 1 次。

④其他：如极化液，ATP，辅酶 A，细胞色素 C，肌苷，维生素 C、B_1、B_6 等。

（二）肥厚性心肌病

本病可见于婴儿及新生儿，约 1/3 有家族史。左心室肥厚，分布在流出道、室间隔中部或心尖部。常以左室肥厚与室间隔不对称肥厚为特点。心室收缩功能正常而舒张功能受损，使左室充盈困难；因而心排血量减少。

1. 诊断要点

（1）症状：早期为运动后呼吸困难，逐渐有乏力、心悸、心绞痛、头晕、昏厥，也可发生猝死。心力衰竭不多见。

（2）体征：心界向左扩大，在心尖内侧可听见收缩期喷射性杂音，第二心音呈反向分裂（P2 在前，A2 在后）。

（3）常规心电图及 Holter 心电图：左室肥厚，可出现异常 Q 波，常见于 Ⅱ、Ⅲ、aVF、V3、V5 导联 OST 段下降及 T 波倒置、左房肥大。

（4）X 线：有不同程度心脏扩大，但缺乏特异性。

（5）超声心动图：室间隔肥厚较左室壁明显，室间隔与左室壁厚度比值为 ≥ 1.5。

（6）心内膜心肌活检：室间隔组织学检查含有大量结构破坏的、肥大的、排列紊乱的心肌细胞。

2. 治疗要点

限制激烈运动，减轻症状及防止骤死。可用普萘洛尔每日 3~4 mg/kg，可达 120 mg/d，根据症状及心率加减剂量；对普萘洛尔无效者可用钙通道阻滞剂改善症状，维拉帕米每次 2 mg/kg，每日 3~4 次。有室性心律失常可用胺碘酮；地高辛和利尿剂可加重左室流出道梗阻，应尽量不用，有严重充血性心力衰竭者可用小剂量地高辛及普萘洛尔。如内科治疗无效，压力阶差超过 9.3 kPa（70 mmHg），可行室间隔肥厚肌肉切除术。

常见于儿童及青少年。病变主要为心内膜及心肌纤维化，使心室收缩与舒张均发生障碍，心室腔减小，心室充盈受限制，心室顺应性下降，回心血量有障碍，心排血量减少，但流出道无变化，心腔闭塞是晚期病例的特征。

3. 诊断要点

（1）临床表现：表现为原因不明的心力衰竭。临床表现随受累心室及病变程度有所不同。右心病变为主者表现为肝大、腹水、下肢水肿、颈静脉怒张。左心病变为主者常有呼吸困难、咳嗽、咯血、胸痛，有时伴肺动脉高压表现。多数无杂音或有轻度收缩期杂音，可有栓塞表现。

（2）X 线检查：心脏有中至重度增大，呈球形或烧瓶状。心搏减弱，肺野瘀血。

（3）心电图：常见心房肥大、房早、ST-T 改变，可有心室肥厚及束支传导阻滞，24 h 心电图可发现潜在致死性心律失常。

（4）超声心动图：示左、右心房明显扩大，左右心室腔变小，房室瓣、腱索、乳头肌及心尖部心内膜增厚，常有三尖瓣及二尖瓣关闭不全，心室早期充盈突然限制，快速充盈期明显缩短，左心室等容舒张时间明显减少。

4. 鉴别诊断

除外其他的心脏病，如先天性心脏病、风湿性心脏病、继发性及地方性心肌病。有时应与缩窄性心包炎鉴别困难，必要时可做心血管造影和心内膜心肌活检。

5. 治疗要点

无特殊治疗，以对症药物为主。有水肿、腹水者可用利尿剂，为防止栓塞可用抗凝药。钙通道阻滞剂可增加心室顺应性和心搏出量。外科治疗为手术切除心内膜下纤维组织。

第四节　原发性心内膜弹力纤维增生症

本病是以心内膜下弹力纤维和胶原纤维增生致心内膜增厚，心力衰竭为主要表现的小儿心肌疾病，分扩张型（较常见）和限制型（较少见）两种类型。多见于 1 岁以内婴儿。

一、诊断要点

（一）临床特点

（1）婴儿期（年长儿少见）充血性心力衰竭，多因呼吸道感染诱发，对洋地黄类药物虽敏感，但心力衰竭常较顽固，易反复加重。少数早期病例心功能差，但尚未出现心力衰竭。

（2）心脏杂音较轻或无，少数病例心尖区可出现Ⅲ级收缩期杂音，提示二尖瓣反流。

（3）心电图示左心室肥厚，V5-V6 ST-T 低平或 T 波倒置。心律失常较少见。

（4）X 线检查示心影普大，以左心为主，透视下可见心搏减弱。

（5）超声心动图示左心室或伴左房腔增大，室壁运动减弱，或左心重量指数增高，若发现心内膜增厚更支持诊断。

（6）排除其他心血管疾病，必要时做心内膜心肌活检。

（二）分型

按症状的轻重缓急分三型。

1. 暴发型

起病急骤，突然出现呼吸困难、口周发绀、烦躁不安等心力衰竭体征。少数出现心源性休克，多见于6个月内的婴儿，可致猝死。

2. 急性型

起病也较快，但心力衰竭的发展不如暴发型急剧，常并发肺炎，多数死于心力衰竭，少数经治疗可缓解。

3. 慢性型

发病稍慢，年龄多在6个月以上。症状如急性型，但进展缓慢，有些患儿生长发育受影响。经治疗可获缓解，也可因反复发作心力衰竭而死亡。

（三）鉴别诊断

应与病毒性心肌炎、左冠状动脉起源的肺动脉畸形、扩张性心肌病及心型糖原累积症相鉴别。

二、治疗要点

（一）控制心力衰竭

1. 洋地黄

早期足量、长期应用，一般用地高辛，根据病情口服或静注。洋地黄化量为：口服 40～50 μg/kg，静注 30～40 μg/kg，以后以饱和量 1/5～1/4，作为维持量，每日分两次口服。一般疗程 3～4 年。停药指征为症状消失，X线、心电图和超声心动图检查恢复正常 2 年以上，过早停药导致病情恶化。

2. 卡托普利

每日 1 mg/kg，对改善心功能和扩大的心脏恢复有一定效果。急性心力衰竭，视病情可并用血管扩张剂和利尿剂。危重病例加用多巴胺、多巴酚丁胺、呋塞米及皮质激素治疗。

（二）免疫抑制剂治疗

肾上腺皮质激素对控制心力衰竭、预防瓣膜受累、降低病死率有明显效果，与地高辛合用应用。一般用泼尼松 1.5 mg/（kg·d），口服，8～12 周后逐渐减量，每 2 周减 1.25～2.5 mg，至每日 2.5～5 mg 时维持，至心电图、胸片检查接近正常时逐渐停药，疗程 1～1.5 年。

（三）控制和预防肺部感染

并发呼吸道感染可诱发心力衰竭或使之加重，应选用青霉素、头孢菌素等及时控制感染。

（四）外科治疗

合并二尖瓣关闭不全者可做二尖瓣置换术以改善心功能。

第五节　心律失常

心脏传导系统包括窦房结、结间束、房室结、房室束（即希氏束）、左右束支及浦肯野纤维。心律失常（arrhythmia）系指心脏激动来自窦房结以外的起搏点，或激动传导不按正常顺序进行，或传导时间较正常延长或缩短。严重心律失常可导致心力衰竭、心源性休克、阿-斯综合征甚至猝死。

小儿心律失常不论从病因、临床表现、治疗等各方面都与成人差异较大。

一、窦性心律失常

心脏激动虽起源于窦房结，但其频率或节律有变化的心律。

（一）窦性心动过速

简称窦速，指窦性心律频率超过正常范围上限。

1. 心电图特点

（1）P波（指Ⅰ、V6导联P波直立，aVR导联倒置，Ⅱ、aVF、V5导联大多直立，同一导联P波形态相同）。JP-P间距缩短，P-R间期不小于正常低限（≥0.10 s，婴儿≥0.08 s）。

（2）心率大于下列范围：<1岁者>140次/分，1~6岁者>120次/分，>6岁者>100次/分。

（3）心率过快时，P波与T波可重叠，P-R段及ST段可下降，T波平坦甚至倒置。

2. 临床意义

（1）可见于运动、兴奋、紧张、疼痛、哭闹或直立调节障碍时。

（2）可见于应用药物（交感神经兴奋药、副交感神经抑制药）或摄入刺激性食物（酒、咖啡等）时。

（3）可见于发热、感染、出血、贫血、休克等全身疾病影响时。

（4）可见于器质性心脏病（如先天性心脏病、心力衰竭、感染性心肌炎、各种心肌病、心内膜弹力纤维增生症、二尖瓣脱垂、川崎病及缺血性心脏病、风湿热及风湿性心脏病、结缔组织病、先天性或获得性长Q-T综合征、心导管检查及心脏手术、心脏肿瘤等）、β受体功能亢进、心脏神经官能症、甲状腺功能亢进症等。

3. 治疗

针对病因治疗。

（二）窦性心动过缓

窦性心动过缓简称窦缓，指窦性心律频率低于正常范围下限。窦性心动过缓可伴有窦性心律不齐、窦房传导阻滞、窦性静止、交界性或室性逸搏等。

1. 心电图特点

（1）P波呈窦性，P-P间距延长。

（2）心率小于下列范围：<1岁者<100次/分，1~6岁者<80次/分，>6岁者<60次/分。

（3）P-R间期不小于正常低限。

2. 临床意义

（1）迷走神经张力增高，如睡眠、屏气、呕吐、晕厥、胃显著扩张、颅内压增高、高血压、压舌板检查咽部、压迫颈动脉窦、眼球等可使心率变缓。

（2）新生儿吞咽、吸吮、呃逆、咳嗽等动作可兴奋迷走神经使心率减慢。

（3）药物（副交感神经兴奋药、交感神经抑制药、洋地黄等）可使心率减慢。

（4）急性感染恢复期、电解质紊乱、器质性心脏病、病态窦房结综合征、甲状腺功能低下、结缔组织病、心脏手术停搏前或临终前可引起心率变缓。

（5）新生儿窒息可引起窦房结功能不良。

3. 治疗

针对病因治疗。

（三）窦性心律不齐

窦性心律不齐简称窦不齐，指窦房结发出的激动不匀齐，使节律快慢不等。心脏听诊应注意与期前收缩鉴别。窦性心律不齐如伴窦缓，临床意义同窦缓。

1. 心电图特点

（1）P波呈窦性。

（2）P-P间距相差>0.16 s。

（3）窦性心律不齐可伴随窦缓。

2. 临床意义

多为呼吸性窦性心律不齐，即吸气时心率增快，呼气时心率减慢。与呼吸无关的窦性心律不齐，较少见，可能为自主神经系统张力不平衡所致。亦可见于迷走神经张力增高、应用药物（副交感神经兴奋药、交感神经抑制药、洋地黄等）、器质性心脏病。

3. 治疗

针对病因治疗。

（四）游走性心律

游走性心律指起搏点游走于窦房结内或窦房结至房室结之间，发出不规则激动。

1. 心电图特点

（1）窦房结内游走性心律：P波呈窦性，但同一导联中P波形态略有不同，P-P间距不等（与呼吸无关）；P-R间期不等，>0.10 s。

（2）窦房结至房室结间游走性心律：P波呈窦性，但同一导联中P波形态有明显周期性变化，可从直立转为平坦继而倒置（与呼吸无关）；P-R间期不等，≤0.10 s。

2. 临床意义

同窦不齐。

3. 治疗

针对病因治疗。

（五）窦房传导阻滞

窦房结至心房的传导时间逐渐延长（一度窦房传导阻滞，由于窦房结除极在心电图上无标志，故无法诊断），最后窦性激动完全不能传入心房（为三度窦房传导阻滞，与窦性静止无法鉴别）。心电图只能诊断二度窦房传导阻滞，分为Ⅰ型和Ⅱ型，Ⅰ型很常见。

1. 心电图特点

（1）Ⅰ型：P-P间距有"长、短、更长"的特点，即P-P间距逐渐缩短，最短P-P间距后突然P-P间距延长，最长P-P间距小于任何两个P-P间距之和。

（2）Ⅱ型：长间歇中无P波和QRS波，长P-P间距为短P-P间距的简单倍数，多为二倍或三倍。

2. 临床意义

见于迷走神经张力增高、洋地黄中毒、病态窦房结综合征、新生儿窦房结功能不良。

3. 治疗

针对病因治疗。

（六）窦性静止

窦性静止又称窦性停搏，指窦房结在较长时间内不发出激动，窦性静止3 s以上。

1. 心电图特点

（1）在窦性心律中出现一个较长间歇，其间无P-QRS-T波。

（2）长P-P间距与正常P-P间距不成倍数关系。

（3）在窦性静止期间，可出现交界性或室性逸搏、逸搏心律等。

2. 临床意义

见于迷走神经张力增高、洋地黄中毒、电解质紊乱、病态窦房结综合征、新生儿窦房结功能不良。

3. 治疗

针对病因治疗。

（七）病态窦房结综合征（sick sinus syndrome，SSS）

病态窦房结综合征是指由于窦房结及其周围组织器质性病变引起窦房结自律性和（或）传导功能发生障碍所引起的一组临床综合征。可见于感染性心肌炎、各种心肌病、先天性心脏病、心脏手术等，也有原因不明者。

1. 临床特点

主要是心、脑、肾、胃肠道等各器官供血不足的症状。心肌供血不足症状为苍白、乏力、心悸、胸痛、手足发凉等；脑缺血症状为记忆力减退、头晕、晕厥等，严重者有阿-斯综合征发作，可致猝死；肾缺血引起少尿；胃肠道缺血引起食欲不振和消化不良。体格检查为心动过缓或过缓与过速交替出现，心脏扩大，可有心力衰竭或心源性休克。

2. 心电图特点

（1）显著而持久的窦性心动过缓，睡眠时<40~50次/分。应除外药物、迷走神经张力增高及中枢神经系统疾病等因素。

（2）窦性停搏、窦房传导阻滞，多伴交界性逸搏或交界性心律，部分病例有房室或束支传导阻滞。

（3）心动过缓 – 过速综合征（即慢快综合征），24 h 动态心电图显示严重窦性心动过缓呈持久性，伴有窦房传导阻滞、窦性静止、交界性逸搏，在缓慢心律基础上常有阵发性室上性心动过速、房扑、房颤等快速心律失常，心动过缓与快速心律失常交替出现。

3. 辅助检查

（1）心电图运动试验：常用活动平板运动、踏车运动或二阶梯运动试验，如无条件也可做蹲立运动。运动后患儿心率不增加，或增加不超过原有心率的 25%，或仍 < 180 次 / 分，或诱发上述心电图改变则支持本病。

（2）食管电生理检查：用食管电极进行心房调搏是无创性电生理检查方法，安全可靠。测定窦房结恢复时间（SNRT），校正窦房结恢复时间（CSNRT）及窦房传导时间（SACT），以判断窦房结功能。国内检测正常值为：小于 3 岁，SNRT 123 ~ 623 ms，CSNRT 69 ~ 255 ms，SACT 65 ~ 69 ms，3 岁以上 SNRT 630 ~ 1045 ms，CSNRT 170 ~ 282 ms，SACT 72 ~ 115 ms，超过此范围为异常，应考虑窦房结功能不良。成人 SNRT > 1 200 ms 有诊断意义。

4. 治疗要点

（1）针对病因治疗。

（2）心率过缓不伴快速心律失常者可用阿托品、异丙肾上腺素等提高心率（用法见房室传导阻滞）。慢快综合征者应慎用，以免诱发快速心律失常。

（3）如严重心动过缓伴反复阿 – 斯综合征发作、难于控制的心力衰竭或慢快综合征，药物治疗无效者，应安装人工心脏起搏器。

二、过早搏动

过早搏动简称早搏，又称期前收缩，系指心脏某一起搏点比窦性心律提前发出激动，引起心脏提早除极。根据异位起搏点部位不同，过早搏动分为室上性早搏和室性早搏；室上性早搏又分为房性早搏和交界性早搏。

（一）心电图特点

1. 房性早搏（房早）

（1）提前出现的房性异位 P'波，形态与窦性 P'波不同。

（2）P'-R 间期在正常范围，> 0.10 s（婴儿 > 0.08 s）。

（3）异位 P'波后的 QRS 波形态可与窦性 QRS 波相同；如伴室内差异性传导，QRS 波增宽，时间 > 0.10 s（婴儿 > 0.08 s）；如无 QRS 波者为房早未下传。

（4）代偿间期多为不完全性，偶尔为完全性。

（5）多源性房早：同一导联中有 2 个或 2 个以上不同形态的房性异位 P'波，P'-R 间期亦不等，为多源性房早。

2. 交界性早搏

（1）提前出现的 QRS 波，其前无 P'波，形态与窦性 QRS 波相同；如伴室内差异性传导，QRS 波增宽，时间 > 0.10 s（婴儿 > 0.08 s。）

（2）提前出现的 QRS 波，其前有逆行 P'波，与窦性 P'波不同（Ⅱ、Ⅲ、aVF 导联倒置，aVR 导联直立）。如 P'波出现在 QRS 波前，P'-R 间期 ≤ 0.10 s；如 P'波埋在 QRS 波中，看不见 P'波；如 P'波出现在 QRS 波后，R-P'间期 < 0.20 s。

（3）代偿间期多为完全性。

3. 室性早搏（室早）

（1）提前出现的 QRS 波，其前无异位 P'波。

（2）QRS 波宽大畸形，时间 > 0.10 s（婴儿 > 0.08 s），T 波与 QRS 波的主波方向相反。

（3）代偿间期多为完全性。

（4）插入性室早：指在两个正常窦性心律之间，插入一个室早，其后无代偿间期。

（5）多形性室早：同一导联中有不同形态的室早，其联律间期固定，为多形性室早，表示异位激动是由一个异位起搏点发出，但激动途径不同。

（6）多源性室早：同一导联中有两个或两个以上不同形态的室早，其联律间期不固定，为多源性室早。

（7）连发性室早：连续发生两个室早为成对室早，由于异位起搏点不同或发生室内差异性传导，第二个室早与第一个可不同。连续发生三个或三个以上室早为短阵性室性心动过速。

（8）联律性室早：每间隔一个窦性搏动出现一个室早为二联律，每间隔两个窦性搏动出现一个室早为三联律，依此类推四、五联律。

（9）室性并行心律：室早形态相同而联律间期不固定（相差 > 0.06 s）；室早相互间的间距是固定的，或成倍数关系，或有一个最大公约数；常出现室性融合波，为室性并行心律。

（10）R 重 T（R on T）现象：室早可落在窦性搏动的 T 波顶点附近，为 R 重 T 现象，此时恰为心室的易损期，可发生阵发性室性心动过速或心室颤动。

（二）临床意义

健康小儿可因情绪紧张、激动、劳累、刺激性食物（茶、酒、咖啡、烟等）引起早搏。胎儿、新生儿、小婴儿心脏传导系统发育不成熟亦可出现早搏。有房室旁路（体表心电图正常或有预激综合征）或房室结双径路的小儿可因过早搏动诱发室上速。应寻找早搏的病因，如感染、器质性心脏病、左室假腱索、窒息、缺氧、酸中毒、电解质紊乱、严重贫血、甲状腺功能亢进症、结缔组织病、药物作用（如洋地黄、交感神经兴奋剂、麻醉剂等）。

（三）鉴别要点

1. 功能性早搏

①经各种检查找不到明确病因，无器质性心脏病，无自觉症状，多在体格检查时偶然发现。②心电图早搏为单发、偶发（< 6 次 / 分），联律间期固定。③早搏在夜间或休息时增多、活动后心率增快时减少。心电图运动试验后早搏消失或减少。④不合并其他心电图异常。

2. 病理性早搏

①有心脏病史，体格检查、胸片、超声心动图及其他检查发现器质性心脏病证据。②有全身其他疾病。③早搏多为频发（≥ 6 次 / 分）、成联律、多形性或多源性、成对或三个以上早搏连续出现。④运动后心率增快时早搏增多，休息或夜间睡眠时早搏减少。运动试验后早搏增多。⑤合并"RonT"等其他心电图异常。

（四）治疗要点

（1）应针对病因治疗，避免劳累和感染。

（2）功能性早搏不需治疗，需密切随访，每年复查 24 h 动态心电图和超声心动图。在感冒、发热、腹泻等感染时应检查心电图。

（3）抗心律失常药物：病理性早搏、频发、影响心输出量、患儿自觉症状明显，首选普罗帕酮，安全，副作用小。

三、室上性快速心律失常

室上性快速心律失常包括阵发性室上性心动过速、紊乱性房性心动过速、心房扑动及颤动。

（一）阵发性室上性心动过速

简称室上速，指异位激动起源于希氏束分叉以上的心动过速。

1. 心电图特点

（1）三个或三个以上连续的室上性（房性或交界性）早搏，频率多为 140 ~ 300 次 / 分，R-R 间距较规则。

（2）QRS 波形态与窦性 QRS 波相同，时间 ≤ 0.10 s（婴儿 ≤ 0.08 s）。如伴室内差异性传导，QRS 波增宽，时间 > 0.10 s（婴儿 > 0.08 s）。

（3）继发性 ST-T 波改变，ST 段下降，T 波可倒置。

2. 临床意义

多数无器质性心脏病，有房室旁路（体表心电图正常或有预激综合征）或房室结双径路的健康小儿可因过早搏动诱发室上速。胎儿、新生儿、小婴儿心脏传导系统发育不成熟亦可出现室上速。少数见于感染、器质性心脏病、窒息、缺氧、酸中毒、电解质紊乱、药物作用（如洋地黄、交感神经兴奋剂、麻醉剂等）、甲状腺功能亢进症。年龄愈小，心率愈快，发作时间愈长，愈容易引发心衰竭。

3. 鉴别要点

室上速与窦速鉴别，室上速伴室内差异性传导，应与阵发性室性心动过速（室速）鉴别。

4. 治疗要点

（1）采用刺激迷走神经的方法可终止发作，如深吸气后屏住呼吸、压舌板刺激咽部、潜水反射。

潜水反射方法：用 4～5℃的冰水袋，或以冰水浸湿的毛巾敷整个面部，每次 10～15 s，一次无效，隔 3～5 min 可再用，一般≤3次。

（2）抗心律失常药物首选普罗帕酮，也可用胺碘酮等抗心律失常药物；如发作时间长，有心力衰竭，首选地高辛。药物与潜水反射可交替应用。

（3）经食管心房起搏超速抑制的方法终止发作。

（4）电击复律。

（5）针对病因治疗房室旁路或房室结双径路如室上速发作频繁，应行射频消融治疗。

（二）紊乱性房性心动过速

紊乱性房性心动过速简称紊乱性房速，为心房内有三个或三个以上的异位起搏点引起的房速，又称多源性房速或紊乱性房性心律。

1. 心电图特点

（1）不规则房性心律，房率一般为 140～250 次/分。

（2）同一导联有三种或三种以上不同形态的异位 P'波，与窦性不同。

（3）P'-P'波间有等电位线，P'-P'、P'-R、R-R 间隔不等。

（4）常有房室传导阻滞，室率较房率慢。

（5）可有室内差异性传导。

2. 临床意义

同室上速。

3. 治疗要点

药物治疗同室上速。也可用电击复律，应针对病因治疗。

（三）心房扑动

由于激动在心房内快速环行运动所产生的一种自动性快速而规则的心律失常。

1. 心电图特点

（1）P 波消失，代之以连续、快速、规则、大小相同的锯齿状的扑动波（F 波），各波间无等电位线，频率多为 260～400 次/分，少数可达 450 次/分，平均 300 次/分。

（2）QRS 波形态与窦性 QRS 波相同或增宽（伴有室内差异性传导）。

（3）心室律规则（房室传导比例固定，多为 2∶1，或 3∶1、4∶1、5∶1，或呈完全性房室传导阻滞），亦可不规则（房室传导比例不固定）。

2. 临床意义

胎儿、新生儿、小婴儿心脏传导系统发育不成熟可出现房扑。房扑亦可见于预激综合征的小儿。1 岁以上的小儿房扑可见于器质性心脏病、电解质紊乱、洋地黄中毒、甲状腺功能亢进症。心室率愈快，发作时间愈长，愈容易发生心力衰竭。

3. 治疗要点

（1）药物：应用地高辛、普罗帕酮、胺碘酮等抗心律失常药物。预激综合征如发生房扑，则禁用洋地黄。

（2）经食管心房起搏超速抑制的方法终止发作。

（3）电击复律。
（4）针对病因治疗。

（四）心房颤动
房颤是一种自动性心房内多个微折返或环行运动所致的极快速的房性心律失常。

1. 心电图特点

（1）P波消失，代之以纤细、零乱、快速和形态不同的颤动波，各波间无等电位线，频率为400～700次/分。

（2）QRS波形态与窦性QRS波相同或增宽（伴有室内差异性传导）。

（3）心室律不规则。

2. 临床意义

房颤见于器质性心脏病、洋地黄中毒、电解质紊乱、预激综合征、甲状腺功能亢进症。

3. 治疗要点

一般首选地高辛治疗，也可用普罗帕酮、胺碘酮等抗心律失常药物。预激综合征如发生房颤，则禁用洋地黄，亦可用电击复律。应针对病因治疗。

四、阵发性室性心动过速

阵发性室性心动过速简称室速，指异位激动起源于希氏束分叉以下的心动过速。室速应与室上速伴室内差异性传导鉴别。

（一）心电图特点

（1）三个或三个以上连续的室性早搏，频率多为140～200次/分，亦可＜140次/分或＞200次/分。

（2）QRS波增宽，时间＞0.10 s（婴儿＞0.08 s）。

（3）T波与QRS波的主波方向相反。兼有下列之一者方可诊断：

①房室脱节：即心房和心室无关，心房由窦房结或室上性异位起搏点控制，心室由室性异位起搏点控制，心房率＜心室率。

②在发作前后的窦性心律中，有与室速发作时同一形态的室早。

③有心室夺获或室性融合波。

（二）临床意义

多数见于器质性心脏病、窒息、缺氧、酸中毒、电解质紊乱、药物作用（如洋地黄、交感神经兴奋剂、麻醉剂等），如伴有严重血流动力学障碍，预后不好，易引起死亡。少数无器质性心脏病，如特发性室速，可行射频消融治疗。

（三）治疗要点

（1）药物：伴血流动力学障碍，首选利多卡因，如无效，再选用普罗帕酮、胺碘酮等。特发性室速首选维拉帕米，β受体阻滞剂亦有效，而利多卡因无效。洋地黄中毒首选苯妥英钠。

（2）电击复律。

（3）如药物和电击复律治疗无效，可床旁置入临时起搏器，经股静脉插管至右室起搏，用超速抑制的方法终止发作。

（4）应针对病因治疗如缺氧、电解质紊乱、酸中毒等，特发性室速可用射频消融治疗。

（5）植入式心内复律除颤器（ICD），但价格昂贵。

五、心室扑动和心室颤动

心室扑动和心室颤动是最严重的快速异位性心律失常，心室完全丧失舒缩排血功能呈蠕动状态，血流动力学实为心脏停搏，多发生在临终前，属濒死心电图。

室扑是室速与室颤之间的过渡型，单纯室扑很少见，并且与心室率极快的室速难以鉴别。室颤是由于心室各部分异位兴奋灶的不应期不均衡，引起心室除极混乱。室颤的最后阶段频率变慢，波幅变小，直到电波消失呈一条直线。

（一）心电图特点

1. 室扑

连续出现快速、匀齐而波幅较大的扑动波，频率180～250次/分，平均200次/分，QRS波与T波相连无法辨认。

2. 室颤

QRS波与T波完全消失，代之以一系列快速而不规则的大小不等、波形不同的颤动波，频率150～500次/分。

（二）临床意义

室扑和室颤多为临终征象，见于器质性心脏病、窒息、缺氧、酸中毒、电解质紊乱、药物作用（如洋地黄、交感神经兴奋剂、麻醉剂等）、体外循环、人工低温。

（三）治疗要点

室扑和室颤患儿应立刻施行电击复律。亦可用利多卡因、普罗帕酮、胺碘酮等药物配合治疗。应针对病因治疗。

六、房室传导阻滞

房室传导阻滞系指由于房室传导系统不应期异常延长，使激动自心房向心室传导异常延缓或部分甚至全部不能下传的现象。

按阻滞程度不同分为三度，一度和二度房室传导阻滞又称为不完全性房室传导阻滞，三度房室传导阻滞又称为完全性房室传导阻滞。一度房室传导阻滞为房室传导时间延长，但每个心房激动都能下传至心室。二度房室传导阻滞为部分心房激动传导受阻，不能下传至心室，分为莫氏Ⅰ型（又称为文氏型）和莫氏Ⅱ型。三度房室传导阻滞为所有心房激动传导受阻，都不能下传至心室，心室由阻滞部位以下的异位起搏点控制。

（一）心电图特点

1. 一度房室传导阻滞

（1）P-R间期 > 各年龄组正常范围上限。各年龄组P-R间期正常范围上，限为：新生儿0.13 s，婴幼儿0.14 s，学龄前儿童0.16 s，学龄儿童0.18 s。

（2）P-R间期虽在正常范围，但P-R间期较原来延长 > 0.04 s。

2. 二度房室传导阻滞

（1）莫氏Ⅰ型：夜间常见。

①P-R间期逐渐延长，同时R-R间距逐渐缩短，直至P波之后无QRS波（发生心室脱落）。

②发生心室脱落的R-R间距 < 2个P-P间距。

（2）莫氏Ⅱ型：少见。

①P-R间期固定（正常或延长）。

②P波按规律出现，部分P波之后无QRS波，房室传导比例固定，如2∶1、3∶2、3∶1等。

（3）高二度房室传导阻滞：少见。指房室传导比例为3∶1或更高程度的二度房室传导阻滞，如4∶1、5∶1、6∶1等，仅少数P波能下传至心室，发生心室夺获，心室率很慢，常出现交界性或室性逸搏或逸搏心律。

3. 三度房室传导阻滞

少见。

（1）P波与QRS波无关，P-P间距和R-R间距各有其固定规律。

（2）心房率 > 心室率，心房节律多为窦性心律，亦可为房扑或房颤，心室节律为交界性逸搏心律（> 40次/分）或室性逸搏心律（≤ 40次/分）。

（3）QRS波形态：阻滞部位在希氏束以上者，QRS波与窦性QRS波相同；阻滞部位在希氏束以下者，

QRS 波增宽，时间 > 0.10 s（婴儿 > 0.08 s）。异位起搏点来自左束支者，QRS 波呈右束支传导阻滞型；异位起搏点来自右束支者，QRS 波呈左束支传导阻滞型。

（二）临床意义

一度和二度 I 型房室传导阻滞可见于迷走神经张力增高、房室结双径路，亦可见于电解质紊乱、洋地黄中毒、器质性心脏病、SLE 等结缔组织病。

二度 II 型和高二度房室传导阻滞见于电解质紊乱、洋地黄中毒、器质性心脏病、SLE 等结缔组织病。

三度房室传导阻滞见于先天性房室传导阻滞、器质性心脏病、洋地黄中毒、SLE 等结缔组织病。

（三）治疗要点

应针对病因治疗。二度、三度房室传导阻滞应密切监护。暴发性心肌炎引起三度房室传导阻滞如发生惊厥、晕厥或阿斯综合征者应静脉给予阿托品或异丙基肾上腺素，同时在床边置入心脏临时起搏器。先天性房室传导阻滞或心脏手术后三度房室传导阻滞应安装心脏起搏器。

七、室内传导阻滞

室内传导阻滞又称束支传导阻滞，系指发生在房室束分支以下部位的传导阻滞。根据房室束分支的解剖特点和阻滞部位不同，分为右束支传导阻滞、左束支传导阻滞及左束支分支传导阻滞，左束支分支传导阻滞又分为左前分支传导阻滞和左后分支传导阻滞。左、右束支传导阻滞根据 QRS 波时间是否增宽（即是否 ≥ 0.10 s），分为完全性传导阻滞或不完全性传导阻滞。

右束支可看作是房室束的延伸。右束支传导阻滞，使激动沿左束支下传，室间隔和左室后壁的除极基本正常，由左向右进行。由于右束支较细长，易发生右束支传导阻滞。

左束支传导阻滞，使激动沿右束支下传，室间隔的除极与正常相反，自右向左进行。由于左束支主干较粗大，不易发生左束支传导阻滞。左束支起始后不久，即分出两大分支，即左前分支和左后分支。左前分支细长，易发生左前分支传导阻滞；左后分支粗短，不易发生左后分支传导阻滞。

双束支传导阻滞（bifascicular block）指同时有两个分支发生阻滞。三束支传导阻滞（trifascicular block）指同时有三个分支发生阻滞。由于阻滞的部位和程度不同，双束支或三束支传导阻滞的心电图可表现为多种类型。完全性三束支传导阻滞形成三度房室传导阻滞，不完全性三束支传导阻滞常是三度房室传导阻滞的先兆。

（一）心电图特点

1. 完全性右束支传导阻滞

（1）QRS 波时间 ≥ 0.10 s。

（2）QRS 波形态：V1 导联呈 rsR 型，或 R 波宽钝、错折，V5 导联 S 波宽钝、错折而不深。I 导联 S 波和 aVR 导联 R 波宽钝、错折。

（3）ST-T 波方向与 QRS 波主波方向相反。

（4）电轴右偏多见。

2. 完全性左束支传导阻滞

（1）QRS 波时间 ≥ 0.10 s。

（2）QRS 波形态：V5 导联呈 R 型，R 波宽钝而错折，一般无 q 波和 S 波；V1 导联呈 QS 型或 rS 型，r 波极小，S 波宽钝而错折。

（3）ST-T 波方向与 QRS 波主波方向相反。

（4）电轴可轻度左偏；电轴多 ≤ 30°。

3. 左前分支传导阻滞

（1）电轴左偏：电轴 -30° ~ 90°。

（2）QRS 波形态：I、aVL 导联呈 qR 型，RaVL > R1，II、III、aVF 导联呈 rS 型，S III > S II。

（3）QRS 波时间正常或略增宽，一般 ≤ 0.10 s。

4. 左后分支传导阻滞

（1）电轴右偏：一般电轴 > +120°。

（2）QRS 波形态：Ⅰ、aVL 导联呈 rS 型，Ⅱ、Ⅲ、aVF 导联呈 qR 型。

（3）QRS 波时间正常或略增宽，一般 ≤ 0.10 s。

（4）应检查超声心动图，以除外右室肥大等引起电轴右偏因素。

5. 双束支传导阻滞

（1）完全性右束支传导阻滞 + 左前分支传导阻滞：常见心前区导联为完全性右束支传导阻滞，同时肢体导联为左前分支传导阻滞，且电轴左偏为 -60° 左右。

（2）完全性右束支传导阻滞 + 左后分支传导阻滞：心前区导联为完全性右束支传导阻滞，同时肢体导联为左后分支传导阻滞，且电轴右偏为 +120° 左右。应检查超声心动图，以除外右室肥大等引起电轴右偏因素。

（3）左前分支传导阻滞 + 左后分支传导阻滞：左前分支传导阻滞与左后分支传导阻滞的表现间歇或交替出现。

6. 三束支传导阻滞

（1）完全性右束支传导阻滞 + 左前分支传导阻滞 + 一度房室传导阻滞。

（2）完全性右束支传导阻滞 + 左前分支传导阻滞 + 二度Ⅱ型房室传导阻滞。

（3）完全性右束支传导阻滞 + 左后分支传导阻滞 + 一度房室传导阻滞。

（4）完全性右束支传导阻滞 + 左后分支传导阻滞 + 二度Ⅱ型房室传导阻滞。

（5）完全性右束支传导阻滞合并间歇或交替出现左前分支传导阻滞与左后分支传导阻滞。

（6）完全性左束支传导阻滞 + 一度房室传导阻滞或二度Ⅱ型房室传导阻滞。

（二）临床意义

右束支传导阻滞、左前分支传导阻滞较多见。

小儿正常心电图 V1 导联可呈 M 型。首都儿科研究所曾统计右心前区导联呈 M 型者占 5% ~ 11%，易随体位和呼吸变化而改变，QRS 波时间多正常。

不完全性右束支传导阻滞亦可为病理性，见于器质性心脏病、洋地黄中毒、电解质紊乱。北京儿童医院曾总结分析小儿不完全性右束支传导阻滞心电图，约有 1/3 考虑可能有病理意义，判断标准可参考以下几点：①V1 导联 R 波电压 > 0.8 mV，R > r，R 波时间 > 0.04 s。②Ⅰ、V5 导联 S 波时间 > 0.04 s。③电轴右偏或左偏。④结合临床情况全面考虑。

完全性右束支传导阻滞、左束支传导阻滞、左前分支传导阻滞、左后分支传导阻滞、双束支传导阻滞见于器质性心脏病、洋地黄中毒、电解质紊乱。

三束支传导阻滞临床意义同三度房室传导阻滞。

（三）治疗要点

应针对病因治疗：三束支传导阻滞治疗同三度房室传导阻滞。

八、预激综合征

预激综合征又称 Wolff-Parkinson-White（W-P-W）综合征，是一种心电图诊断，系指房室之间有附加传导旁路，室上性激动可通过此旁路使部分心室较正常房室传导系统更快地预先除极，由于心室预先激动引起的心电图改变。

目前组织学已证实的附加传导旁路有三种：①房室旁路（即 Kent 束），位于房室沟的左侧或右侧，连接心房和心室，引起典型预激综合征。②房束旁路（即 James 束），连接窦房结和房室结远端，引起短 P-R 综合征。③束室旁路（即 Mahaim 束），连接房室结（或房室束）和室间隔顶部，引起异型预激综合征。

（一）心电图特点

1. 典型预激综合征

（1）P-R 间期缩短，≤ 0.10 s（婴儿 ≤ 0.08 s）。

（2）QRS 波时间增宽，时间 > 0.10 s（婴儿 > 0.08 s）。

（3）QRS波起始部分粗钝、错折，形成预激波（即δ波）。

（4）P-J时间正常，≤0.24 s（婴儿≤0.20 s）。

（5）继发性ST-T波改变，ST段下降，T波通常与预激波方向相反。

根据心前区导联心电图，将典型预激综合征分为A、B、C三型。

①A型：预激波在V1～V6导联为正向，QRS波主波都向上（呈R或Rs型）、QRS波形态与右束支传导阻滞相似。反映左侧旁路，较多见。

②B型：预激波在V1～V3导联为负向，QRS波主波向下（呈QS或rS型）；预激波在V4～V6导联为正向，QRS波主波向上（呈R或Rs型），QRS波形态与左束支传导阻滞相似。反映右侧旁路，较多见。

③C型：预激波在V1～V3导联为正向，QRS波主波向上（呈R或Rs型）；预激波在V4～V6导联为负向，QRS波主波向下（呈QS或rS型）。此型罕见。

2. 短P-R综合征

（1）P-R间期缩短，≤0.10 s（婴儿≤0.08 s）。

（2）QRS波时间正常，无预激波。

3. 异型预激综合征

（1）P-R间期在正常范围。

（2）QRS波时间增宽，时间>0.10 s（婴儿>0.08 s）。

（3）QRS波起始部分粗钝、错折，形成预激波。

（二）临床意义

小儿预激综合征中有2/3无器质性心脏病，见于有房室旁路的健康小儿，可因早搏诱发室上速、房扑；1/3见于器质性心脏病。

（三）治疗要点

无器质性心脏病，也无室上速发作，不需治疗。无器质性心脏病，室上速发作频繁，应到有条件的医院行射频消融治疗。室上速发作，应首选普罗帕酮，也可用地高辛、ATP或腺苷、胺碘酮等药物。如发生房扑、房颤，则禁用洋地黄。

有器质性心脏病，应针对病因治疗。

九、Q-T间期延长

Q-Tc（即校正的Q-T间期）>0.44 s为Q-T间期延长。Q-Tc=测量的Q-T间期/R-R间期的平方根。

1. 获得性长Q-T间期综合征

见于低血钙症、低血钾症、低血镁症等电解质紊乱，用普罗帕酮、胺碘酮等抗心律失常药物。

2. 先天性长Q-T间期综合征

少见，为基因突变所致的离子通道病。以心电图Q-Tc间期显著延长，发作性恶性室性心律失常（室速、室颤、心室停搏）——引起反复晕厥、惊厥，甚至心源性猝死为特征。如不查心电图，易误诊为癫痫。

（1）诊断要点。

①一般为幼儿、学龄儿童、青少年发病。

②心电图Q-Tc间期显著延长，伴T波振幅、形态改变。

③反复晕厥、惊厥，甚至心源性猝死。诱因为运动（跑步、游泳）、情绪激动、大的噪音（闹钟、门铃、电话铃、雷鸣、枪击）。

④发作性恶性室性心律失常（室速、室颤、心室停搏），室速常为尖端扭转型（TdP）。

⑤可有Q-Tc间期延长或心源性猝死的家族史。

⑥可有先天性耳聋。

（2）治疗要点。

治疗主要是纠正电解质紊乱，停用抗心律失常药物等。

①非选择性β受体阻滞剂口服普萘洛尔每日2～4 mg/kg。

②安装心脏起搏器。
③左侧颈、胸交感神经节切断术。
④植入式心脏复律除颤器（ICD），价格昂贵。

十、几种特殊类型的心律失常

（一）冠状窦心律和左房心律

1. 心电图特点

（1）冠状窦心律：Ⅱ、Ⅲ、aVF 导联 QRS 波前有 P 波倒置，P-R 间期 > 0.10 s；Ⅰ、V5、V6 导联 P 波直立；QRS 波时间正常。

（2）左房心律：Ⅰ、V6 导联 P 波倒置；aVR 导联 P 波直立；Ⅱ、Ⅲ、aVF、V5 导联 P 波可以倒置。

2. 临床意义

属于交界性心律，可见于健康小儿，坐位、立位心电图或心电图平板运动试验可转为窦性心律。也可见于先天性心脏病、风湿性心脏病、洋地黄中毒等。

（二）加速性交界性心动过速

1. 心电图特点

交界性心律，P 波为逆行型，频率为 70～130 次/分，常与窦性心律交替出现，可见房性融合波。

2. 临床意义

可见于健康小儿，坐位、立位心电图或心电图平板运动试验可转为窦性心律。也可见于器质性心脏病、洋地黄中毒等。

（三）加速性室性自搏心律

1. 心电图特点

室性心律，频率 ≤ 120 次/分，常与窦性心律交替出现。

2. 临床意义

可见于健康小儿，也可见于器质性心脏病、洋地黄中毒等。

十一、小儿心律失常的电击复律治疗

小儿心律失常的非药物治疗包括电击复律、电起搏、射频消融术及外科治疗。

电击复律是利用短暂的电击，使心脏所有起搏点同时除极，从而消除异位起搏点并中断各折返途径，可有效地终止各种快速心律失常，使窦房结重新控制心律。

1. 适应证

（1）室颤。

（2）室速。

（3）室上速伴严重心力衰竭或药物治疗无效者。

（4）心电图无法分辨的快速异位心律，病情危重者。

（5）房扑伴心力衰竭，药物治疗无效者。

（6）房颤伴心力衰竭，药物治疗无效者。

2. 禁忌证

洋地黄或电解质紊乱引起的快速心律失常。

3. 方法

一般采用体外同步直流电击术。除颤器于心电图 R 波（在 R 波顶峰后 20 ms 内）触发放电，P 避免电刺激落在心室易损期而促发室速或室颤。

（1）应做好复苏准备，检查机器同步性能。

（2）除颤器电极上涂以适量的导电糊，便于导电及预防烧伤。将一个电极置于胸骨右缘第 2 肋间，另一个于左腋中线第 4 肋间。电极直径成人 8 cm，小儿 4.5 cm。

（3）应用最小而有效的能量进行复律，首次 2 J/kg，如无效，可增至 4 J/kg，最大量 6 J/kg。一般婴儿用 20～40 J，儿童 70 J，少年 100 J，成人 150 J。一次治疗中，重复电击不宜超过 2～3 次。

4. 并发症及处理

电击复律可引起心律失常，转复后常立即出现房早、窦缓、交界性心律或室早，约 1～2 min 自行消失。少数出现室速或心颤，多由于机器同步装置失灵、用电量过大所致，调整机器和用电量后，可再次电击复律；或由于洋地黄中毒、电解质紊乱引起者。应用抗心律失常药物治疗。偶有发生心脏停搏，多为原有窦房结功能阻碍者，应采用电击治疗。

电击复律还可引起一过性心肌损伤及局部皮肤充血、刺痛等并发症。

复律后应密切观察 1～2 h，并用抗心律失常药物维持治疗数月，以防复发。

第六节　感染性心内膜炎

感染性心内膜炎是由于细菌、病毒、真菌、立克次体等引起心脏及大动脉内膜的炎症，由于抗生素的普遍使用，本病的病程较长，临床急性与亚急性难以截然划分。

一、临床表现

大多数患者有器质性心脏病（先天性心脏病或风湿性心脏病）。部分病人发病前有龋齿、扁桃体炎、静脉插管或心内手术史。临床症状可归纳为三方面：全身感染症状，心脏症状，栓塞及血管症状。

2 岁以下婴幼儿往往以全身感染症状为主，半数患儿无原发心脏病变，全身中毒症状掩盖了心内膜炎的症状，患儿有败血症，伴有皮肤感染、肺炎、脓胸、肠炎及骨髓炎等，仅少数患儿有栓塞和／或心脏杂音。较大儿童多同时有先心病或风心病。一般起病缓慢，有不规则发热、乏力、体重减轻等。数日或数周后出现皮肤黏膜的瘀点、指甲下的线状出血，指趾的腹面皮下组织内有欧氏小结。心脏查体有新的杂音或原有杂音发生变化，部分患儿可发生充血性心力衰竭。其他症状视栓塞累及的器官而异：可有脾大、腹痛、便血、血尿、肺栓塞、脑栓塞的相应症状。

二、实验室检查

（一）血培养

治疗前 1～2 d 内连续血培养三次，标本保留并观察至少 2 周可提高阳性率。如已用抗生素治疗，停用三天后再做。

（二）血象

进行性贫血与白细胞增多，中性粒细胞升高。血沉增快，C 反应蛋白阳性。血清球蛋白常增多，甚至白蛋白、球蛋白比例倒置。免疫球蛋白升高，循环免疫复合物及类风湿因子阳性。尿内有红细胞。

（三）超声心动图

除原发心脏病变外，可检出大于 2 mm 的赘生物。

三、诊断要点

（一）临床指标

1. 主要指标

（1）血培养阳性：分别两次血培养有相同的感染性心内膜炎常见的微生物（如草绿色链球菌、金黄色葡萄球菌、肠球菌等）。

（2）心内膜受累证据：应用超声心动图检查心内膜受累证据，有以下超声心动图征象之一：①附着于瓣膜或瓣膜装置或心脏、大血管内膜或置植人工材料上的赘生物；②心内脓肿；③瓣膜穿孔，人工瓣膜或缺损补片有新的部分裂开。

（3）血管征象：重要动脉栓塞，脓毒性肺梗死或感染性动脉瘤。

2. 次要指标

（1）易感染条件：基础心脏疾病，心脏手术，心导管术或中心静脉内插管。

（2）较长时间的发热（≥38℃），伴贫血。

（3）原有心脏杂音加重，出现新的反流杂音或心功能不全。

（4）血管征象：瘀斑，脾大，颅内出血，结膜出血，镜下血尿或Jane Way斑（手掌和足底直径1～4 mm的出血红斑）。

（5）免疫学征象：肾小球肾炎，Osler结（指和趾豌豆疗程至少4～6周。终止治疗的依据：体温、脉搏正常，自觉良好，体重增加，栓塞现象消失，血象及血沉恢复正常，血培养阴性。停止治疗后应随访2年。

3. 外科手术治疗

对内科疗法不能控制的心力衰竭，人造瓣膜置换术后经内科治疗感染不易控制，反复发生的严重或多发性栓塞，巨大赘生物（直径1 cm以上），应考虑进行外科手术治疗，如同时存在先天性心脏病者，如动脉导管未闭、室间隔缺损等，应进行导管结扎及缺损修补术。

第四章　儿科呼吸系统疾病

第一节　急性上呼吸道感染

急性上呼吸道感染（acute upper respiratory infection，AUBI）简称上感，俗称"感冒"，是小儿时期最常见的疾病。临床上主要是鼻、鼻咽部黏膜发炎的局部症状及全身感染症状。在婴幼儿时期上呼吸道感染常可发生很多并发症，其中最常见的是肺炎。上呼吸道感染可以是一个独立的疾病，亦可是某些呼吸道传染病的早期表现。

一、病因

（一）病原体

病原体包括病毒、细菌、支原体等。90%以上为病毒，常见的病毒有呼吸道合胞病毒、流感病毒、副流感病毒、腺病毒、鼻病毒、柯萨奇病毒、冠状病毒等。病毒感染后亦可继发细菌感染。常见的细菌有溶血性链球菌、肺炎链球菌、流感嗜血杆菌及葡萄球菌等。

（二）小儿免疫和防御因素

由于婴幼儿时期上呼吸道的解剖生理特点和免疫特点，易患呼吸道感染。此外，营养不良、维生素D缺乏性佝偻病、营养性贫血、缺乏锻炼、过敏性体质等可致机体防御能力降低而诱发本病。

（三）环境因素

如居住拥挤、通风不良、空气污染、阳光不足、护理不当及冷暖失宜等，均可使机体抵抗力降低而易发病。

二、临床表现

本病症状轻重不一。临床表现与年龄、病原体及机体抵抗力不同有关，年长儿病情大多较轻，以局部症状为主。婴幼儿大多较重，常有明显的全身症状。

（一）全身症状

大多数患儿常于受凉后1~2d出现发热，体温可高可低，较重患儿可有头痛、畏寒、精神不振、烦躁不安、食欲下降和疲乏无力。部分患儿常有呕吐、腹泻，由于突然高热，婴幼儿甚至可引起惊厥。还有少数患儿在发病早期有脐周阵痛，这与发热所致的反射性肠蠕动增强、蛔虫骚动或肠系膜淋巴结炎有关，应注意与急腹症鉴别。

（二）局部症状及体征

主要为鼻咽部症状，如流涕、鼻塞、打喷嚏、流泪、咽部不适或疼痛、咳嗽、声音嘶哑等。新生儿及小婴儿可因鼻塞而张口呼吸或吮乳时哭闹甚至拒乳。体检可见咽部明显充血，扁桃体肿大，下颌下淋巴结肿大、触痛等。肺部呼吸音正常或粗糙。肠道病毒所致者，常伴有不同形态皮疹。

病程一般3~5d，如体温持续不退或病情加重，应考虑并发症的可能。

（三）两种特殊类型的上感

1. 疱疹性咽峡炎

病原体为柯萨奇 A 组病毒，多发于夏秋季节。临床特点：起病急，突然高热、咽痛、流涎，重者影响吞咽，可伴有头痛、腹痛及呕吐。体检可见咽部充血，咽腭弓、悬雍垂、软腭等处数个至十数个 2～4 mm 大小的疱疹，其周围有红晕，破溃后形成黄白色小溃疡，病程 1 周左右。

2. 急性咽—结合膜热

病原体为腺病毒 3、7 型。多发于春夏季，可呈小流行。临床特点为发热、咽炎和眼结膜炎同时存在，颈部、耳后淋巴结肿大。病程 1 周左右。

三、实验室检查

病毒感染一般白细胞总数偏低或在正常范围内，细菌感染则白细胞总数大多增高，但严重病例也可减少。

四、并发症

婴幼儿患上感后如未及时治疗，并发症较为多见，易继发细菌感染。上呼吸道炎症向邻近器官蔓延，引起中耳炎、鼻旁窦炎、咽炎、喉炎、泪囊炎、咽后壁脓肿、扁桃体周围脓肿及颈淋巴结炎等；如炎症向下发展，可引起支气管炎及肺炎等；严重时感染通过血行播散引起败血症致各种化脓性病灶。某些病毒感染（如柯萨奇病毒）所致上感亦可并发心肌炎、脑膜脑炎。年长儿患链球菌性上感后可引起急性肾炎、风湿热等疾病。

五、诊断及鉴别诊断

根据临床表现一般病例诊断不难，但需注意，凡在上感治疗过程中全身中毒症状重，病程长，体温持续不退或热退后又复上升，均应警惕上述并发症发生之可能。同时还需与下列疾病相鉴别。

（一）流行性感冒

为流感病毒、副流感病毒所致。有明显流行病史、全身症状重，如高热、头痛、全身关节及肌肉明显酸痛、全身无力等。

（二）急性传染病早期

上感常为各种急性传染病的前驱症状，如麻疹、幼儿急疹、百日咳、流行性脑脊髓膜炎、脊髓灰质炎、猩红热等的早期，均可表现为上感症状。应详细询问病史，密切观察病情，并应结合当地流行病学史、临床表现和实验室检查进行综合分析，做出正确诊断。

（三）急性阑尾炎

上感并发肠系膜淋巴结炎时应与急性阑尾炎进行鉴别，后者腹痛常先于发热，腹痛部位以右下腹为主，呈持续性，有固定压痛点、反跳痛及腹肌紧张等。血白细胞及嗜中性粒细胞明显增高。

反复呼吸道感染诊断标准：上呼吸道感染：0～2 岁，每年七次；3～5 岁，每年六次；6～12 岁，每年五次。下呼吸道感染：0～2 岁，每年三次；3～5 岁，每年两次；6～12 岁，每年两次。

六、预防

丙种球蛋白不能有效地降低上感发病率，增强抵抗力是预防上感的关键。

（1）加强护理，合理喂养，及时添加辅食等。

（2）积极防治佝偻病、贫血和营养不良等。

（3）平时加强体格锻炼，经常开窗，户外活动，多晒太阳等。

（4）避免发病诱因，如衣服穿得过多或过少、室温过高或过低、气候骤变、环境不清洁以及呼吸道感染高峰期带小儿去拥挤的公共场所等。

（5）药物预防：左旋咪唑 2.5 mg/（kg·d），分两次口服，一周服 2 d 或两周服 3 d，3 个月为一个疗程。中药黄芪每日 6～9 g，连服 2～3 个月。均可提高机体细胞免疫功能，减少发病次数。

七、治疗

（一）一般治疗

休息、多饮水，给予易消化的食物，注意呼吸道隔离，预防并发症。

（二）对症治疗

1. 退热

对于高热，特别是有高热惊厥的小儿应积极降温。常用物理降温，如酒精擦浴、头部冷敷、冷盐水灌肠。亦可使用对乙酰氨基酚每次 10～15 mg/kg。

2. 止咳化痰

一般不用镇咳剂以免影响排痰，常用的有小儿止咳糖浆、复方甘草合剂、枇杷露等。

3. 镇静止惊

对高热伴有烦躁不安者给退热药同时给镇静剂。一般常用苯巴比妥钠每次 2～3 mg/kg，口服；异丙嗪每次 0.5～1 mg/kg，口服；地西泮每次 0.1～0.3 mg/kg，口服。

4. 抗病毒治疗

常用的抗病毒药物有：双嘧达莫，每日 3～5 mg/kg；利巴韦林，每日 10～15 mg/kg。疗程为 3～5 d。

5. 抗生素

上呼吸道感染大多为病毒引起，原则上不用抗生素，如病情较重，年龄小，有细菌继发感染或并发症时，应使用抗生素。若证实为溶血性链球菌感染或既往有风湿热、肾炎病史者，青霉素疗程应为 10～14 d。

6. 局部治疗

0.5% 新霉素-麻黄素液或 1% 利巴韦林液滴鼻，每日 2～3 次，咽痛者可含服咽喉片；病毒性眼结膜炎者可用 0.1% 阿昔洛韦液滴眼，每 1～2 h 一次。

7. 中药

可用板蓝根冲剂、银翘片或羚羊感冒片等。

第二节 扁桃体炎

一、急性扁桃体炎

急性扁桃体炎是上呼吸道感染的一部分，为腭扁桃体的急性非特异性炎症，往往伴有程度与范围不一的急性咽炎。临床特征为急起咽喉疼痛、发热、扁桃体红肿或有脓点。1 岁以下发病甚少，4 岁以上发病率较高。可分为充血性和化脓性两类。前者多系病毒感染，后者的主要致病菌为乙型溶血性链球菌，其次为葡萄球菌和肺炎链球菌，细菌与病毒混合感染亦不少见。

（一）诊断要点

1. 临床表现

（1）急性充血性扁桃体炎：患儿有发热及轻度咳嗽、流涕，可见咽部扁桃体充血，扁桃体黏膜及其表浅组织有少量白色分泌物，是由病毒感染所致。

（2）急性化脓性扁桃体炎：起病急，高热，体温常在 39～40℃之间。婴幼儿可有高热惊厥、倦怠、乏力等。年长儿有喉燥、咽痛，吞咽时疼痛加剧，常伴恶心、呕吐，故引起进食或说话困难。

2. 局部检查

咽部充血，单侧或双侧扁桃体红肿，表面可有白色脓点或隐窝口有灰白色脓性分泌物。常扪及颌下或颈部淋巴结肿大，并有压痛。

3. 实验室检查

血常规常显示白细胞总数及中性粒细胞增高。脓涂片和痰培养可见病原菌。

4. 并发症

感染较重的急性扁桃体炎，有并发风湿热、心脏病及肾炎之可能，一般于急性炎症数周后发生。

（二）鉴别诊断

1. 咽白喉

起病缓慢，有精神萎靡、面色苍白、低热等中毒症状。咽部灰白色假膜常超越扁桃体表面，不易拭去，强剥易出血。涂片可找到白喉棒状杆菌，白细胞一般无变化。

2. 猩红热

咽部表现与急性扁桃体炎类似，伴全身红色细小皮疹，杨梅舌等。

3. 单核细胞增多症性咽峡炎

咽部表现及全身症状与扁桃体炎类似，伴全身淋巴结多发性肿大，肝脾肿大，有时出现皮疹。血液化验显示异常淋巴细胞及单核细胞增多，可占10%以上。血清嗜异性凝集试验阳性。

4. 樊尚咽峡炎

多为单侧咽痛，一侧扁桃体覆有灰色或黄色假膜，拭去后下面有溃疡，牙龈常见类似病变。全身症状较轻。涂片可找到梭形杆菌及奋森螺旋菌。

（三）治疗

1. 一般治疗

卧床休息，多饮水，进易消化富含营养的食物，多吃水果，保持大便通畅。

2. 对症治疗

高热时适当使用退热剂，持续高热且进食很少者，应配合输液等支持疗法。

3. 局部处理

以3%硼酸溶液或1∶5 000呋喃西林溶液含漱，每日数次。或含化溶菌酶、西瓜霜含片等。

4. 抗生素治疗

化脓性扁桃体炎首选青霉素，10万~20万 U/（kg·d），先静滴，然后改肌注或口服，持续1~2周。亦可用头孢菌素类，或红霉素等，不必联用，可交替使用。若治疗2~3 d，病情无好转，应考虑病毒感染或其他细菌感染，而改用抗生素。

二、慢性扁桃体炎

慢性扁桃体炎多由急性扁桃体炎反复发作或因隐窝引流不畅，窝内细菌、病毒滋生感染而成。患急性传染病，如猩红热、流感、白喉、麻疹等后亦可引起慢性病变。常见病原菌为乙型溶血性链球菌、葡萄球菌和肺炎链球菌，儿童发生率高。本病属中医"慢乳蛾""虚火乳蛾"等范畴，认为系风热乳蛾治疗不彻底或温热病后余邪未清，致肺肾阴虚，虚火上炎所成。

（一）诊断要点

1. 临床表现

有急性扁桃体炎反复发作病史，1年四次以上。急性发作时有发热、咽痛，刺激性咳嗽等。间歇期稍感咽部不适、异物感等。扁桃体肿大较甚者，可伴有睡眠时打鼾。

2. 局部检查

可见扁桃体及前、后腭弓慢性充血，扁桃体表面常可见白色条纹状瘢痕。隐窝口可见黄白色脓栓，或于挤压扁桃体外上方时有干酪样分泌物从隐窝口溢出。双侧扁桃体Ⅰ~Ⅲ度肿大。多数可见颌下淋巴结肿大。

3. 并发症

慢性扁桃体炎一般不伴明显的全身症状。唯有某些病例，由于受细菌和病毒的影响，可并发风湿热、风湿性心脏病、关节炎、肾炎等病症，每次扁桃体炎急性发作，上述疾病之症状、体征也见加重，这种现象，多考虑扁桃体是上述疾病的病灶。

4. 实验室检查

发作期间血白细胞计数、分类大部分升高，核左移。扁桃体脓点分泌物涂片找病原体可提供诊断。

（二）鉴别诊断

1. 扁桃体角化症

扁桃体表面有黄白色角化物质散在，角化物质硬，不易去除，有时舌扁桃体上也有类似病变。

2. 恶性肿瘤

多为一侧扁桃体迅速肿大或有溃疡。病检可确诊。

（三）治疗

1. 一般治疗

加强锻炼，增强体质，避免呼吸道感染，减少本病的急性发作。

2. 局部治疗

复方硼砂液含漱；含服各种喉片；咽部超声雾化治疗，选用抗生素或加入类固醇激素溶液；冲洗扁桃体隐窝等。

3. 手术治疗

儿童多采用快速扁桃体挤切术，且一般5岁前不做手术。主要适用于以下情况。

（1）扁桃体炎急性发作频繁、经久未愈。

（2）扁桃体过分肥大而影响呼吸、吞咽。

（3）并发心肾关节疾病。

（4）常引起中耳炎、颈淋巴结炎或长期不明原因低热者，待炎症消退后行扁桃体摘除术。

4. 激光、冷冻及微波治疗

对有手术适应证，但全身健康状况不允许手术者，可选用激光、冷冻或微波疗法，以达根治目的。

第三节　急性感染性喉炎

急性感染性喉炎是喉黏膜急性弥漫性炎症。临床上以犬吠样咳嗽、声嘶、喉鸣、吸气性呼吸困难为特征。可发生于任何季节，以冬春季为多。多见于5岁以下，尤其是婴幼儿，新生儿罕见。

一、病因

引起上感的病毒、细菌均可引起急性喉炎。常见的病毒为副流感病毒、流感病毒和腺病毒，常见的细菌为金黄色葡萄球菌、链球菌和肺炎链球菌。患麻疹、百日咳、猩红热、流感、白喉等急性传染病时，也容易并发急性喉炎。由于小儿喉腔狭窄，喉软骨柔软，黏膜下淋巴组织丰富，组织疏松，炎症时易水肿、充血，发生喉梗阻。所以，小儿急性喉炎的病情比成人者严重。

二、临床表现

起病急、症状重。患儿可有发热、头痛等上感的全身症状，但多不突出。主要表现有声嘶、咳嗽、喉鸣、吸气性呼吸困难，其特征是犬吠样咳嗽，呈"空、空"的咳声。喉镜检查可见喉黏膜充血，肿胀，尤以声门下区红肿明显，喉腔狭窄，喉黏膜表面可有脓性或黏液性分泌物附着。一般白天症状较轻，夜间入睡后由于喉部肌肉松弛，分泌物阻塞，症状加重，可出现吸气性喉鸣和吸气性呼吸困难、发憋，甚至出现喉梗阻，严重者可窒息死亡。

喉梗阻按吸气性呼吸困难的轻重，临床上分为4度。Ⅰ度：安静时无症状，仅活动后吸气性喉鸣、呼吸困难，肺呼吸音清晰，心率无改变。Ⅱ度：安静时也有吸气性喉鸣和呼吸困难，轻度三凹征。不影响睡眠和进食，肺部听诊可闻及喉传音或病理性呼吸音，心率增快。无明显缺氧的表现。Ⅲ度：除上述呼吸梗阻症状进一步加重外，患儿因缺氧而出现烦躁不安，口唇、指趾发绀，头面出汗、惊恐面容。听诊呼吸音明显减低，心音低钝，心率快。Ⅳ度：患儿渐显衰竭、昏睡状态，由于呼吸无力，三凹征可不明显，面色苍白或发灰，肺部听诊呼吸音几乎消失，仅有气管传导音，心音低钝，心律不齐，如不及时抢救可因严重缺氧和心力衰竭而死亡。

三、诊断和鉴别诊断

根据急起的犬吠样咳嗽、声嘶、吸气性喉鸣和吸气性呼吸困难、昼轻夜重等可做出诊断。但需和急性喉痉挛、白喉、呼吸道异物等其他原因引起的喉梗阻鉴别。

四、治疗

（一）保持呼吸道通畅

清除口咽部分泌物，防止缺氧，必要时，可用1%麻黄素以及肾上腺皮质激素超声雾化吸入，有利于黏膜水肿消退。

（二）积极控制感染

由于病情进展快，难以判断感染系病毒或细菌引起，因此，宜选用足量抗生素治疗。常用者为青霉素类、头孢菌素类以及大环内酯类。

（三）肾上腺皮质激素

因其非特异性的抗炎、抗过敏作用，能较快减轻喉头水肿，缓解喉梗阻。应与抗生素同时应用。常用泼尼松每天1~2 mg/kg，分次口服。严重者可用地塞米松或氢化可的松注射。激素应用时间不宜过长，一般2~3 d即可。

（四）对症治疗

缺氧者给予氧气吸入；烦躁不安者可应用镇静剂，异丙嗪有镇静和减轻喉头水肿的作用，而氯丙嗪可使喉头肌肉松弛，加重呼吸困难不宜使用；痰多者可止咳祛痰，严重时直接喉镜吸痰。

（五）气管切开

经上述处理，病情不见缓解，缺氧进一步加重，或Ⅲ度以上的喉梗阻，应及时气管切开，以挽救生命。

第四节 急性支气管炎

急性支气管炎为儿科常见病，常继发于上呼吸道感染之后，也为肺炎的早期表现。气管常同时受累，故诊断应为急性气管、支气管炎。它是某些急性传染病如麻疹、百日咳、白喉等的常见并发症。

一、病因

病原体多为病毒、细菌，临床多见为细菌和病毒混合感染。凡能引起上呼吸道感染的病原体均可引起支气管炎。

二、临床表现

起病可急可缓。发病早期常有上呼吸道症状，最常见的症状是发热、咳嗽。体温多波动在38.5℃左右，可持续3~5 d。咳嗽初为干咳，以后随分泌物增多而出现咳痰，初期为白色黏痰，随着病情进展渐转成脓痰。婴幼儿晨起时或兴奋时咳嗽加剧，偶有百日咳样阵咳。全身症状表现为精神不振，食欲低下，呼吸急促、呕吐、腹泻等，年长儿全身症状较轻，但可诉有头痛、乏力、咽部不适、胸痛等。体征可有咽部充血，肺部听诊早期为呼吸音粗糙，随病情进展可闻及散在干啰音及粗湿啰音，但啰音的部位多不固定，随着咳嗽及体位改变啰音可减少或消失。

婴幼儿时期有一种特殊类型的支气管炎，称为哮喘性支气管炎，是指婴幼儿时期有哮喘表现的支气管炎。多发生在2岁以下，体质虚胖以及有湿疹或过敏史的小儿。患儿除有急性支气管炎临床表现外，往往伴有哮喘症状及体征，如呼气性呼吸困难，三凹征阳性，口唇发绀，双肺可闻哮鸣音及少量湿性啰音，以哮鸣音为主，肺部叩诊呈鼓音。本病有反复发作倾向，每次发作症状、体征类同，但一般随年龄增长而发作减少，仅有少数至年长后发展为支气管哮喘。

三、辅助检查

胸片显示正常，或者肺纹理增粗，肺门阴影增深。病毒感染者周围血白细胞总数正常或偏低，细菌感染或混合感染者周围血白细胞总数及中性粒细胞均可增高。

四、诊断与鉴别诊断

根据临床症状与体征主要为发热、咳嗽及肺部不固定粗的干、湿啰音，诊断不难。婴幼儿急性支气管炎病情较重时与肺炎早期不易鉴别，应按肺炎处理。哮喘性支气管炎应与支气管哮喘鉴别，后者多见于年长儿，起病急骤，反复发作，用皮质激素等气雾剂可迅速缓解或用肾上腺素皮下注射有效。

五、治疗

（一）一般治疗

同上呼吸道感染，需经常改变体位，使呼吸道分泌物易于排出。

（二）控制感染

对考虑为细菌感染或混合感染者可使用抗生素，首选青霉素类抗生素，如青霉素、氨苄西林、阿莫西林（羟氨苄青霉素），病原菌明确为百日咳杆菌或肺炎支原体、衣原体者选用大环内酯类，如红霉素、罗红霉素、阿奇霉素等。

（三）对症治疗

对频繁干咳者可给镇咳药，而呼吸道分泌物多者一般尽量不用镇咳剂或镇静剂，以免抑制咳嗽反射，影响黏痰咳出。常用止咳祛痰药有复方甘草合剂、急支糖浆，川贝枇杷露。对痰液黏稠者可行超声雾化吸入（含 α-糜蛋白酶、庆大霉素、利巴韦林（病毒唑）、肾上腺皮质激素等），亦可用10%氯化铵，每次0.1~0.2 mL/kg 口服。对哮喘性支气管炎，可口服氨茶碱，每次2~4 mg/kg，每6 h 一次，伴有烦躁不安者可与异丙嗪合用，每次1 mg/kg，每6 h 一次，哮喘严重者可口服泼尼松或用氢化可的松（或地塞米松）加入10%葡萄糖溶液中静脉滴注，疗程1~3 d。

六、预防

与上呼吸道感染的预防相同。对反复发作者可用气管炎疫苗，在发作间歇期开始注射，每周一次，每次0.1 mL，若无不良反应，以后每次递增0.1 mL，至每次0.5 mL 为最大量，10次为一个疗程。效果显著者可再用几个疗程。

第五节 急性毛细支气管炎

急性毛细支气管炎是2岁以下婴幼儿特有的一种呼吸道感染性疾病，尤其以6个月内的婴儿最为多见，是此年龄最常见的一种严重的急性下呼吸道感染。以呼吸急促、三凹征和喘鸣为主要临床表现。主要为病毒感染，50%以上为呼吸道合胞病毒（RSV），其他副流感病毒、腺病毒亦可引起，RSV是本病流行时唯一的病原。寒冷季节发病率较高，多为散发性，也可成为流行性。发病率男女相似，但男婴重症较多。早产儿、慢性肺疾病及先天性心脏病患儿为高危人群。

一、诊断

(一) 表现

1. 症状

①2岁以内婴幼儿，急性发病。②上呼吸道感染后2~3 d出现持续性干咳和发作性喘憋，咳嗽和喘憋同时发生，症状轻重不等。③无热、低热、中度发热，少见高热。

2. 体征

①呼吸浅快，60~80次/分，甚至100次/分以上；脉搏快而细，常达160~200次/分。②鼻扇明显，有三凹征；重症面色苍白或发绀。③胸廓饱满呈桶状胸，叩诊过清音，听诊呼气相呼吸音延长，呼气性喘鸣。毛细支气管梗阻严重时，呼吸音明显减低或消失，喘憋稍缓解时，可闻及弥漫性中、细湿啰音。④因肺气肿的存在，肝脾被推向下方，肋缘下可触及，合并心力衰竭时肝脏可进行性增大。⑤因不显性失水量增加和液体摄入量不足，部分患儿可出现脱水症状。

(二) 辅助检查

1. 胸部X线检查

可见不同程度的梗阻性肺气肿（肺野清晰，透亮度增加），1/3的患儿有肺纹理增粗及散在的小点片状实变影（肺不张或肺泡炎症）。

2. 病原学检查

可取鼻咽部洗液做病毒分离检查，呼吸道病毒抗原的特异性快速诊断，呼吸道合胞病毒感染的血清学诊断，都可对临床诊断提供有力佐证。

二、鉴别诊断

患儿年龄偏小，在发病初期即出现明显的发作性喘憋，体检及X线检查在初期即出现明显肺气肿，故与其他急性肺炎较易区别。但本病还需与以下疾病鉴别。

(一) 婴幼儿哮喘

婴儿的第一次感染性喘息发作，多数是毛细支气管炎。毛细支气管炎当喘憋严重时，毛细支气管接近于完全梗阻，呼吸音明显降低，此时湿啰音也不易听到，不应误认为是婴幼儿哮喘发作。如有反复多次喘息发作，亲属有变态反应史，则有婴幼儿哮喘的可能。婴幼儿哮喘一般不发热，表现为突发突止的喘憋，可闻及大量哮鸣音，对支气管扩张药及皮下注射小剂量肾上腺素效果明显。

(二) 喘息性支气管炎

发病年龄多见于1~3岁幼儿，常继发于上呼吸道感染之后，多为低至中等度发热，肺部可闻及较多不固定的中等湿啰音、喘鸣音。病情多不重，呼吸困难，缺氧不明显。

(三) 粟粒性肺结核

有时呈发作性喘憋，发绀明显，多无啰音。有结核接触史或家庭病史，结核中毒症状，PPD试验阳性，可与急性毛细支气管炎鉴别。

(四) 可发生喘憋的其他疾病

如百日咳、充血性心力衰竭、心内膜弹力纤维增生症、吸入异物等。

①因肺脏过度充气，肝脏被推向下方，可在肋缘下触及，且患儿的心率与呼吸频率均较快，应与充血性心力衰竭鉴别。②急性毛细支气管炎一般多以上呼吸道感染症状开始，此点可与充血性心力衰竭、心内膜弹力纤维增生症、吸入异物等鉴别。③百日咳为百日咳鲍特杆菌引起的急性呼吸道传染病。人群对百日咳普遍易感。目前我国百日咳疫苗为计划免疫接种，发病率明显下降。百日咳典型表现为阵发、痉挛性咳嗽，痉咳后伴一次深长吸气，发出特殊的高调鸡啼样吸气性吼声俗称"回勾"。咳嗽一般持续2~6周。发病早期外周血白细胞计数增高，以淋巴细胞为主。采用鼻咽拭子法培养阳性率较高，第1周可达90%。百日咳发生喘憋时需与急性毛细支气管炎鉴别，典型的痉咳、鸡啼样吸气性吼声、白细胞计数增高以淋巴细胞为主、细菌培养百日咳鲍特杆菌阳性可鉴别。

三、治疗

该病最危险的时期是咳嗽及呼吸困难发生后的 48 ~ 72 h。主要死因是过长的呼吸暂停、严重的失代偿性呼吸性酸中毒、严重脱水。病死率为 1% ~ 3%。

（一）对症治疗

吸氧、补液、湿化气道、镇静、控制喘憋。

（二）抗生素

考虑有继发细菌感染时，应想到金黄色葡萄球菌、大肠杆菌或其他院内感染病菌的可能。对继发细菌感染的重症患儿，应根据细菌培养结果选用敏感抗生素。

（三）并发症的治疗

及时发现和处理代谢性酸中毒、呼吸性酸中毒、心力衰竭及呼吸衰竭。并发心力衰竭时应及时采用快速洋地黄药物，如毛花苷 C。对疑似心力衰竭的患儿，也可及早试用洋地黄药物观察病情变化。

（1）监测心电图、呼吸和血氧饱和度，通过监测及时发现低氧血症、呼吸暂停及呼吸衰竭的发生。一般吸入氧气浓度在 40% 以上即可纠正大多数低氧血症。当患儿出现吸气时呼吸音消失，严重三凹征，吸入氧气浓度在 40% 仍有发绀，对刺激反应减弱或消失，血二氧化碳分压升高，应考虑做辅助通气治疗。病情较重的小婴儿可有代谢性酸中毒，需做血气分析。1/10 的患者有呼吸性酸中毒。

（2）毛细支气管炎患儿因缺氧、烦躁而导致呼吸、心跳增快，需特别注意观察肝脏有无在短期内进行性增大，从而判断有无心力衰竭的发生。小婴儿和有先天性心脏病的患儿发生心力衰竭的机会较多。

（3）过度换气及液体摄入量不足的患儿要考虑脱水的可能。观察患儿哭时有无眼泪，皮肤及口唇黏膜是否干燥，皮肤弹性及尿量多少等，以判断脱水程度。

（四）抗病毒治疗

1. 利巴韦林

常用剂量为每日 10 ~ 15 mg/kg，分 3 ~ 4 次。利巴韦林是于 1972 年首次合成的核苷类广谱抗病毒药，最初的研究认为，它在体外有抗 RSV 作用，但进一步的试验却未能得到证实。目前美国儿科协会不再推荐常规应用这种药物，但强调对某些高危、病情严重患儿可以用利巴韦林治疗。

2. 中药双黄连

北京儿童医院采用双盲随机对照方法的研究表明，双黄连雾化吸入治疗 RSV 引起的下呼吸道感染是安全有效的方法。

（五）呼吸道合胞病毒（RSV）特异治疗

1. 静脉用呼吸道合胞病毒免疫球蛋白（RSV-IVIG）

在治疗 RSV 感染时，RSV-IVIG 有两种用法：①一次性静滴 RSV-IVIG 1 500 mg/kg。②吸入疗法，只在住院第一天给予 RSV-IVIG 制剂吸入，共两次，每次 50 mg/kg，20 min，间隔 30 ~ 60 min。两种用法均能有效改善临床症状，明显降低鼻咽分泌物中的病毒含量。

2. RSV 单克隆抗体

用法为每月肌注一次，每次 15 mg/kg，用于整个 RSV 感染季节，在 RSV 感染开始的季节提前应用效果更佳。

（六）支气管扩张药及肾上腺糖皮质激素

1. 支气管扩张药

过去认为支气管扩张药对毛细支气管炎无效，目前多数学者认为，用 β 受体兴奋药治疗毛细支气管炎有一定的效果。综合多个研究表明，肾上腺素为支气管扩张药中的首选药。

2. 肾上腺糖皮质激素

长期以来对糖皮质激素治疗急性毛细支气管炎的争议仍然存在，目前尚无定论。但有研究表明，糖皮质激素对毛细支气管炎的复发有一定的抑制作用。

四、疗效分析

1. 病程

一般为 5 ~ 15 d。恰当的治疗可缩短病程。

2. 病情加重

如果经过合理治疗病情无明显缓解，应考虑以下方面：①有无并发症出现，如合并心力衰竭者病程可延长。②有无先天性免疫缺陷或使用免疫抑制剂。③小婴儿是否输液过多，加重喘憋症状。

五、预后

预后大多良好。婴儿期患毛细支气管炎的患儿易于在病后半年内反复咳喘，随访 2 ~ 7 年有 20% ~ 50% 发生哮喘。其危险因素为过敏体质、哮喘家族史、先天小气道等。

第六节 肺炎

一、支气管肺炎

支气管肺炎是小儿时期最常见的肺炎，2 岁以内儿童多发。一年四季均可发病，北方多发生于冬春寒冷季节及气候骤变时。室内居住拥挤、通风不良、空气污浊、致病微生物较多，易发生肺炎。此外有营养不良、维生素 D 缺乏性佝偻病、先天性心脏病等并存症及低出生体重儿、免疫缺陷者均易发生本病。

（一）病因

最常为细菌和病毒，也可由病毒、细菌"混合感染"。发达国家中小儿肺炎病原以病毒为主，主要有 RSV、ADV、流感及副流感病毒等。发展中国家则以细菌为主，细菌感染仍以肺炎链球菌多见，近年来肺炎支原体、衣原体和流感嗜血杆菌有增加趋势。病原体常由呼吸道入侵，少数经血行入肺。

（二）病理

肺炎的病理变化以肺组织充血、水肿、炎性细胞浸润为主。肺泡内充满渗出物，经肺泡壁通道（Kohn 孔）向周围组织蔓延，呈点片状炎症灶。若病变融合成片，可累及多个肺小叶或更广泛。当小支气管、毛细支气管发生炎症时，可导致管腔部分或完全阻塞引起肺气肿或肺不张。

不同的病原体造成的肺炎病理改变亦有不同：细菌性肺炎以肺实质受累为主；而病毒性肺炎则以间质受累为主，亦可累及肺泡。临床上支气管肺炎与间质性肺炎常同时并存。

（三）病理生理

主要变化是由于支气管、肺泡炎症引起通气和换气障碍，导致缺氧和二氧化碳潴留，从而造成一系列病理生理改变（图 4-1）。

1. 呼吸功能不全

由于通气和换气障碍，氧进入肺泡以及氧自肺泡弥散至血液均发生障碍，血液含氧量下降，动脉血氧分压（PaO_2）和动脉血氧饱和度（SaO_2）均降低，致低氧血症。当 $SaO_2 < 85\%$，还原血红蛋白超过 5.0 g/L 时，则出现发绀。肺炎的早期，以通气功能障碍为主，仅有缺氧，无明显 CO_2 潴留，为代偿缺氧，呼吸和心率加快以增加每分通气量和改善通气血流比。随着病情的进展，换气功能严重障碍，在缺氧的基础上出现 CO_2 潴留，此时 PaO_2 和 SaO_2 下降，$PaCO_2$ 升高，当 $PaO_2 < 6.7$ kPa（50 mmHg），$PaCO_2 > 6.7$ kPa（50 mmHg），$SaO_2 < 85\%$ 时即为呼吸衰竭。为增加呼吸深度，以吸进更多的氧，呼吸辅助肌也参加活动，因而出现鼻翼扇动和三凹征。

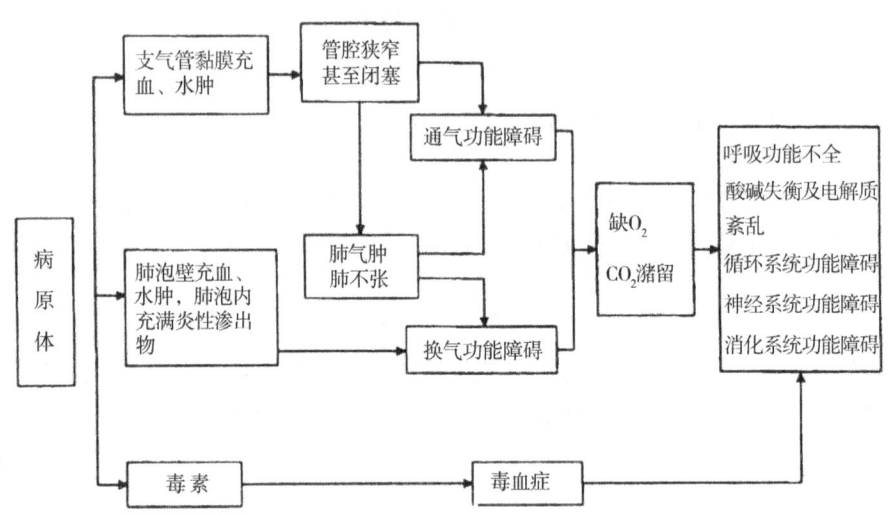

图 4-1 支气管肺炎的病理生理改变

2. 酸碱失衡及电解质紊乱

严重缺氧时，体内需氧代谢发生障碍，无氧酵解增加，酸性代谢产物增加，加上高热、进食少、脂肪分解等因素，常引起代谢性酸中毒。同时由于二氧化碳排出受阻，可产生呼吸性酸中毒，因此，严重者存在不同程度的混合性酸中毒。6 个月以上的小儿，因呼吸代偿功能稍强，通过加深呼吸，加快排出二氧化碳，可致呼吸性碱中毒，血 pH 变化不大，影响较小；6 个月以下的小儿，代偿能力较差，二氧化碳潴留往往明显，甚至发生呼吸衰竭。缺氧和二氧化碳潴留导致肾小动脉痉挛而引起水钠潴留，且重症肺炎缺氧时常有抗利尿激素（ADH）分泌增加，加上缺氧使细胞膜通透性改变、钠泵功能失调，使 Na^+ 进入细胞内，造成稀释性低钠血症。

3. 循环系统功能障碍

病原体和毒素侵袭心肌，引起心肌炎；缺氧使肺小动脉反射性收缩，肺循环压力增高，使右心负荷增加。肺动脉高压和中毒性心肌炎是诱发心衰的主要原因。重症患儿常出现微循环障碍、休克甚至弥散性血管内凝血。

4. 神经系统功能障碍

严重肺炎缺氧和二氧化碳潴留使血与脑脊液 pH 降低，高碳酸血症使脑血管扩张、血流减慢、血管通透性增加，致使颅内压增加。严重缺氧使脑细胞无氧代谢增加，造成乳酸堆积、ATP 生成减少和 Na^+-K^+ 离子泵转运功能障碍，引起脑细胞内钠、水潴留，形成脑水肿。病原体毒素作用亦可引起脑水肿。

5. 消化系统功能紊乱

低氧血症和病原体毒素可使胃肠黏膜糜烂、出血、上皮细胞坏死脱落，导致黏膜屏障功能破坏，使胃肠功能紊乱，出现腹泻、呕吐，甚至发生中毒性肠麻痹。毛细血管通透性增高，可致消化道出血。

（四）临床表现

2 岁以下的婴幼儿多见，起病多数较急，发病前数日多先有上呼吸道感染，主要临床表现为发热、咳嗽、气促，肺部固定性的中、细湿啰音。

1. 主要症状

（1）发热：热型不定，多为不规则发热，亦可为弛张热或稽留热。值得注意的是新生儿、重度营养不良患儿体温可不升或低于正常。

（2）咳嗽：较频繁，在早期为刺激性干咳，极期咳嗽反而减轻，恢复期咳嗽有痰。

（3）气促：多在发热、咳嗽后出现。

（4）全身症状：精神不振，食欲减退，烦躁不安，轻度腹泻或呕吐。

2. 体征

（1）呼吸增快：40～80 次/分，并可见鼻翼扇动和三凹征。

（2）发绀：口周、鼻唇沟和指、趾端发绀，轻症病儿可无发绀。

（3）肺部啰音：早期不明显，可有呼吸音粗糙、减低，以后可闻及较固定的中、细湿啰音，以背部两侧下方及脊柱两旁较多，于深吸气末更为明显。肺部叩诊多正常，病灶融合时，可出现实变体征（语颤增强，叩诊浊音，呼吸音减弱或有管性呼吸音）。

3. 重症肺炎的表现

重症肺炎由于严重的缺氧及毒血症，除呼吸系统改变外，可发生循环、神经和消化系统功能障碍。

（1）循环系统：可发生心肌炎，表现为面色苍白、心音低钝，严重者可闻奔马律。重症肺炎所表现的心率增快、呼吸增快、呼吸困难、烦躁不安和肝脏增大，应与心力衰竭相鉴别，要进行综合判断。

（2）神经系统：发生脑水肿时出现烦躁或嗜睡、意识障碍，惊厥、前囟隆起、球结膜水肿、瞳孔对光反射迟钝或消失，呼吸节律不齐甚至呼吸停止。

（3）消化系统：一般为食欲减退、呕吐和腹泻，发生中毒性肠麻痹时表现为严重腹胀、膈肌升高，加重了呼吸困难。听诊肠鸣音消失，重症患儿还可呕吐咖啡样物，大便潜血阳性或柏油样便。

（4）发生 DIC 时，可表现为血压下降，四肢凉，脉速而弱，皮肤、黏膜及胃肠道出血。

（5）抗利尿激素异常分泌综合征（syndrome of inappropriate secretion of antidiuretic hormone，SIADH）：表现为全身性浮肿，可凹陷性，血钠不高于 130 mmol/L，血渗透压低于 270 mOsm/L，尿钠不低于 20 mmol/L，尿渗透摩尔浓度高于血渗透摩尔浓度。血清抗利尿激素（ADH）分泌增加。若 ADH 不升高，可能为稀释性低钠血症。

（五）并发症

早期合理治疗者并发症少见。若延误诊断或病原体致病力强者可引起并发症，如脓胸、脓气胸、肺大泡等。在肺炎治疗过程中，若中毒症状或呼吸困难突然加重，体温持续不退，或退而复升，均应考虑有并发症的可能。

1. 脓胸

脓胸常由金黄色葡萄球菌引起，革兰氏阴性杆菌次之。临床表现为：高热不退；呼吸困难加重；患侧呼吸运动受限；语颤减弱；叩诊呈浊音；听诊呼吸音减弱，其上方有时可听到管性呼吸音。当积脓较多时，患侧肋间隙饱满，纵隔和气管向健侧移位。胸部 X 射线（立位）示患侧肋膈角变钝，或呈反抛物线阴影。胸腔穿刺可抽出脓液。

2. 脓气胸

肺脏边缘的脓肿破裂与肺泡或小支气管相通即造成脓气胸，表现为突然出现呼吸困难加剧、剧烈咳嗽、烦躁不安、面色发绀。胸部叩诊积液上方呈鼓音，听诊呼吸音减弱或消失。若支气管破裂处形成活瓣，气体只进不出，形成张力性气胸，可危及生命，必须积极抢救。立位 X 射线检查可见液气面。

3. 肺大泡

由于细支气管形成活瓣性部分阻塞，气体进的多、出的少或只进不出，肺泡扩大，破裂而形成肺大泡，可一个亦可多个。体积小者无症状，体积大者可引起呼吸困难。X 射线可见薄壁空洞。以上三种并发症多见于金黄色葡萄球菌肺炎和某些革兰氏阴性杆菌肺炎。

（六）辅助检查

1. 外周血检查

（1）白细胞检查：细菌性肺炎白细胞升高，中性粒细胞增多，并有核左移现象，胞质可有中毒颗粒。病毒性肺炎的白细胞大多正常或偏低，亦有少数升高者，时有淋巴细胞增高或出现变异淋巴细胞。

（2）四唑氮蓝试验（NBT）：激活的中性粒细胞吞噬和氧化 NB 染料，形成棕褐色颗粒，细菌感染时阳性细胞数升高（>10%），病毒感染不升高。

（3）C 反应蛋白（CRP）：细菌感染时血清 CRP 浓度上升，而非细菌感染时则上升不明显。

2. 病原学检查

（1）细菌培养和涂片：采取气管吸取物、肺泡灌洗液、胸腔积液、脓液和血标本做细菌培养和鉴定，同时进行药物敏感试验是明确细菌性致病菌最标准的方法。亦可做涂片染色镜检，进行初筛试验。

(2)其他检查:已用于临床的有对流免疫电泳法测定肺炎球菌多糖抗原和葡萄球菌磷壁酸抗体[滴度不低于(1∶4)为阳性,特异性高,准确率为94.6%]。试管凝集试验对军团菌的诊断为目前首选的简易方法,双份血清抗体滴度4倍以上升高或单份血清抗体滴度不低于(1∶320)为阳性。鲎珠溶解物试验可检测革兰阴性菌内毒素。

(3)病毒学检查:①病毒分离和血清学试验:取气管吸取物、肺泡灌洗液接种于敏感的细胞株,进行病毒分离是诊断病毒性病原体的金标准。于急性期和恢复期(14 d后)采取双份血清测定特异性IgG抗体水平,若抗体升高不低于4倍为阳性。传统的病毒分离和检测双份血清滴度的结果可靠,但由于费时太长,往往只能作为回顾性诊断,限制其临床实际应用。②快速诊断:检测抗原方法为采取咽拭子、鼻咽分泌物、气管吸取物或肺泡灌洗液涂片,或快速培养后使用病毒特异性抗体(包括单克隆抗体)免疫荧光技术、免疫酶联法或放射免疫法可发现特异性病毒抗原。检测抗体方法为血清中IgM特异性病毒抗体出现较早(最早2~4 d即可出现),消失较快,若病毒特异性IgM抗体阳性说明是新近感染。分直接ELISA-IgM和IgM抗体捕获试验(MCA-IgM)。其他快速诊断方法,如核酸分子杂交技术或聚合酶链反应(PCR)技术的敏感性很高,但易于污染而出现假阳性,要求较高的实验室条件方可防止污染的发生。

(4)其他病原学检查:①肺炎支原体(MP):冷凝集试验不低于(1∶64)有很大参考价值,该试验为非特异性,可作为过筛试验。特异性诊断包括MP分离培养或特异性IgM和IgG抗体测定。补体结合抗体检测是诊断MP的常规方法,基因探针及PCR技术检测MP的特异性差而敏感性强,但应避免发生污染。②衣原体:衣原体分为沙眼衣原体(CT)、肺炎衣原体(CP)和鹦鹉热衣原体。细胞培养用于诊断CT和CP。直接免疫荧光或吉姆萨染色法可检查CT。其他方法有酶联免疫吸附试验、放射免疫电泳法检测双份血清特异性抗体或抗原、核酸探针及PCR技术检测抗原。

3. X射线检查

早期肺纹理增强,透光度减低,以后两肺下野、中内带出现大小不等的点状或小片絮状影,或融合成片状阴影(图4-2)。有肺气肿、肺不张,伴发脓胸、脓气胸或肺大泡者则有相应的X射线改变。

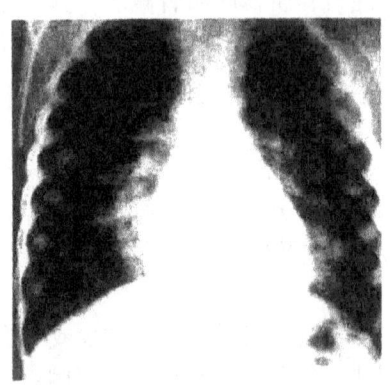

图4-2 支气管肺炎

(七)诊断和鉴别诊断

支气管肺炎的诊断比较简单,一般有发热、咳嗽、呼吸短促的症状,肺部听到中、细啰音或X射线有肺炎的改变均可诊断为肺炎。

确诊支气管肺炎后应进一步了解引起肺炎的可能病原体。若为反复发作者,还应尽可能明确导致反复感染的原发疾病或诱因,如原发或继发性免疫缺陷病、呼吸道局部畸形或结构异常、支气管异物、先天性心脏病、营养性障碍和环境因素等。此外,还要注意有无并发症。应与以下疾病鉴别。

1. 急性支气管炎

一般不发热或低热,全身状况好,以咳嗽为主要症状,肺部可闻及干、湿啰音,多不固定,随咳嗽而改变。X射线示肺纹理增多、排列紊乱。若鉴别困难,则按肺炎处理。

2. 支气管异物

有异物吸入史，突然出现呛咳，可有肺不张和肺气肿，可资鉴别。但有的病程迁延，有继发感染则类似肺炎或合并肺炎，需注意鉴别。

3. 支气管哮喘

婴幼儿和儿童哮喘可无明显喘息发作，主要表现为持续性咳嗽，X射线示肺纹理增多、排列紊乱和肺气肿，易与本病混淆。患儿具有过敏体质，肺功能激发和舒张试验有助于鉴别。

4. 肺结核

一般有结核接触史，结核菌素试验阳性，X射线示肺部有结核病灶可资鉴别。粟粒性肺结核可有气急和发绀，从而与肺炎极其相似，但肺部啰音不明显。

（八）治疗

采用综合治疗为原则，控制炎症、改善通气功能、对症治疗、防止和治疗并发症。

1. 一般治疗及护理

室内空气要流通，温度18～20℃，湿度60%为宜。给予营养丰富的饮食，重症患儿进食困难者，可给予肠道外营养。经常变换体位，以减少肺部瘀血，促进炎症吸收。注意隔离，以防交叉感染。

应注意水和电解质的补充，纠正酸中毒和电解质紊乱，适当的液体补充还有助于气道的湿化。当血钠低于120 mmol/L，且有明显低钠血症症状时（SIADH），按3%氯化钠12 mL/kg计算，可提高血钠10 mmol/L，先给予1/2量于2～4 h由静脉滴注，必要时4 h后可重复一次。

2. 抗感染治疗

（1）抗生素治疗：明确为细菌感染或病毒感染继发细菌感染者应使用抗生素。

原则：在使用抗菌药物前应采集咽拭子、鼻咽分泌物或下呼吸道吸取物进行细菌培养和药物敏感试验，以便指导治疗。在未获培养结果前，可根据经验选择敏感的药物；选用的药物在肺组织中应有较高的浓度；重者患儿宜静脉联合用药。

根据不同病原选择抗生素：肺炎链球菌——青霉素敏感者首选青霉素或羟氨苄青霉素（阿莫西林）；青霉素低度耐药者仍可首选青霉素，但剂量要加大；青霉素过敏者选用红霉素类。金黄色葡萄球菌——甲氧西林敏感者首选苯唑西林钠或氯唑西林钠，耐药者选用万古霉素或联用利福平。流感嗜血杆菌——首选阿莫西林加克拉维酸（或加舒巴坦）。大肠杆菌和肺炎杆菌——首选头孢曲松或头孢噻肟，绿脓杆菌肺炎首选替卡西林加克拉维酸。肺炎支原体和衣原体——首选大环内酯类抗生素如红霉素、罗红霉素及阿奇霉素。

用药时间：一般应持续至体温正常后5～7 d，症状、体征消失后3 d停药。支原体肺炎至少使用抗菌药物2～3周。葡萄球菌肺炎在体温正常后2～3周可停药，一般总疗程不少于6周。

（2）抗病毒治疗：利巴韦林（病毒唑）：可滴鼻、雾化吸入、肌注和静脉点滴，肌注和静点的剂量为10～15 mg/（kg·d），可抑制多种RNA和DNA病毒。α-干扰素（interferon-α，IFN-α）分为人白细胞α-干扰素和基因工程α-干扰素，常用基因工程α-干扰素肌注，5～7 d为一疗程，亦可雾化吸入。

3. 对症治疗

（1）氧疗：有缺氧表现，如烦躁、口周发绀时需吸氧，多用鼻前庭导管给氧，经湿化的氧气的流量为0.5～1 L/min，氧浓度不超过40%。新生儿或婴幼儿可用面罩、氧帐、鼻塞给氧，面罩给氧流量为2～4 L/min，氧浓度为50%～60%。

（2）气道管理：及时清除鼻痂、鼻腔分泌物和吸痰，以保持呼吸道通畅，改善通气功能。气道的湿化非常重要，有利于痰液的排出。雾化吸入有助于解除支气管痉挛和水肿。分泌物堆积于下呼吸道，经湿化和雾化仍不能排除，使呼吸衰竭加重时，应行气管插管以利于清除痰液。严重病例宜短期使用机械通气（人工呼吸机）。接受机械通气者尤应注意气道湿化、变换体位和拍背，保持气道湿度和通畅。

（3）其他：高热患儿可用物理降温，如35%酒精擦浴，冷敷，冰袋放在腋窝、腹股沟及头部，口服对乙酰氨基酚或布洛芬等。若伴烦躁不安可给予氯丙嗪、异丙嗪各0.5～1.0 mg/（kg·次）肌注，或苯巴比妥 5 mg/kg 一次肌注。

（4）腹胀的治疗：低钾血症者，应补充钾盐。中毒性肠麻痹时，应禁食和胃肠减压，亦可使用酚妥拉明 0.3 ~ 0.5 mg/（kg·次）加 5% 葡萄糖 20 mL 静脉滴注。

4. 糖皮质激素

糖皮质激素可减少炎症渗出，解除支气管痉挛，改善血管通透性和微循环，减轻颅内压。使用指征为：①严重憋喘或呼吸衰竭；②全身中毒症状明显；③合并感染中毒性休克；④出现脑水肿。上述情况可短期应用激素。可用琥珀酸氢化可的松 5 ~ 10 mg/（kg·d）或用地塞米松 0.1 ~ 0.3 mg/（kg·d）加入瓶中静脉滴注。疗程 3 ~ 5 d。

5. 并发症及并存症的治疗

（1）发生感染中毒性休克、脑水肿和心肌炎者，应及时予以处理。

（2）脓胸和脓气胸者应及时进行穿刺引流，若脓液黏稠，经反复穿刺抽脓不畅或发生张力性气胸时，宜考虑胸腔闭式引流。

（3）对并存佝偻病、贫血、营养不良者，应给予相应治疗。

6. 生物制剂

转移因子或胸腺素的确切疗效并不肯定。血浆和静脉注射用丙种球蛋白（IVIG）含有特异性抗体，如 RSV-IgG 抗体，可用于重症患儿。

二、几种不同病原体所致肺炎特点

（一）病毒性肺炎

1. 呼吸道合胞病毒（RSV）肺炎

呼吸道合胞病毒（RSV）肺炎简称合胞病毒性肺炎，是最常见的病毒性肺炎。

（1）病因：病原为 RSV，它只有一个血清型，但有 A、B 两个亚型，我国以 A 亚型为主。

（2）发病机制：一般认为是 RSV 对肺的直接侵害引起间质性炎症，而非变态反应所致，与 RSV 毛细支气管炎不同。

（3）临床表现：本病多见于婴幼儿，尤多见于 1 岁以内小儿。轻症患者表现为发热、呼吸困难等症状；中、重症者呼吸困难较明显，出现喘憋、口唇发绀，鼻扇及三凹症。发热可为低、中度热或高热。肺部听诊多有中、细湿啰音。

（4）辅助检查：白细胞检查总数大多正常。

X 射线检查：表现为两肺可见小点片状、斑片状阴影，部分病儿有不同程度的肺气肿（图 4-3）。

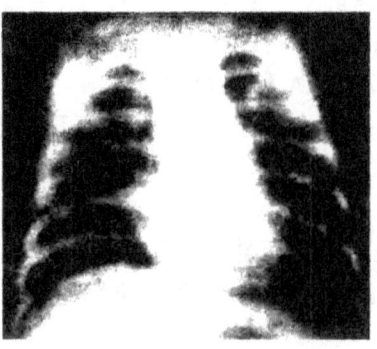

图 4-3 呼吸道合胞病毒性肺炎

2. 腺病毒肺炎

腺病毒肺炎为腺病毒（ADV）感染所致，ADV 肺炎曾是我国小儿患病率和死亡率最高的病毒性肺炎，占 20 世纪 70 年代前病毒性肺炎的第一位，死亡率最高曾达 33%，从 20 世纪 80 年代后期至今 ADV7b 已渐被 ADV7d 取代，而 ADV7d 引起的肺炎相对较轻。现第一位已被 RSV 肺炎取代。

（1）病因：ADV 共有 49 个血清型，引起小儿肺炎最常见的为 3、7 型，其次为 11、21 型，1、2、

5、6、14型亦可见到。7型ADV有15个基因型，其中7b引起者最重，腺病毒7b所致的肺炎的临床表现典型而严重。

（2）临床表现：本病多见于6个月～2岁小儿，冬春季节多发。临床特点为起病急骤、高热持续时间长、中毒症状重、啰音出现较晚、X射线改变较肺部体征出现早，易合并心肌炎和多器官衰竭。症状表现为：①发热：可达39℃以上，呈稽留高热或弛张热，热程长，可持续2～3周。②中毒症状重：面色苍白或发灰，精神不振，嗜睡与烦躁交替。③呼吸道症状：咳嗽频繁，呈阵发性喘憋，轻重不等的呼吸困难和发绀。④消化系统症状：腹泻、呕吐和消化道出血。⑤可因脑水肿而致嗜睡、昏迷或惊厥发作。

体检发现：①肺部啰音出现较迟，多于高热3～7 d后才出现，肺部病变融合时可出现实变体征；②肝脾增大，由于网状内皮系统反应较强所致；③麻疹样皮疹；④出现心率加速、心音低钝等心肌炎表现；亦可有脑膜刺激征等中枢神经系统体征。

（3）X射线检查。X射线特点：①肺部X射线改变较肺部啰音出现早，故强调早摄片；②大小不等的片状阴影或融合成大病灶，甚至一个大叶；③病灶吸收较慢，需数周或数月（图4-4）。

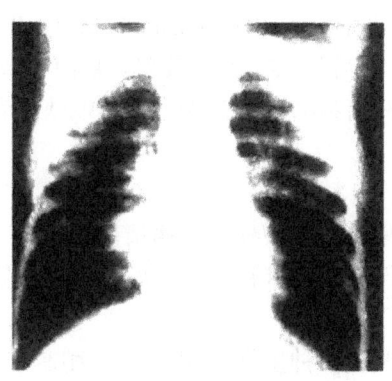

图4-4 腺病毒肺炎，肺气肿

目前多数ADV肺炎症状较轻，但易继发细菌感染。继发细菌感染者表现为：持续高热不退，症状恶化或一度好转又恶化，痰液由白色转为黄色脓样，外周血白细胞明显升高，有核左移。胸部X射线见病变增多或发现新的病灶。

（二）几种特殊细菌性肺炎

1. 金黄色葡萄球菌肺炎

新生儿、婴幼儿发病率高，由于滥用抗生素致耐药性金黄色葡萄球菌（金葡菌）株明显增加，加上小儿免疫功能低下，故易发生。

（1）病因和病理：病原为金葡菌，由呼吸道入侵或经血行播散入肺。病理改变以肺组织广泛出血性坏死和多发性小脓肿形成为特点。由于病变发展迅速，组织破坏严重，故易形成肺脓肿、脓胸、脓气胸、肺大泡、皮下气肿、纵隔气肿。并可引起败血症及其他器官的迁徙性化脓灶，如化脓性心包炎、脑膜炎、肝脓肿、皮肤脓肿、骨髓炎和关节炎。

（2）临床表现：起病急，病情严重，进展快，全身中毒症状明显。发热多呈弛张热型，但早产儿和体弱儿有时可无发热或仅有低热；患者面色苍白，烦躁不安，咳嗽，呻吟，呼吸浅快和发绀；重症者可发生休克；消化系统症状有呕吐、腹泻和腹胀。肺部体征出现较早，两肺散在中、细湿啰音，发生脓胸、脓气胸和皮下气肿则有相应体征，发生纵隔气肿时呼吸困难加重。可有各种类型皮疹，如荨麻疹或猩红热样皮疹等。

（3）辅助检查：①白细胞检查：外周血白细胞多数明显增高，中性粒细胞增高伴核左移和中毒颗粒。婴幼儿和重症患者可出现外周血白细胞减少，但中性粒细胞百分比仍较高。②X射线检查：胸部X射线可有小片状影，病变发展迅速，甚至数小时内可出现小脓肿、肺大泡或胸腔积液，因此在短期内应重复摄片。病变吸收较一般细菌性肺炎缓慢，重症病例在2个月时可能还未完全消失（图4-5）。

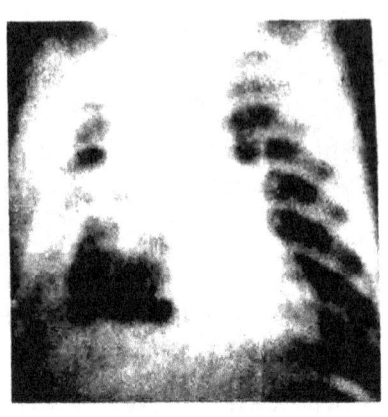

图4-5 金黄色葡萄球菌肺炎并发气胸及肺大泡

2. 革兰阴性杆菌肺炎（Gram-negative bacillary pneumonia，GNBP）

革兰阴性杆菌肺炎的病情较重，治疗困难，预后较差。目前有增多趋势。

（1）病因：病原菌以流感嗜血杆菌和肺炎杆菌为多，免疫缺陷者常发生绿脓杆菌肺炎，新生儿时期易患大肠杆菌肺炎。

（2）病理：以肺内浸润、实变、出血性坏死为主。

（3）临床表现：大多先有数日呼吸道感染症状，病情呈亚急性，但全身中毒症状明显，发热、精神萎靡、嗜睡、咳嗽、呼吸困难、面色苍白、口唇发绀，病重者甚至休克。肺部听诊可听到湿啰音，病变融合有实变体征。

（4）X射线检查：肺部X射线改变多种多样，如肺炎杆菌肺炎可为肺段或大叶性致密实变阴影，其边缘往往膨胀凸出；绿脓杆菌肺炎显示结节状浸润阴影及细小脓肿，后可融合成大脓肿；流感嗜血杆菌肺炎可呈粟粒状阴影。但基本改变为支气管肺炎征象，或呈一叶或多叶节段性或大叶性炎症阴影，易见胸腔积液。

3. 其他微生物所致肺炎

（1）肺炎支原体肺炎是学龄儿童及青年常见的一种肺炎，婴幼儿亦不少见。本病全年均可发生，占小儿肺炎的10%~20%，流行年份可达30%。

病因：病原为肺炎支原体，是一种介于细菌和病毒之间的微生物，无细胞壁结构。

临床表现：起病缓慢，潜伏期约2~3周，病初有全身不适、乏力、头痛。2~3d后出现发热，体温常达39℃左右，可持续1~3周，可伴有咽痛和肌肉酸痛。咳嗽为本病突出的症状，一般于病后2~3d开始，初为干咳，后转为顽固性剧咳，常有黏稠痰液，偶带血丝，少数病例可类似百日咳样阵咳，可持续1~4周。肺部体征多不明显，甚至全无。少数可听到干、湿啰音，但很快消失，故体征与剧咳及发热等临床表现不一致，为本病特点之一。婴幼儿起病急，病程长，病情较重，表现为呼吸困难、喘憋、喘鸣音较为突出，肺部啰音比年长儿多。部分患儿可有溶血性贫血、脑膜炎、心肌炎、肾炎、格林－巴利综合征等肺外表现。

X射线检查：肺部X射线改变特点可呈支气管肺炎的改变，常为单侧性，以右肺中下肺野多见。也可为间质性肺炎的改变，两肺呈弥漫性网状结节样阴影，甚至为均匀一致的片状阴影与大叶性肺炎改变相似，其他X射线发现可有肺门阴影增浓和胸腔积液。上述改变可相互转化，有时一处消散，而另一处又出现新的病变，即所谓游走性浸润；有时呈薄薄的云雾状浸润影。

（2）衣原体肺炎：衣原体是一种介于病毒和细胞之间的微生物，寄生于细胞内，含有DNA和RNA，有细胞膜。

病因：由衣原体引起的肺炎。衣原体有沙眼衣原体（CT）、肺炎衣原体（CP）、鹦鹉热衣原体、家畜衣原体。与人类关系密切的为CT和CP，偶见鹦鹉热衣原体肺炎。

临床表现：①沙眼衣原体肺炎：主要见于婴儿，多为1~3个月小儿；起病缓慢，多不发热或仅有低热，一般状态良好；开始可有鼻塞、流涕等上感症状，半数患儿有结膜炎；呼吸系统主要表现为呼吸增快和具有特征性的、明显的、阵发性不连贯的咳嗽，一阵急促的咳嗽后继以一短促的吸气，但无百日咳样回声。阵咳可引起发绀和呕吐，亦可有呼吸暂停，肺部偶闻及干、湿啰音，甚至捻发音和哮鸣音。CT肺炎也可急性发病，迅速加重，造成死亡。②肺炎衣原体肺炎：多见于学龄儿童；大部分为轻症，发病常隐匿；无特异性临床表现，早期多为上感症状，咽痛、声音嘶哑；呼吸系统最多见的症状是咳嗽，1～2周后上感症状逐渐消退而咳嗽逐渐加重，并出现下呼吸道感染征象，如未经有效治疗，则咳嗽可持续1～2个月或更长；肺部偶闻及干、湿啰音或哮鸣音。

X射线检查：沙眼衣原体肺炎X射线可显示双侧间质性或小片状浸润，两肺过度充气。肺炎衣原体肺炎X射线可见到肺炎病灶，多为单侧下叶浸润，也可为广泛单侧或双侧性病灶。

第七节　肺脓肿

肺脓肿（lung abscess）是化脓性细菌感染所致的肺化脓症。可见于各年龄组小儿，以继发于肺炎者为多见，亦可由于呼吸道异物吸入或继发于败血症及邻近组织化脓病灶的直接蔓延所致（如肝阿米巴或膈下脓肿等），此外肺囊肿、肺部肿瘤或异物压迫也可继发肺化脓性感染。病原菌以金黄色葡萄球菌、厌氧菌常见，其他细菌包括肺炎链球菌、流感嗜血杆菌、大肠杆菌、克雷白杆菌、铜绿假单胞菌和厌氧菌等。肺吸虫、蛔虫、阿米巴、真菌感染也可引起肺脓肿。原发性或继发性免疫功能低下和免疫抑制剂应用均可促其发生。急性期如积极治疗多数可以治愈，超过3个月则脓腔周围纤维组织增生，洞壁增厚，称为慢性脓肿。

一、临床表现

1. 症状

起病较急，多数有高热、畏寒，热型不一，以间歇热或弛张热最为常见，可伴寒战，常有咳嗽、呼吸急促、面色苍白、乏力盗汗、精神不振、纳差、体重下降等；年长儿可诉胸痛，病初可咳出少量痰液，随着病变的进展脓肿与支气管相通，咳嗽加重并咳出大量臭味脓痰，有时痰中带血甚至大量咯血。痰量多时收集起来静置后可分三层：上层为黏液或泡沫，中层为浆液，下层为脓块或坏死组织。病变发展快时可形成张力性脓气胸及支气管胸膜瘘。

2. 体征

多有中毒症状或慢性消耗表现。脓肿早期可因病变范围小，位置较深，常无异常体征。脓肿形成后，其周围有大量炎性渗出，局部叩诊可呈浊音或实音，语颤增强，呼吸音减弱，脓痰咳出后如脓腔较大，已与支气管相通时，叩诊可呈空瓮音，听诊可闻管状呼吸音，严重者可出现呼吸困难、发绀、数周后可出现杵状指（趾）等。如有支气管胸膜瘘则可出现脓胸或脓气胸的相应体征。

3. 实验室检查

急性期外周血白细胞数及中性粒细胞数有明显增高，可有核左移。慢性期白细胞数增高不明显，可有贫血、血沉增快。痰培养或涂片可获致病菌，脓痰下层部分镜下见弹力纤维。

4. X线检查

早期胸部X线摄片显示片状致密阴影，边缘不清。脓腔形成后，若脓液经支气管咯出，胸片可见空洞，内见液平面，周围为炎性浸润影。脓肿可单发或多发。慢性肺脓肿则以厚壁空腔为主要表现，周围为密度增高的纤维索条。异物吸入引起者，则以两下肺叶多见。

5. 纤维支气管镜检查

对异物吸入所致的肺脓肿，可取出异物，也可以取脓液进行细菌培养或将抗生素注入脓腔治疗。

二、诊断要点

除根据上述病史、症状、体征和实验室检查资料外，主要依靠 X 线后前位及侧位胸片示片状致密阴影或空洞其内有液平面，同时可以测定脓肿的数目、大小及部位。空洞边缘较厚，其周围的组织有炎性浸润，脓肿的大小比较稳定，在短时间内改变不大。B 型超声、CT 检查可协助鉴别肺脓肿和脓胸。本病应与肺大泡、先天性肺囊肿、支气管扩张继发感染及包裹性脓胸、肺结核相鉴别。

三、治疗

1. 抗生素治疗

在一般抗细菌感染用药的基础上，根据临床疗效及细菌培养和药物敏感试验，选用合适的抗生素，疗程 4～6 周，必要时适当延长。除全身用药外，又可用抗生素液雾化吸入。亦可自气管滴注抗生素，使在脓腔内达到较高的药物浓度。

2. 痰液引流

痰液引流是重要的治疗手段。常用方法：①引流前先做雾化投入并口服祛痰剂，鼓励咳嗽，轻拍背部，使痰液易于排出。根据病变部位，进行体位引流，每日三次。②引流不畅或治疗效果不佳时，可做支气管镜检查吸出脓痰并注入抗生素，将纤维支气管镜插至病变部位的支气管开口处吸痰，常规送细菌培养、结核菌和细胞学检查。用消毒生理盐水局部反复冲洗，然后注入抗生素，每周 1～2 次，直至症状消失。局部用抗生素须根据药物敏感试验而定。③若脓腔较大又靠近胸壁，依据 X 线检查或超声波定位，在常规消毒下经肺直接穿刺脓腔，尽可能将脓液抽净，然后注入稀释的抗生素。但经肺穿刺有一定的危险性，易发生气胸和出血，应做好给氧及止血的准备。尽量避免反复穿刺，以免引起健康的肺组织和胸腔感染。④经皮穿刺放置引流管：经正侧位胸片或透视确定脓腔部位后，首先在局麻下用细长针刺穿胸腔，一旦抽出脓液，立即停止抽吸，按原路径及深度插入导管穿刺针，置入内径 11.5 mm 的细长尼龙管或硅胶管至脓腔内，退出导管。置管长度应使尼龙管在管腔内稍有卷曲，便于充分引流。皮肤缝线固定尼龙管。定时经管抽吸脓液，用生理盐水或抗生素液灌洗脓腔，管外端接低负压引流袋。等脓液引流干净，复查胸片，脓腔基本消失后夹管数天，无发热、咳脓痰等症状，拔管。此方法创伤小，置管不受脓腔部位限制，并可多个脓腔同时置管引流。

3. 支持疗法

注意休息及营养，给予高热量、高蛋白、高维生素、易消化饮食，重症或体质虚弱者可少量多次输氨基酸、血浆或全血。

4. 手术治疗

病程在 3～6 个月以上者，经内科保守治疗 2 个月以上无效，脓腔已包裹，脓腔壁上皮化和并发支气管扩张，且脓腔为单个而非多发，药物和引流治疗均有困难时，应考虑外科手术切除病灶。

第五章 儿科消化系统疾病

第一节 胃食管反流病

胃食管反流是指胃、十二指肠内容物反流入食管，分生理性和病理性。在小儿绝大部分是生理性的。Stephen 等将小儿胃食管反流分三种类型：生理性反流；功能性反流（或称易发性呕吐）；病理性反流。

小儿胃食管反流有显著特点，大多数胃食管反流随着小儿年龄的增长而逐渐减轻。当反流时，造成的直接病理损害是反流性食管炎。食管黏膜充血、肿胀、渗出，出现糜烂、溃疡。

一、诊断

（一）病史

胃食管反流症状多在生后 6 周内开始，至 18 个月时约有 60% 的患儿症状消失，其余 30% 持续存在，某些症状直至 4 岁。

1. 呕吐

这是最常见的症状，生后第 1 周即可出现，表现为溢乳、轻度呕吐或喷射性呕吐。常在进食后发生，有时在夜间或空腹时。

2. 营养不良

这主要表现为体重不增。

3. 食管炎

食管炎表现为不安、易激惹或拒食、流涎，如发生糜烂或溃疡，可出现呕吐及便血。

4. 呕吐物误吸

这可引起窒息、呼吸暂停、发绀，可突然死亡。早产儿更为常见，是早产儿呼吸暂停中一个不可忽视的原因。

5. 呼吸道疾病

胃食管反流可引起复发性肺炎、慢性支气管炎、窒息、难治性哮喘、肺脓肿、婴儿猝死综合征等。

（二）查体

患儿无特有的体征，当并发呼吸道疾病时可有相应的临床体征。

（三）辅助检查

1. 食管钡剂造影

在判断小儿胃食管反流的方法中，食管钡剂造影是常用而有价值的检查方法。诊断的检出率为 25%~75%。

2. 食管镜检

对有的胃食管反流患儿，若有不能解释的呕血、吞咽困难或吞咽疼痛，纤维食管镜检有助于确定食管炎的存在。

3. B 超检查

超声波检查对婴儿是一种较准确的无创伤性的检查方法。诊断胃食管反流的阳性标准是，发现有半段食管充盈，且在食管下段有液体来回流动。

(四) 诊断要点

凡是临床上有原因不明的溢奶、呕吐、反复发作的慢性呼吸道感染、哮喘、胸腹痛、咽下困难、早产儿呼吸暂停、窒息、鼻窦炎、不明原因的发育迟缓、营养不良、贫血、婴儿原因不明的激惹、夜间哭闹、进食后哭闹、拒食、鬼脸等，应考虑胃食管反流。

二、治疗

(一) 内科疗法

多数患儿可通过内科保守疗法治愈，主要是药物治疗：有促胃肠道动力药、抑酸药及辅助治疗的胃黏膜保护药。

1. 促胃动力药

多潘立酮：每次 0.3 mg/kg，3~4 次/天，饭前 15~30 min 口服。西沙必利每次 0.2 mg/kg，3~4 次/天，饭前 15~30 min 口服。

2. 抗酸药

西咪替丁：20~40 mg/(kg·d)，四次/天。雷尼替丁 10~20 mg/(kg·d)，两次/天。奥美拉唑 0.7 mg/(kg·d)，一次/天。

3. 消化道黏膜保护剂

十六角蒙脱石：可结合胃酸，提高黏液的质量对食管黏膜起修复与保护作用，对反流性食管炎有较好的疗效。

(二) 外科疗法

如经过积极的内科治疗 6 周以上，疗效不明显应考虑外科治疗。

三、诊疗体会

(一) 诊断方面

根据病史可诊断，呕吐为溢乳，不含胆汁，改变体位可减轻症状。辅助检查食管钡剂造影是常用而有价值的检查方法。超声波检查也是较准确的无创伤性检查方法。

(二) 治疗方面

大部分患者是生理性反流，通过改进喂养方法就可治愈。

四、患者教育

因大部分患儿是生理性反流，所以家长不必紧张，通过改变体位，合理喂养，基本都可自愈。患儿采用俯卧位，头部抬高 30°，可使反流减少或消失。较大的儿童睡眠时应采取右侧卧位，上半身抬高，此体位有利于胃排空。体位疗法的效果婴儿优于儿童。饮食调整可采用黏稠、糊状食物喂养，减少每次进食量，减少食物中的脂肪、巧克力、咖啡等含量。

第二节 胃炎

胃炎是由于物理性、化学性及生物性有害因子作用于人体，引起胃黏膜发生的炎症性病变，占小儿胃病 80% 左右，年龄不同，临床症状表现不同，一般结合病史及胃镜检查确诊，个别病例依据病理检查确诊。可分为急性和慢性两种。

一、急性胃炎

起病较急，症状以腹痛多见，食欲不振，恶心，呕吐，重者可出现呕血、黑便、水电解质紊乱、酸碱失衡等。有感染者常伴有发热等全身中毒症状。

（一）诊断

1. 病史

多为继发性，可由急性重症感染、休克、呼吸衰竭、严重烧伤、创伤等其他危重疾病所导致的应激反应。服用对胃黏膜有损害的药物，如保泰松、吲哚美辛（消炎痛）、阿司匹林或肾上腺皮质激素，胃内异物，食物过敏，误服腐蚀剂，摄入细菌或毒素污染物等。

2. 查体

主要具有原发病的体征。腹部触诊剑突下，脐周围或全腹有明显压痛。如果因吞服或误服强酸、强碱而引起的急性腐蚀性胃炎，可见唇、口咽、食管黏膜损伤。不同腐蚀剂可见不同颜色的灼痂，硫酸可致黑色痂，盐酸可致灰棕色痂，硝酸可致深黄色痂，醋酸可致白色痂，强碱可致透明性水肿。

3. 辅助检查

（1）胃镜检查：胃黏膜充血、水肿、糜烂、出血。

（2）病理组织学检查：上皮细胞变性，坏死，固有膜中性粒细胞浸润。没有或极少淋巴细胞、浆细胞，腺体细胞变性坏死。

（二）治疗要点

1. 一般治疗

去除病因，治疗原发病，避免刺激性药物和食物。纠正水、电解质紊乱及酸碱失衡。

2. 药物治疗

使用抗酸药、胃黏膜保护药及止血药等。

（1）抗酸药：以 H_2 受体阻断药为最常用。西咪替丁（甲氰咪胍），雷尼替丁或法莫替丁静脉滴注或口服。病情严重者可用质子泵抑制药如奥美拉唑、兰索拉唑。

（2）胃黏膜保护药：氢氧化铝凝胶 10～30 mL/次，三次/天，口服；枸橼酸铋钾（三钾二枸橼酸铋）药 120 mg，四次/天或 240 mg，两次/天，口服；十六角蒙脱石（secta）加水调成糊状，口服；十六角蒙脱石用量：<1岁，1袋/天；1～2岁，1～2袋/天；2～3岁，2～3袋/天；>3岁，3袋/天。以上均分为三次，于每次饭前 1 h 口服，重者首剂加倍。

（3）止血药：出血量大者，在抗酸药的同时加用止血药。去甲肾上腺素：4℃ 500 mL 盐水中加 6～8 mg 去甲肾上腺素，混匀后取 50～100 mL，口服。

（4）其他：对于误服腐蚀剂的患儿，必须及早抢救，立即饮蛋清或牛乳，强酸在牛乳稀释后可用制酸剂。强碱不用酸中和，因酸碱反应所产生的热能加剧损伤。如损伤不重或来诊很及时，可试用细软的硅胶管洗胃、抽出腐蚀剂，但应慎用，防止穿孔。同时给输液、镇静、止痛，维持呼吸道通畅，密切观察病情变化。有胃穿孔者及时外科治疗。

二、慢性胃炎

慢性胃炎是有害因子长期反复作用于胃黏膜引起损伤的结果，小儿慢性胃炎中以浅表性胃炎最常见，占 90%～95%，萎缩性胃炎极少。病因迄今尚未完全明确。可能与以下因素有关：①幽门螺杆菌（HP）感染：活动性、重度胃炎 HP 检出率高达 90%～100%；②胆汁反流；③长期服用刺激性食物和药物，如粗糙、过硬、过冷、过热、辛辣的食品，经常暴饮、暴食、饮浓茶、咖啡及阿司匹林等非甾体抗炎药及类固醇激素类药物；④精神神经因素：持续精神紧张、压力过大，可使消化道激素如促胃液素等分泌异常；⑤慢性系统性疾病；⑥其他因素：如 X 线照射，胃窦内容物滞留，遗传、免疫、营养等因素。

(一) 诊断

1. 病史

患儿食欲不振、恶心、呕吐、腹胀、反酸等症状；持续或间断慢性腹痛，上腹或脐周痛多见，多与进食有关，进食和饭后腹痛多见，轻者为间歇性隐痛或钝痛，严重者为剧烈绞痛。胃黏膜糜烂出血者有呕血、黑便。

2. 查体

腹部触痛多数位于上腹部、脐周，部分患儿部位不固定。

3. 辅助检查

（1）胃镜检查：这是最有价值的安全、可靠的诊断手段。根据病变程度不同，可见黏膜广泛充血、水肿、糜烂、出血，有时可见黏膜表面的黏液斑或反流的胆汁。HP 感染胃炎时，可见到胃黏膜疣状结节样改变。同时可取病变部位组织进行幽门螺旋杆菌和病理学检查。

（2）X 线钡餐造影：多数胃炎病变在黏膜表面，钡餐造影难有阳性发现；胃窦部有浅表炎症者有时可呈现胃窦部激惹征，胃黏膜增粗、迂曲、锯齿状，幽门前区呈半收缩状态，可见不规则痉挛收缩。气、钡双重造影效果较好。

（3）病理组织学改变：上皮细胞变性，胃小凹上皮细胞增生，固有层黏膜炎症细胞浸润、腺体萎缩。炎症细胞主要是淋巴细胞、浆细胞。

①根据有无腺体萎缩诊断为慢性浅表性胃炎或慢性萎缩性胃炎。②根据炎症程度，慢性浅表性胃炎分为轻、中、重三级。轻度：炎症细胞浸润较多，多限于黏膜的浅表 1/3，其他改变均不明显；中度：病变程度介于轻、重之间，炎症细胞累及黏膜全层的浅表 1/3 ~ 2/3；重度：黏膜上皮变性明显，且有坏死、胃小凹扩张、变长变深、可伴肠腺化生，炎症细胞浸润较重，超过黏膜 2/3 以上，可见固有层黏膜内淋巴滤泡形成。③如固有膜炎症细胞浸润，应注明"活动性"。

（4）幽门螺杆菌（HP）感染检查：应常规检测有无 HP 感染。以下两项中任一项阳性可诊断：①胃窦黏膜组织切片染色见大量典型细菌；②胃黏膜 HP 培养阳性。以下四项中需有两项或两项以上阳性才能诊断：13C 尿素呼气试验阳性；胃窦黏膜组织切片染色见少量典型细菌；快速尿素酶试验阳性；血清学 HP-IgG 阳性；或粪便 HP 抗原测定阳性。

4. 诊断要点

根据病史、体检、临床表现、胃镜和病理学检查基本可以确诊。

5. 鉴别诊断

由于引起小儿腹痛的病因很多，急性发作的腹痛应该与外科急腹症和肝、胆、胰、肠等腹内脏器的器质性疾病以及腹型过敏性紫癜相鉴别。慢性反复发作的腹痛应该与肠道寄生虫、肠痉挛、自主神经性癫痫等疾病相鉴别。

（1）肠蛔虫症：经常有不固定的腹痛、偏食、异食癖、恶心、呕吐等消化功能紊乱的症状，有时出现全身过敏症状；往往有吐或排虫史；粪便查找虫卵、驱虫治疗有效等可以协助诊断，随着卫生条件的改善，肠蛔虫症在我国已经大为减少。

（2）肠痉挛：婴儿多见，可出现反复发作的阵发性腹痛，腹部无异常体征，排气、排便后腹痛缓解。

（3）自主神经性癫痫：反复发作不固定性腹痛，腹部无异常体征，脑电图多有异常改变。

(二) 治疗

1. 一般治疗

去除病因，积极治疗原发病。养成良好的饮食习惯和生活规律。合理饮食，按时、适量进餐，避免过凉、过硬、辛辣饮食，尽量少用或不用损害胃黏膜的药物。

2. 药物治疗

（1）H_2 受体拮抗药：用于腹痛明显及有上消化道出血者，治疗 2 周。

（2）解痉药：丙胺太林等。

（3）胃肠动力药：胃运动功能异常有呕吐或胆汁反流者，多潘立酮（吗丁啉）0.3 mg/（kg·次），或西沙必利 0.2 mg/（kg·次），每日 3～4 次。有十二指肠胃食管反流者用药 1 个月。

（4）胃黏膜保护药：硫糖铝、麦滋林-S（marzulene-S），十六角蒙脱石（用法同前）等。

（5）合并 HP 感染，应进行抗 HP 治疗：阿莫西林（羟氨苄青霉素）50 mg/（kg·d），每日三次口服，服 2～4 周；甲硝唑片 25～50 mg/（kg·d），每日三次口服，铋制剂如枸橼酸铋钾（德诺）6～8 mg/（kg·d），每日 2～3 次口服，4～6 周为一个疗程。三联联合应用效果较佳。

（6）中药：胃康胶囊：成人 4 粒/次，三次/天口服，小儿酌减，有保护胃黏膜、制酸止血、镇痛、促进组织细胞再生功能。

（三）诊疗体会

1. 诊断方面

对于长期反复发作性腹痛应该结合病史、临床表现、查体、放射线及胃镜检查综合进行判断和分析。胃镜检查是诊断小儿胃炎最直观、准确的诊断方法，既往由于缺少小儿胃镜这一可靠的检查手段，又因小儿胃炎症状不典型，被误诊为其他疾病的较多，如肠蛔虫症、肠痉挛。不同年龄组症状表现不同，重症感染性疾病及新生儿窒息时，胃体部发生广泛的应激性糜烂性炎症。出血甚至溃疡，主要临床表现是呕血，其次为便血。学龄前小儿表现脐周腹痛的较多。年长儿以剑突下疼痛为主且多与进食有关。小儿胃炎多为浅表性胃炎，有消化道溃疡家族史的患儿多为疣状胃炎，少数胃炎的患儿为糜烂性、出血性、腐蚀性、药物反应性胃炎。对于腹痛的患儿应该详细询问是否近期内服用解热镇痛药物及激素类的药物。

2. 治疗方面

60% 慢性胃炎的发生与 HP 感染有关，有消化性溃疡家族史的患儿，最好同时检查家人 HP 感染情况，在治疗患儿同时必须进行治疗，最好都根除 HP，才能减少或避免小儿胃炎的复发。

（四）健康教育

应培养良好的生活习惯，饮食定时定量，避免过度疲劳和精神紧张，避免食用刺激性食物，有呕血应警惕大出血的可能，及时就医。

第三节　急性阑尾炎

急性阑尾炎是儿童最常见的急腹症，可发生在小儿任何年龄，3 岁以下婴幼儿的患病率为 5.0%～9.6%，1 岁以内的小儿阑尾炎很少见，随年龄增长，患病率逐渐增多。在小儿由于病情进展较快，加以早期诊断困难，年龄越小，症状越不典型，并以穿孔性阑尾炎的发生率较高，术后并发症多，因此，及时诊断和正确处理非常重要。男女患病率基本相等。

阑尾炎的主要原因是由于管腔梗阻、细菌感染、神经反射等因素相互影响和作用。急性阑尾炎分为四种类型：单纯性阑尾炎、化脓性阑尾炎、坏疽性阑尾炎、梗阻性阑尾炎。

一、诊断

（一）病史

由于小儿年龄和临床各型阑尾炎的病理表现不同，症状也有其特点和规律。

1. 腹痛

腹痛是最常见、最早出现的症状，腹痛为阵发性，从上腹部或脐部开始，由轻到重，数小时后疼痛渐转移至右下腹的阑尾部位，为持续性钝痛，阵发性加剧。当阑尾腔有阻塞时可表现为阵发性绞痛，阑尾发生穿孔形成弥漫性腹膜炎时，则全腹都有持续性的腹痛。活动时腹痛加重，患儿喜欢卧于右侧，双腿稍曲，并保持该体位以减少疼痛。如盲肠游离时，阑尾位置不固定，压痛点可偏离麦氏点，在其下方或脐部周围，有的疼痛可位于盆腔。

2. 恶心及呕吐

这是常见的症状，较成人多见，呕吐常发生在腹痛开始后的数小时，也有的患儿先出现呕吐。早期的呕吐多是反射性的，呕吐物多为食物，晚期患儿呕吐系腹膜炎肠麻痹所致，呕吐物为黄绿色的胆汁及肠液，呕吐量多。

3. 腹泻及便秘

如阑尾病变侵及盆腔，炎症刺激乙状结肠促使排便次数增加，有的患儿开始仅表现为腹泻，易误诊为肠炎。

4. 发热

体温在38℃左右，大多为先腹痛后发热，并且随着病情加重而逐渐升高，如早期就有高热和腹痛的患儿，应注意是否有全身的感染。体温呈持续性不断升高，提示阑尾可能有穿孔。

5. 精神异常

由于腹痛和感染的刺激作用，大多患儿呈嗜睡状、活动减少、无力、反应迟钝、腹肌紧张减轻等。也有的表现为烦躁不安、哭闹等。

（二）查体

1. 全身体征

患儿喜右侧屈髋卧位，以减少腹壁的张力，选择疼痛最轻的位置。呈急性病容，有的患儿有脱水征。

2. 腹部体征

（1）腹部压痛：右下腹麦氏点固定压痛是急性阑尾炎的典型体征。但小儿阑尾位置不固定，故压痛点可在右中腹、脐部附近、下腹中部等。病初时压痛可能在右下腹，弥漫性腹膜炎时全腹均有压痛，腹部呼吸运动可不同程度的受限。盆腔位的阑尾炎压痛点在下腹部。

（2）腹肌紧张：是腹壁腹膜受刺激、腹肌反射性收缩所致。压痛部位出现腹肌紧张提示阑尾已化脓坏死而形成阑尾周围炎或腹膜炎。弥漫性腹膜炎时，全腹性腹肌紧张，但仍以右下腹最为明显。但小儿腹壁肌层薄弱，腹肌紧张不足以反应腹膜受刺激情况，即使阑尾穿孔腹肌仍可不紧张，尤其是婴幼儿。

（3）反跳痛：由于阑尾炎症对腹膜的刺激，可出现右下腹反跳痛，即轻压右下腹逐渐至深处，迅速抬手时患儿有剧痛，可波及下腹甚至全腹。

（4）腹部包块：阑尾周围脓肿的患儿右下腹可触及包块。

（5）皮肤过敏：急性阑尾炎合并梗阻时，右下腹皮肤可出现感觉过敏，蛲虫性阑尾炎时更明显。

（6）结肠充气试验：用手从左下腹推压降结肠移向横结肠，因气体压力传至盲肠，产生疼痛为阳性。

（7）腰大肌刺激征和举腿试验：盲肠后位阑尾炎时二者均可阳性，腰大肌刺激征即是患儿左侧卧位，右髋关节过伸，腰大肌受到刺激疼痛。

（8）肛门指诊：直肠右前方有炎性浸润和增厚，黏膜水肿、肥厚，甚至可触及索条状的尾，有盆腔脓肿形成时有触痛及波动感。

（三）辅助检查

1. 血液检查

单纯性阑尾炎的白细胞总数和中性粒细胞增多，白细胞总数可升高到（1.0～1.2）×10^9/L，化脓性阑尾炎可达（1.2～1.4）×10^9/L以上，有脓肿形成或弥漫性腹膜炎时则在2.0×10^9/L以上，并且中性粒细胞占85%～95%，如中性粒细胞增多至85%以上多反应病情较重。也有少数阑尾炎患儿白细胞升高不明显。

2. 尿及大便常规检查

一般无特殊改变。

3. B超检查

B超下正常阑尾无影像显示，当阑尾炎时可见阑尾显影，阑尾的直径增大，≥6 mm则可以确定阑尾炎诊断，对异位阑尾也能做出正确诊断。有报道B超诊断符合率大于96%。

（四）诊断要点

（1）患者有腹痛、呕吐、发热。

（2）腹部查体表现为右下腹固定压痛、肌紧张及反跳痛。

（3）血常规：白细胞升高，中性粒细胞升高。

（五）鉴别诊断

1. 肠痉挛

小儿腹痛的常见原因，患病率高于阑尾炎。典型的症状是突然发生阵发性腹痛，但每次仅持续10～20 min，无明显压痛点，疼痛可自行缓解，无发热，一般不需特殊治疗。

2. 急性胃肠炎

有的患儿在腹泻出现前有腹痛、呕吐及发热，可误诊阑尾炎。胃肠炎有不洁饮食史，开始有发热、痉挛性腹痛和多次腹泻，腹痛多无固定部位，压痛和腹肌紧张不明显，便常规检查可见白细胞和脓球。

3. 急性肠系膜淋巴结炎

该病的发生与上呼吸道感染有关，当回盲部的淋巴结受炎症累及时，可与急性阑尾炎相混淆。本病可有体温升高，胃肠道症状不明显，右下腹虽有不固定的轻微压痛，但无腹肌紧张。白细胞计数略有升高。

4. 过敏性紫癜

早期有腹痛出现，但不局限在右下腹，随后可出现散在的斑点，关节肿胀，有时便血。腹部的压痛与腹壁的肌紧张相一致，有时要经过反复多次的检查方能确定。

5. 卵巢囊肿扭转

右侧的卵巢囊肿扭转可引起右下腹疼痛、压痛、反跳痛及肌紧张，易误诊为阑尾炎。该病虽然腹部体征比较明显，但白细胞升高不明显。做腹部直肠双合诊可触及球形包块，右下腹穿刺抽出血性液体可确诊。B超可以协助诊断。

二、治疗

小儿阑尾炎穿孔率高，延误治疗可发生腹膜炎，特别是婴幼儿阑尾壁薄，大网膜短，穿孔时间短，可发生于腹痛后6 h。所以不论何种类型的急性阑尾炎原则上均行早期手术治疗。有下列情况可试行保守治疗：①发病超过3 d，病情比较稳定，局部有炎性包块，有阑尾脓肿形成者。②腹膜炎有局限趋势，下腹部压痛及右下腹炎性浸润已有减轻者。

对急性单纯性阑尾炎，炎症较轻，患儿家长不同意手术或阑尾周围脓肿已局限，可采用非手术疗法。

（一）中草药疗法

常用的方剂为大黄牡丹皮汤加减：大黄、牡丹皮、桃仁各10 g，金银花、冬瓜子、败酱草、薏苡仁各25 g，枳壳、桔梗、甘草各5 g。

（二）抗生素的全身治疗

阑尾炎60%以上为需氧菌与厌氧菌混合感染，首选联合用药。头孢菌素及甲硝唑合用，亦可用氨苄西林、庆大霉素和甲硝唑。输液纠正脱水和电解质紊乱。密切观察病情的发展，如炎性包块不断扩大或软化，疼痛未见减轻，高热不退，中毒症状日趋严重，需手术将阑尾脓肿切开引流。

三、诊疗体会

（一）诊断方面

根据典型的转移性右下腹痛史，固定的右下腹压痛、肌紧张及反跳痛，可诊断为阑尾炎。但准确的查出有无腹部压痛、肌紧张，腹痛的部位和范围是非常重要的。所以查体时动作要轻柔，并随时注意患儿的面部表情。在触诊时对比检查两侧腹部，观察触不同部位时的患儿反应，有时要经过反复多次的检查方能确定。检查时从左侧腹→上腹部→右下腹，由浅到深，由轻到重。浅层触诊时了解腹部皮肤有无敏感区，中层触诊时可了解到腹部的压痛、反跳痛及肌紧张，深层检查可判断局部有无炎性包块和脓肿。对疑有阑尾炎而诊断困难，可试行腹部穿刺，穿刺麦氏点，将穿刺液做镜检、细菌涂片及生化检查。肛门指诊，在直肠右前方有炎性浸润和增厚，盆腔有脓肿时有触痛及包块。有的患者表现为腹泻为主，往往误诊为肠炎，经抗生素治疗也能有所好转，炎症局限，形成脓肿，所以当腹泻患者经治疗腹痛不见明显好转，应注意腹部查体，有无下腹压痛。有的患者表现为尿痛，腹部压痛位于脐下，这是阑尾与膀胱粘连所致。

（二）治疗方面

单纯性阑尾炎保守治疗多能治愈，化脓性和穿孔性阑尾炎抗生素治疗效果较差，主张早期手术治疗，以免抗生素治疗无效，形成阑尾周围脓肿和肠管粘连，增加手术难度。

四、预后

该病早期治疗，尤其早期手术，并发症少，治疗效果良好。

第四节　先天性巨结肠

先天性巨结肠又称先天性无神经节细胞症或赫什朋病（HD），是由于直肠或结肠远端的肠管持续痉挛，粪便瘀滞在近端结肠，使该肠管肥厚、扩张。本病是小儿常见的先天性肠道畸形，发病率为（1/5 000）~（1/2 000），男女之比为（3∶1）~（4∶1），有遗传倾向。

一、病因和病理生理

目前认为是多基因遗传和环境因素共同作用的结果。其基本病理变化是肠壁肌间和黏膜下神经丛内缺乏神经节细胞，无髓鞘性的副交感神经纤维数量增加且变粗。在形态学上可分为扩张段、移行区、痉挛段3部分。除形成巨结肠外，其他病理生理变化有排便反射消失等（图5-1、图5-2）。根据病变肠管痉挛段的长度，本病可分为：①常见型（约占85%）；②短段型（10%左右）；③长段型（4%左右）；④全结肠型（1%左右）。

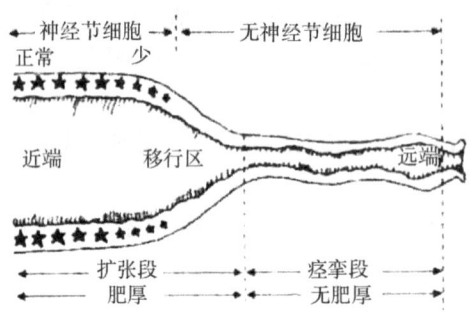

图5-1　先天性巨结肠病理示意图

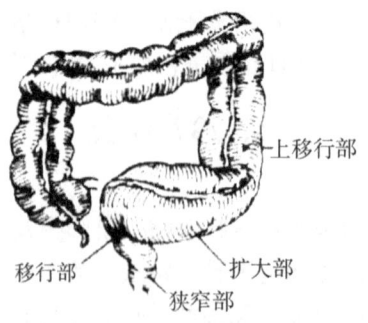

图5-2　先天性巨结肠模式图

二、临床表现

（一）胎便排出延迟、顽固性便秘和腹胀

生后48 h内多无胎便或少量胎便，于2~3 d出现低位肠梗阻症状。以后即有顽固性便秘，3~7 d甚至1~2周排便一次。严重者发展成不灌肠不排便。痉挛段愈长，出现便秘时间愈早、愈严重。腹胀逐渐加重，腹壁紧张发亮，有静脉扩张，可见肠型及蠕动波，肠鸣音增强，膈肌上升引起呼吸困难。

（二）呕吐、营养不良、发育迟缓

可出现呕吐，量不多，呕吐物含少量胆汁，严重者可见粪样液。加上长期腹胀、便秘，患儿食欲下降，影响营养物质吸收，致发育迟缓、消瘦、贫血或有低蛋白血症伴水肿。

（三）直肠指检

直肠壶腹部空虚，拔指后由于近端肠管内积存多量粪便，可排出恶臭气体及大便。

三、并发症

（一）小肠结肠炎

为最常见和最严重的并发症，尤其是新生儿期。由于远端肠梗阻使结肠高度扩张，导致肠黏膜缺血，降低了黏膜的屏障作用，使粪便的代谢产物、细菌、毒素进入血液循环，患儿出现高热、高度腹胀、呕吐、排出恶臭并带血的稀便。肠黏膜缺血处可产生水肿、溃疡，引起全血便及肠穿孔。重者炎症侵犯肌层，出现浆膜充血、水肿，导致渗出性腹膜炎。由于腹泻及扩大肠管内大量肠液积存，产生脱水酸中毒、高热、脉快、血压下降，若不及时治疗，可引起较高的病死率。

（二）肠穿孔

多见于新生儿，常见的穿孔部位为乙状结肠和盲肠。

（三）继发感染

如败血症、肺炎等。

四、辅助检查

（一）X射线检查

一般可确定诊断。

1. 腹部立位平片

多显示低位结肠梗阻，近端结肠扩张，盆腔无气体。

2. 钡剂灌肠检查

其诊断率在90%左右，可显示痉挛段及其上方的扩张肠管，排钡功能差，24 h后仍有钡剂存留（图5-3）。若黏膜皱襞变粗（锯齿状变化），提示伴有小肠结肠炎。

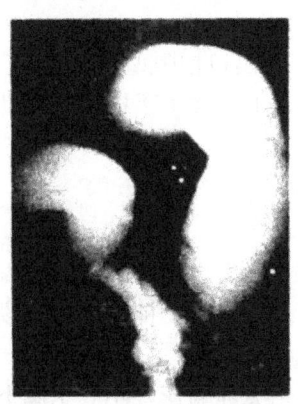
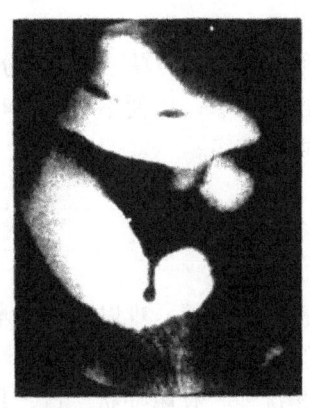

图5-3 先天性巨结肠钡剂灌肠检查

（二）直肠、肛门测压检查

确诊率76%~100%。测定直肠、肛门括约肌的反射性压力变化，患儿压力升高。此法在10 d以内的新生儿有时可出现假阳性结果，故不适用。

（三）直肠黏膜活检

染色判断神经节细胞的有无。组化方法测定乙酰胆碱含量和胆碱酯酶活性；患儿两者均较正常儿高出5~6倍，但对新生儿诊断率较低。还可用免疫组化法检测神经元特异性稀醇化酶等。神经元特异性稀醇化酶等。

（四）直肠肌层活检

取距肛门 4 cm 以上直肠壁黏膜下层及肌层一小块组织，计数神经节细胞数量。患儿缺乏神经节细胞，而无髓鞘的神经纤维增殖。

（五）肌电图检查

患儿直肠和乙状结肠远端的肌电图波形低矮，频率低，不规则，峰波消失。

五、诊断和鉴别诊断

凡新生儿生后胎粪排出延迟或不排胎粪，伴有腹胀、呕吐，应考虑本病。婴幼儿有长期便秘史和腹胀等体征者即应进行特殊检查，以便明确诊断。应与以下疾病鉴别。

（一）新生儿期

1. 胎粪栓综合征（胎粪便秘）

由于胎粪浓缩稠厚，可出现一过性低位肠梗阻症状，经灌肠排出胎粪后，即可正常排便且不再复发。

2. 先天性肠闭锁

新生儿回肠或结肠闭锁，表现为低位肠梗阻症状，直肠指检仅见少量灰白色胶冻样便，用盐水灌肠亦不能排便。腹部直位平片可见整个下腹部无气，钡剂灌肠 X 射线造影可明确诊断。

3. 新生儿坏死性小肠结肠炎

与先天性巨结肠伴发小肠结肠炎者很难鉴别。本病多为早产儿，出生后曾有窒息、缺氧、休克的病史，且有便血。X 射线平片显示肠壁有气囊肿和（或）门静脉积气。

（二）婴儿和儿童期

1. 继发性巨结肠

肛门、直肠末端有器质性病变，如先天性肛门狭窄、术后瘢痕狭窄或直肠外肿瘤压迫等使排便不畅、粪便滞留、结肠继发扩张。经肛诊可以确诊。

2. 特发性巨结肠

该症与排便训练不当有关，特点是患儿直、结肠有正常的神经节细胞。表现为无新生儿期便秘史，2~3 岁出现症状，慢性便秘常伴肛门污便，便前常有腹痛。肛诊感觉除直肠扩张积便外，括约肌处于紧张状态，直肠肛门测压有正常反射。

3. 功能性便秘

功能性便秘是一种原因不明的慢性便秘，分为慢传输型、出口梗阻型及混合型。表现为排便次数少、排便费力、粪质较硬或呈球状、排便不尽感，有时需借助人工方式（手抠）来协助排便。诊断需钡剂灌肠或肠镜检查排除器质性疾病。

六、治疗

（一）治疗原则

先天性巨结肠便秘症状顽固，难以用非手术方法解决，尤其是无神经节细胞段长者更困难，确诊后均应准备手术治疗，但应考虑以下问题。

（1）婴幼儿一般情况差，梗阻症状严重，且合并其他先天性畸形或小肠结肠炎者，宜先控制感染，给 TPN（肠外静脉营养）加强支持治疗，必要时做肠造瘘术，待情况好转后再行巨结肠根治术。

（2）新生儿、婴儿巨结肠经用扩肛、开塞露或缓泻药可维持每天排便，其营养发育保持在正常水平，可将根治术延迟到 6 个月后进行。

（二）保守治疗

（1）口服缓泻剂、润滑剂，帮助排便。

（2）使用开塞露、扩肛等刺激括约肌，诱发排便。

（3）灌肠肛管插入深度要超过狭窄段，每日一次注入生理盐水，揉腹后使灌肠水与粪水排出，反复数次，逐渐使积存的粪便排出。
（三）手术治疗的目的
手术治疗的目的是针对无神经节细胞的痉挛段。由于痉挛段长短不同以及手术者经验不同，可选择不同的手术方式和手术途径，包括结肠造瘘术和根治术。凡合并小肠结肠炎不能控制者，合并有营养不良、高热、贫血、腹胀、不能耐受根治术者，或保守治疗无效、腹胀明显影响呼吸者，均应及时行结肠造瘘术。现多主张早期进行根治手术，认为体重在3 kg以上、一般情况良好即可行根治术。

第五节 肠套叠

肠套叠系肠管的一部分及其附着的肠系膜套入邻近的肠腔内，是婴儿急性肠梗阻中最常见的一种疾病。多见于4～10个月以内，2岁以下幼儿，占发病数的80%，偶见成人及新生儿。男孩患病率为女孩的2～3倍。以春季发病者为多。

肠套叠的病因至今尚不明确，分原发性和继发性。继发性肠套叠少见，可继发梅克尔憩室、息肉、血管瘤、腹型紫癜等。原发性肠套叠约占95%，其发病可能与以下因素有关：饮食改变；回盲部解剖因素；病毒感染；回肠末端肠壁淋巴组织增生；肠痉挛及自主神经因素。

病理改变是肠套叠发生后，套入肠管发生循环障碍。早期静脉回流受阻，组织水肿充血，黏膜细胞分泌大量黏液，与血液和粪便混合形成果酱样排出。病情加重，动脉受累，导致肠壁缺血坏死。

一、诊断

（一）病史
各年龄组均可发病，多见于健康肥胖的婴儿，发病年龄多见于4～12个月，起病急骤，主要表现如下。

1. 阵发性哭闹

占95%，患儿突然哭闹不安，面色苍白，尖叫，手足乱动，呈异常痛苦状，这是一种腹痛的表现，持续2～5 min，不久痛止，小儿即安静如常，但后又发作哭闹，如此反复多次。以后哭闹就不如起病时那样剧烈，间歇期也延长，造成缓解的假象。发作间歇期一般从5 min到半小时。

2. 呕吐

占91.7%，早期是因肠系膜被牵拉而产生的反射性呕吐，呕吐物为奶汁及胃内容物。后转为胆汁及肠内容物，此乃系肠套叠致肠梗阻所致。

3. 血便

占83.8%～95%，血便出现时间一般在起病后4～12 h，排出暗红色果酱样粪便，有时仅为少许血丝。

（二）查体
主要的阳性体征是腹部肿块。有74%～89%病例可触及腹部肿块，多数在右季肋部和上腹中部如腊肠状，中等硬度，表面光滑，稍可活动。腹部肿块是对诊断最有价值的体征。儿童肠套叠腹部肿块较婴儿易触及。

（三）辅助检查
B超：超声检查可以发现腹部有同心圆或靶块样肿块影，腹部肠管胀气，可以诊断。

（四）诊断要点
（1）如果肠套叠的四个主要表现，阵发性哭闹、呕吐、血便和腹部肿块都具备时，肠套叠易于诊断。

（2）如果在早期病例上没发生便血，或由于腹胀没能触及腹部肿块，怀疑此病时，应做直肠指检，可以有指套染血或引起血便，有的患儿可以触到子宫颈样肿块。

（3）B超：超声检查可以发现腹部有同心圆或靶块样肿块影，可以诊断。

（五）鉴别诊断
（1）急性细菌性痢疾：因起病急，也有呕吐、腹痛及血便，易与肠套叠混淆，致误诊。但痢疾腹泻次数较多，大便以脓为主，早期就有发热，腹痛不及肠套叠剧烈，腹部不能触及肿块，大便镜检可见大量白细胞及吞噬细胞。而肠套叠以红细胞为主。不能鉴别者可行空气灌肠。

（2）还应与腹型紫癜、坏死性小肠炎、麦克尔憩室出血、结肠息肉并出血等相鉴别。

二、治疗

该病一旦确诊，肠套叠目前的治疗有非手术疗法和手术疗法两种方法。非手术疗法是空气灌肠。

三、诊疗体会

（一）诊断方面

如果肠套叠的四个主要表现都具备时，肠套叠易于诊断。但有的患儿表现往往不典型，有的患儿哭闹不规律，有的患儿无哭闹，仅表现为一过性面部表情痛苦，或一过性臀部撅起，身体屈曲。有的患儿虽发病超过 8 h 但无血便。所以有上述四大症状之一时，应高度警惕肠套叠，可以行肛诊或 B 超检查，如不能排除可行诊断性空气灌肠。

（二）治疗方面

该病治疗只有两种办法，一是行 X 线透视下空气灌肠或 B 超检测下生理盐水灌肠；二是手术治疗。

四、患者教育

该病好发于婴儿，随年龄增长发病率明显减低。而且早期治疗多不需手术。婴儿添加辅食应循序渐进。预防呼吸道和肠道感染。

第六节 幽门螺杆菌感染诊治

幽门螺杆菌（Helicobacter pylori，Hp）感染是儿科的常见问题，与儿童慢性胃炎、消化性溃疡等疾病密切相关。由于儿童自身生长发育及药物代谢的特点，成人 Hp 感染的诊治指南并不完全适用于儿童，以下诊治方案仅供临床参考。

一、儿童 Hp 感染的诊断

（一）Hp 的检测指征

（1）消化性溃疡。
（2）胃黏膜相关淋巴组织（MALT）淋巴瘤。
（3）慢性胃炎。
（4）一级亲属中有胃癌的患儿。
（5）不明原因的难治性缺铁性贫血。
（6）计划长期服用非甾体消炎药（NSAID）（包括低剂量阿司匹林）。
（7）不建议常规检测：目前尚无足够证据显示 Hp 感染与中耳炎、牙周疾病、食物过敏、特发性血小板减少性紫癜及生长发育迟缓有关。临床检查的目的是寻找潜在病因，而不是检测是否存在 Hp 感染。因此对于功能性腹痛患儿不建议行 Hp 检测。

（二）各种 Hp 检测方法的特点

检测方法包括侵入性和非侵入性两类。侵入性方法依赖胃镜检查及胃黏膜组织活检，包括快速尿素酶试验（RUT）、胃黏膜组织切片染色和胃黏膜 Hp 培养、核酸检测等。非侵入性检测方法包括尿素呼气试验（UBT）、粪便 Hp 抗原检测（HpSA、SAT）和血清 Hp 抗体检测等。除了血清抗体检查，其他检查前均需停质子泵抑制剂（PPI）2 周、抗生素和铋剂 4 周。

1. RUT

敏感度 75% ~ 100%，特异度 84% ~ 100%，其操作简便、费用低、省时，但检测结果易受试剂 pH 值、取材部位、组织大小、细菌量及分布、观察时间、环境温度和胃炎严重程度等因素影响，故存在结果假阴性的情况。同时取两块组织进行检测（胃窦和胃体各一块）可以提高检测敏感性。

2. 组织学检测

敏感度 66% ~ 100%，特异度 94% ~ 100%，检测 Hp 的同时，可对胃黏膜病变进行诊断（HE 染色），是唯一能确诊 Hp 感染同时判断其损伤程度的方法，但 Hp 在胃内呈灶性分布，其检出率易受取材部位及大小、细菌数量及一些疾病，如消化道出血、胃黏膜萎缩等的影响。

3. Hp 培养

敏感度 55% ~ 96%，特异度 100%，是诊断 Hp 现症感染的"金标准"，Hp 培养可进行药敏试验和细菌学研究。但复杂、耗时，需一定实验室条件，标本转送培养需专门的转送液并保持低温。

4. UBT

敏感度 75% ~ 100%，特异度 77% ~ 100%，可反映全胃 Hp 感染状况，不会出现因细菌灶性分布而造成的假阴性结果。^{13}C 尿素呼气试验无放射性，适用于儿童，可用于诊断 Hp 现症感染，还可用于治疗后的复查。

5. SAT

敏感度 97% ~ 98%，特异度 95% ~ 100%，检查时不需要口服任何试剂，是一项诊断准确性不受患儿年龄影响的无创性检测方法。该方法的准确性可与 UBT 相当。可用于 Hp 治疗前诊断和治疗后复查。

6. 血清抗体检测

敏感度 50% ~ 100%，特异度 70% ~ 98%，检测的抗体反映一段时间内 Hp 感染情况，Hp 根除后血清抗体可以维持很久，因此不能用于诊断现症感染，多用于流行病学调查。

7. 分子生物学检测

可用于检测粪便或胃黏膜组织等标本，其中聚合酶链反应试验（PCR）应用较为广泛。目前主要用作分子生物学及分子流行病学研究，尤其适用于菌株的 DNA 分型、耐药基因突变的检测。

（三）Hp 感染的诊断

符合下述四项之一者可判断为 Hp 现症感染：（1）细菌培养阳性；（2）组织病理学检查和 RUT 均阳性；（3）若组织病理学检查和 RUT 结果不一致，需进一步行非侵入性检测，如 UBT 或 SAT；（4）消化性溃疡出血时，病理组织学或 RUT 中任一项阳性。

二、儿童 Hp 感染的治疗

（一）Hp 感染根除治疗的适应证

消化性溃疡、胃 MALT 淋巴瘤必须根治。以下情况可考虑根治：（1）慢性胃炎；（2）胃癌家族史；（3）不明原因的难治性缺铁性贫血；（4）计划长期服用 NSAID；（5）监护人、年长儿童强烈要求治疗。

（二）Hp 感染的根除治疗

1. 根除 Hp 的常用药物

（1）抗生素：阿莫西林每天 50 mg/kg，分两次（最大剂量 1 g，两次/天）；甲硝唑每天 20 mg/kg，分两次（最大剂量 0.5 g，两次/天）；替硝唑每天 20 mg/kg，分两次；克拉霉素每天 15 ~ 20 mg/kg，分两次（最大剂量 0.5 g，两次/天）。

（2）铋剂：枸橼酸铋钾剂（>6 岁），每天 6 ~ 8 mg/kg，分两次（餐前口服）。

（3）抗酸分泌药。PPI：奥美拉唑，每天 0.6 ~ 1.0 mg/kg，分两次（餐前口服）。

2. 根除 Hp 的治疗方案

（1）一线方案（首选方案）：适用于克拉霉素耐药率较低（<20%）地区，方案为：PPI + 克拉霉素 + 阿莫西林，疗程 10 或 14 d；若青霉素过敏，则换用甲硝唑或替硝唑。克拉霉素耐药率较高（>20%）

的地区，含铋剂的三联疗法（阿莫西林＋甲硝唑＋枸橼酸铋钾剂）以及序贯疗法（PPI＋阿莫西林 5 d，PH＋克拉霉素＋甲硝唑 5 d）可作为一线疗法。

（2）二线方案：用于一线方案失败者，PPI＋阿莫西林＋甲硝唑（或替硝唑）＋枸橼酸铋钾剂或伴同疗法（PPI＋克拉霉素＋阿莫西林＋甲硝唑），疗程 10 或 14 d。

3. 根除 Hp 的个体化治疗

个体化治疗是针对 Hp 根除治疗失败的患儿，分析其失败原因和提出处理方法。具体建议如下：

（1）了解患儿以前治疗时用药的依从性，判断治疗失败的原因。

（2）有条件者根据药敏试验结果选择有效抗生素，无条件者用分子检测方法检测克拉霉素的耐药性。

（3）无条件行药敏试验，再次治疗时应尽量避免重复使用初次治疗时的抗生素或加用铋剂，对青霉素过敏的患儿可供选择的药物有限，能否选用氟喹诺酮类等药物，需根据儿童的年龄来考虑使用。

（4）延长治疗时间或加大药物剂量（建议不超过药物说明书用量）。

（5）抑酸剂在根除治疗中起重要作用，但 PPI 代谢的 CYP2C19 基因多态性会影响根除效果。因此，可选择作用稳定、疗效高、受 CYP2C19 基因多态性影响较小的 PPI，如埃索美拉唑，可提高根除率。

（6）对多次治疗失败者，可考虑停药 3 个月或半年，使细菌恢复一定的负荷量，以便提高下一次治疗时 Hp 的根除率。

（7）根除治疗失败，但症状缓解者，可暂缓再次根除治疗。

4. 根除 Hp 的辅助治疗

国内外成人 Hp 共识和 Meta 分析均指出联合应用微生态制剂可辅助治疗 Hp 感染，减少 Hp 根除过程中的不良反应，提高患者的依从性。微生态制剂是否可以提高根除率，目前没有明确结论。

5. 根除 Hp 的疗效判断

应在根除治疗结束至少 4 周后进行，即使患儿症状消失也建议复查，首选尿素呼气试验。符合下述三项之一者可判断为 Hp 根除：（1）UBT 阴性；（2）SAT 阴性；（3）基于胃窦、胃体两个部位取材的 RUT 均阴性。

第六章　儿科神经系统疾病

第一节　脑积水

一、定义

脑积水（hydrocephalus）是指过多的脑脊液在脑室和蛛网膜下隙内积聚，其原因是脑脊液的产生和吸收之间失去平衡所致的脑室系统或蛛网膜下隙扩大而积聚大量脑脊液。通常是由于脑脊液循环通道上的阻塞，使脑脊液不能达到其吸收部位或吸收部位发生障碍，极为罕见的是由于脉络丛乳头状瘤等所引起的脑脊液分泌过多所致。如果大量脑脊液积聚在大脑半球表面蛛网膜下隙，则称为硬膜下积液。脑室系统内过多的液体积聚称为脑室内脑积水。儿童脑积水（hydrocephalus in children）多见于新生儿及婴儿，常伴有脑室系统扩大，颅内压增高及头围增大。

二、分类

1. 按颅内压高低分类

按照颅内压高低可分为高压力性脑积水及正常压力性脑积水。前者又称进行性脑积水，是指伴有颅内压增高的脑积水；后者又称低压力性脑积水或脑积水性痴呆，虽有脑脊液在脑室内积聚过多或脑室扩大，但颅内压正常。

2. 按脑积水发生机制分类

按照脑积水发生机制分为梗阻性脑积水及交通性脑积水两类。前者又称非交通性脑积水，是由于脑脊液循环通路发生障碍，即脑室系统及蛛网膜下隙不通畅引起的脑积水；后者又称特发性脑积水，脑室系统与蛛网膜下隙通畅，而是由于脑脊液的产生与吸收平衡障碍所致。

3. 按脑积水发生的速度分类

按照脑积水发生的速度分为急性和慢性脑积水两类。急性脑积水是由突发的脑脊液吸收和回流障碍引起，急性脑积水常见于脑出血、脑室内出血、感染或颅内占位性病变所致中脑导水管及第三、第四脑室的迅速梗阻。慢性脑积水是最常见的脑积水形式，当引起脑积水的因素为缓慢发生且逐渐加重时，均可发生慢性脑积水。在梗阻引起脑积水数周后，急性脑积水可转变为慢性脑积水。

三、发病率

据WHO在24个国家的统计结果，新生儿脑积水的发病率为0.87/1 000，在有脊髓脊膜膨出史的儿童中，脑积水的发生率为30%左右。

四、病因

脑积水可以由下列三个因素引起：脑脊液过度产生，脑脊液的循环通路梗阻以及脑脊液的吸收障碍。先天性脑积水的发病原因目前多认为是脑脊液循环通路的梗阻。造成梗阻的原因可分为先天性发育异常与非发育性病因两大类。在先天性脑积水中，先天性发育异常约占2/5，而非发育性病因则占3/5。

（1）先天性发育异常。

①大脑导水管狭窄、胶质增生及中隔形成：以上病变均可导致大脑导水管的梗死，这是先天性脑积水最常见的原因，通常为散发性，性连锁遗传性导水管狭窄在所有先天性脑积水中仅占2%。

② Arnold Chiari 畸形：因小脑扁桃体、延髓及第四脑室疝入椎管内，使脑脊液循环受阻引起脑积水，常并发脊椎裂和脊膜膨出。

③ Dandy Walker 畸形：由于第四脑室中孔及侧孔先天性闭塞而引起脑积水。

④扁平颅底：通常合并 Arnold-Chiari 畸形，阻塞第四脑室出口及环池，引起脑积水。

⑤其他：无脑回畸形、脑穿通畸形、软骨发育不良、Dandy-Walker 综合征及第五、第六脑室囊肿等均可引起脑积水。

（2）非发育性病因。

①新生儿缺氧和产伤所致的颅内出血、脑膜炎继发粘连是非发育性先天性脑积水的常见原因。

②新生儿颅内肿瘤和囊肿，尤其是颅后窝肿瘤常导致脑积水。

③各类颅脑损伤导致的颅内出血都有可能使脑脊液的循环通路阻塞，从而出现继发性脑积水。

（3）脉络丛乳头状瘤可使脑脊液分泌异常增多，也可产生脑积水。

（4）由于脑脊液吸收障碍而形成的脑积水在儿童较为罕见。

五、病理

主要表现为脑室系统由于脑脊液的积聚而扩张，室管膜细胞的侧突肿胀、伸长，随着脑室壁的进一步受牵拉，室管膜逐渐消失，脑室周围呈星形细胞化或胶质瘢痕形成。脑室进一步扩大，可使脑脊液进入室周组织而引起白质水肿。这时即使行脑脊液分流术，使脑室恢复到正常大小，脑组织在组织学上的改变已不能恢复。

在大体解剖上，当脑脊液容量增加时，脑组织的弹性减少。若脑积水进一步发展，大脑皮层受压变薄，继发脑萎缩。第三脑室的扩张可使下丘脑受压而萎缩，中脑受压则使眼球垂直运动发生障碍，出现临床所见的"日落"征。第四脑室受阻的病例，可出现脊髓中央管扩大，脑脊液可经终池流入脊髓蛛网膜下隙。

六、症状

1. 婴儿期表现

（1）头颅形态的改变：表现为在婴儿出生后数周或数月内头颅进行性增大，前囟也随之扩大和膨隆。头颅的外形与脑脊液循环的阻塞部位紧密相关。中脑导水管阻塞时，头颅的穹隆扩张而后颅窝窄小，蛛网膜下隙阻塞时整个头颅对称性扩大，第四脑室的出口阻塞，常引起后颅窝的选择性扩大。头颅与躯干的生长比例失调，由于头颅过大过重而垂落在胸前。颅骨菲薄头皮有光泽，浅静脉怒张。头颅与脸面不相称，头大面小，前额突出，下颌尖细。

（2）神经功能缺失：随着脑积水的进一步发展，可使第三脑室后部的松果体上隐窝显著扩张，压迫中脑顶盖部或由于脑干的轴性移位，产生类似帕里诺（Paranoid）眼肌麻痹综合征，即上凝视麻痹，使婴儿的眼球上视不能，出现所谓的"日落"征。第六对脑神经的麻痹常使婴儿的眼球不能外展。由于脑室系统的进行性扩大，使多数病例出现明显的脑萎缩，在早期尚能保持完善的神经功能，到了晚期则可出现锥体束征、痉挛性瘫痪、去脑强直等。智力发育也明显比同龄的正常婴儿差。

（3）颅内压增高：随着脑积水的进行性发展，颅内压增高的症状逐渐出现，尽管婴儿期的颅缝具有缓冲颅内压力的作用，但仍然是有限度的。婴儿期颅内压力增高的主要表现是呕吐，由于婴儿尚不会说话，常以抓头、摇头、哭叫等表示头部的不适和疼痛，病情加重时可出现嗜睡或昏睡。

2. 儿童期表现

儿童期由于骨缝的闭合，脑积水的临床表现与婴儿期迥然不同，根据脑积水发生的速度，可分为急性脑积水、慢性脑积水、正常颅内压脑积水和静止性脑积水四种。

（1）急性脑积水：脑脊液循环通路的任一部位一旦发生梗阻，最快者可在数小时内出现颅内压增高的症状，主要表现为双侧额部疼痛、恶心、呕吐等。有的可出现短暂或持久性视力障碍。由于患儿颅缝已经闭合，且处于急性发作期，颅内的代偿能力差，较易出现意识障碍，若不及时抢救可发生脑疝而死亡。

（2）慢性脑积水：脑积水发生的速度较缓慢颅内尚有一定的代偿能力，例如通过需缝分离、脑组织的退缩和脑室系统的扩大，使颅内能容纳更多未被吸收的脑脊液，因此，临床表现以慢性颅内压增高为其主要特征，可出现双侧颜部或全颅疼痛、恶心、呕吐、视神经盘水肿或视神经萎缩，智力发育障碍等。随着脑室的进行性扩张，使脑室周围的皮层脊髓束的传导纤维牵拉受损，出现步态和运动功能障碍。若第三脑室过度膨胀扩张，可使垂体、下丘脑及松果体受压，因而出现内分泌异常，包括幼稚型、脑性肥胖症和性早熟等。

（3）正常颅内压脑积水：属于慢性脑积水的一种状态。其特点是脑脊液压力已恢复至正常的范围，但脑室和脑实质之间继续存在着轻度的压力梯度（压力差），这种压力梯度可使脑室继续扩大并导致神经元及神经纤维的损害。临床的主要表现为：①头围在正常值的局限或略超过正常值；②精神运动发育迟缓；③智力下降、学习能力差；④轻度痉挛性瘫痪。

（4）静止性脑积水：是脑积水发展到一定程度之后自动静息的一种状态。主要特点是脑脊液的分泌与吸收趋于平衡已恢复正常，脑室和脑实质之间的压力梯度已消失，脑室的容积保持稳定或缩小，未再出现新的神经功能损害，精神运动发育随年龄增长而不断改善。

七、体征

小儿脑积水的临床特点是头围增大，正常新生儿头周围径33～35 cm，6个月为44 cm，1岁为46 cm，2岁为48 cm，6岁为50 cm。当头围明显超出其正常范围或头围生长速度过快时应高度怀疑脑积水的可能。头围测量的方法是取前额平眉与枕外粗隆之间的周边长度。若出生后一年中的任何一个月内，头围增长的速度超过2 cm者，应高度怀疑脑积水。头部叩诊常可听到破壶音（Macewea征），头颅透光试验可见广泛的透光区。若头围迅速增大，头与脸面不相称，前囟隆起，并出现"日落"征者，诊断即可成立。对于较大的儿童，若出现视神经盘水肿，同时伴有头痛和呕吐等颅内压增高的症状时，也应高度怀疑脑积水，但必须与颅内肿瘤引起的颅内压增高鉴别，后者常可出现定位体征。

较大患儿可表现为精神不振、易激惹、抽风、眼球震颤、共济失调、四肢肌张力高或四肢轻瘫等。重度脑积水中，视力多减退，甚至失明，眼底可见视神经继发性萎缩。晚期可见生长停顿、智力下降、锥体束征、痉挛性瘫痪、去脑强直、痴呆等。

部分患儿由于极度脑积水大脑皮层萎缩到相当严重的程度，但其精神状态较好，呼吸、脉搏、吞咽活动等延髓功能无障碍，视力听力及运动也良好。

少数患儿在脑积水发展到一定时期可自行停止，头颅不再继续增大，颅内压也不继续增高，称为"静止性脑积水"。但自然停止的机会较少，大多数是症状逐渐加重，只不过是有急缓之差。最终往往由于营养不良全身衰竭合并呼吸道感染等并发症而死亡。

先天性脑积水可合并身体其他部位的畸形，如脊柱裂、脊膜膨出及颅底凹陷症等。

八、辅助检查

脑积水的辅助检查有许多种，包括：头颅X线片、前囟穿刺、侧脑室-腰穿双重穿刺试验、脑脊液酚红试验、脑室或气脑造影、颈动脉造影、放射性核素扫描等。但是，由于上述检查的局限性和有创性，自从CT问世以来，已逐步为临床医师所放弃。特别是对于儿童，更加不主张进行有创检查。所以，在临床上脑积水的辅助检查首选头颅CT，有条件的行头颅MRI检查更好。

1. 颅脑CT

颅脑CT能准确地观察有无脑积水、脑积水的程度、梗阻部位、脑室周围水肿等，且可反复进行动态观察脑积水的进展情况。为判断疗效及预后提供必要的客观指标。颅脑CT判断有无脑积水以及脑积水的程度目前尚无统一的可靠指标。

颅脑CT能够明确许多后天性梗阻病因。

（1）脑室内梗阻性脑积水：一侧室间孔阻塞（室间孔闭锁）而引起单侧脑积水或不对称性脑积水时，则导致该侧脑室扩张。当双侧室间孔或三脑室孔阻塞而引起对称性脑积水时，则双侧室扩张。

（2）若导水管阻塞（导水管狭窄）可引起侧脑室和第三脑室扩张，而第四脑室的大小和位置一般正常。

（3）第四脑室出口处梗阻（侧孔和正中孔闭锁）则引起全脑室系统特别是第四脑室扩张，如第四脑室囊性变以及Dandy-Walker囊肿。

2. 颅脑MRI检查

磁共振检查是目前最理想的诊断方法。除具备CT检查的一切优点和功能外，还可看颅内一切结构的清晰图像，使一些脑积水的病因和病理状态一目了然。

脑积水的MRI表现为脑室系统扩大，其标准与CT相同。在MRI上可根据以下表现来判断有无脑积水：①脑室扩大程度与蛛网膜下隙的大小不成比例；②脑室额或颞角膨出或呈圆形；③第三脑室呈气球状，压迫丘脑并使下丘脑下移；④胼胝体升高与上延；⑤脑脊液透入室管膜的重吸收征等。

九、诊断

诊断典型的先天性脑积水，根据病史、临床表现、头颅增大快速等特点结合头颅CT或MRI等影像学表现，一般诊断不难。但对于早期不典型脑积水，需要与下列病症相鉴别。

（1）慢性硬膜下积液或血肿：常有产伤史，病变可为单侧或双侧，常有视盘水肿，"落日"征阴性。前囟穿刺硬膜下腔吸出血性或淡黄色液体即可明确诊断。

（2）新生儿颅内肿瘤：新生儿颅内肿瘤常有头围增大或继发性脑积水，头颅CT扫描及MRI可确诊。

（3）佝偻病：头围可增大呈方形颅，前囟扩大，张力不高。

（4）先天性巨颅症：无脑积水征，"落日"征阴性，脑室系统不扩大，无颅内压增高，CT扫描可确诊。

十、治疗

脑积水的治疗主要是手术治疗。除了少数病例系因肿瘤阻塞脑脊液通路需行肿瘤切除，国内外历来的手术方法都是针对脑脊液的循环而设计的。

先天性脑积水的手术适应证目前尚无统一标准。但多数学者都认为应早期采取手术治疗。患儿大脑皮质厚度不应小于1 cm，合并其他脑与脊髓严重先天畸形者应谨慎手术。术前应明确脑积水的类型、梗阻部位等。脑积水的外科治疗迄今已超过一个世纪，手术方法各种各样，大致可分为以下三种类型。

（1）病因手术治疗：针对引起脑积水的病因手术，例如大脑导水管狭窄或形成扩张术。Dandy-Walker畸形行第四脑室正中孔切开术，扁平颅底和Arnold-Chiari畸形行后颅窝和上颈髓减压术，脉络丛乳头状瘤切除术等。

（2）脉络丛电灼术：1922年Dandy提出应用脑室内镜行脉络丛电灼术，但因总的效果不稳定，到20世纪50年代后即不再应用。

（3）脑脊液分流术：即将脑脊液通路改变或利用各种分流装置将脑脊液分流到颅内或颅外其他部位去。脑脊液分流术又分为颅内分流术和颅外分流术两类。颅内分流主要用于脑室系统内阻塞引起的脑积水，颅外分流术适用于阻塞性或交通性脑积水。

十一、脑脊液分流手术

脑脊液分流手术是治疗各种类型脑积水的有效方法。一百余年来，各国学者尝试了许多种分流方法，如侧脑室-枕大池分流术、第三脑室造瘘术、大脑导水管成形术或扩张术、侧脑室-环池造瘘术、侧脑室-胼胝体周围脑池分流术、侧脑室-腹腔分流术、侧脑室-蛛网膜下隙分流术、侧脑室-输卵管分流术或腰蛛网膜下隙-输卵管分流术、腰蛛网膜-大网膜囊分流术、侧脑室/腰蛛网膜下隙-右心房/上腔静脉分流术、侧脑室-淋巴管分流术、侧脑室-胸膜腔分流术、侧脑室-静脉窦分流术等。但是，由于许多种分流方式在理论上可行，而应用到临床则面临着手术打击大、成功率低、并发症多、手术死亡率高等问题，难为广大临床医生所接受。

目前，实际效果最佳，死亡率及并发症都最低的为"侧脑室－腹腔分流术"。随着分流装置及手术的改进，国内外临床医师已普遍采用侧脑室－腹腔分流手术治疗各种类型的脑积水。

十二、侧脑室－腹腔分流术

半个多世纪前由于缺乏单向引流的分流装置，手术效果均不佳，直到 50 年后高分子医用材料研制成功，才使脑室－腹腔分流术取得成功。1963 年 Scarff 总结 230 例此类手术，55% 脑积水得以控制，但 58% 的患者分流管阻塞，死亡率为 13%。近年来侧脑室－腹腔分流术 1 年以上良好效果者达 70% 以上。手术死亡率已降至 0～4.7%。

随着分流管及手术技术的改进，如抗虹吸阀门的设计能防止颅内压过度下降；腹腔导管置于肝脏上以防止导管被大网膜和小肠阻塞；微孔过滤器的应用以防止肿瘤通过脑脊液播散等，使手术死亡率大大降低，近年来已降低近于零。

侧脑室－腹腔分流术是将带有活瓣分流装置的脑室管插入侧脑室枕角或额角，腹腔管的插入借助于隧道套管探针，经头皮切口皮下由头、颈、胸，最后到达腹部的皮下隧道，将导管末端置于腹腔的肝脏表面或直肠膀胱凹内。

侧脑室－腹腔分流术的并发症发生率为 24%～52%，其中各种并发症如下。

（1）分流管阻塞：发生率为 14%～58%，是分流失败的最常见的原因，脑室端阻塞多为脑组织、血块及脉络丛引起。腹腔端阻塞主要因大网膜包绕、管端周围炎症及异物等在这种情况下，多需要再次手术更换分流管。

（2）感染：发生率 12%，包括腹膜炎、分流管皮下通道感染、脑脊液漏继发感染等。文献报道的大多数致病菌为表皮葡萄球菌和金黄色葡萄球菌。目前，对于分流感染尚未令人满意的处理方法，大多数神经外科医师承认必须除去已经感染的分流装置。常见公认的治疗方法包括除去感染的分流装置，并立即重新插入新的分流装置或除去感染的分流装置，施行脑室引流，感染控制后随即插入新的分流装置。

（3）分流装置移位：最常见的是腹腔导管自腹部切口外脱出其次有分流装置进入胸部、头皮下、硬膜内或脑室内。

（4）腹部并发症：侧脑室－腹腔分流术的腹部并发症较多。文献报道导管脐孔穿出、腹腔积液、脐孔漏、导管进入阴囊内、胸膜积液、腹痛、大网膜囊肿扭转、腹腔假性囊肿、假性肿瘤、阴道穿孔、小肠穿孔、结肠穿孔、肠扭转、肌内囊肿、导管散落、肠套叠等。

（5）颅内血肿：Aodi 报告 120 例脑室－腹腔分流术中，发生大块颅内血肿及脑室内出血 3 例（2.5%），慢性硬膜下血肿（1.7%），硬膜下血肿在带阀门分流管的病例中，发生率为 5%，无阀门者更高。

（6）裂隙脑室综合征：发生率为 1.6%，多发生在没有抗虹吸装置的分流病例中因直立时脑室内压低于大气压，导致分流过度，造成引流管周围脑室塌陷，其结果造成分流系统不可逆的梗阻，使颅内压急剧升高。裂隙状脑室没有满意的处理办法，调换中等压的分流瓣膜为高压分流瓣膜，或颞下减压可有帮助。

（7）颅脑不称（比例失调）：分流术后脑室缩小，致使膨隆的颅盖和脑的凸面之间形成无效腔，该腔常常由脑脊液填充。由颅脑不对称面构成的无效腔，随着颅缝和囟门以及脑的逐渐增长，此腔逐渐缩小。

（8）孤立性第四脑室：当脑室系统邻近的导水管萎陷，而四脑室仍保持扩张，孤立性的扩张被认为是由导水管和四脑室出口的炎性梗阻所致。脑脊液引流只来自幕上的分隔间隙，形成双分隔间隙的脑积水，可出现小脑上蚓部突然向上涌入小脑幕切迹的危险。在这种情况下，或者另外插入一个分流管进入四脑室（双分流），或者四脑室开口，用强制性的措施对孤立性四脑室减压。

（9）分流后颅缝早闭：在分流术后几个月之后，头围减少，直到脑生长充满由颅脑不称引起的无效腔。如在脑生长到最大之前行分流术，可发生颅缝早闭，特别是矢状缝的骨性联合和增厚。

十三、预后

脑积水的预后和手术治疗的效果取决于有否合并其他异常。单纯性脑积水（不存在其他畸形的脑积水）比伴有其他畸形的脑积水（复杂性脑积水）的预后要好。通常伴有脑积水的畸形包括：脑穿通畸形，胼胝体发育不全，脑叶发育不全，积水性无脑畸形，小脑幕发育不全，Chiari 畸形，Dandy-Walker 畸形，前脑无裂畸形，蛛网膜囊肿，Galen 静脉的动脉瘤等。患单纯性脑积水的婴儿，如果在生后 3～6 个月内进行分流手术，一般效果较好。近年来，随着分流装置的不断发展及手术技术的不断提高，越来越多的先天性脑积水患儿已经能够和健康儿童一样正常地学习、生活。

第二节 颅内出血

颅内出血（intracranial hemorrhage，ICH）又称为出血性脑血管病或出血性卒中，系因脑血管破裂使血液外溢至颅腔所致。根据出血部位的不同，ICH 可分为脑出血、蛛网膜下隙出血和硬膜下出血等。国外文献报道 15 岁以下儿童脑出血和蛛网膜下隙出血的发病率为 2.5/10 万。无论何种原因所致的小儿 ICH，其临床表现有颇多相似之处，但预后则视不同病因而有很大差异，且诊断与治疗是否及时也是直接影响预后的关键因素。

一、病因

许多血液病、脑血管发育异常及颅内外其他病变均与小儿 ICH 的发生有关，其病因可以是单一的，亦可由多种病因联合所致。

1. 脑血管畸形

脑动静脉畸形是儿童时期 ICH 的常见原因之一，可分为先天性、感染性与外伤性。先天性脑血管畸形包括血管瘤和动静脉瘘，前者系因血管壁中层发育缺陷所致，见于末梢小动脉分叉处，直径达 6～15 mm 的动脉瘤易发生破裂出血；后者系因动、静脉系统间毛细血管发育缺陷使动、静脉间直接吻合而成短路，以致病区动脉扩大而成动脉瘤样畸形，并压迫其周围脑组织，易破裂出血，以 Galen 静脉畸形多见。感染性脑动静脉畸形如颅内细菌性或真菌性动脉瘤，系感染性心内膜炎的感染栓子所致；人类免疫缺陷病毒感染也可导致小儿颅内动脉瘤的发生。外伤性脑动静脉畸形较少见，仅发生于海绵窦，因颈内动脉位于此处，故外伤可致颈动脉 - 海绵窦瘘。

其他类型的脑血管畸形有毛细血管扩张、海绵状血管瘤、软脑膜静脉及毛细血管的畸形、脑底异常血管网（Moyamoya 病）等。

2. 血液病

血液病是小儿脑血管病的重要病因，在尸检的血液病例中有 50% 发现自发性脑出血。血友病患儿中 2.2%～7.4% 发生 ICH。小儿特发性血小板减少性紫癜病例中发生 ICH 者占 10%。其他如白血病、再生障碍性贫血、溶血性贫血、弥散性血管内凝血、凝血障碍等血液病，以及抗凝疗法的并发症，均可发生 ICH。

3. 颅内其他原因

包括颅脑外伤，颅内肿瘤，脑动脉炎，中毒性脑病等。

4. 颅外其他原因

包括维生素 K 缺乏症、维生素 C 缺乏症、肝病、高血压、感染或结缔组织病等其他各种原因所致的 ICH。

5. 新生儿颅内出血原因

新生儿颅内出血（neonatal intracranial hemorrhage，NICH）有其特殊的病因，主要发病因素为两大方面，即产伤及缺氧引起，前者正逐渐减少，后者有增加趋势。NICH 的发病率依不同的检测及统计方法不同而不同，其中在孕周 < 34 周、出生体重 < 1 500 g 的未成熟儿高达 40%～50%。

6. 其他

尚有部分小儿 ICH 的原因不明。找不到病因的脑出血称为小儿特发性脑出血。有文献报道尸检发现小儿特发性脑出血系由微小动脉瘤样血管畸形破裂所致，因此并非真正的原因不明。只是因这种动脉瘤太小，用 CT 扫描和脑血管造影等神经影像学检查不能发现而已。

二、临床表现

1. 脑出血

系指脑实质内血管破裂所致的出血。常见于大脑半球，幕下脑出血（小脑或脑干）较少见。发病前可有外伤以及过度兴奋等诱因。起病较急，常见表现有突发头痛，呕吐，偏瘫，失语，惊厥发作，视物模糊或偏盲，感觉障碍，血压、心率及呼吸改变，意识障碍等。重症患儿一般均有明显的生命体征的改变，并易伴发消化道出血、心肺功能异常以及水电解质紊乱，特别严重者可伴发脑疝死亡。血肿破入蛛网膜下隙者常有明显的脑膜刺激征。脑室出血常表现为深昏迷，四肢软瘫，早期高热，双瞳孔缩小，去脑强直样发作。

2. 原发性蛛网膜下隙出血

原发性蛛网膜下隙出血是指非外伤性原因所致的颅底或脑表面血管破裂，大量血液直接流入蛛网膜下隙；而继发性者是由于脑出血后，血流穿破脑组织而蔓延至脑室及蛛网膜下隙所致。小儿蛛网膜下隙出血比成人少见。因动脉瘤以及动静脉畸形等血管异常所致者以 6 岁以上年长儿较多见，且有随年龄增长而逐渐增多的趋势。

常起病急剧，主要表现为血液刺激或容量增加所致的脑膜刺激征和颅内高压征，如颈项强直、剧烈头痛以及喷射性呕吐等。半数以上病例出现意识障碍、面色苍白和惊厥发作。病初 2～3d 内常有发热。大脑凸面血管破裂所致的蛛网膜下隙出血，若病变部位靠近额叶及颞叶时，常可出现明显的精神症状，可表现为胡言乱语、自言自语、模仿语言和摸空动作等。可伴发血肿或脑梗死而出现局灶性神经体征，如肢体瘫痪及颅神经异常等。眼底检查可见玻璃体下出血。

3. 硬膜下出血

婴幼儿多见。通常分为小脑幕上和小脑幕下两种类型，前者最常见，多因大脑表面的细小桥静脉撕裂出血所致；后者多由于小脑幕撕裂所致。硬膜下出血所形成的血肿大多发生于大脑顶部，多数为双侧，但出血程度可不对称。临床表现差异很大。位于大脑半球凸面的硬膜下出血，若出血量很小，可无明显症状；若出血量较大，则可出现颅内压增高、意识障碍、惊厥发作或偏瘫、斜视等局灶体征，甚至继发脑疝导致死亡。幕下硬膜下血肿通常出血较多，往往迅速出现昏迷、眼球活动障碍、瞳孔不等大且对光反射消失、呼吸不整等脑干受压症状，病情进展极为迅速，多在数小时内呼吸停止而死亡。

4. NICH

主要包括脑室周围至脑室内出血、小脑出血、原发性蛛网膜下隙出血和硬膜下出血四种类型。脑室周围至脑室内出血主要发生于胎龄较小的未成熟儿，源于室管膜下的生发层毛细血管破裂所致，多于生后 24～48h 内发病，多数起病急骤，进行性恶化，生后不久即出现深昏迷、去脑强直与惊厥，多于数小时内死亡；但少数开始时症状亦可不典型，可有意识障碍、局限性"微小型"惊厥、眼球运动障碍以及肢体功能障碍等，症状起伏，时轻时重，多能存活，但易并发脑积水。小脑出血可因压迫脑干而出现四肢瘫痪、呼吸浅表以及反复窒息发作等，均于病后 36h 内死亡。新生儿蛛网膜下隙出血临床表现与出血量有关，轻微出血时可无任何症状与体征，仅有血性脑脊液，常见于早产儿；出血较多时，常于生后 2～3d 出现嗜睡和惊厥，可致出血后脑积水，多见于足月儿；大量出血较罕见，病情严重，生后不久即死亡。新生儿硬膜下出血临床表现与前面所谈到的硬膜下出血相类似。

三、诊断

任何小儿出现上述临床表现时均应考虑到 ICH 的可能性。如有出血性疾病史或有外伤等诱因，而无明显颅内感染表现，更应注意本病。应及时选择以下辅助检查确诊。

1. 一般检查

ICH 时可有贫血，血沉加快，周围血白细胞数增加，如为白血病所致时可见幼稚细胞。任何原因所致的脑出血，均可出现一过性蛋白尿、糖尿及高血糖等变化。

2. 颅脑 CT

这是确诊 ICH 的首选检查，可精确判断出血部位及范围，并可估计出血量及查见出血后的脑积水。唯脑干的少量出血可出现假阴性。

3. 颅脑 B 超

适用于前囟未闭的婴幼儿。对 ICH 的诊断率较高，且可在床边进行，具有方便、安全、经济等优点，并可进行动态观察，以随时了解血肿及脑室大小的变化。

4. 磁共振血管成像或脑血管造影

这是明确出血原因和病变部位最可靠的方法。尤其是脑血管造影即可确定诊断，还可进行介入治疗。但需搬动患者，检查时间也较长，一般于病情稳定后进行，或适用于病情危重、需急诊手术者的术前检查。

5. 脑电图

脑出血时行脑电图检查可发现出血侧有局限性慢波灶，但无特异性。

6. 脑脊液检查

适用于蛛网膜下隙出血的诊断，如发现均匀血性脑脊液，除外穿刺损伤即可明确诊断。鉴别方法可将穿出的脑脊液连续分装三个试管静置数分钟，如观察到脑脊液颜色均匀一致而无凝块，其上清液变黄，隐血试验阳性，提示腰穿前即有出血，非腰穿时损伤所致。在新生儿尚可借助脑脊液内有无含铁血黄素巨噬细胞而予以区别，若有则为新生儿蛛网膜下隙出血。血性脑脊液可持续 1 周左右，离心后上清液的黄染逐渐加重。另有脑脊液压力增高，蛋白多增多，糖正常或稍低。但如有严重颅内高压表现，或临床怀疑其他部位的 ICH，则应暂缓腰穿检查，以免诱发脑疝。

7. 硬膜下穿刺检查

适用于幕上硬膜下出血的诊断，对新生儿和前囟门尚未闭合的婴幼儿在前囟的侧角进行硬膜下穿刺即可确诊。在正常情况下，针头进入硬膜下腔，无液体流出或只能流出几滴澄清的液体。若有硬膜下血肿则可流出含有大量蛋白质的、红色或黄色的水样液体。为明确硬膜下血肿是否为双侧性，对前囟门的两侧均应穿刺。对新生儿穿刺后流出 0.5 mL 以上的液体即有诊断意义。

8. 病因学检查

应结合病史与临床表现进行相应检查，如血象、凝血功能以及骨髓穿刺等，以鉴别出血原因。

四、治疗

ICH 治疗原则是迅速控制出血，适时进行外科手术治疗，预防并发症与后遗症。治疗选择通常分为三类：使病情稳定的综合治疗，尽力治疗出血本身，以及降低再出血风险的方法。

1. 稳定治疗

稳定治疗措施包括优化呼吸管理、控制体循环高血压、防治癫痫发作和针对颅内压增高的医学管理等。脑水肿的处理可用肾上腺皮质激素，如颅内压增高较明显可静脉推注脱水剂或利尿剂。ICH 急性期应绝对卧床，保持安静，不宜搬动，避免引起血压增高和颅内压增高的因素。如因特殊情况如急诊检查和手术治疗等，需要搬动患者，应保持头部固定。还应保持水电解质平衡及足够的热量供给。

另外，针对蛛网膜下隙出血患儿，控制血管痉挛后可能收到一定的疗效。因为蛛网膜下隙的血液和血凝块可引起脑动脉的炎症反应和脑水肿，可释放促血管痉挛物质而引起血管痉挛。

2. 手术治疗

早期手术清除血肿，适用于出血量大，有严重脑实质损害症状或出现脑疝危险症候的病例。而对于一般出血病例，需要待患者病情稳定后再实施手术治疗，包括清除血肿和对局部畸形血管的处理等，通常以发病后 2 周左右为宜。目前尚无明显证据显示幕上实质内血肿外科手术摘除术对任何年龄都有效。

Mendelow 及其同事研究显示，在 1 033 名非外伤性幕上出血的成人随机试验中，在血肿发生 24 h 内进行血肿取出术对患者无明显受益。另外一项小样本研究，给予了较早（小于 4 h）血肿取出术的 11 名病例中，有 4 例因为再出血给予了暂停早期血肿清除手术。也有无对照研究证据显示，在选择人群中血肿清除可能缓解脑疝发生。这种外科手术对于小脑出血以及大脑半球较大范围出血病灶患者可能获益更多。

反复腰穿放脑脊液适用于脑室及蛛网膜下腔出血患者，可减少脑积水的发生，并可迅速缓解蛛网膜下腔出血所引起的颅内高压，减轻脑膜刺激症状。但如果患儿头痛剧烈、呕吐频繁或极度烦躁，甚至已出现脑疝的早期征象，则应禁忌腰穿，以免诱发脑疝。

硬膜下穿刺适用于硬膜下出血的治疗，前囟未闭时尤为适用。一般可每日或隔日穿刺一次，穿刺成功后应让液体自动流出，不应抽吸，每次引流量不宜过大，一般不超过 15 mL，否则可能诱发再出血。可穿刺 10 ~ 15 次，液体量不多者逐渐延长间隔并停止穿刺。

3. 病因治疗

纠正出血的危险因素能够减少额外出血。脑血管畸形的手术处理可以防止再次破裂出血。动脉瘤和动静脉畸形（AVMs）采用外科或血管内闭塞治疗对于许多患者来说是非常有效的，但是放射外科学针对儿童 AVMs 病灶太小或很难用外科手术方法解决的病例，应用越来越多。数个较大的回顾性研究报道，放射外科学是非常安全而且对于治疗儿童 AVMs 是明显有效的。

对凝血缺陷和血液系统疾病的治疗可减少继发性出血的危险。血小板计数在 $200 \times 10^9/L$ 以上时脑出血很少发生。即使血小板数很低，在没有创伤的情况下，自发性颅内出血极少见。获得性同种免疫血小板减少症患者的脑出血通常伴有全身性病毒感染，可能是由于感染刺激机体产生大量的抗血小板抗体，导致血小板减少。对于血小板减少症患者应及时输注血小板或新鲜血，避免服用阿司匹林或其他抗血小板药物，或是避免可能导致头部外伤的刺激。同样，Ⅶ因子缺乏患儿通过补充Ⅶ因子可减少或预防外伤性颅内出血。对于血友病患者应输注Ⅷ因子，晚发性维生素 K 缺乏应输注维生素 K 和凝血因子复合物或新鲜血等。

4. 康复治疗

ICH 患儿在病情好转后即应进行医学康复训练，包括物理治疗、作业治疗和语言治疗等。还应辅以针灸、推拿、理疗以及高压氧等，以减轻神经损害后遗症。同时可给予心理支持和行为治疗。在康复治疗过程中，患儿和家长都应参加。

五、预后

ICH 的预后与其发病年龄、病因、出血部位及出血量大小等有关。脑动静脉畸形易反复出血，复发者病死率较高；如血液流入脑室系统与蛛网膜下腔后，易致脑脊液循环通路阻塞，吸收障碍，产生脑积水。脑动脉瘤破裂常产生脑实质内出血，80% 以上的病例于早期死亡，幸存者多留有神经系统后遗症。继发于全身性疾病的 ICH 预后与原发病、出血部位及其产生的病理反应有关。

NICH 预后与其出血类型有关。脑室周围 – 脑室内出血的近期预后与出血量大小有关，出血量越大，并发脑积水的发生率或病死率越高；远期随访，出血量大者多发生严重智能减退和运动功能障碍等。小脑出血预后差，出生后不久即死亡。新生儿蛛网膜下腔出血主要系静脉破裂所致，出血量较小，大多预后良好；少数也可因先天性颅内动脉瘤破裂所致，病情多危重，预后较差，病死率高达 40%。幕上硬膜下出血预后相对较好，而幕下硬膜下出血预后差。

第三节 脑脓肿

脑脓肿（brain abscess）是中枢神经系统局灶性化脓感染相对常见的类型之一，特别是社会经济状况欠佳的人群，仍然是一个严重问题。脑脓肿在任何年龄均可发病，以青壮年最常见。脑脓肿中 1/4 发生于儿童，发病高峰为 4 ~ 7 岁。新生儿革兰阴性菌和 B 组溶血性链球菌脑膜炎伴发脑脓肿较多见，婴幼儿脑脓肿相对少见。在某些高危群体发病率明显增加，如先天性心脏病、免疫缺陷或邻近感染者。随着影像诊断技术的进步，临床对这类局灶感染的认识越来越深入。本病治疗虽很困难，但经过及时而恰当的治疗，仍可能获得较好的预后。而诊断或治疗不当会导致严重的不良后果，甚至死亡。

一、病因

大多数微生物（如细菌、真菌或寄生虫）均可引起中枢神经系统局灶性化脓性感染。引起脑脓肿的最常见的细菌是链球菌、葡萄球菌、肠道细菌和厌氧菌。多数脑脓肿为混合性感染。链球菌和革兰阴性菌，例如枸橼酸杆菌、沙门菌、沙雷菌属、变形杆菌、肠菌属和脆弱类杆菌属等，是引起新生儿脑脓肿的常见细菌。新生儿B组溶血性链球菌和枸橼酸杆菌脑膜炎时伴发脑脓肿的可能性非常高，故对于治疗不顺利的病例一定要常规进行CT、MRI或B超检查，以除外脑脓肿。在慢性中耳炎或粒细胞缺乏症的患者，绿脓杆菌感染的发病率增加。

在先天性或获得性中性粒细胞缺陷、骨髓移植术后或HIV感染的患者，脑脓肿的发生率明显增加，大多数由真菌引起。常见的真菌是念珠菌和曲霉菌；隐球菌通常引起脑膜炎，但也可引起脑脓肿。芽生菌、组织胞浆菌和球孢子菌等也偶可引起脑脓肿。其他可引起脑脓肿的致病微生物包括溶组织阿米巴、棘阿米巴、血吸虫、并殖吸虫和弓形体。各种蠕虫蚴体，如粪性圆线虫、旋毛虫以及豚囊虫等也偶可移行至中枢神经系统引起脑脓肿。

不同部位和类型的脑脓肿病原体有所不同。额叶脑脓肿常见病原是微需氧葡萄球菌、厌氧菌和肠杆菌。头颅创伤引起的脑脓肿常见的病原是金黄色葡萄球菌和链球菌。中耳乳突炎并发的颞叶脑脓肿，以及隐源性脑内小脓肿（直径在1~1.5 cm以下，常见于顶叶），常见病原包括厌氧菌、需氧链球菌和肠杆菌。先天性青紫型心脏病、心内膜炎、化脓性血栓性静脉炎、败血症以及骨髓炎等血行播散引起的脑脓肿大多沿大脑中动脉分布，致病菌包括微需氧链球菌、厌氧菌及金黄色葡萄球菌等。

二、发病机制

脑脓肿的形成按其机制，可分为血行播散、邻近组织感染灶蔓延和隐源性感染几类。

1. 血行弥散

这是儿童脑脓肿的常见原因。心、肺及皮肤等部位的感染灶均可通过血循环波及脑部。青紫型先天性心脏病常伴血液浓缩，易发生血栓或脓栓，是小儿血源性脑脓肿的最常见诱因，尤以法洛四联症引起的多见。感染性心内膜炎患儿也易于发生血源性脑脓肿。慢性化脓性肺部疾病，如肺脓肿、脓胸和支气管扩张症也是重要的诱因。菌血症的严重程度和持续时间是是否发生脑脓肿的重要因素。脑脓肿可作为外周化脓性感染（如骨髓炎、牙齿、皮肤及消化道等）引起的菌血症或败血症的转移灶出现。隐源性脑脓肿找不到原发感染灶，实际上也多属于血源性。

2. 邻近组织感染灶的直接蔓延

邻近组织感染灶（常见如中耳、鼻窦、眼眶和头面皮肤）的蔓延是脑脓肿的第二个常见诱因。中耳、乳突炎和鼻窦感染是邻近蔓延的最常见感染部位，以耳源性脑脓肿尤为多见。大多数病例的邻近感染蔓延是通过早已存在的解剖通道蔓延，但也可通过血栓性静脉炎或骨髓炎扩散。细菌性脑膜炎患者在发生严重的组织损伤时也可能导致脑脓肿的形成。脑部手术或脑室内引流偶可并发脑脓肿。头颅穿通伤，因骨碎片或异物进入脑部可引起局部感染。

3. 隐源性感染

实质上是血源性脑脓肿的隐匿型，原发感染灶不明显，机体抵抗力弱时，脑实质内隐伏的细菌逐渐发展为脑脓肿。

成人脑脓肿以邻近组织感染灶的直接蔓延为主，尤以耳源性最多见，约占2/3。继发于慢性化脓性中耳炎及乳突炎。脓肿多见于额叶前部或底部。血源性脑脓肿约占脑脓肿的1/4。多由于身体其他部位感染，细菌栓子经动脉血行播散到脑内而形成脑脓肿。脑脓肿多分布于大脑中动脉供应区、额叶及顶叶，有的为多发性小脓肿。外伤也是成人脑脓肿常见原因。多继发于开放性脑损伤。

脑脓肿的发生过程大致可分三期：①急性脑炎期：感染波及脑部引起局灶性化脓性脑炎，局部脑组织出现水肿、坏死或软化灶；②化脓期：炎性坏死和软化灶逐渐扩大、融合，形成较大的脓肿，脓腔外周形成不规则肉芽组织，伴大量中性粒细胞浸润，脓肿周围脑组织重度水肿；③包膜形成期：病变逐渐局限形成包膜，一般在病程1~2周即可初步形成，3~8周形成较完整。在婴幼儿由于对感染的局限能力差，脓肿常较大而缺乏完整的包膜。脑脓肿如破入脑室则形成化脓性脑室炎，引起病情突然恶化，高热、昏迷，甚至死亡。

三、临床表现

脑脓肿临床症状受许多因素影响。脓肿的部位不同可出现不同的症状和体征。通常额叶或顶叶脓肿可长时间无症状，只有在脓肿增大产生明显占位效应或波及关键脑功能区（如感觉及运动皮质）时才会出现症状和体征。致病菌的致病力和宿主机体的免疫状态也可影响脑脓肿临床表现的急缓和轻重。脑脓肿的临床表现主要包括感染中毒表现、颅内压增高症状和局灶体征。在急性脑炎期主要表现为感染中毒症状，常见高热、头痛、呕吐、烦躁、易激惹和惊厥发作。如并发脑膜炎则症状尤著，并有典型脑膜刺激征。化脓期和包膜形成期主要表现为颅内压增高症候或局灶体征，体温正常或有低热。常见剧烈或持续性头痛、喷射性呕吐、意识障碍、血压升高、心率增快、视盘水肿、头围增大或前囟膨隆以及局灶性惊厥发作等。局灶体征与脓肿部位有密切关系。额叶脓肿常见情感异常、淡漠或性格改变、失语；额顶叶脓肿可有对侧偏瘫或感觉障碍，局灶性惊厥发作常见；小脑脓肿可见共济失调、眼球震颤、眩晕以及肌张力低下等。

脑内小脓肿，即直径在1~1.5 cm以下的脑脓肿，常见于顶叶，临床表现大多轻微。多数病例以局灶性感觉或运动性癫痫发作起病，个别可有颅内压增高表现，局灶性体征少见。

四、辅助检查

1. 常规检查

血常规检查对中枢神经系统局灶性化脓性感染的诊断通常无特殊意义。大约50%的脑脓肿患儿外周血白细胞轻度增多，伴发脑膜炎的患者白细胞明显增高（$>20\times10^9$/L），可有核左移（杆状核超过7%）。C反应蛋白对于鉴别颅内化脓性疾病（如脑脓肿）和非感染性疾病（如肿瘤）有一定的价值。C反应蛋白升高较白细胞增多或血沉加快对颅内脓肿的提示更敏感，但无特异性。血培养阳性率较低（约10%），但如阳性则对诊断有特异性意义。

2. 脑脊液检查

稳定期脑脓肿脑脊液多无明显异常，可有蛋白轻度升高，白细胞稍高或正常，糖轻度降低，压力多数升高。在病程早期，特别是并发脑膜炎症明显者，脑脊液可有显著异常。由于脑脓肿大多并发颅内压增高，腰椎穿刺引起的并发症明显增加，因此不应将腰椎穿刺列为脑脓肿的常规检查。如临床怀疑脑脓肿，应首先行神经影像学检查确诊。在除外颅内压增高之前，禁忌腰椎穿刺。脑脊液培养阳性率不高，在同时存在脑膜炎或脑脓肿破溃至蛛网膜下隙时培养的阳性率增高。

3. 神经影像学检查

CT和MRI是诊断脑脓肿的首选检查。可使病变早期诊断，准确定位，并直接用于指导治疗。随着CT和MRI的应用，脑脓肿的死亡率下降了90%。一般脑脓肿的典型CT表现是：①脓腔呈圆形或类圆形低密度区；②脓肿壁可呈等密度或稍高密度环状影，增强扫描呈环状强化，壁厚一般5~6 mm；③脓肿周围脑组织水肿，呈广泛低密度区，多表现为不规则指状或树叶状；④脓肿较大者见占位效应。脓肿直径一般为2~5 cm，值得注意的是尽管上述表现可高度怀疑脑脓肿，但其他病变（如肿瘤、肉芽肿，吸收中的血肿或梗死）也可有类似的CT表现。此外，CT异常一般在出现临床症状后数天表现，病初CT正常并不能排除脑脓肿，对高度怀疑者应复查。

MRI比CT更敏感、更特异，病变可更早被检出，有些CT检测不到的微小病灶MRI亦可清晰显示，并可准确地鉴别脑脊液和脓液，可协助判断脓肿破裂。因此MRI被认为是鉴别颅内化脓性感染的首选诊断性检查。此外，MRI 对随诊治疗效果也能提供帮助，获得脑脓肿治疗是否有效的 CT 信息需 1 年时间，而 MRI 的变化在 2 个月内即可确定。

五、诊断与鉴别诊断

如患儿有外周化脓性病灶，特别是中耳炎、乳突炎、皮肤感染或败血症，或有青紫型先天性心脏病或感染性心内膜炎，或有开放性颅脑损伤等病史，一旦出现中枢神经系统症状，即应考虑脑脓肿的可能性，及时进行 CT 或 MRI 检查可明确诊断。隐源性脑脓肿由于缺少上述外周感染史，临床诊断较为困难，确诊仍依赖神经影像学检查。

脑内小脓肿多表现为局灶性癫痫发作，因此对于原因不明的局灶性癫痫患儿，应常规进行增强 CT 扫描，有条件者行 MRI 检查，以排除脑内小脓肿的可能性。脑内小脓肿的诊断要点是：①隐匿起病，多无明确感染史；②无明显感染中毒症状；③以局灶性癫痫发作为首发及主要症状，常无明显局灶体征；④脑脊液化验多属正常，或仅有压力或蛋白轻度升高；⑤ CT 平扫脓腔显示不清，脓腔与周围脑水肿界限模糊，表现为 2～5 cm 大小的不规则低密度区，CT 值 5～27 HU。增强扫描后呈团块状强化，少数呈环状，强化影直径 < 1.5 cm，多数居于低密度区周边；⑥多数位于幕上近皮层区，以顶叶最为多见，大多为单发。

需要与脑脓肿鉴别的疾病很多，包括感染性和非感染性两类疾病。许多颅内感染性疾病的临床和实验室表现与脑脓肿相似，例如脑膜炎、脑炎（大多由病毒引起）、脑外脓肿（如硬膜下或硬膜外脓肿），以及颅内静脉窦感染。颅骨骨髓炎的症状和体征也可与脑脓肿相似。结核性脑膜炎、结核瘤或结核性脓肿。中枢神经系统内多发性结核瘤可无症状，也可仅表现为局灶性癫痫发作，与脑内小脓肿相似。偶见结核瘤液化形成脓肿，此时很难与脑脓肿鉴别。单发或多发团块状病变的另一病因是脑囊虫病，酷似脑脓肿或小脓肿，应予鉴别。应与脑脓肿鉴别的非感染性疾病包括脑血管意外、静脉窦血栓以及中枢神经系统肿瘤等。

六、治疗

脑脓肿的治疗包括内科或外科疗法，确诊后应尽快决定治疗方案。多数病例需行内、外科联合的治疗方法。

1. 内科治疗

单纯内科治疗的适应证包括：①病情稳定，无严重颅压增高的体征；②脓肿大小在 2～3 cm 以内；③病程在 2 周以内，CT 或 MRI 检查提示脓肿包膜尚未形成；④多发性脓肿；⑤有手术禁忌证，如脓肿深在或位于危险区，或患儿身体状况不适合手术等。

内科治疗系指以抗生素应用为核心，包括对症治疗、支持治疗和病情监护等措施在内的综合性疗法。治疗原则与其他类型的中枢神经系统感染相同，以下重点介绍抗生素的应用。

治疗脑脓肿的抗生素选择主要依据可能的致病菌及其对所采用的抗生素是否敏感，以及抗生素在感染部位是否能达到有效浓度等因素。既往青霉素（或氨苄西林）加氯霉素或甲硝唑常用于治疗与青紫型先天性心脏病、中耳炎及鼻窦炎有关的脑脓肿。近年临床经验表明，头孢曲松或头孢噻肟加甲硝唑可能是治疗与中耳炎、乳突炎、鼻窦炎或青紫型先天性心脏病有关的脑脓肿的最好的经验性联合用药。如果怀疑葡萄球菌（如头颅穿透伤、脑室腹膜分流术以及瓣膜修复术并发心内膜炎引起的脑脓肿），主张选用万古霉素加第三代头孢菌素（也可用甲硝唑）。对于证实有绿脓杆菌感染或有免疫功能缺陷的患者，建议使用头孢噻甲羧肟加万古霉素作为初始的经验治疗。如果原发病是脑膜炎，由于抗青霉素的肺炎球菌的增多，一般使用万古霉素加头孢曲松治疗。在新生儿，由于肺炎球菌感染很少见，建议首选头孢曲松加氨苄西林。

抗生素治疗的疗程个体差异很大。如为单发性脓肿，经外科完全切除或引流效果较好，大多数病例经 3～4 周治疗即可。如果临床和放射学检查示病情改善较慢，建议全身应用抗生素至少 4～6 周。

2. 外科治疗

对不符合上述单纯内科治疗标准的患者应进行外科治疗以取得尽可能好的结果。外科治疗常用两种方法：脑立体定向穿刺抽脓或脓肿切除。在CT引导下穿刺抽脓一般安全、准确、快速且有效，并发症和死亡率低。引流脓液病原学检查可快速明确致病菌并进行药敏试验，从而避免经验选用抗生素的潜在危险。缺点是某些病例需要反复吸脓，这样会造成更多的组织损伤和出血。手术切除脑脓肿的适应证如下：①真菌或蠕虫脓肿，患者对药物治疗无效；②后颅窝脓肿；③多腔性脓肿；④穿刺吸脓效果不佳。

虽然脑脓肿最经典的治疗是单纯的抗生素治疗或外科手术切除，但临床有很多选择，应根据脓肿的部位、大小、分期、囊壁厚度及全身情况等综合考虑，确定最适宜的治疗方案。在外科治疗方面，多数专家认为手术切除治疗较穿刺和引流术的平均死亡率和并发症（尤其是继发性癫痫）明显降低。对于一般状况良好，能安全地度过脑脓肿的脑炎期、化脓期和包膜形成早期患者，主张行显微外科切除术，包括那些位于功能区和多发的脑脓肿患儿。综合评价，定位准确，选择适当的手术入路，精细操作，能安全、完全的切除病灶，达到治愈的目的。

七、预后

由于早期诊断和治疗水平的提高，儿童脑脓肿的死亡率由既往的30%下降至5%~15%，大约2/3的脑脓肿患者可完全恢复而不留后遗症，存活者中10%~30%并发癫痫发作。其他神经后遗症包括偏瘫、脑神经麻痹（5%~10%）、脑积水、智力或行为异常等。

第四节 化脓性脑膜炎

化脓性脑膜炎（purulent meningitis）以下简称化脑，是由化脓菌引起的脑膜炎症。本病常为败血症的一部分或继发于败血症，但也可作为一种局部感染而存在。主要发生在儿童时期，是常见的危害生命的感染性疾病之一，迄今仍具有较高的死亡率与致残率。早期诊断以及及时合理的抗生素治疗决定患儿的预后。

一、概述

化脓性脑膜炎发病率与年龄、社会经济状况、地理分布和免疫接种状况有关。近年来由于抗生素的广泛使用，本病的发病率已有所下降。发达国家的发病率现为4/10万~5/10万，而发展中国家仍高达40/10万~50/10万。不同病原脑膜炎的发病随着免疫接种的实施而改变。随着新生儿加强监护技术的应用和生存率的提高，由院内感染引起的新生儿败血症和化脓性脑膜炎逐渐增多，成为其发病的主要原因。

在发达国家，新生儿化脑的主要病原菌仍是B群链球菌（CBS），其次为革兰阴性肠杆菌。在发展中国家，虽然革兰阴性肠杆菌及金黄色葡萄球菌仍是主要致病菌，但CBS脑膜炎的发病率也在逐渐增加。院内感染的细菌主要有克雷白杆菌、沙门杆菌、肠杆菌、绿脓杆菌、黄质菌以及沙雷菌等。

二、病因、病理

化脓性脑膜炎发病的高危因素：①有明显感染病灶：如脐炎、肺炎、肠炎、皮肤脓疱病以及中耳炎等。②围产因素：如早产儿、新生儿窒息、羊水早破或污染、母亲有产时感染或发热等。③解剖异常：解剖异常及脑脊液鼻漏等。

新生儿以及低龄儿童的免疫功能尚不成熟，血脑屏障通透性大，补体浓度低，中性多形核粒细胞吞噬及趋化功能差，血液循环相对旺盛，病原菌极易通过血脑屏障。大多数脑膜炎病例是由血行播散引起。也可由脑脊膜膨出、神经管缺损、先天性窦道、胎儿头皮采血标本穿透伤或因胎内心电图监测致邻近播散所引起。另外少数是由病原菌直接侵入脑膜引起，如肺炎链球菌脑膜炎。

细菌进入脑膜。蛛网膜、软脑膜普遍受累，充血、水肿等炎性渗出。在脑组织表面和底部有脓性液体。同时可见血管炎、脑室内膜炎及脑实质炎症。因炎症后粘连，阻塞脑室孔，产生脑积水。炎症侵犯视神经、面神经及听神经，可致失明、面瘫和耳聋。

三、临床表现

一般在发热等感染症状的同时，出现神经系统受累征象时要警惕细菌性脑膜炎的可能。注意不同年龄不典型的临床表现。

新生儿化脓性脑膜炎临床表现常不典型，尤其是早产儿，一般表现包括面色苍白、反应欠佳、少哭少动、拒乳或吮乳减少、呕吐和发热或体温不升等。特殊表现有：①神志改变：烦躁易激惹、惊跳、突然尖叫和嗜睡、神萎等。②颅内压增高：前囟紧张、饱满或隆起、骨缝分离，由于新生儿颈肌发育很差，颈项强直较少见。③惊厥：表现不典型，可仅见双眼凝视、斜视、眼球上翻及眼睑抽动，面肌小抽如吸吮状，也可阵发性青紫及呼吸暂停，一侧或局部肢体抽动。④败血症的表现：如黄疸、肝大、腹胀及休克等。

婴儿出现：①尖叫、烦躁、激惹、嗜睡及昏睡。②惊厥。③前囟紧张、饱满或隆起。④皮肤出现紫癜。2岁以上小儿出现：①发热、头痛。②惊厥、意识改变。③脑膜刺激征或神经局灶症状，均应考虑化脑的可能。

四、并发症

1. 硬脑膜下积液

治疗过程中脑脊液检查好转，而体温持续不退，临床症状不消失；病情好转后又出现高热、抽搐及呕吐。前囟饱满或隆起；硬脑膜下穿刺有黄色液体 > 1 mL；颅骨透照及头颅 CT 有助诊断。

2. 脑室炎

年龄愈小、化脑的诊断和治疗愈延误者则发病率愈高。临床可有以下表现：化脓性脑膜炎患儿经常规治疗后，疗效和化验结果不见好转；病情危重，频繁惊厥，出现呼吸衰竭或脑疝；脑脊液培养出少见细菌（大肠杆菌、流感杆菌，以及变形杆菌等）；颅内压增高，已排除硬脑膜下积液及化脓性脑膜炎复发者。确诊必须行脑室穿刺术取脑脊液检查。

3. 脑性低血钠

由于炎症累及下丘脑和神经垂体（垂体后叶），可发生抗利尿激素不适当分泌，临床出现低钠血症及血浆渗透压降低，可使脑水肿加重而产生低钠性惊厥和意识障碍加重，甚至昏迷。

4. 脑积水

炎性渗出物阻碍脑脊液循环，可导致交通与非交通性脑积水，头颅 CT 扫描可以证实。

5. 脑脓肿

中毒症状与颅高压征象明显、神经系统局灶定位体征出现，神经影像学检查帮助诊断。

6. 其他

脑神经受累可产生耳聋、失明。脑实质病变可致继发性癫痫及智力发育障碍。

五、诊断

主要根据上述临床表现及辅助检查。

1. 周围血常规

白细胞计数和中性粒细胞升高，严重病例白细胞降低到 4×10^9/L 以下，血小板计数减少。测定血清 C 反应蛋白，有条件进行血清降钙素原测定，协助诊断。

2. 血培养和病灶分泌物的培养

血培养阳性率可达 45% ~ 85%，尤其是早发型败血症和疾病早期未用过抗生素治疗者较高，尿培养、皮肤或病灶分泌物的培养有时也可阳性。

3. 脑脊液检查

临床怀疑化脑，没有临床禁忌，应及早做腰椎穿刺取脑脊液检查；临床征象提示颅内压升高明显或腰穿导致脑疝可能、生命体征不稳定者，诊断性腰穿推迟。

（1）常规：外观混浊或毛玻璃样，也可血性，少数可清晰；白细胞计数婴儿 $> 20 \times 10^6$/L，儿童 $> 10 \times 10^6$/L，多形核细胞所占百分值 $> 60\%$；压力新生儿 $> 0.69 \sim 1.96$ kPa（$70 \sim 200$ mmH$_2$O），儿童潘氏实验常阳性。

（2）生化：蛋白 > 1.5 g/L，若 > 6 g/L，则脑积水的发生率高；葡萄糖 $< 1.1 \sim 2.2$ mmol/L，或低于当时血糖的 50%；氯化物 < 100 mmol/L；乳酸脱氢酶（LDH）$> 1\,000$ U/L，其中 LDH$_4$、LDH$_5$ 升高，LDH$_1$、LDH$_2$ 降低。

（3）涂片及培养：大肠埃希菌和 GBS 涂片易找到细菌，阳性率分别可达 61%～78% 和 85%，培养阳性有助于确诊。

（4）免疫学检测：用已知抗体检测相应抗原，如乳胶凝集（LA）试验、对流免疫电泳（CIE），以及免疫荧光技术的应用等。

（5）聚合酶链反应（PCR）：最近有报道表明 PCR 可为新生儿化脓性脑膜炎提供较为精确的病原菌诊断依据。

4. 颅骨透照、头颅 B 超和 CT 的检查

可以帮助诊断脑室炎、硬脑膜下积液、脑脓肿，以及脑积水等。

5. 放射性核素脑扫描

对多发性脑脓肿有价值。

6. 磁共振（MRI）

对多房性及多发性小脓肿价值较大。

六、治疗

（一）抗生素治疗

遵循以下原则使用抗生素：尽早规则、静脉使用大剂量抗生素。对不同病原菌所致的脑膜炎采取不同足量疗程的抗生素治疗。致病菌不明 10～14 d；革兰阴性杆菌及金黄色葡萄球菌脑膜炎的疗程 21～28 d，而革兰阳性菌的脑膜炎的疗程至少 2 周。

1. 病原菌尚未明确的脑膜炎

采用经验性用药：过去常用氨苄西林 [300 mg/（kg·d）] 加氨基糖苷类，由于后者的有效血浓度与中毒浓度比较接近，又不易进入脑脊液，且有耳和肾毒性。根据目前国内检出病原（肺炎链球菌、脑膜炎双球菌及流感杆菌为主），首选头孢曲松或头孢噻肟，头孢曲松 [100 mg/（kg·d），分两次]，具有广谱、高效、半衰期长、对革兰阴性杆菌作用效果好以及使用方便等优点，已成为治疗婴幼儿化脓性脑膜炎的常用药物，但其可与胆红素竞争白蛋白，有增加核黄疸的危险，在新生儿黄疸时少用。对其过敏者，用美罗培南替代治疗。

2. 病原菌明确的脑膜炎

可参照药敏试验结合临床选用敏感的抗生素。CBS 首选氨苄西林或青霉素；葡萄球菌可选新青霉素Ⅱ或万古霉素；耐氨苄西林的 G$^-$ 菌可选第三代头孢菌素，如头孢噻肟或头孢曲松；绿脓杆菌首选头孢他啶，次选头孢哌酮钠；厌氧菌可选甲硝唑和青霉素。

3. 硬脑膜下积液

明确硬脑膜下积液时，应进行硬脑膜下穿刺放液，每次不超过 15 mL，穿刺无效时可考虑手术治疗。

4. 脑室膜炎

因新生动物实验表明病菌从脉络丛进入侧脑室再扩散至蛛网膜下隙。由于脑脊液循环由上至下单向流动，鞘内注射药物不易到达脑室，故现多不再用鞘内给药，可放保留导管于侧脑室注入抗生素。较多的国内外报道显示脑室内给药可提高治愈率，减少后遗症，每次可用庆大霉素或阿米卡星 1～5 mg，氨苄西林 10～50 mg。

（二）降颅压

颅内压明显增高时可用呋塞米每次 1 mg/kg 静推，20% 甘露醇每次 0.5～1 g/kg 快速静脉滴注，两者可交替应用，但不主张多用，因多次使用易使脑脊液黏稠，增加炎症后的粘连。

（三）肾上腺皮质激素的应用

近来有研究表明，当应用抗生素治疗化脑时细菌大量溶解可刺激机体产生更多的炎性介质，而加用地塞米松治疗可抑制上述炎性介质的产生，从而减轻炎症，减少细菌性脑膜炎的后遗症和病死率。一般选用地塞米松每次 0.1～0.2 mg/kg，首剂最好在开始抗生素治疗前 15～20 min 应用，以后每 6～8 h 一次，维持 2～4 d。建议：①流感嗜血杆菌脑膜炎推荐使用。②大于 6 周龄的肺炎链球菌脑膜炎患儿，权衡利弊再考虑使用。③由其他病菌引起的脑膜炎，不建议常规使用高剂量地塞米松。④部分治疗后脑膜炎，耐 β 内酰胺酶的肺炎链球菌脑膜炎以及小于 6 周龄的化脑均不宜使用糖皮质激素治疗。

（四）支持疗法

1. 维持水、电解质平衡

不能进食时静脉补液，早期严格控制输液量（一般可用 70% 的维持量），因病初常因抗利尿激素分泌过多引起液体潴留而导致稀释性低钠血症，且常伴有脑水肿。

2. 新鲜血或血浆

每次 10 mL/kg，根据重症病情可少量多次应用。

3. 丙种球蛋白

有资料表明静脉输注丙种球蛋白在治疗化脓性脑膜炎有一定疗效，推荐的剂量为 500 mg/（kg·d），共 3～5 d。可能的作用机制如下：①提高血清和呼吸道 IgG 水平。②激活补体系统。③加强吞噬功能和 Fc 介导的黏附作用。④对细菌感染引起的免疫缺陷状态有调节作用。⑤通过调理及抗原物异性抗体，增强患儿对细菌的免疫反应。静脉输注丙种球蛋白的不良反应有皮肤潮红、恶心、呕吐、头痛以及呼吸短促等过敏反应，通常发生在输液早期，而且与静注速度有关。

第五节 病毒性脑炎

一、概述

急性病毒性脑炎（acute viral encephalitis）简称急性病脑，是病毒感染引起的急性脑实质炎性疾病。其临床表现轻重不一，轻者预后良好，重者可留有后遗症甚至导致死亡。病原学上绝大多数为肠道病毒，夏秋季多见，大多见于 2～6 岁小儿。单纯疱疹病毒所致的脑炎一年四季散发，可见于所有年龄儿童。

二、诊断思路

（一）病史要点

1. 现病史

询问病儿发病前有无呼吸系统或消化系统症状，如发热、流涕、鼻塞、咽痛、咳嗽、呕吐、腹泻、胸痛、肌痛等。询问患儿有无头痛、呕吐、嗜睡、意识障碍、精神行为异常、抽搐、步态不稳、言语不清、吞咽困难、肢体瘫痪等。

2. 过去史

询问有无麻疹、水痘、风疹、流行性腮腺炎患者的接触史，有无结核病接触史，出生时有无窒息史、抽搐史、颅内肿瘤、颅脑外伤史。

3. 个人史

询问出生时有无窒息史、喂养史中应注意是否母乳喂养、添加辅食情况、有无服用维生素 D 制剂。预防接种史中注意麻疹、风疹、流行性腮腺炎疫苗的接种。

4. 家族史

家族中有无癫痫、遗传性疾病史。

(二) 查体要点

1. 全身情况及生命体征

注意体温、心率、呼吸、血压、精神反应情况、意识状态、行为的变化。有无发热，皮疹、口唇疱疹、角膜疱疹、腮腺肿大等。

2. 神经系统检查

注意有无颈抵抗、脑膜刺激征阳性、前囟饱满或隆起、脑神经病变，检查是否伴失明、失聪、失语、肢体瘫痪、肌力下降。检查各种深浅反射、瞳孔大小与对光反射。轻症脑炎一般意识清楚，部分嗜睡；重症脑炎病儿意识模糊、谵妄，甚至昏迷。精神异常表现为烦躁、兴奋、胡言乱语、哭笑无常、自虐、幻听或幻视。

(三) 辅助检查

1. 常规检查

（1）血常规：白细胞计数和中性粒细胞比例正常。

（2）脑脊液检查：蛋白质、糖正常，细胞数正常或稍增多，一般不超过 200×10^6/L。脑脊液涂片、培养均无细菌发现。可进行脑脊液单纯疱疹病毒、柯萨奇病毒、风疹病毒、ECHO 病毒等 IgM 抗体测定，或应用免疫学方法检查病毒抗原，或应用分子生物学方法检查病毒核酸。

2. 其他检查

（1）血清学检查：可进行柯萨奇病毒、风疹病毒、ECHO 病毒、EB 病毒等 IgM 抗体测定。

（2）脑电图表现为弥漫性 θ 波，重症脑炎出现弥漫性不规则高幅 δ 波，也可表现有局灶性 θ、δ 波或为尖波、尖慢波、棘慢波，与临床的一侧偏瘫或抽搐一致。

（3）可进行头颅 CT 或 MRI 检查，以排除颅内血管性病变或占位性病变，也可显示早期脑水肿和恢复期的低密度改变。

(四) 诊断标准

（1）轻者仅有头痛、呕吐表现而无阳性体征；重者可伴有发热、惊厥、昏迷、脑膜刺激征阳性、局限性神经系统体征。

（2）脑脊液检查：可见蛋白质、糖正常，细胞数正常或稍增多，一般不超过 200×10^6/L，脑脊液涂片、培养均无细菌发现。脑脊液细胞学检查病初 1～2 d 可有中性粒细胞，以后以淋巴细胞为主。

（3）排除经治性化脓性脑膜炎、结核性脑膜炎等中枢神经系统疾病。

（4）血清特异性病毒抗体 IgM 阳性或 IgG 恢复期时 4 倍增高。脑脊液中分离出病毒或检测到病毒特异性抗原或抗体，或检出病毒核酸。

（5）脑电图有明显弥漫性慢波改变。

具有上述第 1～3 项，伴或不伴第 5 项，可临床诊断为本病，如同时具有第 4 项可做病原学确诊。

(五) 诊断步骤

诊断步骤见图 6-1。

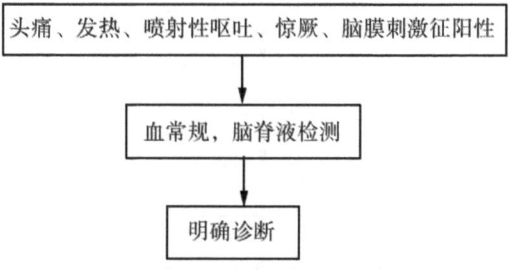

图 6-1　急性病毒性脑炎诊断流程图

（六）鉴别诊断

1. 经治性化脓性脑膜炎

临床表现可轻可重，脑脊液常规可类似病毒性脑炎，但脑脊液细胞学中性粒细胞增多可资佐证，抗生素治疗有效。

2. 颅内肿瘤

小儿颅内肿瘤好发于脑中线部位及后颅窝。常引起脑脊液循环障碍，颅内压明显增高，但局限性神经系统损害症状较少见。脑脊液细胞学有时可见髓母细胞。头颅 CT 或 MRI 影像学检查有助诊断。

3. 猪囊尾蚴病

脑脊液细胞学检查可有嗜酸粒细胞出现，血清学寄生虫特异性抗原或抗体阳性有助明确诊断。

4. 其他

根据病毒性脑炎脑脊液特点，可与化脓性脑膜炎、结核性脑膜炎、真菌性脑膜炎区别。

三、治疗措施

（一）经典治疗

1. 一般治疗

充分营养供给，保持水电解质平衡，纠正酸碱代谢紊乱，昏迷患儿可鼻饲或静脉营养，要注意褥疮护理。保持呼吸道通畅，维持呼吸、循环功能，必要时气管插管、机械通气。并积极降低颅内压。不能排除细菌性脑膜炎时，应给予经验性抗生素治疗。

2. 药物治疗

（1）对症治疗：控制惊厥，发作时可予地西泮（安定），每次静脉推注 0.05～0.1 mg/kg，总量不超过 4 mg，维持量用苯巴比妥，每次 5 mg/kg，每日 2～3 次，疗程控制在 1 周内。恢复期可用神经营养药物如脑活素、胞磷胆碱、弥可保、1,6-二磷酸果糖、ATP、辅酶 A、维生素 C、神经生长因子、神经节苷脂等。

（2）抗病毒治疗：一般病毒性脑膜炎和病毒性脑炎有自限性，不必特殊用药。肠道病毒所致中枢神经系统感染可用利巴韦林（病毒唑）静脉滴注，剂量宜用足，每日 15 mg/kg。如有单纯性疱疹病毒、水痘-带状疱疹病毒感染证据，首选阿昔洛韦，每次 10 mg/kg，每 8 h 静脉滴注一次，每次应在 1 h 内滴完，疗程 1～2 周。单纯性疱疹病毒、EB 病毒感染可用更昔洛韦每日 6～8 mg/kg，分两次静脉滴注，疗程 2 周。巨细胞病毒感染可用更昔洛韦或膦甲酸钠，更昔洛韦每日 10 mg/kg，分两次静脉滴注，用 14 d 后改为每日 5 mg/kg，每日一次静脉滴注，用 6 周。严重巨细胞病毒感染可用膦甲酸钠，每日 180 mg/kg，分三次静脉滴注，用 14 d 改为每日 90 mg/kg，每日一次静脉滴注，用 6 周。其他抗病毒药可用干扰素、阿糖腺苷等。对严重患儿可同时应用免疫球蛋白，每日 400 mg/kg，静脉滴注，用 3～5 d。

（3）恢复期治疗：对恢复期患儿或有后遗症者，可进行康复治疗。根据具体情况及时进行主动或被动功能锻炼、针灸、按摩、高压氧治疗等。

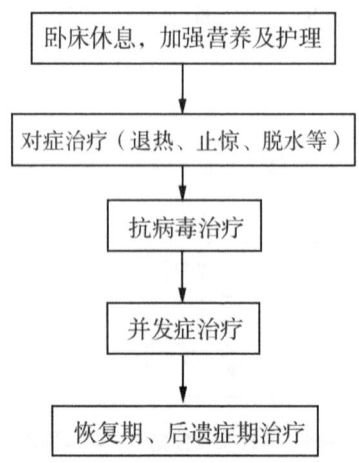

图 6-2　急性病毒性脑炎治疗流程图

四、预后

病毒性脑炎轻重不一,大多数属轻型,康复后不遗留任何后遗症。少数单纯性疱疹病毒脑炎症状较重,预后差。重型有脑神经或运动神经永久损伤表现,少数有癫痫发作和智力减退。

五、预防

除注意体格锻炼外,注射各种减毒病毒疫苗(麻疹、流行性腮腺炎、风疹疫苗等)是预防病毒性脑炎的根本途径。

第七章 儿科血液系统疾病

第一节 营养性贫血

一、缺铁性贫血

缺铁性贫血是由于体内贮铁不足致使血红蛋白合成减少而引起的一种低色素小细胞性贫血，又称为营养性小细胞性贫血。这是小儿时期最常见的一种贫血，多见于6个月至2岁的婴幼儿。

（一）病因及发病机制

1. 铁在体内的代谢

铁是合成血红蛋白的重要原料，也是多种含铁酶（如细胞色素C、单胺氧化酶、琥珀酸脱氢酶等）中的重要物质。人体所需要的铁来源有两个：①衰老的红细胞破坏后所释放的铁，约80%被重新利用，20%贮存备用。②自食物中摄取：肉、鱼、蛋黄、肝、肾、豆类、绿叶菜等含铁较多。食物中的铁以二价铁形式从十二指肠及空肠上部被吸收，进入肠黏膜后被氧化成三价铁，一部分与细胞内的去铁蛋白结合成铁蛋白，另一部分通过肠黏膜细胞入血，与血浆中的转铁蛋白结合，随血循环运送到各贮铁组织，并与组织中的去铁蛋白结合成铁蛋白，作为贮存铁备用。通过还原酶的作用，铁自铁蛋白中释出，并经氧化酶作用氧化成为三价铁，再与转铁蛋白结合，转运至骨髓造血，在幼红细胞内与原卟啉结合形成血红素，后者再与珠蛋白结合形成血红蛋白。正常小儿每日铁的排泄量极微，不超过 $15\mu g/kg$。小儿由于不断生长发育，铁的需要量较多，4个月至3岁每日约需由食物补充元素铁 $0.8 \sim 1.5\ mg/kg$。各年龄小儿每日摄入元素铁总量不宜超过 $15\ mg$。

2. 导致缺铁的原因

（1）先天贮铁不足：足月新生儿自母体贮存的铁及生后红细胞破坏释放的铁足够生后 $3 \sim 4$ 个月造血之需，如因早产、双胎、胎儿失血（如胎儿向母体输血，或向另一孪生胎儿输血）以及母亲患严重缺铁性贫血均可使胎儿贮铁减少。出生后延迟结扎脐带，可使新生儿贮铁增多（约增加贮铁 $40\ mg$）。

（2）食物中铁摄入量不足：为导致缺铁的主要原因。人乳、牛乳中含铁量均低（小于 $0.2\ mg/dL$）。长期以乳类喂养、不及时添加含铁较多的辅食者，或较大小儿偏食者，易发生缺铁性贫血。

（3）铁自肠道吸收不良：食物中铁的吸收率受诸多因素影响，动物性食物中铁约 $10\% \sim 25\%$ 被吸收，人乳中铁 50%、牛乳中铁 10% 被吸收，植物性食物中铁吸收率仅约 1%。维生素C、果糖、氨基酸等有助于铁的吸收。但食物中磷酸、草酸、鞣酸（如喝浓茶）等可减少铁的吸收。此外，长期腹泻、呕吐、胃酸过少等均可影响铁的吸收。

（4）生长发育过快：婴儿期生长快，早产儿速度更快，随体重增长血容量也增加较快，较易出现铁的不足。

（5）铁的丢失过多：如因对牛奶过敏引起小量肠出血（每天可失血约 $0.7\ mL$），或因肠息肉、膈疝、肛裂、钩虫病等发生慢性小量失血，均可使铁的丢失过多而导致缺铁（每失血 $1\ mL$ 损失铁 $0.5\ mg$）。

（6）铁的利用障碍：如长期或反复感染可影响铁在体内的利用，不利于血红蛋白的合成。

3. 缺铁对各系统的影响

（1）血液：不是体内一有缺铁即很快出现贫血，而是要经过三个阶段：①铁减少期（ID）：体内贮铁虽减少，但供红细胞合成血红蛋白的铁尚未减少。②红细胞生成缺铁期（IDE）：此期红细胞生成所需铁已不足，但血红蛋白尚不减少。③缺铁性贫血期（IDA）：此期出现低色素小细胞性贫血。

（2）其他：肌红蛋白合成减少。由于多种含铁酶活力降低，影响生物氧化、组织呼吸、神经介质的分解与合成等，使细胞功能紊乱，引起皮肤黏膜损害、精神神经症状以及细胞免疫功能降低等。

（二）临床表现

1. 一般表现

起病缓慢。逐渐出现皮肤黏膜苍白，甲床苍白，疲乏无力，不爱活动，年长儿可诉头晕、耳鸣。易患感染性疾病。

2. 髓外造血表现

常见肝、脾、淋巴结轻度肿大。

3. 其他系统症状

食欲减退，易有呕吐、腹泻、消化功能不良，可有异食癖（如喜食泥土、墙皮等）。易发生口腔炎。常有烦躁不安或萎靡不振，精力不集中，智力多低于同龄儿。明显贫血时呼吸、心率加快，甚至引起贫血性心脏病。

（三）实验室检查

1. 血象

血红蛋白降低比红细胞减少明显，呈小细胞低色素性贫血，血涂片可见红细胞大小不等，以小细胞为主，中心浅染区扩大。网织红细胞、白细胞、血小板大致正常。

2. 骨髓象

幼红细胞增生活跃，以中、晚幼红细胞增生为主。各期红细胞均较小，胞质量少，染色偏蓝。其他系列细胞大致正常。

3. 铁代谢检查

（1）血清铁蛋白（SF）：缺铁的 ID 期即降低（小于 $12\mu g/L$），IDE、IDA 期更明显。

（2）红细胞游离原卟啉（FEP）：IDE 期增高（大于 $0.9\mu mol/L$ 或大于 $50\mu g/dL$）。

（3）血清铁（SI）、总铁结合力（TIBC）：IDA 时 SI 降低（小于 $9.0\sim10.7\mu mol/L$ 或小于 $50\sim60\mu g/dL$），TIBC 增高（大于 $62.7\mu mol/L$ 或大于 $350 g/dL$）。

（4）骨髓可染铁：骨髓涂片用普鲁蓝染色镜检，细胞外铁颗粒减少，铁粒幼细胞减少（小于 15%）。

（四）诊断

根据临床表现、血象特点结合喂养史，一般可做出诊断。必要时可做骨髓检查。铁代谢的生化检查有确诊意义。铁剂治疗有效可证实诊断。异常血红蛋白病、地中海贫血、铁粒幼红细胞性贫血等也可表现为低色素小细胞性贫血，应注意鉴别。

（五）治疗

1. 一般治疗

加强护理，改善喂养，合理安排饮食，纠正不合理的饮食习惯。避免感染，治疗引起慢性失血的疾病。

2. 铁剂治疗

铁剂治疗为特效疗法。口服铁剂宜选用二价铁盐，因其比三价铁易于吸收。常用铁剂有硫酸亚铁（含元素铁 20%）、富马酸亚铁（含元素铁 33%）、葡萄糖酸亚铁（含元素铁 11%）等。每日口服元素铁 $4\sim6$ mg/kg，分三次于两餐之间口服。同时服用维生素 C 以促进铁的吸收。一般于服药 $3\sim4$ d 后网织红细胞上升，$7\sim10$ d 达高峰，其后血红蛋白上升，约 $3\sim4$ 周内贫血可望纠正，但仍需继续服药 2 个月左右，以补充贮存铁。

个别重症病例或由于伴有严重胃肠疾病不能口服或口服无效者可应用铁剂（如右旋糖苷铁、山梨醇枸橼酸铁复合物等）肌内注射。总剂量按 2.5 mg/kg 元素铁可增加血红蛋白 1 g/kg 计算，另加 10 mg/kg 以补足贮铁量。将总量分次深部肌注，首次量宜小，以后每次剂量不超过 5 mg/kg，每 1～3 d 注射一次，于 2～3 周内注射完。

3. 输血治疗

重症贫血并发心功能不全或重症感染者可予输血。

（六）预防

缺铁性贫血主要预防措施如下。

（1）做好喂养指导，提倡母乳喂养，及时添加富含铁的辅助食品，纠正偏食习惯。

（2）对早产儿、低体重儿可自生后 2 个月给予铁剂预防，约给元素铁 0.8～1.5 mg/kg，也可食用铁强化奶粉。

（3）积极防治慢性胃肠病。

二、营养性巨幼细胞性贫血

营养性巨幼细胞性贫血又称营养性大细胞性贫血，主要是由于缺乏维生素 B_{12} 或（和）叶酸所致。多见于喂养不当的婴幼儿。

（一）病因及发病机制

1. 发病机制

维生素 B_{12} 和叶酸是 DNA 合成过程中的重要辅酶物质，缺乏时因 DNA 合成不足，使细胞核分裂时间延长（S 期和 G_1 期延长），细胞增殖速度减慢，而胞质中 RNA 的合成不受影响，红细胞中血红蛋白的合成也正常进行，因而各期红细胞变大，核染色质疏松呈巨幼样变，由于红细胞生成速度减慢，成熟红细胞寿命较短，因而导致贫血。粒细胞、巨核细胞也有类似改变。此外，维生素 B_{12} 缺乏尚可引起神经系统改变，可能与神经髓鞘中脂蛋白合成不足有关。

2. 维生素 B_{12}、叶酸缺乏的原因

（1）饮食中供给不足：动物性食物如肉、蛋、肝、肾中含维生素 B_{12} 较多；植物性食物如绿叶菜、水果、谷类中含叶酸较多，但加热后被破坏。各种乳类中含维生素 B_{12} 及叶酸均较少，羊乳中含叶酸更少。婴儿每日需要量维生素 B_{12} 为 0.5～1 μg，叶酸为 0.1～0.2 mg。长期母乳喂养不及时添加辅食容易发生维生素 B_{12} 缺乏；长期羊乳、奶粉喂养不加辅食易致叶酸缺乏。

（2）吸收障碍：见于慢性腹泻、脂肪下痢、小肠切除等胃肠疾病时。慢性肝病可影响维生素 B_{12}、叶酸在体内的贮存。

（3）需要量增加：生长发育过快的婴儿（尤其是早产儿），或患严重感染（如肺炎）时需要量增加，易致缺乏。

（二）临床表现

本病约 2/3 病例见于 6～12 个月，2 岁以上少见。急性感染常为发病诱因。临床表现特点如下。

1. 贫血及一般表现

面色蜡黄，虚胖，易倦，头发稀黄发干，肝脾可轻度肿大，重症可出现心脏扩大，甚至心功能不全。

2. 消化系统症状

常有厌食、恶心、呕吐、腹泻、舌炎、舌面光滑。

3. 神经系统症状

见于维生素 B_{12} 缺乏所致者。表现为表情呆滞、嗜睡、反应迟钝、少哭不笑、哭时无泪、少汗、智力体力发育落后，常有倒退现象，不能完成原来已会的动作。可出现唇、舌、肢体震颤，腱反射亢进，踝阵挛阳性。

（三）实验室检查

1. 血象

红细胞数减少比血红蛋白降低明显。红细胞大小不等，以大者为主，中央淡染区不明显。重症白细

胞可减少，粒细胞胞体较大，核分叶过多（核右移），血小板亦可减少，体积变大。

2. 骨髓象

红系细胞增生活跃，以原红及早幼红细胞增多相对明显。各期幼红细胞均有巨幼变，表现如胞体变大，核染色质疏松，副染色质明显，显示细胞核发育落后于胞质。粒细胞系及巨核细胞系也可有巨幼变表现。

3. 生化检查

血清维生素 B_{12} 及叶酸测定低于正常含量（维生素 B_{12} 小于 100 ng/L，叶酸小于 3 μg/L）。

（四）诊断

根据贫血表现、血象特点，结合发病年龄、喂养史，一般不难做出诊断。进一步做骨髓检查有助于确诊。少数情况下须注意与脑发育不全（无贫血及上述血象、骨髓象改变，自生后不久即有智力低下）及少见的非营养性巨幼细胞性贫血相鉴别。

（五）治疗与预防

（1）加强营养和护理，防治感染。

（2）维生素 B_{12} 及叶酸的应用维生素 B_{12} 缺乏所致者应用维生素 B_{12} 肌注，每次 50～100 μg，每周 2～3 次，连用 2～4 周，或至血象恢复正常为止。应用维生素 B_{12} 2～3 d 后可见精神好转，网织红细胞增加，6～7 d 达高峰，约两周后降至正常。骨髓内巨幼红细胞于用药 6～72 h 内即转为正常幼红细胞，精神神经症状恢复较慢。由于叶酸缺乏所致者给予叶酸口服每次 5 mg，每日三次，连服数周。治疗后血象、骨髓象反应大致如上所述。维生素 C 能促进叶酸的利用，宜同时口服。须注意单纯由于缺乏维生素 B_{12} 所致者不宜加用叶酸，以免加重精神神经症状。重症贫血于恢复期应加用铁剂，以免发生铁的相对缺乏。

（3）输血的应用原则同缺铁性贫血。

（4）预防措施主要是强调改善乳母营养，婴儿及时添加辅食，避免单纯羊奶喂养，年长儿要注意食物均衡，防止偏食习惯。

三、营养性混合性贫血

营养性缺铁性贫血与营养性巨幼细胞性贫血同时存在时称为营养性混合性贫血，较常见于婴幼儿期。

（一）临床表现

具有两种贫血的混合表现，贫血程度一般较重。

（二）实验室检查

1. 血象

血红蛋白及红细胞近于平行降低，红细胞大小不等更明显，大者大于正常，小者小于正常，大红细胞中央浅染区扩大为本病红细胞典型表现。白细胞、血小板常减少。

2. 骨髓象

红细胞系具有两种贫血的表现，例如可见巨幼红细胞而胞质嗜碱性强，粒细胞、巨核细胞也可见巨幼细胞性贫血时的形态改变。

（三）治疗

需同时应用铁剂及维生素 B_{12} 或叶酸治疗。

第二节 感染性贫血

感染性贫血又称婴儿假性白血病性贫血、雅克什综合征等。其特点是婴儿期发病，表现有严重贫血、肝及脾大、外周血白细胞增高并出现幼稚粒细胞及有核红细胞。

一、诊断

（一）病史

本病多发生于6个月至2岁婴幼儿，在营养不良及佝偻病基础上，由于感染性疾病如迁延性肺炎、肺脓肿、脓胸、败血症、慢性尿路感染等而发病。

（二）临床表现

起病缓慢，面色逐渐苍白或蜡黄，身体瘦弱，精神萎靡，常反复感染而有不规则发热。体格检查可见肝、脾大，尤以脾大明显。全身淋巴结可轻度肿大，有时可见皮肤出血点或水肿。可伴有佝偻病的临床表现。

（三）辅助检查

1. 血象

多为中度以上的营养性混合性贫血。白细胞增多，甚至可达 $30 \times 10^9/L$ 以上，分类可见各期幼稚粒细胞，但仍以较成熟者占多数。

2. 骨髓象

增生活跃或明显活跃，少数病例可增生低下，细胞分类和形态学改变与营养性混合性贫血相似。

3. 铁代谢的检查

感染时血清铁明显降低，总铁结合力也下降，肝、脾和骨髓组织中的贮存铁增多。感染恢复后，铁代谢失常可得到纠正。

二、鉴别诊断

（1）营养性缺铁性贫血：雅克什综合征严重时可见小细胞低色素性贫血，血清铁下降，易误诊为营养性缺铁性贫血，本病与缺铁性贫血不同的是其血清总铁结合力下降，骨髓细胞外铁增多，肝脾明显大，可资鉴别。

（2）白血病：急性白血病病情发展快，多有出血倾向，血象中幼稚细胞以原幼阶段为主，血小板大多明显减少，骨髓象有典型白血病改变。婴儿慢性粒细胞白血病血象、骨髓象以粒细胞改变明显，胎儿血红蛋白常明显增高。以上特点可资鉴别。

（3）类白血病反应：多能查出原发感染灶，脾大较轻，血象不一定有贫血，粒细胞有感染中毒改变，原发病控制后血象恢复正常。

（4）溶血性贫血：有核红细胞及网织红细胞增加时，雅克什综合征应与慢性溶血性贫血相鉴别，主要根据病史、红细胞的形态及血红蛋白异常，以及证实溶血存在的试验阳性结果进行鉴别。

（5）其他有骨髓外造血的疾病：如婴儿型石骨症、骨髓纤维化等也表现为贫血、脾大、外周血象出现幼稚粒细胞、幼稚红细胞，但骨髓穿刺常不能成功。骨髓活检、X线骨骼摄片等可助鉴别。

三、治疗

（一）治疗原发病

改善营养，加强护理。要积极地控制感染，仔细寻找慢性感染灶，应用有效的抗生素。

（二）抗贫血治疗

根据贫血性质给予铁剂、维生素 B_{12} 或叶酸，用至血红蛋白正常。

（三）其他

饮食疗法、支持治疗及输血原则上与营养性贫血相同。伴有活动性佝偻病者给予维生素 D 制剂及钙剂积极治疗。

四、预后

（1）本病一般经去除病因、改善营养、治疗贫血等综合措施后可治愈。
（2）要积极控制感染，清除感染病灶，感染不能控制时贫血不易改善。
（3）本病抗贫血治疗一般常按营养性混合性贫血治疗，合用铁剂、维生素 B_{12} 或叶酸。
（4）重症病例可给予输血治疗。
（5）本病治疗一般于感染控制后血象迅速好转，但较单纯营养性贫血恢复慢，需要治疗的时间长。肝、脾大常需数月至 1 年方可恢复正常。

第三节　溶血性贫血

由于红细胞破坏过多，寿命缩短，骨髓造血功能不足以代偿红细胞的耗损而形成的贫血称为溶血性贫血。小儿时期发生的溶血性贫血可分为先天性和后天获得性两大类，各有不同病因和病种，本节仅做一总述。

一、病因分类

（一）先天性溶血性贫血（由于红细胞内在缺陷所致）

1. 红细胞膜缺陷
（1）遗传性球形细胞增多症。
（2）遗传性椭圆形细胞增多症。
（3）其他如遗传性口形细胞增多症等。

2. 血红蛋白异常
（1）地中海贫血。
（2）其他血红蛋白病。

3. 红细胞酶的缺陷
（1）红细胞葡萄糖-6-磷酸脱氢酶（G-6-PD）缺陷，包括蚕豆病、药物性溶血性贫血、Ⅰ型遗传性非球形细胞性溶血性贫血等。
（2）丙酮酸激酶（PK）缺乏（Ⅱ型遗传性非球形细胞性溶血性贫血）。
（3）其他红细胞酶缺乏。

（二）获得性溶血性贫血（由于红细胞外在因素所致）

（1）同种免疫性溶血性贫血：如新生儿溶血症、血型不合溶血性贫血等。
（2）自身免疫性溶血性贫血（包括温抗体型、冷抗体型）。
（3）继发于感染（如败血症、疟疾）、化学物理因素、微血管病的非免疫性溶血性贫血。

二、诊断

一般可按以下步骤考虑诊断。

（一）初步确定存在溶血性贫血

1. 临床表现

主要特点是表现为不同程度的贫血和黄疸。急性溶血性贫血起病急，急重者可有发热、寒战、恶心、呕吐，腰背四肢疼痛、头痛、腹痛，急剧发展的面色苍白。贫血重者可发生休克或心力衰竭、肾衰竭。

慢性溶血性贫血起病缓慢，逐渐出现贫血、黄疸，但可短期内加重，其他全身症状不明显。由于溶血场所的不同（血管内溶血，或是血管外溶血），临床表现有不同特点（表7-1）。

表7-1 血管内、外溶血的不同表现

	血管内溶血	血管外溶血
病程	急	慢
病因	获得性溶血性贫血（如G-6-PD缺乏）	先天遗传性溶血性贫血（如遗传性球形细胞增多症）
溶血场所	红细胞在血管内破坏	红细胞在单核巨噬细胞系统中破坏
贫血程度	较重	较轻，发生溶血危象时加重
黄疸	明显	较轻，溶血危象时明显
肝脾肿大	不明显	显著，急性发作时更明显
血红蛋白尿	常见	无

2. 实验室检查

（1）红细胞破坏增加的证据：①正细胞正色素性贫血。②血清未结合胆红素增高，乳酸脱氢酶活性增高，血浆游离血红蛋白增高，结合珠蛋白减少或消失。③尿血红蛋白阳性，尿胆原增加。④红细胞寿命缩短。

（2）红细胞代偿增加的证据：①外周血网织红细胞增高，出现嗜多色性点彩红细胞或有核红细胞。②骨髓红细胞系统增生旺盛。

（二）进一步明确溶血性贫血的病因

1. 先天遗传性溶血性贫血的诊断

（1）病史：可早至生后不久即发病，贫血、黄疸逐渐加重。有血管外溶血表现。多有家族史。

（2）体征：多有明显肝脾肿大，尤其是脾肿大。

（3）血象：血涂片镜检红细胞有形态改变，如球形红细胞增多（见于遗传性球形细胞增多症）、椭圆形红细胞增多（见于遗传性椭圆形细胞增多症）等。

（4）红细胞脆性试验、溶血试验。

（5）红细胞酶活性测定：目前已能做多种酶的筛选试验，如G-6-PD、PK、P5'N（嘧啶5'核苷酸酶）等，可测出某种酶的缺陷。

（6）血红蛋白电泳：有助于诊断地中海贫血及异常血红蛋白病等。

（7）其他检查异常血红蛋白的试验：如异丙醇试验（检测不稳定血红蛋白）、变性珠蛋白小体生成率、血红蛋白结构分析等。

2. 后天获得性溶血性贫血的诊断

（1）病史：发病诱因（如感染、药物史、输血史等）有助于诊断。

（2）实验室检查：Coombs试验阳性提示免疫性溶血性贫血（如自身免疫性溶血性贫血），酸溶血试验（Ham试验）、蔗糖溶血试验有助于阵发性睡眠性血红蛋白尿症的诊断。

三、治疗原则

（一）去除病因

例如，G-6-PD缺乏症应避免应用氧化性药物、禁食蚕豆等。对自身免疫性溶血性贫血应积极控制感染。

（二）适当应用输血

输血为急性溶血性贫血及慢性溶血性贫血发生再障危象或溶血危象时的重要急救措施。但对自身免疫性溶血性贫血应慎用，应用不当可使溶血加重。

（三）肾上腺皮质激素的应用

适用于温抗体型自身免疫性溶血性贫血。

(四)脾切除

主要用于遗传性球形细胞增多症及其他类型溶血性贫血(如地中海贫血、自身免疫性溶血性贫血)有切脾适应证者,手术年龄一般应大于 4 岁。

第四节 再生障碍性贫血

再生障碍性贫血(AA,简称再障),又称全血细胞减少症,是骨髓造血功能衰竭导致的一种全血减少综合征。在小儿时期比较多见。主要临床表现是贫血、出血和反复感染;三种血红细胞同时减少,无肝脾和淋巴结肿大。

一、病因及发病机制

(一)病因

本病分为原发性、继发性两类。再障的病因相当复杂,部分病例是由于化学、物理或生物因素对骨髓的毒性作用所引起,称为继发性再障。但在临床上约半数以上的病例因找不到明显的病因,称为原发性再障。能引起继发性再障的原因包括以下几个方面。

1. 药物及化学物质

药物引起的再障近几年逐渐增多,在发病因素中居首位。如抗癌药物、氯霉素、磺胺类药物、保泰松、阿司匹林等。

许多化学物质都有不同程度的骨髓抑制作用,如苯、二甲苯、杀虫剂、化肥、染料等。

2. 物理因素

各种放射线如 X 线、γ 射线或中子等均能引起骨髓细胞损害。骨髓抑制程度与接触的剂量与时间有关。

3. 生物因素

再障可由病毒、细菌、原虫等感染引起,病毒所致者尤为多见。如丙型肝炎病毒、乙型肝炎病毒等。近年来发现,人类矮小病毒可直接感染骨髓,引致再障。此外,CB 病毒、麻疹病毒等均可引起再障。

(二)发病机制

本病的发病机理比较复杂,至今尚未明了。近年来国内外主要围绕着造血干细胞受损、造血微环境缺陷及免疫因素三个方面进行了大量研究。

1. 干细胞受损

骨髓中多能干细胞是造血的原始细胞,自 20 世纪 60 年代 Pluznik 和 Bradley 在体外琼脂培养条件下,建立了人骨髓祖细胞的集落形成以来,得知造血祖细胞(GM-CFU)产率的正常值为 $164 \pm 10.4/2 \times 10^9$ 细胞,正常人保持着较为恒定的数量和维持自身的增殖能力,且有一定的贮备能力,当骨髓受到一般性损害时尚不致发病,当骨髓受到严重损害时,则 GM-CFU 的产率明显下降,仅为正常值的 10% 或更低,还可有质的改变,导致染色体畸变,故当干细胞衰竭时骨髓移植有效。

2. 造血微环境缺陷

骨髓干细胞的增殖与分化需要一个完整无损的骨髓微环境,因血细胞的生成需要细胞周围供应造血原料,如骨髓的血窦受损,骨髓造血干细胞的增殖受抑制,导致再障,有学者认为再障患者自主神经兴奋性差,骨髓神经兴奋性亦差,致骨髓血流缓慢,小血管收缩,毛细动脉减少,造成造血微环境缺陷。

3. 免疫因素

近年来对这方面的研究最多,特别是关于 T 淋巴细胞的研究尤多,多数学者认为再障患者辅助性 T 细胞(Th)下降,抑制性 T 细胞(Tb)上升,Th/Ts 比值降低。体外培养再障患者骨髓干细胞产率降低时,加入抗胸腺细胞球蛋白(ATG)后干细胞产率增加,说明 T 细胞起了抑制作用。某学者等对 136 例再障患者的免疫功能进行了研究,认为 Ts 细胞不仅能抑制骨髓造血干细胞的增殖与分化还能抑制 B 细胞向浆细胞方向分化,从而产生全细胞(包括淋巴细胞在内)的严重减少和低丙种球蛋白血症。淋巴细胞绝对数越低，预后越差，除此之外，IgG-y 受体阳性细胞（Tr 细胞）是由抑制性 T 细胞、细胞毒性 T 细胞、抗体依赖性细胞毒 T 细胞等组成的细胞群体，因此 Tr 细胞增多可抑制造血干细胞，导致再障，但 Tr 细胞必须被患者体内某种可溶性因子激活后才能对造血干细胞的增殖与分化起抑制作用。血清抑制因子亦能起到抑制造血干细胞的作用。Ts 细胞还能使 γ-干扰素、白细胞介素 2（IL-2）也增加，这些均可以抑制造血干细胞的正常功能。此外，再障患者铁的利用率不佳，表现为血清铁增高，未饱和铁结合率下降，铁粒幼细胞阳性率增高；血浆红细胞生成素增高，红细胞内游离原卟啉和抗碱血红蛋白较高等异常。再障患者甲状腺功能降低。可见再障的发病机制是复杂的，大多数再障的发病往往是多种因素共同参与的结果，例如，造血抑制性增强时，常伴随造血刺激功能下降，T 细胞抑制造血干细胞与造血微环境缺陷可并存，细胞免疫与体液免疫缺陷可并存。

二、先天性再生障碍性贫血

先天性再生障碍性贫血又称范可尼综合征，是一种常染色体隐性遗传性疾病，除全血细胞减少外，还伴有多发性先天畸形。

（一）临床表现及诊断

有多发性畸形，如小头畸形、斜小眼球，约 3/4 的患者有骨骼畸形，以桡骨和拇指缺如或畸形最多见，其次为第一掌骨发育不全、尺骨畸形、并趾等，并常伴有体格矮小，皮肤片状棕色素沉着、外耳畸形、耳聋。部分患儿智力低下，男孩约 50% 伴生殖器发育不全。家族中有同样患者。

血象变化平均约 6~8 岁出现，男多于女，贫血为主要表现，红细胞为大细胞正色素性，伴有核细胞和血小板减少。骨髓变化与后天性再生障碍性贫血相似。骨髓显示脂肪增多，增生明显低下，仅见分散的生血岛。血红蛋白 F 增多，约 5%~15%。骨髓培养，显示红系与粒系祖细胞增生低下。

本病有多发性畸形，易与获得性再障区别。

约有 5%~10% 的患者最后发展为急性白血病，多为粒单型白血病。

（二）治疗

治疗与一般再障相同。皮质激素与睾酮联合应用可使血象好转，但停药后易复发，必须长期应用小剂量维持。严重贫血时可输红细胞悬液。骨髓移植 5 年存活率约 50%。贫血缓解后，身长、体重、智力也明显好转。

三、获得性再生障碍性贫血

获得性再生障碍性贫血是小儿时期较多见的贫血之一，此类贫血可发生于任何年龄，但以儿童和青春期多见，无性别差异。获得性再障又分为原发性与继发性两类。

（一）临床表现及辅助检查

1. 临床表现

起病多缓慢。症状的轻重视病情发展的速度和贫血程度而异。常见面色苍白、气促、乏力。常出现皮下瘀点、瘀斑或鼻出血而引起注意，病情进展，出血症状逐渐加重，严重者出现便血和血尿。肝脾淋巴结一般不肿大。由于粒细胞减少而反复发生口腔黏膜溃疡、咽峡炎及坏死性口腔炎，甚至并发全身严重感染，应用抗生素也很难控制。起病急的病程短，进展快，出血与感染迅速加重，慢性病例可迁延数年，在缓解期贫血与出血可不明显。

2. 实验室检查

全血细胞减少，红细胞和血红蛋白一般成比例减少，因起病缓慢，不易引起注意，诊断时血红蛋白多已降至 30~70 g/L，呈正细胞正色素性贫血。网织红细胞减低，严重者血涂片中找不到网织红细胞。个别慢性型病例可见网织红细胞轻度增高。红细胞寿命正常。

白细胞总数明显减少，多在（1.5~4.0）×10^9/L 之间，以粒细胞减少为主，淋巴细胞相对升高，血小板明显减少，血块收缩不良，出血时间延长。

骨髓标本中脂肪增多。增生低下，细胞总数明显减少。涂片中非造血细胞增多（组织嗜碱细胞、浆细胞），淋巴细胞百分比增高。部分患儿血红蛋白F轻度增高。血清铁增高，运铁蛋白饱和度增高，口服铁吸收减低，与贫血程度不成比例。

（二）诊断及分型

1. 再障的诊断标准

（1）全血细胞减少、网织红细胞绝对值减少。

（2）一般无脾肿大。

（3）骨体检查显示至少一部位增生减低或重度减低（如增生活跃，须有巨核细胞明显减少，骨髓小粒成分中应见非造血细胞增多，有条件者应做骨髓活检等检查）。

（4）能除外其他引起全血细胞减少的疾病，如阵发性睡眠性血红蛋白尿、骨髓增生异常综合征中的难治性贫血、急性造血功能停滞、骨髓纤维化、急性白血病、恶性组织细胞病等。

2. 再障的分型标准

（1）急性再生障碍性贫血（简称AAA）：亦称重型再障星型（SAA-Ⅰ）。

临床表现：发病急，贫血呈进行性加剧，常伴严重感染、内脏出血。

血象：除血红蛋白下降较快外，需具备以下三项中之两项：①网织红细胞小于1%，绝对值小于15×10^9/L。②白细胞明显减少，中性粒细胞绝对值小于0.5×10^9/L。③血小板小于20×10^9/L。

骨髓象：①多部位增生减低，三系造血细胞明显减少，非造血细胞增多，如增生活跃须有淋巴细胞增多。②骨髓小粒非造血细胞及脂肪细胞增多。

（2）慢性再生障碍性贫血（CAA），有以下特点。

临床：发病慢，贫血、感染、出血较轻。

血象：血红蛋白下降速度较慢，网织红细胞、白细胞、中性粒细胞及血小板值常较急性型为高。

骨髓象：①三系或两系减少，至少一个部位增生不良，如增生良好红系中常有晚幼红（炭核）比例增多，巨核细胞明显减少。②骨髓小粒脂肪细胞及非造血细胞增加。

病程中如病情恶化，临床血象及骨髓象与急性再障相同，称重型再生障碍性贫血Ⅱ型（SAA-Ⅱ）。

（三）预后

因病因而异。高危病例预后较差，约有50%～60%于发病数月内死于感染。高危的指征是发病急，贫血进行性加剧，常伴有严重感染，内脏出血。血象：除血红蛋白下降较快外，必具备以下三项之两项，网织红细胞小于1%，绝对值小于15×10^9/L；白细胞明显减少，中性粒细胞绝对值小于0.5×10^9/L；血小板小于20×10^9/L。骨髓象：多部位增生减低，三系造血细胞明显减少，非造血细胞增多，脂肪细胞增多。

病情进展缓慢，粒细胞与血小板减少，不严重，骨髓受累较轻，对雄激素有反应者，预后较好。

（四）治疗

首先应去除病因，其治疗原则为：①支持疗法，包括输红细胞、血小板和白细胞维持血液功能，有感染时采用有效的抗生素。②采用雄激素与糖皮质类固醇等刺激骨髓造血功能的药物。③免疫抑制剂。④骨髓移植。⑤冻存胎肝输注法。

1. 支持疗法

大多数再障患者病程很长，应鼓励患者坚持治疗，避免诱发因素。要防止外伤引起出血。对于粒细胞低于0.5×10^9/L的要严格隔离。有感染的患儿应根据血培养及鼻咽分泌物、痰或尿培养结果采用相应抗生素。无明显感染者不可滥用抗生素，以免发生菌群紊乱和真菌感染。

输血只适用于贫血较重（血红蛋白在60 g/L以下）且有缺氧症状者，最好输浓缩的红细胞。出血严重可考虑输血小板。多次输血或小板易产生抗血小板抗体，使效果减低。

2. 雄激素

适用于慢性轻、中度贫血的病儿，对儿童疗效优于成人，雄激素有刺激红细胞生成的作用，可能是通过刺激肾脏产生更多的红细胞生成素，并可直接刺激骨髓干细胞使之对红细胞生成素敏感性增高。

常用丙酸睾酮1～2 mg/（kg·d），每日肌注一次，用药不应少于半年，半合成制剂常用康力龙，每次1～2 mg，每天三次口服；或大力补，每次15 mg，每天三次口服。后两种半合成制剂的男性化不良反应轻，但疗效稍差，肝损害较大。雄激素可加快骨髓成熟，使骨干和骨髓提前愈合，可使患者的身高受到影响。治疗有效者，先有网织红细胞增高，随之血红蛋白上升，继之白细胞增加，血小板上升最慢。

3. 肾上腺皮质激素

近年来多认为本病应用大剂量肾上腺皮质激素对刺激骨髓生血并无作用，而有引起免疫抑制、增加感染的危险性。小量应用可以减少软组织出血。故一般用于再障患儿有软组织出血时，泌尼松的剂量一般为每日 0.5 mg/kg。对先天性再生低下性贫血病儿，则应首选肾上腺皮质激素治疗。泼尼松用量开始为每日 1~1.5 mg/kg，分四次口服。如果有效，在用药后 1~2 周即可出现效果。如果用药 2 周后仍不见效，还可适当加大剂量至每日 2~2.5 mg/L。如用药 1 个月仍无效，则可停用，但以后还可间断试用，因有的患者后期还可有效，有效病例在用药至血象接近正常时，即逐渐减至最小量，并隔日一次。约 80% 左右的病儿药量可减至 5~15 mg，并隔日一次，少数患者还可完全停药。如果小量隔日一次不能维持，而需大量应用激素时，可考虑改用骨髓移植治疗。

4. 免疫抑制剂的应用

抗淋巴细胞球蛋白（ALG）及抗胸腺细胞球蛋白（ATG）为近年来治疗急性或严重型再障常用的药物之一。本制品最早应用于同种异体骨髓移植前作为预处理药物使用，ALG 的一般剂量为每日 20~40 mg/kg，稀释于 250~500 mL 生理盐水中加适量激素静脉静注，以每分钟 5~10 滴的速度滴入，10 min 后如无反应，逐渐加快滴速，持续时间一般每日不短于 6 h，一个疗程 5~7 d。间隔 2 周以上，如病情需要再注射时，应注意有无变态反应。如对一种动物的 ALG 制剂产生变态反应，可改换另一种动物的制剂。近年来国外有用甲泼尼龙脉冲治疗代替 ALG 者。除了应用 ALG 或 ATG，同样道理也有应用环磷酰胺，长春新碱以及环孢霉素 A 治疗严重再障取得成功的报告。目前多数学者认为 ATG 应用为急性再障 I 型（SAA-I）的首选治疗。

5. 大剂量丙种球蛋白（HDIG）

可清除侵入骨髓干细胞微环境中并造成干细胞抑制的病毒，并可与 r-IFN 等淋巴因子结合，以去除其对干细胞生长的抑制作用，剂量为 1 g/（kg·d）静脉滴注，4 周一次，显效后适当延长间隔时间，共 6~10 次。

6. 造血干细胞移植

造血干细胞的缺乏是导致再障的一个重要原因，对这类患者进行造血干细胞移植是治疗的最佳选择，对于急重症的患者已成为最有效的方法。对于配型相合的骨髓移植，约有 50%~80% 的病儿得到长期缓解，但由于髓源不易解决，现胎肝移植，脐血干细胞移植开始临床应用，终将代替骨髓移植。

7. 其他治疗

（1）抗病毒治疗：常用阿昔洛韦（ACV）15 mg/（kg·d）静脉滴注，疗效 10 d。

（2）改善造血微环境：应用神经刺激剂或改善微循环的药物，对造血微环境可能有改善作用、如硝酸士的宁，每周连用 5 d，每天的剂量为 1 mg、2 mg、3 mg、3.4 mg 肌注，休息 2 d 后重复使用。654-2，0.5~2 mg/（kg·d）静脉滴注，于 2~3 h 内滴完，并于每晚睡前服 654-2 等 0.25~1 mg/kg，1 个月为一疗程，休息 7 d 重复使用。

（3）中医药治疗：用中药水牛角、生地、赤芍、丹皮、太子参、麦冬、女贞子、党参为主药加减，治疗效率可达 52.2%。

第五节 急性白血病

白血病是造血系统的恶性增生性疾病，其特点为造血组织中某一血细胞系统过度地增生、进入血流并浸润到各组织和器官，从而引起一系列临床表现。在我国，小儿的恶性肿瘤中以白血病的发病率最高。据调查，我国小于 10 岁小儿的白血病发生率为 3/100 000~4/100 000，男性发病率高于女性；任何年龄均可发病，新生儿亦不例外，但以学龄前期和学龄期小儿多见。小儿白血病中 90% 以上为急性白血病，慢性白血病仅占3%、5%。

一、病因和发病机制

尚未完全明了，可能与下列因素有关。

（一）病毒因素

人类白血病的病毒病因研究已益受到重视。1986年以来，发现属于RNA病毒的反转录病毒（称人类T细胞白血病病毒，HTLV）可引起人类T淋巴细胞白血病。这种白血病曾见于日本南方的岛屿、美国和以色列，在这种白血病高发地区的正常人血清测得HTLV抗体，证明病毒确可引起人类白血病。

病毒引起白血病的发病机制未明，近年来实验研究提示可能与癌基因有关；人类和许多哺乳动物，以及禽类的染色体基因组中存在着癌基因，在正常情况时，其主要功能为控制细胞的生长和分化，而在某些致癌物质和病毒感染的作用下，癌基因可发生畸变，导致功能异常而引起细胞癌变，反转录病毒的RNA中存在着病毒癌基因，它的结构与人类和许多哺乳动物的癌基因类似，这种病毒感染宿主的细胞后，病毒癌基因通过转染突变癌基因或使其畸变，激活了癌基因的癌变潜力，从而导致白血病的发生。癌基因学说为白血病的病因学研究开创了新的途径，但尚存在不少问题有待解决。

（二）物理和化学因素

电离辐射能引起白血病。小儿对电离辐射较为敏感，在曾经放射治疗胸腺肥大的小儿，白血病发生率较正常小儿高10倍；妊娠妇女照射腹部后，其新生儿的白血病发病率比未经照射者高17.4倍、电离辐射引起白血病的机制未明，可能因放射线激活隐藏体内的白血病病毒使癌基因畸变，或因抑制机体免疫功能而致发病。

苯及其衍生物、氯霉素、保泰松和细胞毒药物均可诱发急性白血病。化学物质与药物诱发白血病的机制未明，有可能是这些物质破坏了机体免疫功能，使免疫监视功能降低，从而导致白细胞发生癌变。

（三）体质因素

白血病不属遗传性疾病，但在家族中却可有多发性恶性肿瘤的情况。少数患儿可能患有其他遗传性疾病，如21-三体综合征、先天性睾丸发育不全症、先天性再生障碍性贫血伴有多发畸形（Fanconi贫血）、先天性远端毛细血管扩张性红斑症（Bloom综合征）以及严重联合免疫缺陷病等，这些疾病患儿的白血病发病率比一般小儿明显增高。此外，同卵孪生小儿中一个患急性白血病，另一个患白血病的概率为20%，比双卵孪生儿的发病数高12倍。以上现象均提示白血病的发生与遗传素质有关。

二、分类和分型

急性白血病的分类或分型对于诊断、治疗和提示预后都有一定意义。根据增生的白细胞种类的不同，可分为急性淋巴细胞白血病（急淋）和急性非淋巴细胞白血病（急非淋）两大类，急淋在小儿中的发病率较高。目前，常采用形态学（M）、免疫学（I）及细胞遗传学（C），即MIC综合分型，更有利于指导治疗和提示预后。

（一）急性淋巴细胞白血病（ALL）

1. FAB分型

根据原淋巴细胞形态学的不同，分为三种类型。

（1）L_1型：以小细胞为主，其平均直径为6.6μm，核染色质均匀，核形规则，核仁很小，一个或无，胞质少，胞质空泡不明显。

（2）L_2型：以大细胞为主，大小不一，其平均直径为8.7μm，核染色质不均匀，核形不规则，核仁一个或数个，较大，胞质量中等，胞质空泡不定。

（3）L_3型：以大细胞为主，细胞大小一致，核染色质细点状，均匀，核形规则，核仁一个或多个，胞质量中等，胞质空泡明显。上述三型中以L_1型多见，占80%以上，L_3则最少，占4%以下。

2. 临床分型

分型标准尚无统一意见，根据全国小儿血液病会议提出的标准可分为2型。

（1）高危型急性淋巴细胞白血病（HR-ALL）：凡具备下述1项或多项与小儿急淋预后密切相关的危险因素者为HR-ALL：①不足12个月的婴儿白血病。②诊断时已发生中枢神经系统白血病（CNSL）和（或）睾丸白血病（TL）者。③染色体核型为t（4；11）或t（9；22）异常者。④少于45条染色体的低二倍体者。⑤诊断时外周血白细胞计数大于50×10^9/L者。⑥泼尼松试验不良效应者（泼尼松每日60 mg/m²诱导7 d，第8 d外周血白血病细胞大于1×10^9/L）。⑦标危型急淋经诱导化疗6周不能完全缓解者。

（2）标危型急性淋巴细胞C血病（SH-ALL）：不具备上述任何一项危险因素，或B系ALL有t（12；21）染色体核型者。

（二）急性非淋巴细胞白血病（ANLL）

FAB分型分为以下几类。

1. 原粒细胞白血病未分化型（M_1）

骨髓中原粒细胞不低于90%，早幼粒细胞很少，中幼粒以下各阶段细胞极少见，可见Auer小体。

2. 原粒细胞白血病部分分化型（M_2）

骨髓中原粒和早幼粒细胞共占50%以上，可见多少不一的中幼粒、晚幼粒和成熟粒细胞，可见Auer小体；M_2b型即以往命名的亚急性粒细胞白血病，骨髓中有较多的核、浆发育不平衡的中幼粒细胞。

3. 颗粒增多的早幼粒细胞白血病（M_3）

骨髓中颗粒增多的异常早幼粒细胞占30%以上，胞质多少不一，胞质中的颗粒形态分为粗大密集和细小密集两类，据此又可分为两型，即粗颗粒型（M_3a）和细颗粒型（M_3b）。

4. 粒-单核细胞白血病（M_4）

骨髓中幼稚的粒细胞和单核细胞同时增生，原始及幼稚粒细胞大于20%；原始、幼稚单核和单核细胞不低于20%；或原始、幼稚和成熟单核细胞大于30%，原粒和早幼粒细胞大于10%。除以上特点外，骨髓中异常嗜酸粒细胞增多。

5. 单核细胞白血病（M_5）

骨髓中以原始、幼稚单核细胞为主。可分为两型。

（1）未分化型，原始单核细胞为主，大于80%。

（2）部分分化型，骨髓中原始及幼稚单核细胞大于30%，原始单核细胞小于80%。

6. 红白血病（M_6）

骨髓中有核红细胞大于50%，以原始及早幼红细胞为主，且常有巨幼样变；原粒及早幼粒细胞大于30%。外周血可见幼红及幼粒细胞；粒细胞中可见Auer小体。

7. 急性巨核细胞白血病（M_7）

骨髓中原始巨核细胞大于30%，外周血有原始巨核细胞。

（三）特殊类型白血病

如多毛细胞白血病、浆细胞白血病、嗜酸粒细胞白血病等，在儿科均罕见。

三、临床表现

各型急性白血病的临床表现基本相同，主要表现如下。

（一）起病

大多较急，少数缓慢，早期症状有面色苍白、精神不振、乏力、食欲低下，鼻出血或齿龈出血等；少数患儿以发热和类似风湿热的骨关节痛为首发症状。

（二）发热

多数患儿起病时有发热，热型不定，可低热、不规则发热、持续高热或弛张热，一般不伴寒战。发热原因之一是白血病发热，多为低热且抗生素治疗无效；另一原因是感染，常见者为呼吸道炎症、齿龈炎、皮肤疖肿、肾盂肾炎、败血症等。

（三）贫血

出现较早，并随病情发展而加重，表现为苍白、虚弱无力、活动后气促等。贫血主要是由于骨髓造血干细胞受到抑制所致。

(四) 出血

以皮肤和黏膜出血多见，表现为紫癜、瘀斑、齿龈出血，消化道出血和血尿。偶有颅内出血，为引起死亡的重要原因之一；出血的主要原因是由于骨髓被白血病细胞浸润，巨核细胞受抑制使血小板的生成减少。血小板还可有质的改变而致功能不足，从而加剧出血倾向。白血病细胞浸润肝脏，使肝功能受损，纤维蛋白原、凝血酶原和第V因子等生成不足，亦与出血的发生有关；感染和白血病细胞浸润使毛细血管受损，血管通透性增加，也可导致出血倾向。此外，当并发弥散性血管内凝血时，出血症状更加明显。在各类型白血病中，以 M_3 型白血病的出血最为显著。

(五) 白血病细胞浸润引起的症状和体征

1. 肝、脾、淋巴结肿大

肿大的肝、脾质软，表面光滑，可有压痛。全身浅表淋巴结轻度肿大，但多局限于颈部、颌下、腋下和腹股沟等处，有时因纵隔淋巴结肿大引起压迫症状而发生呛咳、呼吸困难和静脉回流受阻。

2. 骨和关节浸润

约25%患儿以四肢长骨、肩、膝、腕、踝等关节疼痛为首发症状，其中部分患儿呈游走性关节痛，局部红肿现象多不明显，并常伴有胸骨压痛。骨骼X射线检查可见骨质疏松、溶解，骨骺端出现密度减低横带和骨膜下新骨形成等征象。

3. 中枢神经系统浸润

白血病细胞侵犯脑实质和（或）脑膜时即引起中枢神经系统白血病（CNSL）。由于近年联合化疗的进展，使患儿的寿命得以延长，但因多数化疗药物不能透过血脑屏障，故中枢神经系统便成为白血病细胞的"庇护所"，造成CNSL的发生率增高。浸润可发生于病程中任何时候，但多见于化疗后缓解期。它是导致急性白血病复发的主要原因。常见症状为颅内压增高，出现头痛、呕吐、嗜睡、视盘水肿等。浸润脑膜时，可出现脑膜刺激征。

4. 睾丸浸润

白血病细胞侵犯睾丸时即引起睾丸白血病（testicular leukemia，TL），表现为局部肿大、触痛，阴囊皮肤可呈现红黑色。由于化疗药物不易进入睾丸，在病情完全缓解时，该处白血病细胞仍存在，常成为导致白血病复发的另一重要原因。

5. 绿色瘤

绿色瘤是急性粒细胞白血病的一种特殊类型，白血病细胞浸润眶骨、颅骨、胸骨、肋骨或肝、肾、肌肉等，在局部呈块状隆起而形成绿色瘤；此瘤切面呈绿色，暴露于空气中绿色迅速消退，这种绿色素的性质尚未明确，可能是光紫质或胆绿蛋白的衍生物。

6. 其他器官浸润

少数患儿有皮肤浸润，表现为丘疹、斑疹、结节或肿块；心脏浸润可引起心肌扩大，传导阻滞、心包积液和心力衰竭等；消化系统浸润可引起食欲不振、腹痛、腹泻、出血等；肾脏浸润可引起肾肿大、蛋白尿、血尿、管型尿等；齿龈和口腔黏膜浸润可引起局部肿胀和口腔溃疡，这在急性单核细胞白血病较为常见。

四、实验室检查

实验室检查为确诊白血病和观察疗效的重要方法。

(一) 血象

红细胞及血红蛋白均减少，大多为正细胞正血色素性贫血。网织红细胞数大多较低，少数正常，在外周血中偶见有核红细胞，白细胞数增高者约占50%以上，其余正常或减少，但在整个病程中白细胞数可有增、减变化。白细胞分类示原始细胞和幼稚细胞占多数。血小板减少。

(二) 骨髓象

骨髓检查是确立诊断和评定疗效的重要依据。典型的骨髓象为该类型白血病的原始及幼稚细胞极度增生，幼红细胞和巨核细胞减少。但有少数患儿的骨髓表现为增生低下，其预后和治疗均有特殊之处。

（三）组织化学染色

1. 过氧化酶

在早幼阶段以后的粒细胞为阳性，幼稚及成熟单核细胞为弱阳性，淋巴细胞和浆细胞均为阴性。各类型分化较低的原始细胞均为阴性。

2. 酸性磷酸酶

原始粒细胞大多为阴性，早幼粒以后各阶段粒细胞为阳性；原始淋巴细胞弱阳性，T 细胞强阳性，B 细胞阴性；原始和幼稚单核细胞强阳性。

3. 碱性磷酸酶

成熟粒细胞中此酶的活性在急性粒细胞白血病时明显降低，积分极低或为 0；在急性淋巴细胞白血病时积分增加；在急性单核细胞白血病时积分大多正常。

4. 苏丹黑

此染色结果与过氧化酶染色的结果相似，原始及早幼粒细胞阳性，原淋巴细胞阴性，原单核细胞弱阳性。

5. 糖原

原始粒细胞为阴性，早幼粒细胞以后各阶段粒细胞为阳性；原始及幼稚淋巴细胞约半数为强阳性，余为阳性；原始及幼稚单核细胞多为阳性。

6. 非特异性酯酶（萘酚酯 NASDA）

这是单核细胞的标记酶，幼稚单核细胞强阳性，原始粒细胞和早幼粒细胞以下各阶段细胞均为阳性或弱阳性，原始淋巴细胞为阴性或弱阳性。

（四）溶菌酶检查

血清中的溶菌酶主要来源于破碎的单核细胞和中性粒细胞，测定血清与尿液中溶菌酶的含量可以协助鉴别白血病细胞类型。正常人血清含量为 4～20 mg/L，尿液中不含此酶。在急性单核细胞白血病时，其血清及尿液的溶菌酶浓度明显增高，急性粒细胞白血病时中度增高，急性淋巴细胞白血病时则减少或正常。

五、诊断和鉴别诊断

典型病例根据临床表现、血象和骨髓象的改变即可做出诊断。发病早期症状不典型，特别是白细胞数正常或减少者，其血涂片不易找到幼稚白细胞时，可使诊断发生困难。须与以下疾病鉴别。

（一）再生障碍性贫血

本病血象呈全血细胞减少，肝、脾、淋巴结肿大，骨髓有核细胞增生低下，无幼稚白细胞增生。

（二）传染性单核细胞增多症

本病肝、脾、淋巴结常肿大，白细胞数增高并出现异型淋巴细胞，易与急性淋巴细胞白血病混淆。但本病病程经过一般良好，血象多于 1 个月左右恢复正常。血清嗜异性凝集反应阳性，骨体无白血病改变。

（三）类白血病反应

类白血病反应为造血系统对感染、中毒和溶血等刺激因素的一种异常反应，以外周血出现幼稚白细胞或白细胞数增高为特征。当原发疾病被控制后，血象即恢复正常。此外，血小板数多正常，白细胞有中毒性改变，如中毒颗粒和空泡形成；中性粒细胞碱性磷酸酶积分显著增高等，可与白血病区别。

六、治疗

急性白血病的治疗主要是以化疗为主的综合疗法，其原则是要：①早期诊断、早期治疗。②应严格区分患儿的白血病类型，按照类型选用不同的化疗药物联合治疗。③药物剂量要足，治疗过程要间歇。④要长期治疗，交替使用多种药物，同时要早期防治中枢神经系统白血病和睾丸白血病，注意支持疗法。持续完全缓解 2.5～3.5 年者方可停止治疗。

（一）支持疗法

1. 防治感染

在化疗阶段，保护性环境隔离对防止外源性感染具有较好效果。用抗生素预防细菌性感染，可减少感染性并发症。并发细菌性感染时，应根据不同致病菌和药敏试验结果选用有效的抗生素治疗。长期化疗常并发真菌感染，可选用抗真菌药物如制霉菌素，两性霉素 B 或氟康唑等治疗；并发疱疹病毒感染者可用阿昔洛韦治疗；怀疑并发卡氏囊虫肺炎者，应及早采用复方新诺明治疗。

2. 输血和成分输血

明显贫血者可输给红细胞。因血小板减少而致出血者，可输浓缩血小板。有条件时可酌情静脉输注丙种球蛋白。

3. 集落刺激因子

化疗期间如骨髓抑制明显者，可给予 G-CSF、GM-CSF 等集落刺激因子。

4. 高尿酸血症的防治

在化疗早期，由于大量白血病细胞破坏分解而引起高尿酸血症，导致尿酸结石梗阻、少尿或急性肾衰竭，故应注意多喝水以利尿。为预防高尿酸血症，可口服别嘌呤醇。

5. 其他

在治疗过程中，要增加营养。有发热、出血时应卧床休息。要注意口腔卫生，防止感染和黏膜糜烂。并发弥散性血管内凝血时，可用肝素治疗。

（二）化学药物治疗

目的是杀灭白血病细胞，解除白血病细胞浸润引起的症状，使病情缓解以至治愈。急性白血病的化疗通常按下述次序分阶段进行。

1. 诱导治疗

诱导缓解治疗是患儿能否长期无病生存的关键，需联合数种化疗药物，最大限度地杀灭白血病细胞。从而尽快达到完全缓解，柔红霉素（DNR）和门冬酰胺酶（L-ASP）是提高急性淋巴细胞白血病（ALL）完全缓解率和长期生存率的两个重要药物，故大多数 ALL 诱导缓解方案均为包含这两种药物的联合化疗，如 VDLP 等。而阿糖胞苷（Ara-c）则对治疗急性非淋细胞白血病重要。

2. 巩固治疗

强力的巩固治疗是在缓解状态下最大限度地杀灭微小残留白血病细胞（MRLC）的有力措施，可有效地防止早期复发，并使在尽可能少的 MRLC 状况下进行维持治疗。

3. 预防髓外白血病

由于大多数药物不能到达中枢神经系统、睾丸等部位，如果不积极预防髓外白血病，则 CNSL 在 3 年化疗期间的发生率可高达 50% 左右。TL 的发生率在男孩可有 5%～30%。CNSL 和 TL 会导致骨髓复发、治疗失败，因此有效的髓外白血病的预防是白血病特别是急性淋巴细胞白血病患儿获得长期生存的关键之一。通常首选大剂量甲氨蝶呤+四氢叶酸钙（HDMTX + CF）方案，配合甲氨蝶呤（MTX）、Ara-c 和地塞米松三联药物鞘内注射治疗。ANLL 选用三联药物鞘内注射。

4. 维持治疗和加强治疗

为了巩固疗效，达到长期缓解或治愈的目的，必须在上述疗程后进行维持治疗和加强治疗。

（三）造血干细胞移植

这是将正常的造血干细胞移植到患儿骨髓内使增殖和分化，以取代患儿原来的有缺陷的造血细胞，重建其造血和免疫功能，从而达到治疗的目的。造血干细胞取自骨髓者称骨髓移植，取自外周血或脐带血者分别称外周血造血干细胞移植和脐带血造血干细胞移植；造血干细胞移植法不仅提高患儿的长期生存率，而且还可能根治白血病。随着化疗效果的不断提高，目前造血干细胞移植多用于急性非淋巴细胞白血病和部分高危型急性淋巴细胞白血病患儿，一般在第一次化疗完全缓解后进行，其 5 年无病生存率约为 50%～70%；标危型急性淋巴细胞白血病一般不采用此方法。

(四)常用化疗方法举例

1. 高危急性淋巴细胞白血病的化疗

(1)诱导治疗:例如VDLP方案4周;长春新碱(VCR)1.5 mg/m^2(每次最大量不超过2 mg)静脉注射,每周一次,共四次;柔红霉素(DNR)30 mg/m^2,快速静脉滴注,第8至第10 d使用,共三次,门冬酰胺酶(L-Asp)5 000~10 000 U/m^2,静脉滴注或肌内注射,从第9开始隔日一次,共八次;泼尼松(Pred)第1~28 d使用,每日60 mg/m^2,分三次口服,第29 d开始每2 d减半量,一周内减停。

(2)巩固治疗:在诱导治疗28 d达完全缓解时,宜在第29~32 d开始巩固治疗。例如CAM方案:环磷酰胺(CTX)800~1 000 mg/m^2,于第1 d快速静脉滴注(注意水化和保持尿碱性);阿糖胞苷(Ara-c)1 g/m^2,第2~4 d使用,每12 h静脉滴注一次,共6次;6-MP每日50 mg/m^2,第1~7 d使用,晚间一次口服。

(3)早期强化治疗:例如VDL Dex方案:VCR、DNR均于第1 d,第8 d各一次,剂量同前;L-Asp 5 000~10 000 U/m^2,于第2 d、第4 d、第6 d、第8 d使用,共四次;DEX每日8 mg/m^2,第1~14 d使用,第3周减停。休息1~2周,接依托泊苷(鬼白乙叉甙,VP,16)+Ara-c方案:VP16 100 mg/m^{2}静脉滴注,然后继续滴注Ara-c 300 mg/m^2,于第1 d,第4 d,第7 d使用,共三次。

(4)维持治疗:6-MP+MTX,6-MP每日75 mg/m^2,夜间睡前顿服,共21次;MTX每次20~30 mg/m^2,肌内注射或口服,每周一次,连用3周;接着VDex 1周(剂量同前);如此重复序贯用药,遇强化治疗暂停。

(5)加强治疗:自维持治疗期起,每年第3、第9个月各用COADex方案一个疗程(CTX为600 mg/m^2,其余剂量和用法同前,其中O即VCR);每年第6个月用VDLDex方案(用法同早期强化治疗);每年第12个用替尼泊苷(Vm^{2}6)或VP16+Ara-c一个疗程(同早期强化治疗)。

(6)HDMTX+CF治疗和鞘内注射:未做颅脑放射治疗者,从维持治疗第2个月开始,每3个月一次HDMTX+CF,共八次,然后每3个月三联鞘内注射一次。已做颅脑放射治疗者,只能采用三联鞘注,每12周一次直至终止治疗。

总疗程自维持治疗算起,女孩为3年,男孩为3.5年。

2. 标危型急性淋巴细胞白血病化疗

基本同高危急性淋巴细胞白血病,但DNR在诱导治疗时减为两次;在髓外白血病预防中,一般不用放疗;加强治疗为每年强化一次,第1,第3年末选用VDLDex,第2年末选用VP16+Ara-c;维持期HDMTX+CF共用六次,总疗程自维持治疗算起,女孩2年半,男孩3年。

3. 急性非淋巴细胞白血病的治疗

(1)诱导治疗:①DA方案:DNR每日30~40 mg/m^2,静脉滴注,每日一次,第1~3 d使用;Ara-c每日150~200 mg/m^{2}静脉滴注或肌内注射,分两次(2 h一次),第1~7 d使用。②DEA方案:DNR和Ara-c同上;VP16(或Vm^{2}6)每日100~150 mg/m^2,静脉滴注,每日一次,第5~7 d使用。

(2)缓解后治疗:①巩固治疗采用原有效的诱导方案1~2个疗程。②维持治疗常选用DA、DAE、COAP、CAM中3个有效方案做序贯治疗,第1年每月一个疗程,第2年每6~8周一个疗程,第3年每8~12周一个疗程,维持3年左右终止治疗。或选用HDAra-c+DNR(或)VP16方案:Ara-c每12 h静脉滴注一次,每次2 mg/m^2,第4~6 d使用;DNR每日30 mg/m^2,每日静脉滴注一次,第1~2 d使用;当DNR累积量大于360 mg/m^2,改为VP16每日100 mg/m^{2}静脉滴注,第1 d,第3 d各用一次。疗程间歇3~5周,共4~6个疗程后终止治疗。

七、预后

近十年来由于化疗的不断改进,急性淋巴细胞白血病已不再被认为是致死性疾病,5年无病生存率达70%~80%;急性非淋巴细胞白血病的初治完全缓解率亦已达80%,5年无病生存率40%~60%。

第八章　儿科内分泌疾病

第一节　生长激素缺乏症

生长激素缺乏症（GHD）又称垂体性侏儒症，是由于垂体前叶合成和分泌的生长激素部分或完全缺乏，或由于生长激素分子结构异常、受体缺陷等所致的生长发育障碍性疾病，其身高低于同年龄、同性别正常健康儿童生长曲线第 3 百分位数以下或低于正常儿两个标准差。

一、病因及发病机制

（一）病因

生长激素缺乏症是由于生长激素分泌不足所致，其原因如下。

1. 原发性（特发性）

占绝大多数：①遗传因素，约有 5% GHD 患儿由遗传因素造成；②特发性下丘脑、垂体功能障碍，下丘脑、垂体无明显病灶，但分泌功能不足；③发育异常：垂体不发育或发育异常。

2. 继发性（器质性）

继发于下丘脑、垂体或其他颅内肿瘤、感染、放射性损伤、头颅外伤、细胞浸润等病变，其中产伤是国内生长激素缺乏症的最主要原因，这些病变侵及下丘脑或垂体前叶时都可引起生长迟缓。

3. 暂时性

体质性青春期生长延迟、社会心理性生长抑制、原发性甲状腺功能减退等均可造成暂时性生长激素分泌不足，当不良刺激消除或原发疾病治疗后，这种功能障碍即可恢复。

（二）发病机制

生长激素由垂体前叶细胞合成和分泌，其释放受下丘脑分泌的生长激素释放激素（GHRH）和生长激素释放抑制激素（GHRIH）的调节，前者刺激垂体释放生长激素，后者则对生长激素的合成和分泌有抑制作用。垂体在这两种激素的交互作用下以脉冲方式释放生长激素。儿童时期每日生长激素的分泌量超过成人，在青春发育期更为明显。

生长激素的基本功能是促进生长。人体各种组织细胞增大和增殖，骨骼、肌肉和各系统器官生长发育都有赖于生长激素的作用。当生长激素缺乏时，患儿表现出身材矮小。

二、临床表现

（一）原发性生长激素缺乏症

1. 身材矮小

出生时身高和体重都正常，1～2 岁后呈现生长缓慢，身高增长速度 < 4 cm/ 年，故随着年龄增长，其身高明显低于同龄儿。患儿头颅圆形，面容幼稚，脸圆胖，皮肤细腻，头发纤细，下颌和颏部发育不良。患儿虽然身材矮小，但身体各部比例正常，体形匀称，与实际年龄相符。

2. 骨成熟延迟

出牙及囟门闭合延迟，恒齿排列不整，骨化中心发育迟缓，骨龄小于实际年龄 2 岁以上。

3. 智能发育正常
4. 伴随症状

生长激素缺乏症患儿可同时伴有一种或多种其他垂体激素的缺乏，从而出现相应伴随症状。若伴有促肾上腺皮质激素缺乏容易发生低血糖；若伴有促甲状腺激素缺乏可有食欲不振、不爱活动等轻度甲状腺功能低下的症状；若伴有促性腺激素缺乏，性腺发育不全，到青春期仍无性器官发育和第二性征，男孩出现小阴茎（即拉直的阴茎长度小于 2.5 cm），睾丸细小，多伴有隐睾症，女孩表现为原发性闭经、乳房不发育。

（二）继发性生长激素缺乏症

可发生于任何年龄，发病后生长发育开始减慢。因颅内肿瘤引起者多有头痛、呕吐等颅内高压和视神经受压迫等症状和体征。

三、辅助检查

（一）生长激素刺激试验

生长激素缺乏症的诊断依靠生长激素测定。正常人血清 GH 值很低且呈脉冲式分泌，受各种因素的影响，因此随意取血测血 GH 对诊断没有意义，须做测定反应生长激素分泌功能的试验。

1. 生理性试验

运动试验、睡眠试验。可用于对可疑患儿的筛查。

2. 药物刺激试验

所用药物包括胰岛素、精氨酸、可乐定、左旋多巴。由于各种 GH 刺激试验均存在一定局限性，所以必须两种以上药物刺激试验结果都不正常时，才可确诊为 GHD。一般多选择胰岛素加可乐定或左旋多巴试验。对于年龄较小的儿童，特别注意有无低血糖症状，以防引起低血糖惊厥等反应。

（二）其他检查

1. X 线检查

常用左手腕掌指骨片评定骨龄。生长激素缺乏症患儿骨龄落后于实际年龄 2 岁或 2 岁以上。

2. CT 或 MRI 检查

对已确诊为生长激素缺乏症的患儿，根据需要选择此项检查，以了解下丘脑和垂体有无器质性病变，尤其对肿瘤有重要意义。

四、诊断要点

（1）身材矮小：低于同年龄、同性别正常健康儿生长曲线第 3 百分位以下或低于两个标准差（-2SD）。

（2）学龄期年生长速率 < 5 cm。

（3）骨龄延迟，一般低于实际年龄 2 岁以上。

（4）GH 激发实验峰值 < 10 μg/L。

（5）综合分析：了解母孕期情况、出生史、喂养史、疾病史，结合体格检查和实验室检查结果综合判断。

五、鉴别诊断

（一）家族性矮身材

父母身高均矮，小儿身高在第 3 百分位数左右，但骨龄与年龄相称，智力和性发育均正常。父母中常有相似的既往史。

（二）体质性青春期延迟

男孩多见，有遗传倾向。2 ~ 3 岁时身高低矮，3 岁后生长速度又恢复至 ≥ 5 cm/ 年。GH 正常，骨龄落后，骨龄和身高一致。青春期发育延迟 3 ~ 5 年，但最终达正常成人身高。

（三）宫内生长迟缓
出生时身高、体重均低于同胎龄儿第 10 百分位，约 8% 患儿达不到正常成人身高。

（四）内分泌疾病及染色体异常
甲状腺功能低下、21- 三体综合征、Turner 综合征等均有身材矮小，根据特殊体态、面容可做出诊断。

（五）全身性疾病
包括心、肝、肾疾病，重度营养不良，慢性感染，长期精神压抑等导致身材矮小者，可通过病史、全面查体及相应的实验室检查做出诊断。

六、治疗

（一）生长激素替代治疗
目前广泛使用基因重组人生长激素（r-hGH），每天 0.1 U/kg，每晚睡前皮下注射。治疗后身高和骨龄均衡增长，其最终身高与开始治疗的年龄有关，治疗愈早效果愈好。治疗后第 1 年效果最显著，以后疗效稍有下降。GH 可持续使用至骨骺融合，骨骺闭合后禁用。治疗过程中，应密切观察甲状腺功能，若血清甲状腺素低于正常，应及时补充甲状腺激素。

（二）合成代谢激素
可增加蛋白合成，促进身高增长。可选用氧美雄诺龙、氟甲睾酮或苯丙酸诺龙。由于此类药可促使骨骺提前融合，反而影响最终身高，故应谨慎使用。疗程不能长于 6 个月。

（三）性激素
同时伴有性腺轴功能障碍的患儿在骨龄达 12 岁时可开始用性激素治疗，促进第二性征发育。男孩用长效庚酸睾酮，女孩用妊马雌酮（一种天然合成型雌激素）。

（四）可乐定
可乐定为一种 α 肾上腺素受体兴奋剂，可促使 GHRH 分泌，使生长激素分泌增加。剂量为每日 75～150 μg/m²，每晚睡前服用，3～6 个月为一个疗程。

（五）左旋多巴
可刺激垂体分泌生长激素。剂量为每日 10 mg/kg，早晚各一次。

（六）其他
适当使用钙、锌等辅助药物。

第二节　儿童糖尿病

糖尿病（DM）是由于胰岛素绝对或相对缺乏所造成的糖、脂肪、蛋白质代谢紊乱，致使血糖增高、尿糖增加的一种疾病。糖尿病可分为 1 型、2 型和其他类型糖尿病，儿童糖尿病大多为 1 型。

一、病因及发病机制

（一）病因
1 型糖尿病的发病机制目前尚未完全阐明，认为与遗传、自身免疫反应及环境因素等有关。其中，环境因素可能有病毒感染（风疹、腮腺炎、柯萨奇病毒）、化学毒素（如亚硝铵）、饮食（如牛奶）、胰腺遭到缺血损伤等因素的触发。机体在遗传易感性的基础上，病毒感染或其他因子触发易感者产生由细胞和体液免疫都参与的自身免疫过程，最终破坏了胰岛 G 细胞，使胰岛分泌胰岛素的功能降低以致衰竭。

（二）发病机制
人体中有 6 种涉及能量代谢的激素：胰岛素、胰高糖素、肾上腺素、去甲肾上腺素、皮质醇和生长激素。胰岛素是其中唯一降低血糖的激素（促进能量储存），其他 5 种激素在饥饿状态时均可升高血糖，为反调节激素。1 型糖尿病患儿 β 细胞被破坏，致使胰岛素分泌不足或完全丧失，是造成代谢紊乱的主要原因。

胰岛素能够促进糖的利用，促进蛋白质、脂肪合成，抑制肝糖原和脂肪分解等。当胰岛素分泌不足时，葡萄糖的利用量减少，而增高的胰高糖素、生长激素和氢化可的松等又促进肝糖原分解和糖异生作用，脂肪和蛋白质分解加速，使血液中的葡萄糖增高，当血糖浓度超过肾糖阈值时（10 mmol/L 或 180 mg/dL）导致渗透性利尿，引起多尿，可造成电解质紊乱和慢性脱水。作为代偿，患儿渴感增加，导致多饮；同时由于组织不能利用葡萄糖，能量不足而使机体乏力、软弱，易产生饥饿感，引起多食；同时由于蛋白质合成减少，体重下降，生长发育延迟和抵抗力降低，易继发感染。胰岛素不足和反调节激素增高促进了脂肪分解，使血中脂肪酸增高，机体通过脂肪酸供能来弥补不能有效利用葡萄糖产生能量，而过多的游离脂肪酸在体内代谢，导致乙酰乙酸、β-羟丁酸和丙酮酸等在体内堆积，形成酮症酸中毒。

二、临床表现

（一）儿童糖尿病特点

起病较急剧，部分患儿起病缓慢，表现为精神不振、疲乏无力、体重逐渐减轻等。多数患儿表现为多尿、多饮、多食和体重下降等三多一少的典型症状。学龄儿可因遗尿或夜尿增多而就诊。

约有 40% 患儿首次就诊即表现为糖尿病酮症酸中毒，常由于急性感染、过食、诊断延误或突然中断胰岛素治疗等而诱发，且年龄越小者发生率越高。表现为恶心、呕吐、腹痛、食欲不振等胃肠道症状及脱水和酸中毒症状，皮肤黏膜干燥，呼吸深长，呼吸中有酮味（烂苹果味），脉搏细速，血压下降，随即可出现嗜睡、昏迷甚至死亡。

（二）婴幼儿糖尿病特点

遗尿或夜尿增多，多饮多尿不易被察觉，很快发生脱水和酮症酸中毒。

三、辅助检查

（一）尿液检查

尿糖阳性，通过尿糖试纸的呈色强度或尿常规检查可粗略估计血糖水平，尿酮体阳性提示有酮症酸中毒，尿蛋白阳性提示可能有肾脏的继发损害。

（二）血糖

空腹全血或血浆血糖分别 ≥ 6.7 mmol/L（120 mg/dL）、≥ 7.8 mmol/L（140 mg/dL）。1 d 内任意时刻（非空腹）血糖 ≥ 11.1 mmol/L（200 mg/dL）。

（三）糖耐量试验

本试验适用于空腹血糖正常或正常高限，餐后血糖高于正常而尿糖偶尔阳性的患儿。试验方法：试验前避免剧烈运动、精神紧张，停服氢氯噻嗪、水杨酸等影响糖代谢的药物，试验当日自 0 时起禁食，清晨按 1.75 g/kg 口服葡萄糖，最大量不超过 75 g，每克加温水 2.5 mL，于 3～5 min 内服完。喝糖水时的速度不宜过快，以免引起恶心、呕吐等胃肠道症状。在口服前（0 分）和服后 60、120、180 min 各采血测定血糖和胰岛素含量。结果判定见表 8-1。

表 8-1 糖耐量试验结果判定

	0 分钟	60 分钟	120 分钟
正常人	< 6.2 mmol/L（110 mg/dL）	< 10 mmol/L（180 mg/dL）	< 7.8 mmol/L（< 140 mg/dL）
糖尿病患儿	> 6.2 mmol/L（110 mg/dL）	—	> 11 mmol/L（200 mg/dL）

（四）糖化血红蛋白（HbA1c）检测

该指标反映患儿抽血前 2～3 个月血糖的总体水平。糖尿病患儿此指标明显高于正常（正常人 < 7%）。

（五）血气分析

$pH < 7.30$，$HCO_3^- < 15$ mmol/L 时证实患儿存在代谢性酸中毒。

(六) 其他

胆固醇、甘油三酯及游离脂肪酸均增高，胰岛细胞抗体可呈阳性。

四、诊断

典型病例根据"三多一少"症状，结合尿糖阳性，空腹血糖 ≥ 7.0 mmol/L（126 mg/dL）即可诊断。糖化血红蛋白等测定有助于诊断。

五、鉴别诊断

(一) 婴儿暂时性糖尿病

病因不明。多数在出生后6周左右发病，表现为发热、呕吐、体重不增、脱水等症状。血糖升高，尿糖和酮体阳性。经补液等一般处理后即可恢复。

(二) 非糖尿病性葡萄糖尿症

Fanconi综合征、肾小管酸中毒等患儿都可发生糖尿，鉴别主要靠空腹血糖测定、肾功能检查，必要时行糖耐量试验。

(三) 与酮症酸中毒昏迷相鉴别的疾病

如重度脱水、低血糖、某些毒物的中毒等。可根据原发病及病史鉴别。

六、治疗

(一) 治疗原则与目标

①消除糖尿病症状；②防止酮症酸中毒、避免低血糖；③保证患儿正常生长发育和青春期发育，防止肥胖；④早期诊断与预防急性并发症，避免和延缓慢性并发症的发生和发展；⑤长期、系统管理和教育，包括胰岛素的应用、计划饮食、身体锻炼和心理治疗，并使患儿和家属学会自我管理，保持健康心理，保证合理的学习生活能力。

(二) 胰岛素的应用

1型糖尿病患儿必须终身使用胰岛素治疗。

1. 常用制剂及用法

有短效的正规胰岛素（RI）、中效的珠蛋白胰岛素（NPH）和长效的鱼精蛋白锌胰岛素（PZI）三类制剂。PZI在儿童中很少单独使用。应用方法如下。

初始用法：①短效胰岛素（RI）初剂量0.5～1.0 U/(kg·d)，年龄＜3岁用0.25 U/(kg·d)，分3～4次，于早、中、晚餐前30 min及睡前皮下注射（睡前最好用NPH）；② NPH与RI混合（NPH占60%，RI占40%）在早餐和晚餐前30 min分两次注射，早餐前注射总量的2/3，晚餐前用1/3。根据尿糖定性，每2～3 d调整剂量一次，直至尿糖定性不超过＋＋。每次调整2～4个单位为宜。也有人主张年幼儿使用每日两次的方法，年长儿每日注射3～4次。

2. 胰岛素笔

胰岛素笔为普通注射器的改良，用喷嘴压力和极细的针头将胰岛素推入皮下，操作简便，注射剂量准确。

3. 胰岛素泵

胰岛素泵即人工胰岛，通过模拟正常人胰岛β细胞，按照不同的速度向体内持续释放胰岛素，适用于血糖波动较大、分次胰岛素注射不易控制者。

4. 胰岛素治疗中易发生的问题

（1）注射部位萎缩：因反复在同一部位注射所致，影响胰岛素的治疗效果。应选用双上臂前外侧、双下肢大腿前外侧、脐两侧和臀部轮换注射，每针间距2 cm，1个月内不应在同一部位重复注射。

（2）低—高血糖反应（Somogyi现象）：由于慢性胰岛素过量，夜间低血糖后引发的高血糖现象。此时应逐步减少胰岛素用量使血糖稳定。

(3) 黎明现象：是一种在早晨 5~9 点空腹血糖升高，而无夜间低血糖发生的情况，为晚间胰岛素用量不足所致。可加大晚间胰岛素剂量或将 NPH 注射时间稍往后移即可。

(4) 低血糖：胰岛素用量过大，或使用胰岛素后未按时进食，或剧烈运动后，均易发生低血糖。久病者肾上腺素分泌反应延迟，也是易发生低血糖的因素。严重的低血糖很危险，可造成永久性脑组织损伤，如不及时抢救，可危及生命。一旦发生，立即给予葡萄糖口服或静注。

（三）饮食管理

合理的饮食是治疗糖尿病的重要环节之一，在制定饮食计划时，既要使血糖控制在正常范围，又要满足小儿生长发育的需要。每日所需热量（kcal）为 1 000 +（年龄×80~100）。饮食供热量按蛋白质占 15%~20%，碳水化合物占 50%~55%，脂肪占 30%。蛋白质宜选用动物蛋白，脂肪应以植物油为主，碳水化合物最好以米饭为主。全天热量分三餐供应，分别占 1/5、2/5、2/5，并由每餐中留少量食物作为餐间点心。

（四）运动疗法

胰岛素注射、计划饮食和运动锻炼被称为糖尿病治疗的三要素。运动可使热量平稳并控制体重，减少冠心病的发生。但糖尿病患儿必须在血糖得到控制后才能参加运动，运动应安排在胰岛素注射及进餐后 2 h 之间，防止发生低血糖。若发生视网膜病变时应避免头部剧烈运动，以防发生视网膜出血。

（五）糖尿病的长期管理和监控

由于本病需要终生饮食控制和注射胰岛素，给患儿带来各种压力和心理负担，因此医务人员应介绍有关知识，定期讲座，帮助患儿树立信心，使其坚持有规律的治疗和生活。国内有举办糖尿病夏令营的经验，证实这种活动有助于患儿身心的康复。

对患儿的监控内容主要包括以下几项。

1. 建立病历

定期复诊，做好家庭治疗记录。

2. 监控内容和时间

血糖或尿糖和尿酮体：尿糖应每天查四次（三餐前和睡前，至少两次），每周一次凌晨 2~3 点钟的血糖。无血糖仪者测尿糖同时测酮体。定期测 24 h 尿糖，至少每年一次。糖化血红蛋白：每 2~3 个月一次，1 年至少 4~6 次。尿微量清蛋白：病情稳定后 2~3 个月或每年 1~2 次。血脂：最好每半年一次，包括总胆固醇、甘油三酯、HDL、LDL、VLDL。体格检查：每次复诊均应测量血压、身高、体重和青春期发育状况。眼底：病程 5 年以上或青春期患者每年一次。

3. 控制监测

主要目的是使患儿维持尿糖定性在（+）~（−）之间，尿酮体（−），24 h 尿糖 ≤ 5 g；保证小儿正常生长发育，并早期发现并发症，予以及时处理。关于血糖控制的监测见表 8-2。

表 8-2 糖尿病患儿血糖控制监测表

项目	理想	良好	差	需调整治疗
空腹血糖（mmol/L）	3.6~6.1	4.0~7.0	>8	>9
餐后 2 h 血糖（mmol/L）	4.0~7.0	5.0~11.0	11.1~14.0	>14
凌晨 2~4 时血糖（mmol/L）	3.5~6.0	≥3.6	<3.0 或 >9	>9
糖化血红蛋白（%）	<6.05	<7.6	7.9~9.0	>9.0

（六）移植治疗

1. 胰腺移植

多采用节段移植或全胰腺移植，文献报道 1 年成活率可达 80%，肾、胰腺联合移植成活率更高。

2. 胰岛移植

采用人或猪胚胎胰岛细胞，可通过门静脉或肾被膜下移植于 IDDM 患者，移植后的胰岛细胞可以生存数月，可停止或减少胰岛素用量。

（七）酮症酸中毒的治疗

原则为纠正脱水，控制高血糖，纠正电解质紊乱和酸碱失衡，消除诱因，防治并发症。

酮症酸中毒是引起儿童糖尿病急症死亡的主要原因。主要治疗措施是液体和电解质的补充、胰岛素治疗和重要并发症的处理。

1. 液体和电解质的补充

治疗酮症酸中毒最重要的是扩充血容量以恢复心血管功能和排尿。纠正丢失的液体按 100 mL/kg 计算，输液开始的第一小时，按 20 mL/kg 输入 0.9% 氯化钠溶液，在第 2~3 h，输入 0.45% 氯化钠溶液，按 10 mL/kg 静滴。当血糖 < 17 mmol/L 时用含有 0.2% 氯化钠的 5% 葡萄糖液静滴，治疗最初 12 h 内补充丢失液体总量的 50%~60%，以后的 24 h 内补充继续丢失量和生理需要量。

钾的补充：在患儿开始排尿后应立即在输入液体中加入氯化钾做静脉滴注，其浓度为 0.1%~0.3%。一般按每日 2~3 mmol/kg（150~225 mg/kg）补给。

纠正酸中毒：碳酸氢钠不宜常规使用，仅在血 pH < 7.1、HCO_3^- < 12 mmol/L 时，按 2 mmol/kg 给予 1.4% 碳酸氢钠溶液静滴，当 pH ≥ 7.2 时即停用。

2. 胰岛素治疗

现多数采用小剂量胰岛素静脉滴注，正规胰岛素（RI）最初剂量 0.1 U/kg 静脉注射，继之持续滴注 0.1 U/(kg·h)，即将正规胰岛素 25 U 加入等渗盐水 250 mL 中输入。当血糖 < 17 mmol/L 时，改输含 0.2% 氯化钠的 5% 葡萄糖液，RI 改为皮下注射，每次 0.25~0.5 U/kg，每 4~6 h 一次，根据血糖浓度调整胰岛素用量。

第三节 甲状腺功能亢进症

甲状腺功能亢进症是由于甲状腺激素分泌过多，导致全身各系统代谢率增高的一种综合征。临床上包括两种主要病变：弥漫性甲状腺肿伴突眼者又称毒性弥漫性甲状腺肿，也称 Graves 病；另一种为甲状腺呈结节性肿大，以后继发甲状腺功能亢进症状，称毒性结节性甲状腺肿。目前儿童甲亢有增多趋势。

一、病因

Graves 病是一种器官特异性自身免疫性疾病，为自身免疫性甲状腺疾病中的一种。其发病与遗传有关，亲属中可有同样疾病者，且抗甲状腺抗体阳性。另外与免疫系统功能紊乱有关，在环境因素及应激等条件下，激发细胞免疫及体液免疫功能紊乱，其体内有针对甲状腺细胞上 TSH 受体的自身抗体（TRAb），TSH 受体抗体能刺激甲状腺增生，甲状腺素合成和分泌增多而导致甲亢的发生。同时在 Graves 病中还可测出甲状球蛋白抗体（TGAb）、甲状腺微粒体抗体（TMAb）以及甲状腺过氧化物酶抗体（TPOAb）。另外精神刺激、情绪波动、思想负担过重以及青春发育、感染等均可诱发本病。

二、临床表现

（一）症状

1. 基础代谢率增高

产热多，食欲亢进，易饥饿，但体重反而下降。大便次数增多、消瘦、乏力、怕热、多汗。

2. 交感神经兴奋症状

常感到心悸，两手有细微震颤，脾气急躁，心率加快，心音亢进，可伴有心律失常。

3. 眼球突出

多数为轻、中度突眼，恶性突眼少见。还可伴有上眼睑退缩、眼睑不能闭合、瞬目减少、辐辏反应差，少数伴眼肌麻痹。

4. 甲亢危象

常因急性感染、创伤、手术、应激及不恰当停药而诱发。起病突然且急剧进展，表现为高热、大汗淋漓、心动过速、频繁呕吐及腹泻，严重者可出现谵妄、昏迷。常死于休克、心肺功能衰竭及电解质紊乱。

（二）体征

甲状腺肿大，多数为整个腺体弥漫性肿大、两侧对称（部分患儿甲状腺肿大可不对称）、质地中等、无结节、无疼痛，在肿大时甲状腺上可闻及血管杂音或扪及震颤。

三、诊断和鉴别诊断

（一）诊断

典型甲亢病例根据病史、症状和体征诊断并不难。如下辅助检查有助确诊。

1. 甲状腺功能测定

血清甲状腺激素总 T_3（TT_3）、总 T_4（TT_4）、游离 T_3（FT_3）、游离 T_4（FT_4）均可升高，特别是 FT_4 升高对早期诊断价值更高。TT_3 和 FT_3 升高对 T_3 型甲亢诊断有特殊意义。促甲状腺激素（TSH）水平则明显降低。

2. 抗体测定

TRAb、TGAb、TMAb、TPOAb 等抗体升高，提示自身免疫引起的甲亢。

3. RFI 兴奋试验

甲亢患者 TSH 无反应，少数患者反应减低。

4. 其他检查

血生化可有肝功能损害。心电图提示窦性心动过速或心律失常。

5. 甲状腺 B 超检查

B 超示弥漫性肿大，血流丰富。

（二）鉴别诊断

1. 单纯性甲状腺肿

多发生在青春期前和青春期，女性多于男性，临床除甲状腺轻度肿大外，一般无其他临床表现。甲状腺功能检查大多正常。

2. 慢性淋巴细胞性甲状腺炎

慢性淋巴细胞性甲状腺炎又称自身免疫性甲状腺炎或桥本病，临床表现多样。甲状腺功能可正常、减低或出现一过性甲亢表现。有自然发生甲状腺功能减低的趋势。甲状腺呈弥漫性增大伴质地坚韧，无结节及触痛。TGAb、TPOAb 阳性，血沉增快，γ-球蛋白升高。

3. 甲状腺结节及肿瘤

可通过甲状腺功能检测及甲状腺扫描和 B 超检查帮助明确甲状腺结节或肿块的性质。儿童甲状腺癌非常少见。必要时可穿刺活检助诊。

4. 其他疾病所致突眼

除眼部本身疾病外，血液病（绿色瘤、黄色瘤）所致突眼应同时伴有其他骨质破坏和血象异常。

5. 心脏疾患

心肌炎、心律失常等心脏疾患可表现心动过速，但甲状腺功能正常。故心动过速者应常规检查甲状腺功能，以除外甲亢的可能。

四、治疗和预后

（一）治疗

甲亢有三种治疗方法，即抗甲状腺药物，甲状腺次全切除术和放射性核素 ^{131}I 治疗，后两种方法在儿科很少应用，主要采用药物治疗。

1. 一般治疗

甲亢急性期注意卧床休息，减少体力活动。加强营养，多食蛋白质、糖类食物，特别是富含维生素的新鲜蔬菜和水果。避免食用含碘高的食物，如海带、紫菜等。最好用无碘盐，若没有无碘盐，可将含碘盐热炒后去除碘再用。

2. 药物治疗

（1）咪唑类：甲巯咪唑，又名他巴唑，每日 0.5～1.0 mg/kg，治疗 2～3 个月待甲状腺功能正常后须减量，逐渐减到维持量，每日 0.3～0.6 mg/kg。注意剂量个体化，以期获得最佳疗效。

（2）硫脲类衍生物：丙硫氧嘧啶每日 4～6 mg/kg，维持量每日 1～3 mg/kg。需注意以上药物的毒性作用，定期复查血象、肝功能，遇有皮肤变态反应者，酌情更换药物。大剂量时还需注意对肝肾功能的损害。一般总疗程在 2～5 年。

（3）β-受体阻滞剂：心动过速者可加用普萘洛尔（心得安）治疗。

（4）甲亢危象治疗：①立即鼻饲丙硫氧嘧啶每次 200～300 mg，6 h 一次。②1 h 后静脉输入碘化钠每日 1～2 g。③地塞米松每次 1～2 mg，6 h 一次。④静脉注射普萘洛尔每次 0.1 mg/kg，最大量 5 mg，每 10 min 一次，共四次。⑤肌内注射利舍平，每次 0.07 mg/kg，最大量 1 mg，必要时 4～6 h 重复。⑥高热者积极物理降温，必要时采用人工冬眠疗法、给氧。⑦纠正脱水，补充电解质，供给热量及大量维生素。⑧有感染者给予抗生素治疗。

（二）预后

本病为自身免疫性疾病，有一定自限性。儿童应用抗甲状腺药物治疗的永久缓解率报道不一，一般在 38%～60%。

第四节 持续低血糖症

低血糖是指某些病理或生理原因使血糖下降至低于正常水平。低血糖症的诊断标准是血糖在婴儿和儿童 < 2.8 mmol/L，足月新生儿 < 2.2 mmol/L，当出生婴儿血糖 < 2.2 mmol/L 就应开始积极治疗。

正常情况下，血糖的来源和去路保持动态平衡，血糖水平在正常范围内波动，当平衡被破坏时可引起高血糖或低血糖。葡萄糖是脑部的主要能量来源，由于脑细胞储存葡萄糖的能力有限，仅能维持数分钟脑部活动对能量的需求，且不能利用循环中的游离脂肪酸作为能量来源，脑细胞所需要的能量几乎全部直接来自血糖。因此，持续时间过长或反复发作的低血糖可造成不可逆性脑损伤，甚至死亡，年龄越小，脑损伤越重，出现低血糖状态时需要紧急处理。

一、临床表现

（一）病史采集要点

1. 起病情况

临床症状与血糖下降速度、持续时间长短、个体反应性及基础疾病有关。通常血糖下降速度越快，持续时间越长，原发病越严重，临床症状越明显。

2. 主要临床表现

交感神经过度兴奋症状：恶心、呕吐、饥饿感、软弱无力、紧张、焦虑、心悸、出冷汗等。

急性脑功能障碍症状：轻者仅有烦躁不安、焦虑、淡漠，重者出现头痛、视物不清、反应迟钝、语言和思维障碍，定向力丧失，痉挛、癫痫样小发作，偶可偏瘫。新生儿和小婴儿低血糖的症状不典型，并且无特异性，常被忽略。

小婴儿低血糖可表现为青紫发作、呼吸困难、呼吸暂停、拒乳，突发的短暂性肌阵挛、衰弱、嗜睡和惊厥，体温常不正常。儿童容易出现行为的异常，如注意力不集中、表情淡漠、贪食等。

（二）体格检查要点

面色苍白、血压偏高、手足震颤，如低血糖严重而持久可出现意识模糊，甚至昏迷，各种反射消失。

（三）门诊资料分析

血糖：婴儿和儿童 < 2.8 mmol/L，足月新生儿 < 2.2 mmol/L 时说明存在低血糖症。

（四）进一步检查

1. 同时测血糖和血胰岛素

当血糖 < 2.24 mmol/L（40 mg/dL）时正常人血胰岛素应 < 5 mU/L，而不能 > 10 mU/L。如果有两次以上血糖低而胰岛素 > 10 mU/L 即可诊断为高胰岛素血症。

2. 血酮体和丙氨酸检测

禁食 8～16 h 出现低血糖症状，血和尿中酮体水平明显增高，并有血丙氨酸降低时应考虑酮症性低血糖。

3. 血促肾上腺皮质激素（ACTH）、皮质醇、甲状腺素和生长激素监测

如检测的水平减低说明相应的激素缺乏。

4. 酮体、乳酸、丙酮酸及 pH、尿酮体

除低血糖外还伴有高乳酸血症，血酮体增多，酸中毒时要考虑是否为糖原累积病。

5. 腹部 CT

发现胰岛细胞腺瘤有助于诊断。

6. 腹部 B 超

发现腺瘤回声图有助于诊断。

二、诊断

（一）诊断要点

有上述低血糖发作的临床表现，立即检测血糖，在婴儿和儿童 < 2.8 mmol/L，足月新生儿 < 2.2 mmol/L，给予葡萄糖后症状消除即可诊断。

（二）病因鉴别诊断要点

低血糖发作确诊后必须进一步查明病因，然后才能针对病因进行治疗和预防低血糖再发。

1. 高胰岛素血症

高胰岛素血症可发生于任何年龄，患者血糖低而胰岛素仍 > 10 mU/L，可因胰岛 β 细胞增生、胰岛细胞增殖症或胰岛细胞腺瘤所引起。胰岛细胞腺瘤的胰岛素分泌是自主性的，胰岛素呈间断的释放，与血糖浓度无相关关系。胰岛细胞增生是分泌胰岛素的 β 细胞增生，胰岛细胞增殖症是胰腺管内含有胰岛的四种细胞，呈分散的单个细胞或是细胞簇存在的腺样组织，为未分化的小胰岛或微腺瘤。腹部 B 超发现腺瘤回声图、腹部 CT 可能发现胰岛细胞腺瘤有助于诊断，确诊需要依靠病理组织检查。

2. 酮症性低血糖

为最多见的儿童低血糖，多在晚餐进食过少或未进餐，伴有感染或胃肠炎时发病。次日可出现昏迷、惊厥，尿酮体阳性。病儿发育营养较差，不耐饥饿，禁食 12～18 h 就出现低血糖，空腹血丙氨酸降低，注射丙氨酸 2 mg/kg 可使血葡萄糖、丙酮酸盐及乳酸盐上升。至 7～8 岁可能因肌肉发育其中所含丙氨酸增多，可供糖异生之用而自然缓解。

3. 各种升糖激素缺乏

生长激素、皮质醇不足以及甲状腺激素缺乏，均可出现低血糖。由于这些激素有降低周围组织葡萄糖利用，动员脂肪酸和氨基酸以增加肝糖原合成，并有拮抗胰岛素的作用。根据症状和体征临床疑诊升糖激素缺乏者可测定相应的激素，包括生长激素激发试验，血甲状腺激素、ACTH、皮质醇及胰高糖素水平检测。

4. 碳水化合物代谢障碍

（1）糖原累积病：除低血糖外还有高乳酸血症，血酮体增多和酸中毒。其 Ⅰ 型、Ⅲ 型、Ⅳ 型和 O 型

均可发生低血糖，以Ⅰ型较为多见。Ⅰ型为葡萄糖-6-磷酸酶缺乏，该酶是糖原分解和糖异生最后一步产生葡萄糖所需的酶，此酶缺乏使葡萄糖的产生减少而发生严重的低血糖。Ⅲ型为脱酶缺乏，使糖原分解产生葡萄糖减少，但糖异生途径正常，因此低血糖症状较轻。Ⅳ型为肝磷酸化酶缺乏，可发生于糖原分解中激活磷酸化酶的任何一步，偶有低血糖发生，肝功有损害。O型为糖原合成酶缺乏，肝糖原合成减少，易发生空腹低血糖和酮血症，而餐后有高血糖和尿糖。

（2）糖异生的缺陷：糖异生过程中所需要的许多酶可发生缺陷，如果糖-1,6-二磷酸醛缩酶缺乏时可发生空腹低血糖，以磷酸烯醇式丙酮酸羧化酶缺乏时低血糖最为严重，此酶为糖异生的关键酶，脂肪和氨基酸代谢的中间产物都不能转化成葡萄糖，因而发生空腹低血糖。

（3）半乳糖血症：是一种常染色体隐性遗传病，因缺乏1-磷酸半乳糖尿苷转移酶，使1-磷酸半乳糖不能转化成1-磷酸葡萄糖，前者在体内积聚，抑制磷酸葡萄糖变位酶，使糖原分解出现急性阻滞，患儿于食乳后发生低血糖。病儿在食乳制品或人乳后发生低血糖，同时伴有呕吐腹泻、营养差、黄疸、肝大、酸中毒、尿糖及尿蛋白阳性、白内障，给予限制半乳糖饮食后尿糖、尿蛋白转阴，肝脏回缩，轻度白内障可消退，酶学检查有助于确诊。

（4）果糖不耐受症：因缺乏1-磷酸果糖醛缩酶，1-磷酸果糖不能进一步代谢，在体内积聚。本病主要表现在进食含果糖食物后出现低血糖和呕吐。患儿食母乳时无低血糖症状，在添加辅食后由于辅食中含果糖，不能进行代谢，临床出现低血糖、肝大和黄疸等。血中乳酸、酮体和游离脂肪酸增多，甘油三酯减低。

5. 氨基酸代谢障碍

因支链氨基酸代谢中α-酮酸氧化脱羧酶缺乏，亮氨酸、异亮氨酸和缬氨酸的α-酮酸不能脱羧，以致这些氨基酸及其α-酮酸在肝内积聚，引起低血糖和重度低丙氨酸血症。临床多有酸中毒、吐泻、尿味异常，可查血、尿氨基酸确诊。

6. 脂肪代谢障碍

各种脂肪代谢酶的先天缺乏可引起卡尼汀缺乏或脂肪酸代谢缺陷，使脂肪代谢中间停滞而不能生成酮体，发生低血糖、肝大、肌张力低下、心肌肥大，除低血糖外可合并有酸中毒，血浆肉毒碱水平降低，酮体阴性，亦可有惊厥。

7. 新生儿暂时性低血糖

新生儿尤其早产儿和低出生体重儿低血糖发生率较高，主要原因是糖原贮备不足，体脂储存量少，脂肪分解成游离脂肪酸和酮体均少，因而容易发生低血糖。糖尿病母亲婴儿由于存在高胰岛素血症及胰高糖素分泌不足，内生葡萄糖产生受抑制而易发生低血糖。

8. 糖尿病治疗不当

糖尿病患者因胰岛素应用不当而致低血糖是临床最常见的原因，主要是胰岛素过量，其次与注射胰岛素后未能按时进餐、饮食量减少、剧烈活动等因素有关。

9. 其他

严重的和慢性的肝脏病变、小肠吸收障碍等亦可引起低血糖。

三、治疗对策

（一）治疗原则

（1）一经确诊低血糖，应立即静脉给予葡萄糖。
（2）针对病因治疗。

（二）治疗计划

1. 尽快提高血糖水平

静脉推注25%（早产儿为10%）葡萄糖，每次1~2 mL/kg，继以10%葡萄糖液滴注，按5~8 mg/(kg·min)用输液泵持续滴注，严重者可给15 mg/(kg·min)，注意避免超过20 mg/(kg·min)或一次静脉推注25%葡萄糖4 mL/kg。一般用10%葡萄糖，输糖量应逐渐减慢，直至胰岛素不再释放，防止骤然停止引起胰岛素分泌再诱发低血糖。

2. 升糖激素的应用

如输入葡萄糖不能有效维持血糖正常，可用皮质激素增加糖异生，如氢化可的松 5 mg/（kg·d），分三次静脉注射或口服，或泼尼松 1～2 mg/（kg·d），分三次口服。效果不明显时改用胰高糖素 30 μg/kg，最大量为 1 mg，促进肝糖原分解，延长血糖升高时间。肾上腺素可阻断葡萄糖的摄取，对抗胰岛素的作用，用量为 1：2 000 肾上腺素皮下注射，从小量渐增，每次 < 1 mL。二氮嗪 10～15 mg/（kg·d）分 3～4 次口服，对抑制胰岛素的分泌有效。

3. 高胰岛素血症的治疗

（1）糖尿病母亲婴儿由于存在高胰岛素血症，输入葡萄糖后又刺激胰岛素分泌可致继发性低血糖，因此葡萄糖的输入应维持到高胰岛素血症消失才能停止。

（2）非糖尿病母亲的新生儿、婴儿或儿童的高胰岛素血症时应进行病因的鉴别，应按以下步骤进行治疗。静脉输入葡萄糖急救后开始服用皮质激素，效果不明显时试用人生长激素每日肌注 1 U，或直接改服二氮嗪，连服 5 d。近年报道长效生长抑素治疗能抑制胰岛素的释放和纠正低血糖。药物治疗效果不明显时需剖腹探查，发现胰腺腺瘤则切除，如无胰腺瘤时切除 85%～90% 的胰腺组织。

4. 酮症性低血糖的治疗

以高蛋白、高糖饮食为主，在低血糖不发作的间期应监测尿酮体，如尿酮体阳性，预示数小时后将有低血糖发生，可及时给含糖饮料，防止低血糖的发生。

5. 激素缺乏者应补充有关激素

6. 糖原代谢病的治疗

夜间多次喂哺或胃管连续喂食，后者予每日食物总热量的 1/3，于 8～12 h 连续缓慢滴入，尚可服用生玉米淀粉液，粉量每次 1.75 g/kg，每 6 h 一次，于餐间、睡前及夜间服用，可使病情好转。

7. 枫糖尿症患者

饮食中应限制亮氨酸、异亮氨酸及缬氨酸含量，加服维生素 B，遇感染易出现低血糖时予输注葡萄糖。

第五节　性早熟

性早熟是一种生长发育异常，表现为青春期特征提早出现。一般认为女孩在 8 岁以前、男孩在 9 岁以前出现第二性征，或女孩月经初潮发生在 10 岁以前即属性早熟。女孩发生性早熟较男孩多 4～5 倍。

正常的青春发育过程是受下丘脑—垂体—性腺轴控制的。下丘脑的神经分泌细胞产生促性腺激素释放激素（gonadotropin releasing hormone，GnRH），刺激垂体分泌促性腺激素，包括尿促卵泡素（follicle stimulating hormone，FSH）和黄体生成素（luteinizing hormone，LH），后两者再刺激卵巢分泌雌二醇（E_2）和睾丸分泌睾酮（T），以促进生殖器官及性征的发育。目前认为中枢神经系统通过神经递质调节着下丘脑的神经分泌，如去甲肾上腺素促进 GnRH 的分泌而 γ-氨基丁酸（GABA）及 5 羟色胺（5-HT）则抑制 GnRH 的分泌。松果体产生的褪黑激素（melatonin，MLT）也抑制 GnRH 的分泌，而 5-HT 即是松果体合成 MLT 的前体物质。此外，下丘脑分泌 GnRH 还受血中性激素水平的负反馈调节。幼儿至学龄期的儿童下丘脑—垂体—性腺轴处于抑制状态，这主要是由于此时中枢神经系统的抑制因素占优势，以及下丘脑对性激素的负反馈抑制作用高度敏感所致。接近青春期时中枢神经系统的这种抑制性影响逐渐解除，且随着下丘脑的发育成熟，其受体对性激素负反馈抑制的敏感性显著下降，使下丘脑—垂体—性腺轴功能被激活，导致青春发动。青春期早期主要表现为睡眠时出现阵发性脉冲式的 GnRH 及 LH 释放，随着青春期的进程，白天也出现 GnRH 及 LH 的释放，且脉冲式分泌的频率及振幅也逐渐增加，至青春期后期达到成人的形式，一天中大约每 2 h 出现一次脉冲式的 GnRH 及 LH 释放。女性在青春期后期，当血中 E_2 浓度升高到一个临界水平并持续一定时间后，即引起 GnRH、LH 及 FSH 分泌突然剧增，达到峰值，从而诱发排卵，这种正反馈机制的形成是月经周期的基础。不过正反馈机制的成熟及规则的月经周期的建立往往要到初潮后 2～5 年才能实现。

正常青春期开始的年龄，女孩平均为 10～11 岁，男孩平均为 12～13 岁，但个体差异很大，与遗传、营养状况、疾病及心理因素均有关。

青春发动后，在性激素的影响下，生殖器官及性征迅速发育。乳房发育是女孩首先出现的第二性征，继之大小阴唇发育、色素沉着，阴道分泌物增多，阴腋毛出现。月经初潮平均发生在 13 岁左右。睾丸增大则是男孩青春发动的最早征象，继之阴茎增大，阴囊皮肤变松、着色，阴腋毛出现，接着出现胡须、喉结及变声。首次遗精平均发生在 15 岁左右。临床上通常按性征发育的程度做青春发育的分期（Tanner 分期）（见表 8-3，8-4）。

表 8-3 女性性征发育分期

青春发育		乳房		阴毛	
分期	阶段	分期	形态	分期	形态分布
P_1	期前	B_1	幼儿型	PH1	无
P_2	早期	B_2	芽孢状隆起，乳晕增大	PH2	稀少，分布于大阴唇
P_3	中期	B_3	乳房、乳晕继续增大	PH3	卷曲，漫向阴阜
P_4	后期	B_4	乳晕突出乳房面	PH4	卷曲，增多，增粗
P_5	成年	B_5	成人型，乳晕与乳房在同一丘面	PH5	成人倒三角形分布

表 8-4 男性性征发育分期

青春期发育			外生殖器			阴毛	
分期	阶段	分期	睾丸长径（cm）	阴茎长度（cm）	阴囊	分期	形态分布
P_1	期前	G_1	<2.5	3～4	幼儿型	PH1	无
P_2	早期	G_2	2.5～3.3	5	表皮变松、变薄	PH2	稀少，分布于阴茎根部
P_3	中期	G_3	3.3～4.0	6	增大	PH3	卷曲，漫向阴阜
P_4	后期	G_4	4.0～4.5	7	继续增大，色素变深	PH4	卷曲，增多，增粗
P_5	成年	G_5	>4.5	8	成人型	PH5	成人菱形分布

生长突增也是青春发育的重要标志，表现在体格和体态的发育等诸方面。其中身高的增长最具代表性，经历起始期、快速增长期及减慢增长期，其总增长量男性平均约为 28 cm，女性约为 25 cm。女孩月经初潮是开始性成熟的标志，并意味着身高快速增长期的结束。此外，由于性激素对蛋白质和脂肪合成代谢的不同促进作用，导致男性身材较高、肩部较宽、肌肉发达，而女性身材较矮、臀部较宽、体脂丰满的不同体态。

一、病因与分类

病因与分类表 8-5。

表 8-5 性早熟的病因分类

真性性早熟	假性性早熟	部分性性早熟
1. 特发性（体质性）	1. 性腺肿瘤	1. 单纯性乳房早发育
2. 中枢神经系统病变	卵巢肿瘤	2. 单纯性阴毛早现
颅内肿瘤	睾丸肿瘤	
脑炎，结核性脑膜炎	2. 肾上腺疾患	
脑外伤	先天性肾上腺皮质增生症	
3. 原发性甲状腺功能减低	后天性肾上腺皮质增生症	
	肾上腺肿瘤	
	3. 异位产生促性腺激素的肿瘤	
	4. 摄入外源性激素	
	5. McCune-Albright 综合征	

（一）真性性早熟

由下丘脑—垂体—性腺轴提前发动、功能亢进所致，可导致生殖能力提前出现，其中非器质性病变所致者称为特发性或体质性性早熟。

（二）假性性早熟

由于内源性或外源性性激素的作用，导致第二性征提早出现，在女孩甚至引起阴道出血，但血中存在的大量性激素对下丘脑—垂体产生显著的抑制作用，故患儿并不具备生殖能力。

（三）部分性性早熟

乳房或阴毛提早发育，但不伴有其他性征的发育。第二性征与遗传性别一致者为同性性早熟，相矛盾时则为异性性早熟，如男孩出现乳房发育等女性化表现，或女孩出现阴蒂肥大、多毛、肌肉发达等男性化表现。

二、临床表现

（一）真性性早熟

1. 特发性性早熟

以女孩多见，占女孩性早熟的80%以上，男孩性早熟的40%。部分患儿有家族性。绝大多数在4～8岁出现，但也有婴儿期发病者。发育顺序与正常青春发育相似，但提前并加速。女孩首先出现乳房发育，可有触痛，继而外生殖器发育、阴道分泌物增多及阴毛生长，然后月经来潮和腋毛出现。开始多为不规则阴道出血，亦无排卵，以后逐渐过渡到规则的周期性月经，故有妊娠的可能。男孩首先出现睾丸及阴茎增大，以后可有阴茎勃起及排精，并出现阴毛、痤疮和声音低沉，体力较一般同龄儿强壮。

在性发育的同时，患儿的身高及体重增长加快，骨骼生长加速，故身材常较同龄儿高，然而由于其骨骼成熟加速，骨骺提前融合，成年后身材将比正常人矮小，约有1/3患儿最终身高不足150 cm。患儿的智能及心理状态则与其实际年龄相称。不同患儿临床表现及其发展速度快慢可有较大差异。少数轻症病例，经1～2年自行缓解。

2. 颅内肿瘤

男孩远多于女孩。往往先出现性早熟表现，病情发展至一定阶段方出现中枢占位性症状，故应警惕。肿瘤多位于第三脑室底、下丘脑后部，故常可伴有多饮、多尿、过食、肥胖等下丘脑功能紊乱的表现。常见者为下丘脑错构瘤、胶质瘤、颅咽管瘤、松果体瘤等。

3. 原发性甲状腺功能减低

部分甲状腺功能减低的女孩乳房发育，男孩睾丸增大，但生长仍缓慢，骨龄仍延迟，可能由于T_4分泌减少，负反馈作用减弱，导致下丘脑TRH分泌增多，刺激垂体PRL、TSH分泌增加，且可能FSH、LH分泌也同时增加之故。

（二）假性性早熟

1. 卵巢肿瘤

因瘤体自律性分泌大量雌激素所致。患儿乳房发育，乳晕及小阴唇色素沉着，阴道分泌物增多并可有不规则阴道出血。恶性肿瘤有卵巢颗粒细胞瘤及泡膜细胞瘤，良性的多为卵巢囊肿。切除后阴道出血停止，第二性征可完全消退。有的卵巢囊肿也可自行消退。

2. 先天性肾上腺皮质增生症

在男孩引起同性性早熟，但睾丸不增大，女孩则为异性性早熟（假两性畸形）伴原发性闭经。因肾上腺皮质21羟化酶或11β羟化酶缺陷引起脱氢异雄酮分泌过多所致。男性患儿用皮质激素替代治疗开始过晚者，往往发展为真性性早熟。

3. 后天性肾上腺皮质增生症及肿瘤

除雄激素增多表现外，还伴有库欣征。

4. 异位产生促性腺激素的肿瘤

绒毛膜上皮癌或畸胎瘤可产生绒毛膜促性腺激素，肝母细胞瘤可产生类似LH样物质，均可引致性激素分泌过多。但患儿并无下丘脑—垂体—性腺轴的真正发动,也不具备生殖能力,故属假性性早熟。

5. 外源性

因摄入含性激素的药物或食物,如避孕药,含蜂王浆、花粉、鸡胚、蚕蛹等的制剂所引起,近年来有逐渐增多的趋势。摄入的雌激素过多,可致乳房发育、乳晕色素沉着,女孩还可出现小阴唇色素沉着,阴道分泌物增多,甚至阴道出血。停止摄入后,上述征象会逐渐自行消退。

6. Mc Cune-Albright 综合征

几乎皆为女孩,除性早熟外还伴有单侧或双侧多发性的骨纤维结构不良,同侧肢体皮肤有片状棕褐色色素沉着(牛奶咖啡斑),也可伴有多种内分泌腺的功能异常,如结节性甲状腺肿性甲亢、肾上腺皮质增生症、高泌乳素血症等。其性早熟是由卵巢黄体化的滤泡囊肿自主性产生过多的雌激素所致。本征的发病机制是胚胎早期的体细胞内编码细胞膜上 G_s 蛋白 α 亚基的基因发生点突变,使其内在的 GTP 酶活性显著降低,引起腺苷酸环化酶持续的激活,导致 cAMP 水平的增高与累积,从而诱生激素反应细胞的增殖及自主性的功能亢进。

(三)部分性性早熟

1. 单纯性乳房早发育

女孩为主,多在 4 岁以前出现,2 岁以下更多。乳房增大但无乳头、乳晕增大或色素沉着,不伴有其他性征发育及生长加速。可能与此年龄期下丘脑稳定的负反馈机制尚未建立而有 FSH 及 E_2 增高有关。病程呈自限性,大多于数月或数年内回缩,或持续存在,个别的发展为真性性早熟。

2. 单纯性阴毛早现

女孩多见,自 5~6 岁即有阴(腋)毛出现,可伴生长加速,但无其他性征发育。可能与肾上腺皮质过早分泌脱氢异雄酮或阴(腋)毛囊受体对后者过早敏感有关。

三、诊断与鉴别诊断

对性征过早出现的患儿,首先应确定是同性还是异性,其次确定性征发育程度及各性征是否相称,再区分真性还是假性,最后则区分其病因系特发性还是器质性。

详细询问病史,全面体格检查,并选择下列有关的实验室检查做出鉴别诊断。

(一)骨龄

骨龄代表骨骼的成熟度,能较准确地反映青春发育的成熟程度。真性性早熟及先天性肾上腺皮质增生症骨龄往往较实际年龄提前,单纯性乳房早发育骨龄不提前,而原发性甲状腺功能减低则骨龄显著落后。

(二)盆腔 B 超

可观察子宫的形态,测定子宫、卵巢体积,卵泡直径,了解内生殖器官发育情况,并可确定卵巢有无占位性病变。

(三)性激素测定

性激素分泌有显著的年龄特点。男孩血清 T、女孩血清 E_2 均在 2 岁前较高,2 岁后下降并持续维持在低水平,至青春期再度升高,其水平与发育程度密切相关。性早熟者性激素水平较正常同龄儿显著升高,而性腺肿瘤者则性激素往往增加极甚。先天性肾上腺皮质增生者血 17α 羟孕酮及尿 17 酮类固醇显著升高。

(四)促性腺激素测定

测定促性腺激素水平对鉴别真性和假性性早熟意义较大。真性者水平升高,假性者水平低下,而分泌促性腺激素肿瘤者则显著升高。FSH、LH 的分泌也具有与性激素类似的年龄差异,此外,在青春期早期其分泌特点为睡眠诱发的脉冲式释放,因此一次血标本往往不能反映其真正的分泌水平,如留取 24 h 尿标本测定则意义较大。

(五)促性腺激素释放激素(GnRH)兴奋试验

对鉴别真性和假性性早熟很有价值。真性者静脉注射 GnRH 后 15~30 min,FSH、LH 水平成倍升高,而假性者无此反应。单纯性乳房早发育者仅稍有增高。

（六）其他

头颅磁共振显像（MRI）及眼底检查可协助鉴别颅内肿瘤，长骨摄片则可鉴别 McCune-Albright 综合征。

四、治疗

（一）药物治疗

1. 促性腺激素释放激素拟似剂（GnRH agonist）

促性腺激素释放激素拟似剂是目前治疗真性性早熟最有效的药物。这类药物系将天然的 GnRH 的肽链序列做化学改变后产生，可引起对受体的亲和力增加，并增强对酶降解的抵抗力，从而使活性增高，半衰期延长。用药后最初 2～3 周内刺激促性腺激素分泌，但接着便引起垂体促性腺细胞的 GnRH 受体发生降调节，造成受体位点显著减少，使垂体对内源性 GnRH 失敏，促性腺激素分泌减少，从而使性激素水平下降，性征消退，并能有效地延缓骨骼的成熟，防止骨骺过早融合，有利于改善最终身高，这种抑制作用是高度可逆的。

早期的制剂需每天皮下注射或鼻腔吸入，近年来又研制出长效的控释制剂，可供肌肉注射，每月一次，较为方便。常用的几种为：亮丙瑞林（Leuprorelin）、曲普瑞林（Triptorelin），剂量分别为 140～300 μg/kg 和 50～100 μg/kg，每月一次肌肉注射。布舍瑞林（Buserelin）、那法瑞林（Nafarelin），剂量分别为每天 1 200～1 800 μg 和 800～1 600 μg，分次鼻腔吸入。

2. 甲羟孕酮

甲羟孕酮能反馈抑制垂体分泌促性腺激素，使性激素水平下降，从而使性征消退，但不能控制骨骼生长过速，故不能防止身材矮小。口服剂量为 20～60 mg/d，分次服用，或肌肉注射 100～150 mg，每 2 周一次。甲羟孕酮效价较高，疗效较好，剂量为 4～8 mg/d，分次服用。出现疗效后减量。

3. 环丙氯地孕酮

能反馈抑制垂体分泌促性腺激素并拮抗雄激素对靶器官的作用，使性征消退并可能对控制骨骼生长过速有一定效果。剂量为每天 70～150 mg/m^2，分次服用。

上述孕酮类药物长期使用可能抑制垂体分泌 ACTH，使皮质激素分泌减少。

4. 睾内酯

系芳香化酶的竞争性抑制剂，可阻止雄激素向雌激素转化，使雌激素水平降低，可有效地治疗 McCune-Albright 综合征。剂量为开始用每天 20 μg/kg，4 周后加量至 40 μg/kg。

5. 中药

中医认为性早熟的病机为肾阴虚相火旺，给予滋阴泻火中药，如大补阴丸、知柏地黄丸等有一定疗效。

（二）手术治疗

（1）颅内肿瘤所致的真性性早熟，可采用立体定向放射外科技术（X刀、γ-刀或高能粒子加速器等）治疗。经头颅 MRI 将肿瘤准确定位后，由计算机自动控制射线或高能粒子束聚焦在病灶部位。经照射治疗后肿瘤显著缩小、机化，性征明显消退，而对病灶周围正常的中枢神经组织损伤很小。由于这种"手术"安全、不良反应小、并发症少而疗效肯定，因此使此类患儿的预后大为改观。

（2）确诊性腺、肾上腺肿瘤所致的假性性早熟，应尽早手术切除。

第九章　儿科泌尿系统疾病

第一节　急性肾小球肾炎

急性肾小球肾炎（acute glomerulonephritis，AGN）简称急性肾炎，广义上包括了一组以急性起病，表现为血尿和（或）蛋白尿、高血压、水肿，并常伴有少尿为特点的肾小球疾病，所以，又称之为急性肾炎综合征。在儿童时期绝大多数属急性链球菌感染后肾小球肾炎（acute post streptococcal glomerulonephritis，APSGN）。

本病为儿科最常见的肾小球疾病，居我国儿童泌尿系统疾病住院患儿的首位。

（一）病因
概括而言可分为感染性和非感染性两大类。

1. 感染性

（1）急性链球菌感染后肾小球肾炎：本病是由 A 族 β 溶血性链球菌感染后引起的免疫性肾小球肾炎。链球菌中仅部分"致肾炎菌株"感染后引发肾炎，继发于呼吸道、咽部感染者常由 2、49、50、55、60 型引起，继发于皮肤感染者常由 1、3、4、12，25、49 型引起。

（2）非链球菌感染后肾小球肾炎

①细菌性感染：葡萄球菌、肺炎球菌、感染性心内膜炎、伤寒等。

②病毒感染：乙型肝炎、巨细胞病毒、水痘、EB 病毒等。

③其他：梅毒、毒浆病、疟疾等。

2. 非感染性

（1）多系统疾病：系统性红斑狼疮、过敏性紫癜、血管炎、肺出血肾炎综合征等。

（2）原发性肾小球疾病：IgA 肾病、系膜增生性肾炎、膜增生性肾炎等。

（二）发病机制

有关急性链球菌感染后肾小球肾炎的发病机制，目前认为所有链球菌致肾炎菌株均有共同的致肾炎抗原性，机体对链球菌的某些抗原成分（包括菌壁上的 M 蛋白内链球菌素和"肾炎菌株协同蛋白"）产生抗体，抗原抗体复合物引起肾小球毛细血管炎症病变，包括循环免疫复合物和原位免疫复合物形成学说。此外，某些链球菌株可通过神经氨酸苷酶的作用或其产物，如某些菌株产生的唾液酸酶，与机体的免疫球蛋白结合，改变其免疫原性，产生自身抗体和免疫复合物而致病。另有人认为链球菌抗原与肾小球基膜糖蛋白间具有交叉抗原性，可使少数病例呈现抗肾抗体型肾炎。

（三）病理

在疾病早期，肾病变典型，呈毛细血管内增生性肾小球肾炎改变。光镜下肾小球表现为程度不等的弥漫性增生性炎症及渗出性病变，部分患者中可见到新月体。肾小管病变较轻，呈上皮细胞变性，间质水肿及炎症细胞浸润。电镜检查可见电子致密物在上皮细胞下沉积，呈散在的圆顶状驼峰样分布。免疫荧光检查在急性期可见 IgG、C3 于肾小球基膜及系膜区颗粒状沉积，有时还伴有 IgM、IgA 沉积，此多见于重度蛋白尿者。

（四）临床表现

90%病例有链球菌的前驱感染，以呼吸道及皮肤感染为主。在前驱感染后经1～3周无症状的间歇期而急性起病。咽炎为诱因者病前6～12 d（平均10 d）多有发热、颈淋巴结大及咽部渗出。皮肤感染见于病前14～28 d（平均20 d）。

1. 典型表现

急性期常有全身不适、乏力、食欲缺乏、发热、头痛、头晕、咳嗽、气急、恶心、呕吐、腹痛及鼻出血等。50%～70%患儿为肉眼血尿，持续1～2周即转镜下血尿，肉眼血尿严重者可伴有排尿困难。蛋白尿程度不等，约20%达肾病水平。70%患儿有非凹陷性水肿，通常累及眼睑、颜面，偶及全身。30%～80%有血压升高，主因水钠潴留、血容量过大所致。通常尿量减少，但真正达少尿者不多。大部分患儿2～4周利尿消肿，血压也恢复正常。轻症临床表现不明显，仅表现为镜下血尿，重症则可呈急进性肾炎经过，短期内出现肾功能不全。

2. 非典型表现

（1）亚临床病例：既无临床表现的病例，多见于致肾炎链球菌菌株感染患儿的密切接触者，对流行病学有意义。患儿临床无症状，但呈现血补体下降或轻度尿改变或二者兼具。肾活检有轻度局灶增生病变或弥漫性典型病变。

（2）肾外症状性急性肾炎：易于误诊，临床有水肿、高血压，甚至有严重循环充血及高血压脑病，但尿改变轻微或尿常规检查正常，有链球菌前驱感染和血中补体于6～8周内呈典型的下降继而恢复的过程。

（3）尿中蛋白排出明显：少数病儿以急性肾炎起病，但水肿和蛋白尿突出，伴轻度高胆固醇血症和低白蛋白血症，临床表现似肾病综合征，占儿童肾炎的5%，其恢复过程也较典型表现者迟缓，少数进入慢性肾炎过程。

3. 急性期并发症

（1）严重循环充血：常发生在起病1周内，由于水、钠潴留，血浆容量增加而出现循环充血。当肾炎患儿出现呼吸急促和肺部出现湿啰音时，应警惕循环充血的可能性，严重者可出现呼吸困难、端坐呼吸、颈静脉怒张、频咳、吐粉红色泡沫痰、两肺满布湿啰音、心脏扩大、甚至出现奔马律、肝大而硬、水肿加剧。此与经典的因心肌泵功能减退的充血性心力衰竭不同。

（2）高血压脑病：此指由于血压急剧增高时伴发神经系统症状而言。常发生在疾病早期，血压突然上升之后，血压往往在150～160/100～110 mmHg。年长患儿会主诉剧烈头痛、呕吐、复视或一过性失明，严重者突然出现惊厥、昏迷。

（3）急性肾功能不全：急性肾炎早期相当一部分患儿有不同程度的尿量减少及氮质血症，但真正发生急性肾衰竭者仅为少数。常发生于疾病初期，出现尿少、严重氮质血症、电解质紊乱（高钾、高磷、低钠、低钙血症）、水潴留、代谢性酸中毒等症状，一般持续3～5 d，不超过10 d。

（五）实验室检查

1. 尿液检查

血尿见于所有的患儿，早期多为肉眼血尿，后转为镜下血尿。60%～85%的患儿尿中可检到红细胞管型，其他尚可有透明或颗粒管型。疾病早期可见较多的白细胞和上皮细胞，并非感染，一般于数日内消失。尿蛋白可为+～+++，且与血尿的程度相平行，仅少数达肾病水平，蛋白尿一般属非选择性者。

2. 血常规检查

外周血白细胞一般轻度升高或正常，此与原发感染灶是否存在有关。轻度贫血常见，此与血容量增大血液稀释有关。血沉大多加快。

3. 血生化及肾功能

肾小球滤过率降低，但一般不低于50%。部分患儿有短暂的血尿素氮、肌酐升高。尿浓缩功能完好，可有轻度的高氯酸血症和轻度的高血钾，因血液稀释可有低钠血症。

4. 链球菌感染的细菌免疫学检查

患儿肾炎起病时，前驱的链球菌感染多已经过抗菌治疗，故病灶处细菌培养阳性率不高。在链球菌感染后机体对菌体的抗原物质常产生抗体反应，咽炎病例抗链球菌溶血素O（ASO）往往增加，10～14 d开始升高，3～5周达高峰，3～6个月恢复正常。另外咽炎后APSGN者抗双磷酸吡啶核苷酸酶（ADPNase）滴度升高。皮肤感染后APSGN者ASO升高者不多，抗链球菌DNA酶（ADNase-1）和抗透明质酸酶（AHase）滴度升高。上述血清学检查在急性期经有效抗感染治疗后阳性率低。

5. 血补体测定

90%以上的患儿病程早期血中总补体和血清C3显著下降，94%的病例至第8周恢复正常，补体下降程度虽与疾病严重性及预后无关，但持续低下6～8周尚不恢复常提示为非链球菌感染后肾小球疾患，应注意查找导致补体低下的病因。

（六）诊断及鉴别诊断

典型病例往往起病1～3周前有链球菌感染史，出现血尿、水肿、血压高，尿液检查有肾小球源性血尿，不同程度的蛋白尿，血清有链球菌感染的免疫学改变及动态的血补体变化（早期下降，6～8周恢复）即可诊断为急性链球菌感染后肾炎。

应与下列情况鉴别：

（1）注意肾炎的不典型表现，避免漏诊或误诊，尤其注意以循环充血、高血压脑病为首发症状或突出表现者应及时尿检以免误诊。

（2）急性链球菌感染后肾炎注意和非链球菌感染后肾炎相鉴别。

（3）与以急性肾炎综合征为表现的其他原发性肾小球疾病或全身性疾病相鉴别，前者如IgA肾病、膜增生性肾炎等，后者如狼疮性肾炎、过敏性紫癜性肾炎、血管炎等。

（4）与慢性肾炎病程中因某些诱因（如感染）呈急性发作者相鉴别。

（5）本病中尿蛋白显著者常需与肾病综合征鉴别。

一般情况下急性链球菌感染后肾炎不需行肾活检，下列情况可视为肾活检指征：①不典型表现：如严重蛋白尿、显著氮质血症、少尿持续存在但无链球菌感染证据；②显著血压增高：肉眼血尿持续2～3周以上或持续蛋白尿伴或不伴血尿持续6个月以上；③持续低补体血症。

（七）治疗

本病主要为对症治疗，治疗原则为纠正病理生理变化及生化异常，防治急性期并发症，保护肾功能，以利其恢复。

1. 一般治疗

急性期需卧床2～3周，直到肉眼血尿消失，水肿减退，血压正常。对有水肿高血压者应限盐及水，有氮质血症者应限蛋白。

2. 抗感染治疗

有感染灶时用青霉素10～14 d。

3. 对症治疗

（1）利尿：经控制水盐入量仍水肿、高血压、少尿者可予利尿药。一般口服氢氯噻嗪，无效时需用呋塞米口服或注射，呋塞米静脉注射剂量过大时可有一过性耳聋。

（2）降压：凡经休息，控制水盐摄入、利尿而血压仍高者均应给予降压药。常选硝苯地平，在成年人此药有增加心肌梗死发生率和死亡率的危险，一般不单独使用。还可选用血管紧张素转化酶抑制药（如卡托普利），与硝苯地平交替使用降压效果更佳，但肾功能下降者慎用。

4. 严重循环充血的治疗

纠正水钠潴留，恢复正常血容量，可使用呋塞米注射。表现有肺水肿者除一般对症治疗外可加用硝普钠。对难治病例可采用腹膜透析或血液滤过治疗。

5. 高血压脑病的治疗

原则为选用降压效力强而迅速的药物。首选硝普钠，有惊厥者应及时止痉，对有脑水肿者需脱水、供氧。

(八) 预后

急性肾炎的预后与病因有关。病毒所致者预后良好，多数随感染痊愈而愈；95%急性链球菌感染后肾炎的患儿预后良好，可完全康复，及时控制严重症状可显著降低急性期死亡率。

第二节 急进性肾小球肾炎

急进性肾小球肾炎（rapidly progressive glomerulonephritis，RPGN）简称急进性肾炎，是一组以少尿、血尿、蛋白尿、水肿和高血压等急性肾炎综合征为临床表现，肾功能急剧恶化，多早期出现少尿性急性肾衰竭的临床综合征。病理特点为肾小球囊腔内广泛新月体形成，故又称为新月体肾炎。

(一) 病因及发病机制

本病是多种原因所致的一组疾病，包括：①原发性急进性肾小球肾炎；②继发于某些原发性肾小球疾病，如链球菌感染后肾炎、膜增生性肾炎、膜性肾病、IgA 肾病等；③继发于全身性疾病，如系统性红斑狼疮、过敏性紫癜、坏死性肉芽肿等；④继发于感染性疾病，如败血症、感染性心内膜炎等；⑤继发于某些药物或毒物，如利福平、别嘌醇、肼屈嗪、D-青霉胺等。

根据免疫病理可以分为三型：①Ⅰ型为抗肾小球基底膜抗体型：是由于抗肾小球基底膜抗体与肾小球基底膜（GBM）抗原相结合激活补体而致病。②Ⅱ型为免疫复合物型：是因肾小球内循环免疫复合物的沉积或原位免疫复合物的形成，激活补体所致。③Ⅲ型为非免疫复合物型：肾小球内无免疫复合物沉积或呈不规则的局灶性沉积，血中常有抗中性粒细胞质抗体（ANCA）。

(二) 病理

肾体积常较正常增大，典型病理改变为新月体肾炎。

1. 光镜

为弥漫性病变，50%以上的肾小球内有占肾小球囊腔50%以上面积的大新月体形成。

2. 免疫荧光

Ⅰ型可见 IgG、C3 沿肾小球基膜内侧呈线状沉积；Ⅱ型 IgG、C3 在肾小球基底膜及系膜区呈颗粒状沉积；Ⅲ型无或仅有微量免疫沉积。

3. 电镜

Ⅱ型电子致密物在系膜区或内皮下沉积，Ⅰ型和Ⅲ型无电子致密物。

(三) 临床表现

本病常见于较大儿童及青春期，年龄最小者5岁，男多于女。病前2~3周内可有疲乏、无力、发热、关节痛等症状。约50%的患者可有上呼吸道感染前驱史。

起病多与急性肾小球肾炎相似（起病急，血尿、蛋白尿、尿少、水肿、高血压），多早期出现少尿（即尿量 < 400 mL/d）或无尿（即尿量 < 50 mL/d），进行性肾功能减退并发展成为尿毒症，为其临床特点。患者常伴有贫血，少数可具备肾病综合征特征。

继发性者除上述表现外，还有其原发病的相应表现。

(四) 实验室检查

1. 尿常规

除不同程度的蛋白尿外，血尿持续是本病重要特点，肉眼血尿较常见。尿沉渣可见红细胞、白细胞，玻璃样管型及颗粒管型。

2. 血常规

常见明显贫血，属正色素性、正细胞性贫血。

3. 肾功能

发病后数日即可发现血尿素氮、血肌酐进行性上升。

4. 免疫学检查

主要有抗 GBM 抗体阳性（Ⅰ型），ANCA 阳性（Ⅲ型）。Ⅱ型患者血循环免疫复合物及冷球蛋白可阳性，并可伴有补体 C3 的降低。

5. B超

显示双肾增大，呈弥漫性肾实质病变，皮髓质界限不清。

6. 肾活检

有利于确立诊断、制定治疗方案及评估预后等。如情况允许，应尽早进行。但在本症做肾活检风险较大，应严格选择适应证。

（五）诊断与鉴别诊断

1. 诊断

凡急性肾炎综合征伴肾功能急剧恶化，无论是否已达到少尿性急性肾衰竭，均应疑及本病并及时行肾活检。若病理显示 50% 以上肾小球有新月体形成，并依据临床和实验室检查除外系统性疾病，诊断即可成立。

2. 鉴别诊断

①急性链球菌感染后肾炎：本病多数有链球菌前驱感染史，少尿和肾功能损害持续时间短，肾功能一般在病程 2~3 周后有望恢复，预后良好，肾活检或动态病程观察有助于两者鉴别。②溶血性尿毒症综合征：多见于婴幼儿，贫血多较严重，为微血管溶血性贫血。血小板及凝血因子减少，出血倾向明显，有助于鉴别。③继发于全身性疾病：如系统性红斑狼疮、过敏性紫癜等。④注意是否在原有肾小球疾病基础上又发生新月体病变，导致病情急剧恶化，如 IgA 肾病、膜增生性肾炎。⑤尽可能区分原发 RPGN 的 3 种类型，因其预后和治疗有所差别。

（六）治疗

1. 一般治疗

对肾衰竭及其并发症的治疗，其处理同一般肾衰竭，详见本章第五节。

2. 肾上腺皮质激素

目前首选大剂量激素冲击疗法：甲泼尼龙 15~30 mg/kg（最大一次量 1 g）溶于 5% 葡萄糖溶液 100~200 mL 中静脉滴注，每天或隔天一次，三次为一个疗程，必要时间隔 3~5 d 可进行下一个疗程，一般不超过三个疗程，冲击期间注意监测血压。继以口服泼尼松 1 mg/(kg·d)，至少 4 周，然后逐步减量维持。

3. 细胞毒药物

常与激素同时使用，可用环磷酰胺或硫唑嘌呤。环磷酰胺 0.2 g，加入生理盐水 20 mL，近年有报道，甲泼尼龙冲击加用环磷酰胺冲击疗法，每月一次，每次 0.5~1 g，连用 6 个月，环磷酰胺配合甲泼尼龙冲击治疗取得疗效者。

4. 抗凝疗法

在人类疗效尚有争议。在抗凝同时，可加用抗血小板聚集药如双嘧达莫，并与泼尼松、免疫抑制药联用，称四联疗法，有一定疗效。肝素用量，每次 100~150 U/kg，每 4~6 h 一次静脉滴注，疗程 5~10 d。如病情好转可改用皮下注射或华法林口服，持续较长时间。双嘧达莫 5~10 mg/(kg·d)，分三次口服或静脉滴注。

5. 血浆置换疗法

可有效清除血浆中免疫复合物及抗肾抗体，阻止和减少免疫反应。早期应用可使病情缓解。该疗法需配合糖皮质激素及细胞毒药物，以防止在机体大量丢失免疫球蛋白后大量合成造成反跳。

6. 透析疗法

本病临床突出表现为进行性肾衰竭，故主张早期进行透析治疗。透析指征同一般急性肾衰竭。通常可先做腹膜透析，不满意时考虑血液透析。

7. 肾移植

肾功能不恢复者待病情稳定后可行肾移植，须等待至血中抗肾抗体阴转后才能进行。

（七）预后

本症预后严重，如未能及时有效治疗，几乎均于数周至半年内进展至不可逆肾衰竭。影响预后的主要因素有以下几种。①病因：继发于链球菌感染者预后较好；②治疗是否及时：临床有少尿、肾功能差需行透析者，病理上显示广泛不可逆病变（纤维性新月体、肾小球硬化或间质纤维化），预后差；③免疫病理类型：Ⅲ型较好，Ⅰ型差，Ⅱ型居中。

第三节　原发性肾病综合征

肾病综合征（nephrotic syndrome，NS）是一组由多种原因引起的肾小球滤过膜通透性增加，导致血浆内大量蛋白质从尿中丢失的临床综合征。临床有以下四大特点：①大量蛋白尿；②低清蛋白血症；③高脂血症；④明显水肿。以上第①、②两项为必备条件。

肾病综合征在儿童肾病中的发病率仅次于急性肾炎。发病年龄多为学龄前儿童，3～5岁为发病高峰，单纯型发病偏早，肾炎型偏迟。按病因可分为原发性、继发性和先天性三种类型。本节主要叙述原发性肾病综合征（primary nephrotic syndrome，PNS）。

（一）病因及发病机制

原发性肾病综合征约占儿童时期肾病综合征总数的90%，目前病因尚未明确。微小病变者主要是滤过膜电荷屏障的丧失，致分子量较小、带负电荷的清蛋白自尿中丢失，表现为高选择性蛋白尿，可能与T细胞功能紊乱有关。非微小病变者可能还有滤过膜结构屏障的改变，在非微小病变者的肾组织内常可检到免疫球蛋白和（或）补体成分的沉着，故提示有免疫复合物，局部免疫病理过程而损伤滤过膜的结构屏障而引发蛋白漏出。

近年发现肾病综合征的发病具有遗传基础。国内报道，糖皮质激素敏感患儿HLA-DR7抗原频率高达38%，频复发患儿则与HLA-DR9相关。另外还有家族性表现，且绝大多数是同胞患病。在流行病学调查发现，黑人症状表现重，对糖皮质激素反应差，提示发病与人种及环境有关。

自1998年以来，对足细胞及裂孔隔膜的认识从超微结构跃升到细胞分子水平提示"足细胞分子"nephrin、CD2AP、podocin actinin-4等是肾病综合征发生蛋白尿的关键分子。

（二）病理生理

1. 大量蛋白尿

此为本病最基本的病理生理改变，是导致本病其他三大临床特点的基本原因，也是诊断本病的必需条件。当肾小球滤过膜受免疫或其他病因损伤后，其电荷屏障和（或）结构屏障减弱，血浆蛋白漏入尿中，蛋白尿的直接后果是低清蛋白血症。此外其他蛋白的丢失也可造成相应的后果。患儿体液免疫功能降低与血清IgG和补体系统B、D因子从尿中大量丢失有关，也与T淋巴细胞抑制B淋巴细胞IgG合成转换有关。抗凝血酶Ⅲ丢失，而Ⅳ、Ⅴ、Ⅶ因子和纤维蛋白原增多，使患儿处于高凝状态。由于钙结合蛋白降低，血清结合钙可以降低；当25（OH）D_3结合蛋白同时丢失时，使游离钙也降低。另一些结合蛋白降低，可使结合型甲状腺素（T_3、T_4）、血清铁、锌和铜等微量元素降低；转铁蛋白减少则可发生低色素小细胞性贫血。

2. 低蛋白血症

血浆蛋白由尿中大量丢失和从肾小球滤出后被肾小管吸收分解是造成低蛋白血症的主要原因；肝合成蛋白的速度和蛋白分解代谢率的改变也使血浆蛋白降低。患儿胃肠道也可有少量蛋白丢失，但并非低蛋白血症的主要原因。

3. 高脂血症

患儿血清总胆固醇、三酰甘油和低密度、极低密度脂蛋白增高，其主要机制是低蛋白血症促进肝合成脂蛋白增加，其中的大分子脂蛋白难以从肾排出而蓄积于体内，加之脂蛋白清除率下降，如脂蛋白脂酶活性下降30%～60%、卵磷脂转酰酶活性降低且酶自尿中丢失，导致了高脂血症。血中胆固醇和低密度脂蛋白，尤其脂蛋白持续升高，而高密度脂蛋白却正常或降低，促进了动脉硬化的形成；持续高脂血症，脂质从肾小球滤出，可导致以下不利影响：肾小球滤出的脂蛋白对系膜细胞具有毒性作用，可能导致肾小球硬化；增加血小板的聚集，促发高凝及血栓栓塞；产生动脉粥样硬化性冠心病的可能性。

4. 水肿

水肿的产生机制主要有两种理论。

（1）充盈不足学说：大量蛋白尿导致血浆白蛋白下降、血浆胶体渗透压下降，血浆中的水分自血管内区转入组织间隙，直接造成局部水肿。血浆容量下降通过容量和压力感受器使肾保留水钠有关的神经体液因子活化，如抗利尿激素增加、肾素－血管紧张素－醛固酮系统活化、交感神经活性增强等，从而引起水钠潴留，导致全身水肿。

（2）过度充盈学说：有些研究注意到患者并不都伴有血容量下降，血浆肾素－血管紧张素水平亦不一定升高，故提出本病中存在肾原发的水钠潴留，由于原发水钠潴留甚至可见血容量扩张。

（三）病理

原发性肾病综合征可见于各种病理类型。

1. 微小病变（MCNS）

光镜下无改变或极轻微病变，电镜示弥漫性肾小球脏层上皮细胞足突融合，免疫荧光阴性。临床男孩多见，发病高峰为3～4岁，多表现为单纯型肾病、激素敏感。

2. 系膜性增生性肾小球肾炎（MSPGN）

系膜细胞和（或）系膜基质弥漫增生，光镜下基膜正常，系膜区有Ig（IgG、IgM）和（或）补体沉积。我国患儿常见此改变，多具有血尿，部分伴血压增高，1/2～2/3对激素治疗不敏感，但延长隔日用药疗程，又有一部分获得缓解。当肾病状态持续并逐渐出现肾功能减退时，再次活检时常又兼有局灶节段性硬化。

3. 局灶节段性肾小球硬化（FSGS）

以始自近髓肾单位肾小球局灶节段性玻璃样变和硬化为特点，硬化处有大块电子致密物（IgM、C3）沉积。临床常见两种情况：一是肾病起病即非选择性蛋白尿，常有镜下血尿及血压高，激素耐药，常呈持续肾病状态及逐渐进展的肾功能减退。二是起病类似MCNS，但多次反复后发展为典型的FSGS。

4. 膜增生性肾小球肾炎（MPGN）

系膜细胞和其基质重度弥漫性增生，广泛的系膜内皮下插入，基膜增厚及双轨形成。免疫荧光可见IgG、C3沿毛细血管壁及系膜区粗颗粒沉积。临床以伴有低补体血症为特点，常以急性肾炎综合征起病，肾功能受损较多，且常呈慢性进展过程。

5. 膜性肾病

以不连续的颗粒状上皮下沉积物、基膜弥漫增厚、钉突改变为特点，免疫荧光以IgG、C3沿毛细血管襻细颗粒状沉积为特点。儿童原发性者少见，多继发于狼疮肾或乙肝肾。

6. 其他

如毛细血管内增生性肾小球肾炎、IgA肾病、IgM肾病等也可表现为肾病综合征。

（四）临床表现

一般起病隐匿，常无明显诱因。约30%有病毒感染或细菌感染发病史，70%肾病复发与病毒感染有关。水肿最常见，开始见于眼睑，以后逐渐遍及全身，呈凹陷，男孩常有阴囊水肿，水肿重者可出现体腔积液即腹腔积液、胸腔积液或心包积液。常伴有尿量减少，颜色变深，无并发症的患者无肉眼血尿，而短暂的镜下血尿可见于约15%的患者。大多数血压正常，但轻度高血压也见于15%的患者，约30%病例因血容量减少而出现短暂肌酐清除率下降，一般肾功能正常，急性肾衰竭少见。部分晚期病例可有肾小管功能障碍，出现低血磷性佝偻病、肾性糖尿、氨基酸尿和酸中毒等。由于长期蛋白自尿中丢失，患儿可有蛋白质营养不良。病程久或反复发作、长期应用皮质激素者还有生长落后。

（五）实验室检查

1. 尿液分析

大量蛋白尿为本病主要化验所见，24 h 尿蛋白定量超过每平方米体表面积 40 mg/h 或 > 50 mg/kg 为肾病范围的蛋白尿，尿蛋白／尿肌酐（mg/mg），正常儿童上限为 0.2，肾病 > 3.5。尿沉渣可见透明管型、颗粒管型和卵圆脂肪小体。

2. 血常规检查

可见血红蛋白和血细胞比容增加，此常见于初发或复发时或循环血容量下降的患儿。长期慢性过程的患儿有时可见小细胞性贫血，此可能由尿中丢失转铁蛋白所致。血小板往往增加。

3. 其他检查

血浆总蛋白含量降低，清蛋白降低尤为显著，并伴有清蛋白、球蛋白比值倒置。α_2、β 球蛋白浓度增高，IgG 减低，IgM、IgE 可增加，纤维蛋白原增高。血脂增高，胆固醇增高显著，在清蛋白显著下降者三酰甘油也可明显升高。LDL 和 VLDL 增高，HDL 多正常。电解质一般正常，有时可见低钠血症，血钙有下降趋势。肾功能常在正常范围，但也可因低血容量而肾小球滤过率下降，或因肾小球足突融合滤过面积减少和（或）对水和小的溶质的通透性改变而出现 BUN 增高，但多属暂时性。晚期患儿可有肾小管功能损害。MCNS 或单纯型患儿血清补体水平正常，肾炎型患儿补体可下降。

肾活检指征：①对糖皮质激素治疗耐药或频繁复发者；②对临床或实验室证据支持肾炎型肾病或慢性肾小球肾炎者。

（六）并发症

1. 感染

最常见的并发症，也是本病死亡的主要原因。本病易发感染的原因如下：①体液免疫功能低下；②常有细胞免疫功能异常；③补体系统改变，尤其是 B 因子自尿中丢失而影响调理功能；④转铁蛋白和锌结合蛋白自尿中丢失而影响免疫调节及淋巴细胞功能改变；⑤蛋白质营养不良；⑥水肿致局部循环障碍，易发生皮肤感染；⑦应用糖皮质激素和免疫抑制药。

2. 电解质紊乱和低血容量

常见的电解质紊乱有低钠、低钾、低钙血症。由于低蛋白血症、血浆胶体渗透压下降、显著水肿，而常有血容量不足，尤在各种诱因引起低钠血症时易出现低血容量性休克。由于清蛋白下降致总钙水平下降，而血中维生素 D 结合蛋白自尿中漏出，体内维生素 D 不足，还可造成游离钙下降。

3. 高凝状态及血栓、栓塞

高凝状态易致各种动、静脉血栓形成，以肾静脉血栓形成常见，表现为突发腰痛、出现血尿或血尿加重，少尿甚至发生肾衰竭。但临床以不同部位血管血栓形成的亚临床型则更多见。并发此类并发症是由于：①肝合成有关凝血的物质增加；②抗凝血酶Ⅲ自尿中丢失；③血浆纤溶酶原活性下降；④血液黏稠度增加，血小板聚集加强；⑤应用糖皮质激素促进高凝；⑥应用利尿药使血液浓缩。

4. 肾功能不全

急性肾功能不全可由以下原因引起：①急性间质性肾炎；②部分 MCNS 可因严重的肾间质水肿和（或）大量蛋白管型阻于亨利襻导致近端肾小管和鲍氏囊中静水压力增高、肾小球滤过压下降而致；③原病理改变基础上又附加了严重的肾小球病变；④血容量减少致肾前性氮质血症或合并肾静脉血栓形成而导致短期内肾功能减退。

慢性肾功能不全伴有或不伴有高血压时，应考虑为 FSGS 或原病变基础上向 FSGS 或增生硬化性转变或合并间质、血管病变。

（七）诊断

凡临床表现符合前述肾病综合征四大特点者，即可诊断为肾病综合征，再结合病史、体检、辅助检查除外继发者即诊为原发性肾病综合征。根据临床表现可分为单纯型肾病和肾炎型肾病。按糖皮质激素反应可分为激素敏感型、激素耐药型和激素依赖型肾病。

（八）治疗

1. 初发肾病综合征的治疗

以激素治疗为主，分两个阶段用药。

（1）诱导缓解阶段：足量泼尼松（泼尼松龙）60 mg/（m²·d）或 2 mg/（kg·d）（按身高的标准体重计算），最大剂量 80 mg/d，先分次口服，尿蛋白转阴后改为每晨顿服，疗程 6 周。

（2）巩固维持阶段：隔日晨顿服 1.5 mg/kg 或 40 mg/m²（最大剂量 60 mg/d），共 6 周，然后逐渐减量。

应用激素时注意以下几方面：①激素治疗须足量和足够疗程，足量和足够的疗程是初治的关键，可降低发病后 1~2 年复发率；②激素用量有性别和年龄的差异，初始的大剂量泼尼松对 >4 岁的男童更有效，男童最大剂量可用至 80 mg/d；③对 <4 岁的初发患儿，每日泼尼松 60 mg/m² 4 周，然后改为隔日 60 mg/m² 4 周，以后每 4 周减 10 mg/m² 至停药，此种长隔日疗法比每日 60 mg/m² 6 周，然后改为隔日 40 mg/m² 6 周的方法能减少患儿的复发率；④不建议初治时采用甲泼尼龙冲击治疗；⑤对部分年龄 <7 岁、发病时血清总蛋白 <44 g/L 的患儿可考虑采用 3 个月泼尼松加 2 个月环孢素（CsA）的疗法。

2. 非频复发肾病综合征的治疗

积极寻找复发诱因，积极控制感染，少数患儿控制感染后可自发缓解。激素治疗：①重新诱导缓解直至尿蛋白连续转阴 3 d 后改 40 mg/m² 或 1.5 mg/kg 或隔日晨顿服 4 周，然后用 4 周以上的时间逐渐减量；②在感染时增加激素维持量，可降低复发率。

3. 频复发和激素依赖型肾病综合征的治疗

（1）激素的使用。

①拖尾疗法：同上诱导缓解后泼尼松每 4 周减量 0.25 mg/kg，给予能维持缓解的最小有效激素量（0.5~0.25 mg/kg），隔日口服，连用 9~18 个月。

②在感染时增加激素维持量。

③改善肾上腺皮质功能。

④更换激素种类。

（2）免疫抑制药治疗。

①环磷酰胺（CTX）：2~3 mg/（kg·d）分次口服 8 周或 8~12 mg/（kg·d）静脉冲击疗法，每 2 周连用 2 d，总剂量 ≤200 mg/kg 或每月 1 次静脉注射，每次 500 mg/m²，共 6 次。治疗时患儿的年龄 >5.5 岁效果较好，缓解率为 34%，而 <5.5 岁患儿的缓解率为 9%。频复发治疗效果好于激素依赖型肾病。

②环孢素 A（CsA）：3~7 mg/（kg·d）或 100~150 mg/（m²·d），调整剂量使血药谷浓度维持在 80~120 ng/mL，疗程 1~2 年。CsA 治疗时间 >36 个月、CsA 治疗时患儿年龄 <5 岁及大量蛋白尿的持续时间（>30 d）是 CsA 肾毒性发生的独立危险因素，应对连续长时间使用 CsA 的患儿进行有规律监测。

③其他：如霉酚酸酯（MMF）、他克莫司（FK506）、利妥昔单抗（RTX）及长春新碱（VCR）等。

4. 激素耐药型肾病综合征的治疗

需要结合患儿的肾病理改变、药物治疗反应、药物不良反应、个体差异以及经济状况等多方面因素选择免疫抑制药，严格掌握适应证，避免过度用药以及因药物治疗带来的不良反应。

在缺乏肾病理检查的情况下，推荐采用激素序贯疗法与 CTX 冲击治疗。因为患儿病理类型不同，对各种免疫抑制药的治疗反应不同，预后有很大差异，故明确激素耐药型肾病综合征患儿的病理类型非常必要。

不同病理类型的免疫抑制药选择如下：

（1）MCNS：CTX 为首选药物，静脉冲击较口服效果更佳。

（2）FSGS：目前认为儿童 FSGS 25%~30% 5 年后进展至慢性肾衰竭，蛋白尿是 FSGS 进展的重要因素，药物治疗的目的在于控制蛋白尿，目前 CsA 是首选药物，他克莫司更为安全、有效但价格昂贵。

（3）MSPGN：目前缺乏有效的治疗方案，可参考选用静脉 CTX、CsA 等治疗。

（4）MPGN：可进展至终末期肾小球疾病，治疗选用大剂量甲泼尼龙（MP）冲击序贯泼尼松和 CTX

冲击。MP 冲击剂量为每次 15～30 mg/kg（最大量≤1 g），3 d 为一个疗程，间隔 1 周可重复使用，一般应用 1～3 个疗程。

（5）MN：目前缺乏儿童治疗经验，成年人首选 ACEI 和（或）ARB 类药物。

（九）预后

肾病综合征的预后转归与其病理变化关系密切。微小病变型预后最好，局灶节段性肾小球硬化和膜增生性肾小球肾炎预后最差。微小病变型发展成尿毒症者极少，可死于感染或糖皮质激素严重不良反应。

第四节　尿路感染

尿路感染（UTI）是小儿最常见的疾病之一，它是小儿内外科医师经常遇到的问题，也是泌尿系统内部结构异常的最常见表现。在小儿感染性疾患中，泌尿系统感染仅次于呼吸系统感染而居第二位。约 2/3 男孩和 1/3 女孩在泌尿系统结构异常的基础上并发感染，3/4 以上女孩患泌尿系统感染后复发。感染可累及尿道、膀胱、肾盂及肾实质。婴幼儿症状多不典型、诊断困难，而且在不同的性别、不同的年龄，其发病率不同。尽管抗生素的发展迅速，品种繁多，但是这种非特异性尿路感染发病率仍然很高，而且时常反复发作。小儿尿路感染对肾脏的损害重于成人，反复感染可致肾瘢痕形成，造成不可逆性肾脏损害。因此积极治疗尿路感染以及防止对肾脏的损害更为重要。

一、病因

小儿尿路感染分为梗阻性和非梗阻性两大类。前者在小儿尿路感染中占有重要地位。完全正常的泌尿系统固然可以发生感染，但更重要的是须注意局部有无尿路畸形的解剖基础，如先天性尿路梗阻、反流等。忽视这一点，尿路感染就很难治愈，即使感染暂时得到控制也常再发。

在小儿出生后最初几周内，无论男孩或女孩其尿道周围都有很多嗜氧菌，尤其是大肠杆菌等，又因其本身的免疫力极低，而易发生尿路感染。随年龄的增长，这些细菌则逐渐减少，到 5 岁以后，尿路感染的发生也逐渐减少。即使细菌入侵尿路，也不都发生尿路感染。大多数是由于某些原因使机体的防御机制受损时，细菌方可在尿路中生长繁殖，而发生尿路感染。导致小儿尿路感染的易感因素如下。

（1）小儿生理解剖特点：小儿输尿管长，且弯曲，管壁弹力纤维发育不全，易于扩张及尿潴留，易患尿路感染；尿道内或尿道外口周围异常，如小儿包茎、包皮过长、包皮粘连等均可使尿道内及尿道外口周围隐藏大量细菌而增加尿路感染的机会。1982 年，Ginsberg 等首先报道尿路感染中男性儿童 95% 是未行包皮环切者。因为大肠杆菌能黏附于包皮表面未角化的鳞状黏膜，在尿路感染中的男孩未做包皮环切者是已做包皮环切者的 10 倍。Craig 等研究表明包皮环切术可减少学龄儿童症状性尿路感染的发生率，女孩尿道短而宽，外阴污染机会多，亦易发生上行感染。

（2）泌尿系统畸形、尿路梗阻：尿路梗阻、扩张，允许细菌通过尿道外口并移行进入泌尿道，另一方面由于梗阻、扩张使其泌尿道腔内压增高，导致黏膜缺血，破坏了抵抗细菌入侵的屏障，诱发尿路感染的危险性升高。常见疾病有肾积水、巨输尿管症、输尿管囊肿、输尿管异位开口、尿道瓣膜、尿道憩室、结石、异物、损伤、瘢痕尿道狭窄、神经源性膀胱等。

（3）原发性膀胱输尿管反流：正常情况下，膀胱输尿管交界部的功能是在排尿时完全阻止膀胱内尿液上行反流至肾脏。而当存在膀胱输尿管反流时，尿流从膀胱反流入输尿管、肾盂及肾盏，这可能使输尿管口扩张，并向外移位，同时造成膀胱动力不完全，使有菌尿液经输尿管达肾脏而引起感染。有文献报道约半数尿路感染患儿存在膀胱、输尿管反流（VUR）。因为 VUR 为细菌进入肾脏提供了有效的通路，且低毒力的菌株也可造成肾内感染。

（4）排尿功能异常：Gordon 等关于膀胱充盈和排空的数学模型表明，细菌倍增时间少于 50 min 的菌株不需黏附于尿路上皮即可在尿流中保持较高的浓度。排尿功能异常的患儿（如尿道狭窄或神经源性膀胱等）排尿时间延长，膀胱内压增高或残余尿量增多均有利于细菌稳定增殖，甚至可导致非尿路致病菌引起严重的尿路感染。

（5）便秘和大便失禁：便秘和大便失禁均可使肠道共生菌滞留于尿道外口时间延长，大肠杆菌黏附于尿道口时使尿道上皮受内毒素作用，尿道张力下降，蠕动能力减弱，尿液潴留易发生逆行感染。有研究表明控制便秘可降低复发性尿路感染的发生率。

（6）医疗器械：在行导尿或尿道扩张时可能把细菌带入后尿道和膀胱，同时可能造成不同程度的尿路黏膜损伤，而易发尿路感染。有文献报道留置导尿管一天，感染率约50%，3 d以上则可达90%以上。在进行膀胱镜检查、逆行尿路造影或排尿性膀胱、尿道造影时，同样易引起尿路感染，应严格掌握其适应证。

另外全身抵抗力下降，如小儿营养不良，恶性肿瘤进行化疗或应用免疫抑制剂及激素的病儿，也易发生尿路感染。

二、病原菌

任何入侵尿路致病菌均可引起尿路感染。但是最常见的仍然是革兰阴性杆菌，其中以大肠杆菌最为常见，约占急性尿路感染的80%，其次为副大肠杆菌、变形杆菌、克雷白杆菌、产气杆菌和绿脓杆菌。约10%尿路感染是由革兰阳性细菌引起的，如葡萄球菌或粪链球菌。大肠杆菌感染最常见于无症状性菌尿或是首次发生的尿路感染。在住院期的尿路感染、反复性尿路感染或经尿路器械检查后发生的尿路感染，多为粪链球菌、变形杆菌、克雷白杆菌和绿脓杆菌所引起，其中器械检查之后绿脓杆菌的发生率最高，变形杆菌常伴有尿路结石者，金黄色葡萄球菌则多见于血源性引起。长期留置尿管、长期大量应用广谱抗生素时或是抵抗力低下及应用免疫抑制剂的患儿，应注意有无真菌的感染（多为念珠菌和酵母菌）。

病原菌特点：无泌尿系统畸形的肾炎患儿体内分离的菌株与肠道共生菌不同，而伴有畸形者（如梗阻、反流等），其菌株与肠道共生菌相同，且更易发生肾损害。

三、感染途径

（1）上行性感染：尿路感染中绝大多数是上行性感染，即是致病菌，多为肠道细菌先于会阴部定居、繁殖、污染尿道外口，经尿道上行至膀胱，甚至达肾盂及肾实质，而引起的感染。一旦细菌进入膀胱后，约有1%的可侵入输尿管达肾盂，这多是由于存在各种原因所致膀胱输尿管反流。

（2）血行感染：较上行感染少见，是致病菌从体内的感染灶侵入血流，然后达肾脏至尿路而引起感染。临床上常见的仅为新生儿或是金黄色葡萄球菌败血症所致血源性尿路感染。或因肿瘤放化疗后存在免疫抑制者血行感染的机会增加。其他肾实质的多发脓肿、肾周脓肿也多继发于身体其他部位感染灶。

（3）淋巴道感染：腹腔内肠道、盆腔与泌尿系统之间有淋巴通路，肠道感染时或患急性阑尾炎时，细菌通过淋巴道进入泌尿道，有发生尿路感染之可能，但临床上极少报道。

（4）直接感染：邻近组织的化脓性感染，如腹膜后炎症、肾周围炎等直接波及泌尿道引起的感染。

四、发病机制

尿路感染主要是由细菌所致，在致病菌中许多属于条件致病菌。尿道是与外界相通的腔道，健康成年女性尿道前端1 cm和男性的前尿道3～4 cm处都有相当数量的细菌寄居。由于尿道具防御能力，从而使尿道与细菌、细菌与细菌之间保持平衡状态，通常不引起尿路感染。当人体的防御功能被破坏，或细菌的致病力很强时，就容易发生尿路的上行性感染。一般认为，尿路感染的发生取决于细菌的致病力和机体的防御功能两个方面。在疾病的进程中，又与机体的免疫反应有关。

（1）病原菌的致病力：在尿路感染中，最常见的病菌为大肠杆菌。近年来对大肠杆菌及其致病力的研究也较多，认为大肠杆菌的表面抗原特征与其致病力有关，特别是细胞壁O抗原，已知O血清型者，如O_1、O_2、O_4、O_6、O_7、O_{75}与小儿尿路感染有关。也有的学者发现，从无症状菌尿者分离出大肠杆菌与粪便中的大肠杆菌相同，而来自有症状菌尿大肠杆菌株与粪便中分离出来的不同，因此提示大肠杆菌

O抗原的血清型与其致病力有关。细菌入侵尿路能否引起感染，与细菌黏附于尿路黏膜的能力有关。致病菌的这种黏着能力是靠菌毛来完成。大多数革兰阴性杆菌均有菌毛。菌毛尖端为糖被膜，其产生黏附素与上皮细胞受体结合。根据受体对黏附素蛋白的特异性，菌毛分为I型及P型。Vaisanen等报道在小儿肾盂肾炎发作时分离出32株中，81%为P型菌毛，Kallenius等在97个尿路感染小儿和82个健康小儿粪便中分离出的大肠杆菌。他们发现有P菌毛者分别为：引起急性肾盂肾炎的大肠杆菌中为90%，引起急性膀胱炎者中为19%，引起无症状菌尿者为14%，而健康儿中仅为7%。上述数据表明，有P型菌毛的大肠杆菌是肾盂肾炎的主要致病菌。另外，具有黏附能力的带菌毛的细菌，还能产生溶血素、抗血清等，这些都是细菌毒力的表现。

下尿路感染通常为I型菌毛细菌所引起，在有利于细菌的条件下可引起肾盂肾炎，有P型菌毛的大肠杆菌则为肾盂肾炎的主要致病菌。细菌一旦黏着于尿路黏膜后即可定居、繁殖，继而侵袭组织而形成感染。

除上述菌毛作为细菌的毒力因素之外，机体尿路上皮细胞受体密度多少亦为发病的重要环节，在感染多次反复发作的患者菌毛受体的密度皆较高。具有黏附能力的带菌毛的细菌，往往能产生溶血素、抗血清等，这些皆为细菌毒力的表现。

在肾盂肾炎发病过程中，尚有一因素值得提出，即细菌侵入输尿管后，输尿管的蠕动即受到影响，因为带有P型及抗甘露糖菌毛的细菌常有含脂肪聚糖的内毒素，有抑制蠕动的作用。输尿管蠕动减低，于是发生功能性梗阻，这种情况，肾盂内压力即使不如有机械性梗阻时那样高亦可使肾盂乳头变形，细菌即可通过肾内逆流而侵入肾小管上皮。用超显微镜观察肾小管，还可见带菌毛的细菌黏附于肾小管细胞膜上，并可见到菌毛的受体。

（2）机体的防御功能：细菌进入膀胱后，大多数是不能发生尿路感染的。是否发生尿路感染，则与机体的防御能力及细菌的致病力有关。健康人的膀胱尿液是无菌的，尽管前尿道及尿道口有大量的细菌寄居，且可上行至膀胱，但上行至膀胱的细菌能很快被消除。留置导尿4 d，90%以上的患者可发生菌尿，但拔掉导尿管后多能自行灭菌。由此说明，膀胱具有抑制细菌繁殖的功能。一般认为，尿路的防御功能主要有如下几个方面：①排尿：在无尿路梗阻时，排尿可清除绝大部分细菌，膀胱能够完全排空，则细菌也难以在尿路中停留，尿路各部分的正常的神经支配、协调和有效的排尿活动具有重要的防止感染作用。肾脏不停地分泌尿液，由输尿管流入膀胱，在膀胱中起到冲洗和稀释细菌的作用。通过膀胱周期性排尿的生理活动，可将接种于尿路的细菌机械性地"冲洗"出去，从而防止或减少感染的机会。动物实验观察结果认为这是一相当有效的机制。②较为重要的防御机制是尿路黏膜具有抵制细菌黏附的能力。动物实验表明：尿路上皮细胞可能分泌黏蛋白，如氨基葡萄糖聚糖、糖蛋白、黏多糖等，皆有抗细菌黏着作用。扫描电镜观察：尿路上皮细胞上有一层白色黏胶样物质，可见细菌附着在这层物质上。在排尿时，这些黏蛋白如能被排出，则入侵细菌亦随之而排出。若用稀释的盐酸涂于膀胱黏膜仅1 min，细菌黏着率即可增高，因稀释盐酸可破坏黏蛋白而为细菌入侵提供条件。于24 h后，细菌黏附率可恢复到盐酸处理前状态。在稀释盐酸破坏黏蛋白层之后，若在膀胱内灌注外源性的黏多糖如合成的戊聚糖多硫酸盐等，则抗细菌黏着功能即可恢复。③也有动物实验证明：膀胱黏膜具有杀菌能力，膀胱可分泌抑制致病菌的有机酸、IgG、IgA等，并通过吞噬细胞的作用来杀菌。④尿pH低、含高浓度尿素和有机酸、尿液过分低张和高张等因素均不利于细菌的生长。⑤如果细菌仍不能被清除，膀胱黏膜可分泌抗体，以对抗细菌入侵。

（3）免疫反应：在尿路感染的病程中，一旦细菌侵入尿路，机体即有免疫反应。无论是局部的或是全身的，这些反应与身体其他部位的免疫反应相同。尿内经常可以发现免疫球蛋白IgG及IgA。有症状的患者尿中IgG较低，而无症状的菌尿患者尿中IgG则较高。IgG是由膀胱及尿道壁的浆细胞分泌的免疫球蛋白，能使光滑型菌族转变为粗糙型，后者毒力较低。此外，补体的激活可使细菌溶解。上述非特异性免疫反应皆为细菌黏着造成障碍。若感染时期较长，患者机体则可产生特异性免疫蛋白。球蛋白及补体的活动皆可促进巨噬细胞及中性白细胞的调理素作用及吞噬功能。但吞噬过程中，吞噬细胞释放的过氧化物对四周组织有毒性作用，所以，吞噬细胞肃清细菌的过程亦对机体有伤害作用，尤其是对肾组织的损害。在动物实验性肾盂肾炎中，过氧化物催化酶能保护肾组织不致有过氧化物中毒。

有关实验研究表明，人体这种免疫反应对细菌的血行性和上行性感染有防御作用。

五、诊断

小儿反复尿路感染多伴有先天性泌尿系异常，对反复尿路感染，药物治疗效果不佳的病儿，应行必要的检查明确诊断以便及时正确的治疗。

（一）临床表现

小儿尿路感染临床表若按尿路感染部位分为上尿路感染和下尿路感染，但因小儿尿路感染很少局限于某一固定部位，年龄愈小，定位愈难；按症状的有无分为症状性尿路感染和无症状性菌尿；按病程的缓急分为急性和慢性尿路感染。另外依小儿年龄特点，尿路感染的症状常不典型，随年龄的不同临床表现不一。急性尿路感染，其分为急性膀胱炎和急性肾盂肾炎。

（1）急性膀胱炎：是只局限于下尿路的感染。临床上表现为膀胱刺激症状，即尿频、尿急、尿痛、排尿困难，尿液混浊，偶见肉眼终末血尿。伴有下腹部和膀胱区的不适与疼痛，偶有低热，多无明显的全身症状。年长儿症状更明显些。

（2）急性肾盂肾炎各期表现不同：新生儿期可能为血行感染所致，症状轻重不等，多以全身症状为主，如发热、惊厥、嗜睡、吃奶差、呕吐、腹胀、腹泻、烦躁、面色苍白等非特异性表现。很少出现尿频等尿路感染症状，往往被误诊为上呼吸道感染、婴儿腹泻，甚至颅内感染等。60%病儿可有生长发育迟缓、体重增加缓慢。严重的有抽搐、嗜睡、黄疸等。新生儿期急性肾盂肾炎常伴有败血症，约1/3病例血、尿培养其致病菌一致。

婴幼儿期症状也不典型，仍以全身症状为主，常以发烧最为突出。尿频、尿急、尿痛等排尿症状随年龄增长逐渐明显，排尿时其他症状与新生儿期类似。但仔细观察可发现患儿有排尿时哭闹，尿流有臭味或有顽固性尿布疹。随年龄的增长，膀胱刺激症状逐渐明显。哭闹、尿频或有顽固性尿布疹仍以全身症状为主，应想到泌尿系统感染的可能。

儿童期其症状与成人相近，在发烧寒战、下腹部疼痛的同时，常伴有腰区疼痛，输尿管区压痛，肾区的压痛与叩痛。多有典型的尿频、尿急、尿痛、排尿困难等膀胱刺激症状。急性肾盂肾炎大多是上行感染所致，所以常伴膀胱炎。根据患儿的临床表现来判断是肾盂肾炎或膀胱炎是不可靠的。尤其是小儿，以全身症状为主，小婴儿膀胱刺激症状不明显，有的发烧即是其第一主诉。因此对原因不明的发烧患儿，尽早做尿常规及进一步尿培养检查十分必要。

（二）实验室检查

（1）送尿常规检查和取中段尿送细菌培养：尿常规检查在尿路感染的诊断中必不可少，肉眼观察，尿色可清或混浊，可有腐败气味。急性尿路感染中约40%～60%有镜下血尿，细胞数为2～10/HPF。对尿路感染诊断最有意义的为白细胞尿，亦称为脓尿，尿沉渣镜下白细胞＞5/HPE，即可初步诊断。国内有人用血细胞计数盘检查不离心尿，以≥$8/mm^3$为脓尿。无论哪种检查方法，脓尿对尿路感染的诊断有着它的特异性和敏感性。虽然临床目前仍以Kass提出的每毫升尿液有10^3以上的菌落单位称之为菌尿（10^3～10^4为可疑菌尿，10^3以下为污染标本）的标准来对尿路感染进行诊断，但目前有人提出少量细菌也可以引起明显的感染，尤其在小儿，由于尿液稀释，有时菌落数达不到10^5。

菌尿和脓尿是否有意义，小儿尿液标本的采集过程十分重要。首先彻底清洁外阴部，对婴幼儿可用尿袋留取。其中已接受包皮环切的男孩或大女孩中段尿的检查可信度较高，而未接受包皮环切的男孩或小女孩尿液易被包皮内或尿道外口周围污染的可能性较大，因此取中段尿较为可信。在进行导尿留尿标本时，亦应弃去最初的尿液，留取后部分尿液。经耻骨联合上膀胱穿刺获取的尿液最可靠，此时检查为菌尿（不论菌数多少），均可明确诊断尿路感染。

（2）肾功能检查：反复或慢性尿路感染时，肾小管功能首先受损，出现浓缩功能障碍，晚期肾功能全面受损。可做血尿素氮和肌酐测定、尿浓缩功能试验、酚红排泄率试验检查。近年来提出尿抗体包裹细菌检查、致病菌特异抗体测定、C反应蛋白测定、尿酶测定、血清铜蓝蛋白测定协助区别上、下尿路感染。

（三）特殊检查

（1）超声波检查：方便、安全、无损伤，在小儿应作为首选的方法。B超可测定肾脏的大小、肾区肿物的部位，性质，了解有无肾盂、肾盏扩张、重复畸形、巨输尿管；测定膀胱的残余尿量、膀胱的形态、大小、膀胱壁有无异常增厚、膀胱内有无肿瘤、异物、憩室、囊肿等，同时还可以了解肾、输尿管、膀胱内有无结石。

（2）排尿性膀胱尿道造影：在小儿尿路感染中是重要的检查手段之一。其方法是将造影剂经导尿管或耻骨上膀胱穿刺注入膀胱内，也可在静脉肾盂造影时，待肾盂、输尿管内造影剂已排空，而膀胱仍积集大量造影剂时，嘱病儿排尿，在电视荧光屏上动态观察。可了解：①膀胱的位置、形态、大小、其黏膜是否光滑，膀胱内有无真性或假性憩室、囊肿、肿瘤、结石、异物等；②有无膀胱输尿管反流及其反流程度；③膀胱出口以下有无梗阻，如尿道瓣膜、憩室，尿道狭窄等。

（3）静脉尿路造影：由于小儿尿路感染与泌尿生殖系统异常有密切关系，而静脉尿路造影检查除可了解双肾功能外，对先天性尿路畸形、梗阻、结石、肿瘤、肾积水等疾病有重要的诊断价值，故应列为常规的检查方法。其临床指征为：①凡尿路感染经用抗生素4～6周而症状持续存在者；②男孩第一次发生尿路感染者；③女孩反复尿路感染者；④上腹肿块可疑来自肾脏者。

（4）核素肾图检查：核素肾图在国内已广泛使用，其方法简便、安全、无创伤，不仅有助于疾病的诊断，而且适用于疗效评价，监测和随访。据需要选用合适的放射性药物，可以获得：①肾、输尿管、膀胱大体形态结构；②肾脏的血供情况；③计算出分侧肾功能、肾小球滤过率和有效肾血流量；④尿路引流情况，从而做出尿路梗阻的定位诊断；⑤了解有无膀胱、输尿管反流及膀胱残余尿量等情况。

（5）磁共振尿路造影（MRU）：通过三维系统成像可获得清晰的全尿路立体水图像。MRU是无创伤性水成像技术，能显示无功能性肾脏的集合系统，并兼有无X线辐射、无须造影剂等优点。在儿童先天性泌尿系统畸形辅助检查中有着十分重要的作用。尤其适用于婴幼儿、碘过敏和肾功能不良者。

六、治疗

小儿尿路感染的治疗原则是控制感染、解除梗阻、保持尿流通畅和预防复发。

（1）对症处理：在诊断急性尿路感染后注意休息，多饮水冲洗尿路，促进细菌及其毒素的排出，不利于细菌的生长繁殖。鼓励患儿多进食，以增强机体抵抗力。对中毒症状重，高热、消化道症状明显者，可静脉补液和给予解热镇痛药；对尿路刺激症状明显的，可给予阿托品、654-2等抗胆碱能药物，以减轻症状，另外使用碳酸氢钠碱化尿液，除能减轻尿路刺激症状外，还可调节尿液酸碱度，有利于抗生素药物发挥作用。在对症处理的同时对疑有泌尿系统梗阻或畸形者，要抓紧时间进行必要的辅助检查，尽快确诊，及时手术矫治，以防因泌尿系统感染对肾脏的损害。

（2）抗生素的应用：小儿尿路感染治疗的主要问题是抗生素的选用和使用方法。抗生素的选择要以不良反应小，尿液中药物浓度高，细菌耐药发生率低。一般应遵循以下原则：①由于小儿尿路感染的病原菌大多数（80%以上）为大肠杆菌或其他革兰阴性杆菌，而革兰阳性菌仅占10%以下，因此，在未查出何种细菌以前，最好选用对革兰阴性杆菌有效的药物。②上尿路感染选择血浓度高的药物，而下尿路感染则用尿浓度高的药物。③针对尿细菌培养和药敏试验结果而定。④不良反应少，对肾毒性小的药物，当存在肾功能不全时，则更应谨慎用药，如氨基糖苷类及多黏菌素类均有不同程度的肾脏损害作用。⑤联合用药，可以产生协同作用，不仅可以提高疗效，减少耐药菌株的出现，减少不良反应，同时可以避免浪费，减轻患儿家属的经济负担。对复杂和（或）严重的泌尿系统感染尤为重要。⑥口服易吸收。⑦新生儿及婴儿一般症状较重，致病菌毒性强，应静脉内给予抗生素。⑧一般静脉内给予抗生素7～10 d，待体温正常，尿路刺激症状消失，可改口服抗生素，疗程需2～3周。

关于疗程，大多数人认为7～10 d为宜，不管感染是否累及肾脏，均可获得满意疗效。但近年有一些学者支持1～5 d的短程治疗，若为下尿路感染可给予单次大剂量治疗，其效果与7～10 d疗程相同，且不良反应小，费用低，用药方便。如膀胱炎患者，用单剂治疗可使尿中抗生素迅速达到高浓度，且尿中短时间有高浓度的抗生素比长期低浓度更为有效。而对上尿路感染（如肾盂肾炎）则仍认为应常规使用抗生素10～14d或更长。

（3）手术治疗：小儿尿路感染，尤其是反复发作的泌尿系统感染，约半数以上同时并发泌尿系统畸形。若经检查明确存在有尿路梗阻，在感染急性期药物不能控制感染时，应引流尿液（如肾造瘘或膀胱造瘘），待感染控制后再据病变部位及性质选择外科根治手术。

（4）原发性膀胱输尿管反流的处理：2岁以下的病儿经药物控制感染后，80%的反流可望消失，对严重的反流（Ⅳ、Ⅴ度）或经药物治疗久治不愈反而加重者，应考虑手术矫正。

七、预后

急性尿路感染治愈后，预后良好，不会遗留肾脏瘢痕形成和肾功能受损。若治疗不及时、不彻底，反复尿路感染者，可造成不可逆转性肾功能损害。在成人尿毒症患者中，不少起源于小儿期的尿路感染。

八、尿路感染并发症

（一）反流性肾病

小儿的病灶性肾瘢痕多与膀胱输尿管反流及菌尿联合作用有关，由于膀胱输尿管反流与菌尿的联合作用，则发生局灶性肾瘢痕，称之为反流性肾病，而区别于其他原因所致瘢痕。肾瘢痕的形成与肾内反流、反流压力、宿主抗感染的免疫力及个体差异有关。若反流越重，发生肾瘢痕及相应肾功能障碍的机会越多。其发病机制目前仍未完全阐明，尿液反流引起的肾损害可能与下列因素有关。

（1）菌尿：膀胱输尿管反流可能是导致瘢痕形成的重要因素，肾内反流使得致病微生物得以进入肾实质引起炎症反应。动物实验证明在无菌条件下，膀胱输尿管反流对肾脏的生长及肾功能无影响，故认为膀胱输尿管反流及肾内反流必须有菌尿才会产生肾瘢痕。

（2）尿流动力改变：膀胱输尿管反流并不一定有肾内反流，只有严重膀胱输尿管反流在膀胱充盈或排尿时，肾盏、肾盂及输尿管腔内液压与膀胱一样，可达5.3 kPa，结果才引起肾内反流。有动物实验证明无菌尿高压反流可产生肾损害，故提出只要有尿流动力学改变，就可产生肾内反流及肾损害。

（3）免疫损害：有人认为反流使尿液逆流至肾盂、肾盏，产生高压而致肾小管破裂、尿液外溢，结果产生Tamm-Hosfall（THP，糖蛋白）进入肾间质造成免疫反应或化学刺激，引起间质性肾炎。临床上有部分病例只有一侧反流，但对侧肾也发生病变，从而证明免疫反应参与反流性肾病。

（4）血管性病变：有人发现在反流性肾盂肾炎的初级阶段，感染所累及的部位由于广泛间质水肿的机械性压迫，致肾间质血管闭塞，尤其肾小管旁的小血管，提示由于血管闭塞所致的局部缺血在反流性肾病中致肾损害起重要作用。

（二）肾瘢痕形成的高危因素

（1）随着尿路感染发作次数增多，肾瘢痕的危险呈指数增长。

（2）尿路感染被延误诊断与治疗，动物实验证明，在感染早期（7d内）迅速有效的治疗可预防瘢痕形成，反之则增加了肾瘢痕形成。

（3）年龄因素：尿路感染在幼儿期更常见，年龄愈小愈易发生肾瘢痕。

（4）梗阻性疾病：存在尿路梗阻时感染可引起快速肾脏损害和瘢痕形成。

（5）膀胱输尿管反流和肾内反流。

（6）排空功能紊乱：排空功能紊乱与UTI的关系是近年来的研究热点，有人用膀胱测压研究患有UTI的病儿，发现2/3的病例存在不稳定性膀胱，表现为排空压力高而膀胱容量低。

（7）宿主因素：宿主对UTI反应在引起肾瘢痕中的作用是另一研究热点，急性肾盂肾炎小儿尿中炎症细胞因子如白细胞介素-8、6、1升高，尤其新生儿和首次UTI时更高。此外肾瘢痕与血管紧张素转换酶（ACE）基因多肽性有关，ACE使血管紧张素Ⅰ转换为血管紧张素Ⅱ，后者通过引起局部血管收缩并刺激转化生长因子β（TGFβ）产生和刺激胶原合成引起间质纤维化和肾小球硬化。

第五节 肾衰竭

一、急性肾衰竭

肾脏的生理功能包括排泄（滤过与重吸收）、调节水、电解质及酸碱平衡以及内分泌代谢等方面。这几方面功能是相辅相成，密切相关的。肾小球滤过率（glomerular filtration rate，GFR）减低达正常水平50%以下，血清肌酐很快升高 > 176μmol/L（2.0 mg/dL），BUN 同时升高，并引起水电解质及酸碱平衡紊乱，出现急性尿毒症症状，则称急性肾衰竭（acute renal failure，ARF）。

急性肾衰竭是一常见的临床综合征，见于小儿各年龄组，每个年龄组 ARF 的病因有各自的特点。ARF 按病因可分为肾前性、肾性及肾后性三种。按临床表现又可分为少尿型与非少尿型以及高分解型。小儿 ARF 如能早期诊断，及时救治，肾功能可逆转至正常，否则遗留慢性肾功能不全。

（一）病因学

ARF 按病因可分为肾前性（约占55%）、肾性（约占40%）和肾后性（约占5%）。

1. 肾前性

由于肾灌注减少，GFR 降低而出现急性肾衰竭。由于肾脏本身无器质损害，病因消除后肾功能随即恢复。

（1）低血容量：如大出血，胃肠道失液（如腹泻、呕吐及胃肠减压），肾脏失液（如渗透性利尿、利尿剂及肾上腺功能不全），皮肤丢失（如烧伤及大量出汗），第三间隙失液（如胰腺炎、腹膜炎、大面积损伤伴挤压伤）。

（2）心输出量降低：心源性休克、充血性心力衰竭、心包填塞及巨大的肺梗死。

（3）全身性血管扩张：过敏反应、使用降压药、败血症和扩血管药物过量。

（4）全身性或肾血管收缩：麻醉、大手术、α肾上腺素能激动剂或高剂量多巴胺、肝肾综合征。

（5）肾脏自身调节紊乱：如非类固醇抗炎药物及血管紧张素转换酶抑制剂药物的应用。

2. 肾性

GFR 降低由于：①低灌注或肾毒性物质损害导致小管细胞损害（急性肾小管坏死）；②肾小球、小管间质或血管炎症；③血栓形成导致栓塞性肾血管阻塞，或血管运动性肾病（vasomotor nephropathy）。

（1）急性肾小管坏死。

①急性肾缺血：如创伤、烧伤，大手术，大出血及严重失盐、脱水，急性血红蛋白尿，急性肌红蛋白尿，革兰阴性杆菌败血症等均可引起肾脏缺血、缺氧而导致急性肾小管坏死。

②肾毒性物质损伤：引起肾小管中毒坏死的物质有：①外源性：如抗生素（如氨基糖苷类、头孢菌素类、四环素、两性霉素B、万古霉素及多黏菌素等）、X线造影剂、重金属类（如汞、铅、砷及铋等）、化疗制剂（如顺铂、甲氨蝶呤及丝裂霉素）、免疫抑制剂（如环孢素A）、有机溶剂（如乙醇及四氯化碳）、杀虫剂、杀真菌剂、生物毒素（如蛇毒、蝎毒、蜂毒、生鱼胆及毒蕈等）；②内源性：如横纹肌溶解、溶血、尿酸、草酸盐、浆细胞病恶病质（如骨髓瘤）。

（2）急性肾小球肾炎和/或血管炎：急性链球菌感染后肾炎，急进性肾炎，肺出血肾炎综合征，急性弥漫性狼疮性肾炎，紫癜性肾炎等。

（3）急性间质性肾炎：感染变态反应，药物变态反应（如青霉素族、磺胺药、止痛药或非类固醇类抗炎药等），感染本身所致（如流行性出血热等）。

（4）急性肾实质坏死：急性肾皮质坏死，急性肾髓质坏死。

（5）肾血管疾患坏死性血管炎：过敏性血管炎、恶性高血压、肾动脉血栓形成或栓塞、双侧肾静脉血栓形成。败血症也可引起弥散性血管内凝血（DIC），导致急性肾功能衰竭。

（6）其他移植肾的急性排斥反应等。

3. 肾后性

肾以下尿路梗阻引起肾盂积水，肾间质压力升高，肾实质因受挤压而损害，时间久后反射性使肾血管收缩，肾发生缺血性损害，若伴继发感染，更加重损害。

（1）尿道梗阻尿道狭窄，先天性瓣膜，包茎，骑跨伤损伤尿道。

（2）膀胱颈梗阻神经源性膀胱，结石，癌瘤，血块。

（3）输尿管梗阻输尿管先天狭窄，结石，血块或坏死肾组织（乳头）脱落，肿瘤压迫，腹膜后纤维化。

（二）病理

肉眼检查：肾脏增大而质软，剖开肾脏可见髓质呈暗红色，皮质因缺血而苍白，两者呈鲜明对照。

显微镜检查：急性肾功能衰竭由于病因的不同，病理改变也不同，可出现相应肾血管、肾小球、肾小管及肾间质的改变。急性肾小管坏死（acute tubular necrosis，ATN）可分为缺血性及中毒性两类。中毒性 ATN 的病变限于近端小管，呈局灶性分布，坏死的肾小管基膜完整，小管上皮再生良好。而缺血性 ATN 病变可涉及各段肾小管，呈弥漫性分布，坏死的小管基底膜断裂，上皮细胞再生较差。

（三）发病机制

急性肾衰竭的发病机制十分复杂，有多种因素参与，未完全阐明。不同的患者，不同的病因、病情和病期，有不同的发病机制。目前关于肾缺血、中毒引起的急性肾衰竭的发病机制，有多种学说。

1. 急性肾小管损害学说

（1）肾小管返漏学说：肾小管腔内液通过断裂的小管基底膜，返漏入间质，压迫毛细血管，进一步减少肾血流，导致少尿或无尿。现认为无小管基底膜断裂时也可发生返漏。

（2）肾小管阻塞学说：肾小管上皮受损肿胀。各种管型阻塞、间质水肿压迫均可填塞肾小管导致少尿、无尿。

（3）髓袢升支厚壁段（mTAL）与近端直小管（S_3）的易损性：外髓内供氧与需氧存在精细平衡，mTAL 及 S_3 细胞处于缺氧的边缘区段，缺血缺氧时更易于损伤，通过球管反馈使肾实质缺血而进一步加重损伤。

2. 肾内血流动力学改变学说

由于 ATN 肾脏组织病理改变较轻，因此肾内血流动力学改变是急性肾功能衰竭发生的重要机制，这些改变包括：

（1）肾血流量急剧减少。

（2）肾小球小动脉收缩，机制为：①肾素－血管紧张素激活；②内皮素作用；③交感神经兴奋；④前列腺素作用（PGI_2/TXA_2 失衡）；⑤氧自由基对内皮细胞的作用；⑥其他：儿茶酚胺、抗利尿数量（ADH）及血小板活化因子（PAF）等。

（3）肾小球毛细血管内皮细胞肿胀。

（4）肾小球超滤系数（kf）降低。

（5）血管内凝血。

（四）细胞学机制

1. ATP 耗竭

通过：①增高细胞内游离钙；②激活磷脂酶 A_2；③活化钙蛋白酶；④诱发肌动蛋白 F 的解聚等途径改变细胞骨架，损伤细胞，ATP 耗竭是 ATN 发病的中心环节。

2. 血管活性物质作用

主要涉及内皮素、NO、血小板活化因子（PAF）以及肾素－血管紧张素。

3. 肾小管结构与功能异常

各种因素使细胞骨架破坏，细胞极性丧失，破坏近端小管刷状缘，细胞间紧密连接和细胞－基质的黏附作用丧失，加上形成的各种管型等因素，使肾小管的结构和功能遭到破坏。

4. 细胞凋亡的作用

ARF 病理中有二次凋亡，第一次凋亡在肾损伤后立即出现，第二次则出现在 ARF 的恢复期，在 ARF

的发生与恢复中均起重要作用。

5. 生长因子的作用

ARF 时，即刻反应性基因 cfos 及 egr-1 表达上调，表皮生长因子 ECF、IGF-1、FGF 及 HGF 胰岛血糖素等表达升高，主要在细胞再生及组织修复中起作用。

（五）临床表现

1. 少尿型急性肾功能不全

可分为少尿期、利尿期及恢复期，小儿各期间分界往往不明显。

（1）少尿期：ARF 特别是急性肾小管坏死，常有明显少尿期，持续 10～14 d 左右。①少尿：新生儿期尿量 < 1 mL/（kg·h），婴幼儿 < 200 mL/d，学龄前期 < 300 mL/d，学龄期 < 400 mL/d 即为少尿，如 < 50 mL/d 则为无尿；②氮质血症：血 BUN 及 Cr 增高，并出现由于毒素在体内储积而引起的全身各系统中毒症状，如厌食、恶心、呕吐、呕血、嗜睡、烦躁及贫血等；③水钠潴留：全身水肿、血压升高，并可出现肺水肿、脑水肿及心力衰竭等表现；④电解质紊乱：高钾血症，可表现为烦躁、恶心、呕吐、嗜睡、四肢麻木、胸闷、憋气、心率缓慢及心律不齐。ECG 示 T 波高尖及 QRS 波增宽等；低钠血症，可出现表情淡漠、反应差、恶心、呕吐甚至抽搐等。高磷及低钙血症，可出现手足搐搦及惊厥等；⑤代谢性酸中毒：表现为疲乏、嗜睡、面色潮红、恶心、呕吐、呼吸深大，甚至昏迷、休克等；⑥内分泌及代谢改变：PTH 升高，降钙素（CT）下降；T_3、T_4 下降，TSH 正常；促红细胞生成素降低；ADH 及肾素-血管紧张素-醛固酮活性均升高；生长激素也升高；糖耐量降低及胰岛素抵抗，胰岛素及胰高血糖素水平升高。

（2）利尿期：当尿量 > 2 500 mL/m² 时即进入多尿期，肾功能逐渐恢复，血 BUN 及 Cr 在多尿开始后数天下降，毒物积蓄所引起的各系统症状减轻。在多尿期易出现脱水及低血钾、低血钠。

（3）恢复期：多尿期后尿量渐恢复正常，血 BUN 及 Cr 逐渐正常，肾小管浓缩功能和酸化功能亦逐步恢复，少数可遗留不同程度的肾功能损害，表现为慢性肾功能不全，需维持透析治疗。

2. 非少尿型急性肾功能不全

（1）无少尿表现，每日平均尿量 > 1 000 mL。

（2）多继发于氨基糖苷类抗生素及造影剂造成肾损害。

（3）临床表现较少尿型轻，并发症少，病死率也低。

3. 高分解型急性肾功能不全

（1）多继发于大面积烧伤、挤压伤、大手术后和严重感染、败血症。

（2）组织分解极为旺盛，血 BUN、Cr 及血钾迅速上升，HCO_3^- 迅速下降：血 BUN 每日升高 > 14.3 mmol/L，血 Cr 每日上升 > 176 μmol/L；血 K^+ 每日上升 > 1.0 mmol/L，

（3）高钾血症及代谢性酸中毒极为严重，死亡率高。

（六）实验室检查

1. 尿液

肾实质性 ARF 时尿比重 < 1.016，渗透压 < 350 mOsm/（kg·H_2O），尿钠 > 40 mmol/L，并可见到不同程度的蛋白、红细胞及白细胞等。肾前性 ARF 时尿比重 > 1.020，渗透压 > 500 mOsm/（kg·H_2O），尿钠 < 20 mmol/L，尿常规正常。

2. 血生化

Cr 及 BUN 升高；尿酸先升高，严重肾衰时反而下降；可出现各种电解质紊乱特别是高钾血症；代谢性酸中毒以及原有疾病的生化、免疫学改变。

3. 超声波检查

ARF 时双肾多弥漫性肿大，肾皮质回声增强。肾后性 ARF 在 B 超下可发现梗阻，表现为肾盂积水。

4. 同位素检查（SPECT）

有助于发现肾血管性病变（栓塞）所致 ARF 以及梗阻所致肾后性 ARF；肾小管坏死时 ^{99m}Tc -二乙三胺五醋酸（DTPA）三相动态显像示灌注良好，吸收差，而 ^{131}I-邻碘马尿酸钠（OIH）示肾脏显像不

清，有一定特异性。

5. 肾活体组织检查

对病因诊断价值极大，可发现各种肾小球疾病、小管间质病变及小血管病变所致 ARF，能改变 50% 患者的诊断及治疗。

（七）诊断

诊断 ARF 时应首先从临床入手，确定 ARF 是少尿型、非少尿型还是高分解型，然后再弄清其原因是肾前性、肾性还是肾后性，最终明确病因。

ARF 的诊断标准如下。

1. 诊断依据

（1）尿量显著减少：少尿（< 250 mL/m²）或无尿（< 50 mL/m²），无尿量减少者为非少尿型急性肾衰。

（2）氮质血症：血清肌酐（Scr）> 176 μmol/L，BUN > 15 mmol/L，或每日 Scr 增加 > 44 ~ 88 μmol/L 或 BUN 增加 > 3.57 ~ 7.5 mmol/L，有条件时测肾小球滤过率（如内生肌酐清除率），Ccr 常 < 30 mL/(min·1.73m²)。

（3）常有酸中毒及水电解质紊乱等表现。

2. 临床分期

（1）少尿期：少尿或无尿，伴氮质血症、水过多（体重增加，水肿、高血压及脑水肿）、电解质紊乱（高血钾、低血钠、高血磷及低血钙等）及代谢性酸中毒，并可出现循环系统、神经系统、呼吸系统和血液系统多系统受累的表现。

（2）利尿期：尿量渐多或急剧增加（> 2 500 mL/m²），水肿减轻，氮质血症未消失，甚至轻度升高，可伴水、电解质紊乱等表现。

（3）恢复期：氮质血症恢复，贫血改善，而肾小管浓缩功能恢复较慢，约需数月之久。

（八）治疗

对急性肾衰竭总的治疗原则是去除病因，维持水、电解质及酸碱平衡，减轻症状，改善肾功能，防止并发症发生。对肾前性 ARF，主要是补充液体、纠正细胞外液量及溶质成分异常，改善肾血流，防止演变为急性肾小管坏死。对肾后性 ARF 应积极消除病因，解除梗阻。无论肾前性与肾后性均应在补液或消除梗阻的同时，维持水电解质与酸碱平衡。对肾实质性 ARF，治疗原则如下。

1. 少尿期治疗

（1）一般治疗：保证热量 230 ~ 251 kJ/(kg·d)[55 ~ 60 kcal/(kg·d)]，给予低盐、低蛋白、低钾、低磷饮食，蛋白每日摄入量为 0.3 ~ 1.0 g/kg，且为优质蛋白，因此可输注 5.53% 肾必氨（9R）3 ~ 5 mL/(kg·d)。

（2）利尿：可采用新型利尿合剂即多巴胺和酚妥拉明各每次 0.3 ~ 0.5 mg/kg，呋塞米每次 2 mg/kg，一起加入 10% 葡萄糖 100 ~ 200 mL 中静滴，每日 1 ~ 2 次，利尿效果优于单用呋塞米。

（3）控制液体摄入量每日入量 = 前日尿量 + 不显性失水 [500 mL/(m²·d)] + 异常丢失量 − 内生水量 [100 mL/(m²·d)]，此公式可简化为每日入量 = 前日尿量 + 异常丢失量中 30 mL/kg（< 1 岁）或 20 mL/kg（1 ~ 2 岁）或 15 mL/kg（> 2 岁）。体温每升高 1℃ 应增加液体 75 mL/m²。

（4）维持水、电解质及酸碱平衡：①高钾血症：可用 5% 碳酸氢钠每次 3 ~ 5 mL/kg 静滴；10% 葡萄糖酸钙 0.5 ~ 1 mL/kg（< 20 mL/次）静滴；胰岛素（0.1 U/kg）加葡萄糖（0.5 g/kg）静脉滴注；阳离子交换树脂聚磺苯乙烯每次 1.0 g/kg 加 20% 山梨醇 50 ~ 100 mL 口服或灌肠，每 2 ~ 3 h 一次；上述措施无效，血 K^+ 仍 > 6.5 mmol/L 时应透析治疗；②低钠血症：一般为稀释性，体内钠总量并未减少，因此仅在 < 120 mmol/L 或虽在 120 ~ 130 mmol/L 间但有低钠症状时补给。补钠量（mmol）=（130 − 所测 Na^+ 浓度）× 0.6 × 体重（kg），折合 3% 氯化钠（mL）=（130 − Na^+）× 体重（kg），或 5% 碳酸氢钠（mL）=（130 − 所测 Na^+ 浓度）× 0.85 × 体重（kg），可相互配合使用，先补一半后，酌情再补剩余量；③低钙血症与高磷血症：补钙用 10% 葡萄糖酸钙 1 ~ 2 mL/(kg·d)（< 20 mL），高磷血症应限

含磷食物，并可服用氢氧化铝 6 mg/（kg·d）或磷酸钙 20~40 mg/（kg·d）；④代谢性酸中毒：轻度酸中毒不必过分强调补碱，当 pH < 7.20、HCO_3^- < 15 mmol/L 或有症状时应纠酸至 HCO_3^- 为 17 mmol/L，5% 碳酸氢钠（mL）=（17 - 所测 HCO_3^- 浓度）× 0.85 × 体重（kg），也可先纠一半，余量酌情后补。

（5）促蛋白合成激素：苯丙酸诺龙 25 mg/d，每周 1~2 次。

（6）肾脏保护及修复促进药物：如大剂量维生素 E、促肝细胞生长因子、胰岛素样生长因子、表皮生长因子、甲状腺素以及冬虫夏草等中药。

（7）透析治疗：可行血液透析或腹膜透析，ARF 时透析的指征为：①血钾 > 6.5 mmol/L；②血 BUN > 100 mg/dL（357 mmol/L）；③血肌酐 > 5 mg/dL（442 mmol/L）；④严重酸中毒，血 HCO_3^- < 12 mmol/L；⑤严重水中毒、心力衰竭及肺水肿等；⑥高分解代谢型肾衰竭，少尿 2 d 以上。

2. 多尿期的治疗

（1）防治水电解质失衡补液要多，防止低血钾及低血钠。

（2）防治感染。

（3）加强营养，纠正贫血。

3. 恢复期的治疗

应注意休息，补充营养并坚持随访肾功能与影像学变化，直至完全正常。

4. 原发病的治疗

对肾小球疾病及间质小管疾病、肾血管疾病所引起的急性肾衰竭，还应针对原发病进行治疗。

二、慢性肾衰竭

慢性肾衰竭（chronic renal failure，CRF）是指各种原因造成的慢性进行性肾实质损害，呈进行性不可逆转的肾小球滤过率下降，导致氮质血症、代谢紊乱和各系统受累的临床综合征。当进展到需肾透析或移植方可维持生命时称为终末期肾病（end stage renal disease，ESRD）。CRF 小儿中的发生率国内尚无确切数据，国外报道为每百万人口中 4~5 人。

（一）病因

慢性肾衰竭的病因以各种原发性及继发性肾小球肾炎占首位，其次为泌尿系统先天畸形（如肾发育不良、先天性多囊肾、膀胱输尿管反流等）及遗传性疾病（如遗传性肾炎、肾髓质囊性病、Fanconi 综合征等）。全身性系统疾病中以肾小动脉硬化、高血压及结缔组织病等多见。近年来肾间质小管损害引起的 CRF 也逐渐受到人们的重视，糖尿病肾病、自身免疫性与结缔组织疾病及肾损害引起的 CRF 也有上升趋势。Topel 统计欧洲 37 个肾移植中心总结 286 例 < 15 岁儿童肾移植病例其终末期肾病的分布：慢性肾小球肾炎 52.3%，慢性肾盂肾炎 20.8%，遗传性肾病 8.0%，血管性肾病 4.5%，多囊肾 3.0%，药物性肾病 2.4%，先天性肾发育不全 1.6%，其他（包括胱氨酸沉积症、草酸盐沉积症、Alport 综合征及溶血尿毒综合征）7.4%。然而，要注意到，反流性肾病是小儿终末期肾衰的重要原因之一，资料表明，在小儿慢性肾功能不全的病因中，虽然获得性肾小球疾病仍占重要地位（占 45.9%），但已与先天性和遗传性肾脏疾病平分秋色（占 45.9%）。与 10 年前资料相比，病因结构发生了显著的变化。其常见病因获得性肾小球疾病比例下降（66.7% → 45.9%），先天性和遗传性肾脏疾病比例明显增加（33.3% → 45.9%）。

（二）发生机制

有关慢性肾衰竭的发病机制，历年来先后提出过"尿毒症毒素学说""矫枉失衡学说""肾小球高滤过学说""脂肪代谢紊乱学说"及"肾小管高代谢学说"等，晚近又有人提出"蛋白尿学说""慢性酸中毒学说"及高蛋白饮食、肾内低氧对肾功能的影响等。加强 CRF 的发病机制、重视延缓 CRF 病程进展的研究，已成为重要课题。

1. 健存肾单位的血流动力学改变

肾单位受损或失用后，剩余健全的肾单位一系列适应性改变即负担起全肾功能性代偿及小球、小管各部分间的适应，部分健存肾单位功能高于正常，引起单个肾单位的肾小球滤过率增高，肾小球毛细血管压力增加，内皮细胞增生，系膜区基质增多，小球体积增大，逐步出现肾小球硬化。

2. 矫枉失衡学说

1960年代末、70年代初，Bricker等根据CRF的一系列临床和实验研究结果，提出了矫枉失衡学说（trade-off hypothesis）。这一学说认为，CRF时体内某些物质的积聚，并非全部由于肾清除减少所致，而是机体为了纠正代谢失调的一种平衡适应，其结果又导致新的不平衡，如此周而复始，造成了进行性损害，成为CRF患者病情进展的重要原因之一。CRF时甲状旁腺素（parathyroid hormone，PTH）升高造成的危害是本学说最好的证据。随着CRF降低，尿磷排泄量减少，引起高磷血症。由于血清中钙磷乘积的升高，一方面使无机盐在各器官（包括肾脏）沉积，出现软组织钙化；另一方面，低钙血症又刺激了PTH的合成物及细胞因子产生（如$TGF-\beta_1$），导致细胞外基质进行性积聚；抑制细胞外基质的降解；因引起肾小球高滤过而加重蛋白尿；促进肾小管上皮细胞氨的产生，后者又通过激活补体引起肾损伤；促进肾小管上皮细胞钠的重吸收，增加肾组织氧耗，引起肾组织氧供相对不足，加重肾损害。

（三）临床表现

1. 电解质、酸碱代谢失常

（1）水代谢：早期由于浓缩功能减退，尿量不减少或反而增多，晚期尿量才有减少，终末期可发展到无尿。患者对水代谢调节能力减退，当水分摄入过多时，易在体内潴留并形成稀释性低钠血症，摄入过少时也易引起体内水分不足。

（2）钾代谢：有高钾血症趋势，细胞内钾的积聚与Na^+-K^+-ATP酶活力下降有关。高钾血症可随外伤、手术、麻醉、输血、酸中毒及突然更改饮食等而加剧，慢性肾衰时血钾升高是一方面，但总体钾的存储量仍降低，所以保持钾的正常平衡仍很重要。

（3）钠代谢：CRF可以维持钠正常平衡状态相当长时间，这与健存肾单位及利钠激素等体液因子有关。

①钠消耗型：盐分丢失型肾病因细胞外液的缩小及低血压等均有钠的丢失。很多疾病可引起盐分丢失，如肾盂肾炎、肾髓质囊性病、肾积水及间质性肾炎等，这类患者的集合管往往不能吸收运输过来足够量的钠盐而出现低钠。

②钠潴留型：当摄入钠过多时，不能正常排泄以致钠潴留，体内细胞外容量增加，发生高血压、肺充血与心脏扩大，甚至心力衰竭。

（4）酸碱平衡：慢性肾衰患者早期肾小管合成氨的代偿能力未全丧失，可动员体内其他缓冲系统来代偿代谢性酸中毒，如呼吸系统，组织代偿如骨盐的丢失等。当病情进展，健存肾单位进一步减少，GFR < 20 mL/min时肾脏排泄有机酸能力下降，排氨能力减低，引起酸中毒。当血pH < 7.25时要警惕合并酮症酸中毒。

（5）其他电解质：慢性肾衰患者不能充分排泄氯离子，高氯血症与钠浓度成正比；血钙浓度往往降低，慢性肾衰患者常能忍受低血钙而不致搐搦，这些患者的肠道钙的吸收能力下降，口服活性维生素D可提高血钙浓度；当GFR < 20 mL/min时，血镁可升高，尿排泄镁减少。患者多数无症状，不需处理。当血镁较高（> 2 mmol/L）有临床症状时则可应用排钠利尿剂，促镁排出，纠正脱水，必要时给透析疗法。GFR < 20 mL/min时，血磷升高较明显，病情进展到肾脏排磷进一步减少。

2. 血管系统

（1）高血压：常见原因有：① GFR下降、NO分泌减少，使VDML血管减低的髓脂质下降，引起细胞外容量增加，心搏出量增加，继而外周阻力增加，血管壁增厚；②肾素-血管紧张素-醛固酮系统活跃，肾素分泌过多。

（2）心包炎：尿毒性心包炎似由不明的生化物质、尿酸沉积及代谢异常所引起。属纤维性心包炎，有渗出、出血，可闻及心包摩擦音，偶发生心包填塞。

（3）心肌病：可在晚期出现，有不同程度的心肌肥厚，间质纤维化，心肌钙化，草酸盐沉积。临床表现心脏扩大，心输出量减少，各种心律失常。

3. 胃肠系统

胃纳减退，常见有呕吐及恶心等症状，加重了水、盐代谢及酸碱平衡紊乱，负氮平衡加剧，对钙的吸收下降。另外消化道出血也较常见，由于黏膜有弥散性小出血点炎症及溃疡引起。

4. 精神神经症状

乏力、失眠、激惹、压抑、记忆力减退或反抗心理行为。尿毒症伴有继发性甲状旁腺功能亢进时可使脑细胞钙离子浓度增高，出现不正常脑电图。临床可有谵妄、木僵，甚至昏迷。周围神经症状如痛性肢体麻痹，深腱反射消失，肌肉软弱、痉挛甚至感觉消失，被认为与体内中分子物质积聚有关。

5. 血液系统

（1）贫血：呈正血色素、正细胞性贫血，随肾功能减退而加剧。主要由于肾脏产生促红细胞生成素减少有关；其次为红细胞寿命缩短，饮食中铁及叶酸摄入不足也参与一定因素。另外，中性粒细胞趋化性改变，淋巴细胞功能受抑制，免疫功能降低。

（2）出血倾向：可有鼻出血，损伤后出血不止。消化道出血与出血时间延长、血小板功能异常、黏附聚集能力降低及第三因子释放减少有关。

6. 糖、蛋白及脂肪代谢障碍

CRF时肾脏清除胰岛素能力减退，血中胰岛素升高。慢性肾衰患者一般都有负氮平衡、血浆及细胞内游离氨基酸谱异常及低白蛋白血症。血甘油三酯增高，低密度脂蛋白增高，高密度脂蛋白降低，可能与脂蛋白酯酶及肝酯酶活性下降有关。

7. 其他

GFR降到一定程度时可有高尿素血症及高尿酸血症，皮肤有瘙痒，伴色素沉着，身上散发一股尿毒症臭味，与尿素分泌增加、排出减少有关。CRF患者由于营养不良，免疫功能低下，易罹患各种感染。小儿由于摄入不足及内分泌紊乱等因素可有生长发育迟缓，或发生肾性佝偻病。

（四）诊断与鉴别诊断

慢性肾衰到晚期各种症状明显时容易诊断，重要的是认识早期的慢性肾衰竭，设法延缓肾功能进行性恶化。慢性肾衰分期：①肾功能不全代偿期：血肌酐为 110～177μmol/L（1.2～2 mg/dL），GFR剩余50%～80%，无临床症状；②肾功能不全失代偿期（氮质血症期）：血肌酐为 178～445μmol/L（2～5mg/dL），GFR剩余25%～50%，可有轻度贫血、酸中毒、夜尿及乏力；③肾衰竭期（尿毒症期）：Cr为 446～707μmol/L（5～8 mg/dL），GFR剩余10～25%，有明显消化道症状及贫血体征，可有代谢性酸中毒及钙、磷代谢异常；④终末期肾病：Cr大于等于708μmol/L（8 mg/dL），GFR剩余小于10%，有各种尿毒症症状，包括消化、神经及心血管各系统功能异常，水、盐代谢紊乱，酸碱失衡明显，严重贫血。

目前临床上多使用慢性肾脏疾病（chronic kidney disease，CKD）概念，CKD的定义：①肾损害（病理、血、尿及影像学异常）≥3个月；②GFR < 60 mL/(min·1.73m²)，持续时间≥3个月。具有以上两条的任何一条者，就可以诊断为CKD。CKD分期为：1期 GFR > 90 mL/(min·1.73 m²)，2期 GFR 60～89 mL/(min·1.73 m²)，3期 GFR 30～59 mL/(min·1.73 m²)，4期 GFR 15～29 mL/(min·1.73 m²)，5期 GFR < 15 mL/(min·1.73 m²)。5期即为尿毒症期。

引起CRF病因多种，如由肾小球疾病引起者多有水肿，尿液异常者较易诊断。但部分患者症状隐匿，无明显肾脏疾病史。某些症状如纳差、不爱活动、夜尿或遗尿等症状无特异性。也有因贫血待查、难治性佝偻病、生长发育迟缓以及多饮多尿而来就诊者，则需经仔细的体检、尿液检查（包括比重）及血生化肾功能等测定以及时检出CRF，并尽量寻找病因。如由泌尿系统先天性畸形的肾发育不良、多囊肾及遗传性疾病如Alport综合征引起的肾衰，发病年龄较早。1～2岁即出现症状。常无水肿，以身材矮小及肾性骨病较多见。肾小球疾病引起的CRF多见于较大儿童，常>5岁，可伴贫血、高血压及水肿，有中等量蛋白尿、血尿及低比重尿，或并发继发性尿路感染。肾衰的急性发作尚需与急性肾衰竭相鉴别。两者的临床表现相似，病因及诱因也有部分相同，但大多数急性肾衰预后良好，少部分患者恢复期后可逐渐发展到CRF。由于先天性或遗传性肾脏疾病而致慢性肾功能不全的，小儿明显多于成人，并且小儿以先天泌尿系统发育异常为多，而成人的先天性或遗传性肾脏疾病则主要见于先天性多囊肾。

（五）治疗

虽然造成慢性肾功能不全的一些原发病尚无特异治疗，但有相当一部分因素引起的肾功能损害是可逆的，如感染、尿路梗阻、脱水及有效循环血量的减少等，及时去除诱因，肾功能仍有部分或全部恢复的可能。有些治疗能延缓慢性肾功能不全的发展。鉴于经济的原因，目前国内仅少数单位开展肾脏替代治疗，对于小儿慢性肾衰竭的治疗，多为对症处理，因此，重点应做到早期诊断，明确病因，纠正代谢紊乱，防治并发症，避免引起肾功能急剧恶化的诱因发生等。

1. 饮食疗法

低蛋白摄入为传统疗法，因肾功能减退到一定程度时不能有效排出蛋白分解产物，高蛋白饮食必然加重氮质血症。但小儿处于生长发育阶段，故需供给一定量优质蛋白质（必需氨基酸含量较高食物），减少植物蛋白摄入。根据GFR下降程度计算摄入蛋白质的量为与 0.5～1.5 g/（kg·d）。主食以麦淀粉、红薯、芋艿及土豆等含蛋白较低的食物替代部分米、面，有利于促进肠道内尿素氮的吸附，后由大便排出。蔬菜、水果一般不予限制。有高钾血症时避免水果过分摄入。补充必需氨基酸并配合低蛋白饮食，摄入体内后可利用含氮代谢产物，促进蛋白质合成，减轻氮质血症，维持正氮平衡。常用的口服有肾灵片（含9种必需氨基酸）也称开同片（ketosteril），静脉滴注的有肾必氨（含9种必需氨基酸）注射液。

2. 纠正水、电解质紊乱及酸碱平衡失调

对有水肿、高血压、心功能差及少尿、无尿者应严格限制摄入量。当有吐、泻或消化道失血等脱水、休克现象应即予以纠正，以保证肾小球的有效肾血流量及滤过率。对慢性肾衰患者均需适当限制钠盐的摄入，成人不超过 5 g/d，小儿依次酌减。

对伴有稀释性低钠血症，如血钠不低于 120 mmol/L，无临床症状者，一般不需补钠。血钠 < 120 mmol/L 伴有低钠症状时可口服氯化钠 2～4 g/d，或用氯化钠静脉滴入。计算公式按（130- 患者的血钠毫当量数）× 0.6 × kg 体重 = 所需钠毫克当量数。常用为 3% NaCl，1mL 3% NaCl 含钠 0.5 mmol，先给总量的 1/2，以后根据血压、心脏及复查血钠决定是否再补。尿毒症时血钾常在正常高限，若血钾 > 6.0 mmol/L，则需予以治疗。常用药物有 10% 葡萄糖酸钙每次 0.5～1 mL/kg，静脉缓注，或 5% 碳酸氢钠每次 3～5 mL/kg，静脉滴注。当血钾 > 6.5 mmol/L，或心电图有高血钾心肌损害时需给透析治疗。轻度酸中毒不予处理。当 TCO_2 < 13 mmol/L 伴临床症状时应予治疗。口服 Shohl 氏溶液 [枸橼酸 70 g 加枸橼酸钠 50 g，以蒸馏水冲到 500 mL，1 mL 含 1 mmol Na，按钠 2～3 mmol/（kg·d）给予]。或用 5% $NaHCO_3$ 静脉滴注，按下面公式（30- 缓注实测得的 TCO_2 数）× 0.5 × kg 体重 = 所需的 5% $NaHCO_3$ 毫升数。先给 1/2～2/3 量，以后根据血压、水肿程度、心功能及 TCO_2 和随访的数据决定是否需继续纠正酸中度。高磷血症应限制磷的摄入和使用结合剂，常用药物为碳酸钙。适当补充铁、锌，避免铝的摄入。

3. 各系统症状处理

（1）肾性骨病：定期监测血钙、血磷，并防止甲状腺功能过度亢进及骨骼外钙化治疗。控制高血磷，使用磷结合剂：补充钙盐，如碳酸钙、乳酸钙及葡萄糖酸钙，同时加用活性维生素 D_3，常用有双氢速固醇，或 1,25-$(OH)_2D_3$（Rocaltrol），剂量每日一次 0.25 μg/片，逐渐过渡到隔日一次或每周两次口服。每 2 周随访血钙，当血钙达 11 mg/dL（2.75 mmol/L）时应减量或停服。

（2）控制高血压：慢性肾衰高血压的基本处理原则为延缓肾衰的进展，其多数为容量依赖性，故需限制钠的摄入和使用利尿剂。常用药物有双氯噻嗪、氯噻酮及肼屈嗪等。当 Ccr < 15 mL/（min·1.73m^2）时，一般利尿药往往疗效不高，可应用呋塞米，剂量由小到大，逐渐递增。降压药常用为血管紧张素转换酶抑制剂（ACEI）中的蒙诺（福辛普利 fosinopril）或贝那普利（benazepril），此类药可扩张出入球小动脉，但出球小动脉扩张更明显，从而使肾小球内压力降低，有利于延缓肾小球病变的进展，减少蛋白尿。β 受体阻滞剂通过抑制肾素而减少醛固酮分泌和水、钠潴留，起到降血压作用；临床应用的药物有普萘洛尔及阿替洛尔（苯氧胺）等。钙拮抗剂是使 L 型钙通道活性降低，抑制钙离子进入血管平滑肌细胞，使血管平滑肌张力降低，全身动脉扩张，血压下降；临床常用药物有硝苯地平（心痛定）及维拉帕米等。已证明控制了高血压的慢性肾脏病患者其 GFR 下降速度低于未控制血压的患者。

（3）贫血与出血：自从 20 世纪 80 年代应用重组人红细胞生成素（γHuEPO）治疗 CRF 患者的慢性贫血以来，基本上可使大多数患者不再接受输血。剂量为 50～100 U/（kg·次），隔天一次皮下注射。血细胞压积上升到 35% 时减为每周两次，使其维持在 35%～40% 左右，注意该药可使血黏度增加，血压升高。治疗期间需随访血清铁及转铁蛋白饱和度等各种参数。及时供应铁剂、叶酸及维生素 B_{12} 等。有出血严重者给予小量新鲜血或血浆。透析疗法可改善血小板功能和血小板第三因子的释放，有助于减少出血。严重出血时可酌用抗纤溶止血剂。

（4）防止小管、间质损伤：肾小管受损重要原因之一是氨产生增加，可激活 C3 直接引起肾间质炎性反应。给予碳酸氢钠碱性药物时则尿中产氨下降，尿蛋白减少，理论上碱性药物有保护小管、间质受损的作用。

第十章 儿科营养性疾病

第一节 营养不良

营养不良是指因营养素不足导致的机体自身消耗和生长发育障碍,以及由此继发的一系列临床病症。营养素是机体进行各种生命活动的物质基础,主要来源于外界。营养物质自被摄取到构成机体的组成成分并加以利用,经过摄取(供给)、消化、吸收、转化、利用、储存、消耗(更新)等多个环节,其中任一过程发生异常均可导致营养障碍。

营养物质按其在体内的作用大致可分为糖、脂肪和蛋白质三大类。糖和脂肪是能量的主要来源,蛋白质是组织生长、更新或修复的物质基础,但在能量摄入不足时,食物蛋白质或机体的组织蛋白质也将分解供能。临床上将营养不良分为能量营养不良及蛋白质营养不良。但三大营养物质在体内代谢过程中密切相关,在以一种营养素缺乏为主时,其他营养素也有不同程度的代谢异常。

一、能量营养不良

主要见于婴幼儿,由于喂养不当(供给不足)或消化系统疾病(消化吸收障碍)及慢性消耗性疾病等所致。能量不足时机体首先分解贮存的糖原供能,继而分解脂肪、蛋白质,随着消耗的不断加重,各系统机能逐渐下降,免疫力下降,同时也伴有维生素及铁等微量元素缺乏。

1. 诊断

根据消耗的程度分为三度,见表10-1。

表10-1 小儿营养不良分度诊断标准

营养不良	初生~3岁			3~7岁		7~14岁	
	一度	二度	三度	轻	重	轻	重
体重低于正常平均值	15%~25%	25%~40%	>40%	15%~30%	>30%	20%~30%	>30%
皮下脂肪 腹部	0.08~0.4 cm	0.4 cm以下	消失	减少	骤减或消失	减少	骤减或消失
臀部	无明显变化	明显变薄	消失或近消失	减少	骤减或消失	减少	骤减或消失
面部	无明显变化	减少	骤减或消失	减少	骤减或消失	减少	骤减或消失
消瘦	不明显	明显	皮包骨状	轻	严重	轻	严重
精神萎靡呆滞	无或轻微	轻微或明显	严重	轻	明显或严重	轻	明显
肌肉松弛	轻	明显	重或肌张力增高	轻	重	轻	重
肤色及弹性	正常或稍苍白	苍白	苍白、弹性差	多皱、弹力消失	苍白、弹性差	苍白、明显弹性很差	苍白、弹性差	苍白、明显弹性很差

注:①空腹去衣时测量,有浮肿时应酌减体重。

②腹部皮脂层测量法,在脐旁乳头线上,以拇指和食指相距3cm处与皮肤表面呈90°,将皮质层捏起,然后量其上缘厚度。

2. 治疗

有慢性消耗性疾病者应积极治疗原发病。以预防为主，中西医结合治疗，营养物质的补充应根据患儿消化机能决定，由少到多，由简到繁，不能急于更换或添加营养素。临床上将营养不良的纠正分为六步，见表10-2。

表10-2 营养不良婴幼儿的营养素添加方法提要

	第一步	第二步	第三步	第四步	第五步	第六步（由巩固到正常）
热量（kcal）	35	61	120	140	174	140~120
蛋白质（g）	1.3	2.0	3.0	3.5	4.5	3.5
脂肪（g）	0.4	1.0	1.8	2.8	7.0	3.5
碳水化合物（g）	6.5	11	23	25	24	14
蛋白质：脂肪：碳水化合物（重量比）	1：0.3：5	1：0.5：5.5	1：0.6：7.6	1：0.8：7.2	1：1.5：5.2	1：1：4
宜用食物：供蛋白质类	脱脂乳、鱼粉、豆浆	同左	半脱脂乳、鱼、豆浆、蛋	全乳、鱼、蛋、豆浆	同左，加肝末、肉末	同左
宜用食物：供脂肪类	脱脂乳、鱼粉中所含少量脂肪	同左	半脱脂乳内少量脂肪，不用乳类的可加少量植物油	全乳内脂肪，不同乳类的加植物油	同左，并加植物油	植物油递减
宜用食物：供碳水化合物类	米汤或稀粉糊加少量糖	同左	粥、糕、饼	同左	同左，1岁后加烂粥饭	同左
适用范围						
一度	—	—	开始治疗	治疗完成	—	巩固正常
二度	—	开始治疗	渐进	治疗完成	治疗完成	巩固正常
三度	开始治疗	渐进	渐进	渐进	渐进	治疗完成并由巩固到正常

二、蛋白质营养不良

各种原因致使机体长时间处于负氮平衡，最终导致低蛋白血症及血浆胶体渗透压减低，临床表现为全身性水肿，是营养缺乏的特殊表现。常见原因为蛋白质供应不足，消化系疾病致吸收障碍，脓胸、腹水、大量失血、结核病、烧伤等疾病致蛋白质消耗过多，肝脏疾病致蛋白质合成障碍等。

1. 诊断

（1）临床表现。

出现水肿之前有营养不良症状及导致营养不良的病史，如发育不良、消瘦、肌肉松弛、苍白无力、怕冷、精神不振或易激动，先贪食，后厌食，渐出现指凹性水肿，腹泻患儿可在短期出现水肿，以下肢远端开始且较显著。婴儿时期的轻度水肿不易识别，但在短期内体重突然增加是水肿的可靠标志。

（2）实验室检查。

尿蛋白阴性，血浆总蛋白低于45 g/L，白蛋白低于20 g/L。

2. 治疗

（1）积极治疗原发病。

（2）休息以减少消耗，水肿消失及并发症治愈后鼓励活动。

（3）饮食治疗，参见表10-2。严重水肿者适当限盐，不能接受食物者可服用水解蛋白，每次10～20g，每日2～4次，溶于水或果汁中可改善口感易于接受。

（4）病情严重或有呕吐者应静脉补充能量，可少量多次输入血浆，输血或输液时尤其应注意患儿心脏功能。

第二节　维生素A缺乏症

维生素A（即视黄醇，为脂溶性）构成视觉细胞内的感光物质，以维持暗光下的视觉功能，并能维持细胞膜的稳定性，保持上皮细胞的完整与健全；还可促进骨骼与牙齿的正常生长及增强人体的免疫功能。视黄醇储于肝脏，经血转运时需与视黄醇蛋白相结合。人体缺乏维生素A时，首先出现夜盲，继之全身上皮组织角质变性及发生继发感染。原因有摄入不足、吸收不良、消耗过多及代谢受阻等。

一、诊断

1. 临床表现

（1）眼部症状。

暗适应力减弱，结膜、角膜干燥，有毕脱氏斑（Bitot's spots），角膜软化、穿孔，虹膜外脱乃至失明。

（2）皮肤表现。

皮肤干燥，角化增生，脱屑，四肢伸侧较显著；因角化物充满于毛囊而呈鸡皮疙瘩样。

（3）其他表现。

呼吸道及泌尿道上皮增殖、角化，易致呼吸道及泌尿道感染。婴幼儿时期可见体格发育迟缓。

2. 实验室检查

血清维生素A测定：小儿血清维生素A浓度降至$0.7\mu mol/L$以下，甚至在$0.35\mu mol/L$以下。

二、治疗

1. 一般疗法

改善饮食，加富含维生素A的食物，如肝类、蛋黄、奶类及富含胡萝卜素的食物，如橙黄色与绿色的蔬菜和水果等。

2. 维生素A治疗

服鱼肝油或其他浓缩维生素A制剂，每日三次，每日量约维生素A 25 000 IU（1 IU相当于维生素A $0.3\mu g$），一般数日后眼部症状明显好转，即渐减用量，至完全治愈。对重症伴腹泻病例，可肌肉注射维生素A，每日一次，每次25 000～50 000 IU，一般2～3次即可见效。

3. 眼病局部疗法

用硼酸溶液洗眼，用抗生素眼药控制感染。对重症者滴1%阿托品扩瞳，防治虹膜脱出及粘连。

第三节　核黄素缺乏病

核黄素缺乏病又名燕口疮或口吻疮，由人体内核黄素缺乏所致。患者的唇、舌、眼及皮肤等部位都显示特殊变化。

核黄素是复合维生素B中耐热部分的一个组成部分，与烟酸及其他耐热部分共同存在于食物中，如肝、肾、酵母、蛋类、豆类、花生、全麦及新鲜蔬菜等，大多与蛋白质相结合存在。因此，核黄素缺乏多与其他 B 族维生素缺乏同时出现，特别是与烟酸缺乏病关系密切。

一、诊断

1. 临床表现

（1）口角炎。

初起时口角部湿润、发白、糜烂，渐发生裂缝。裂缝由口角向外侧延伸可达 1 cm 长，见于一侧，或两侧均有，但以一侧较重。

（2）唇炎。

上下唇缘的全部黏膜可呈鲜艳的绯红色，唇部纵裂增多，有时张大口或哭时即裂缝而出血。沿黏膜与皮肤连接处可见零星血痂。

（3）舌炎。

舌面光滑，呈鲜艳的洋红色，早期有蕈状乳头及舌后部轮廓状乳头肥厚，以后萎缩、消失，乳头变平。舌中部发红，并有萎缩和裂隙。

（4）眼部症状。

不如唇舌症状多见，一般呈血管增生性结膜炎。

（5）皮肤症状。

主要是脂溢性皮炎，多发生于鼻唇交界处，鼻翼、耳后、额部眉间等皮脂腺较多见。

2. 实验室检查

首先，应注意尿中核黄素的低排出量。若尿中排出核黄素每日低于 30 μg，可认为异常。亦可测定红细胞谷胱甘肽还原酶的活性，在加入黄素腺嘌呤二核苷酸后，其活性增加者可诊断为核黄素缺乏病。

二、治疗

一般口服核黄素 5 mg，每日 2～3 次，症状大多于 2 周左右消失。见效缓慢时可改为肌注每日 5～10 mg，同时要改善饮食，并给复合维生素 B 片剂。

第四节　坏血病

坏血病是由于长期缺乏维生素 C 所引起的周身性疾病，现时一般少见，但在缺乏青菜、水果的北方牧区，或在工业化城市中，因人工喂养时忽视辅食补充，均有发病。维生素 C 缺乏能导致结缔组织中纤维形成障碍，细胞间结合质减少，从而使牙质及骨样组织形成停滞，毛细血管出血，创伤愈合延迟，叶酸和铁的代谢发生障碍而引起贫血等一系列的病变。

一、诊断

1. 喂养史

人工喂养的婴儿食物中未添加含有维生素 C 的果汁，或乳母饮食缺乏新鲜蔬菜和水果，特别是乳母有偏食高碳水化合物和腌菜等习惯，都很重要。本病好发年龄在 3～18 个月，根据喂养史可提供早期坏血病诊断的线索。

2. 临床表现

（1）出血。

皮肤可有出血点和瘀斑。骨膜下出血时可使肢体肿痛，逐渐加重，两腿外展，小腿内弯如蛙状，惧怕他人来触摸。如已出牙，可见牙龈红肿，易出血。此外可有鼻衄、血尿、眼眶、内脏或脑膜出血

（2）骨骼。

因骨骺端有未经骨化的软骨组织堆积和骨骺脱位，可在肋骨与肋软骨交界处有隆起，隆起之内侧有一凹陷，故与佝偻病不同。

（3）其他。

常有肤色苍白，食欲不振，抵抗力下降，皮肤毛囊角化，常并发贫血与感染，小儿发育迟缓。

3. 实验室检查

（1）贫血，毛细血管脆性增高。

（2）空腹血浆的维生素 C 浓度 > 6 mg/L 可排除坏血病。

（3）通过草酸处理的血液经离心而出现的白细胞——血小板层（血块黄层）抗坏血酸浓度正常值为 280～300 mg/L，坏血病时降低。

（4）用抗坏血酸 20 mg/kg 置于生理盐水制成 4% 溶液，静脉注射，如果 4 h 后尿标本维生素 C 含量 > 15 mg/L，可以排除坏血病。

4. X 射线

四肢长骨 X 射线检查

（1）早期。

长骨骺端出现白色骺线，骺线之下出现全宽度的黑色缝或倾角的黑色点，为本病特征。

（2）中晚期。

①骨皮质变薄，骨小梁结构萎缩，导致骨干透明度增加，如毛玻璃样。②坏血病带。③侧刺。④骨化骨骺的中心亦呈毛玻璃形态，其周围绕有明显的白色环线，与骨干端相近处最为稠密。⑤骨膜下出血处的阴影，使受累的长骨形如杵状或梭状，有时为哑铃状。⑥严重病例，可出现骨骺与骨干分离和错位。⑦肋骨前端增宽，其顶端圆突如压舌板状。

二、治疗

对轻症患儿给予维生素 C，每日三次，每次 100～150 mg 口服。对重症及有呕吐、腹泻或内脏出血症状者，应改为静脉注射，一次注完一日量，与此同时应供给维生素含量丰富的食物。合并巨幼红细胞贫血者，维生素 C 治疗量应加大，另给适量叶酸。

骨骼病变明显的患儿，应安静少动，以防止骨折及骨骺脱位。有牙龈出血者应注意口腔清洁。

第五节　维生素 D 缺乏性佝偻病及手足搐搦症

一、维生素 D 缺乏性佝偻病

维生素 D 为脂溶性，摄入人体或在皮内合成后，先与维生素 D 结合蛋白相结合，经血到达肝，经 25-羟化酶的作用转化成 25-羟基胆骨化醇（25-OHD$_9$），再到肾经 1-羟化酶作用转化成 1，25-羟化酶、羟基胆固化醇（25-OHD$_3$）为激素类物质，才能发挥其生物效应。其主要生理功能为促进肠道对钙、磷的吸收，促进骨中钙、磷代谢，增加肾对钙、磷的吸收，提高血钙。与甲状旁腺素及降钙素相互反馈调节，以维持体内钙、磷代谢的平衡。日光中的紫外线照射，可使皮肤中的 7-脱氢胆固醇生成维生素 D$_3$，即胆固化醇。正常小儿食品包括乳类、肉、蛋等含维生素 D 皆很少，如紫外线照射不足，未加服维生素 D 制剂，早产儿、低出生体重儿、人工喂养、体弱多病、食欲低下、偏食、生长过快等，可致维生素 D 缺乏性佝偻病。本病多发生于 3 个月至 2 岁小儿，为我国重点防治的小儿多发病"四病"之一。

（一）诊断

本病应根据年龄、病史、症状、体征、血生化及 X 射线检查进行综合分析，判定临床分期、分度。

1. 临床分期

（1）初期。

多自3个月左右开始发病。早期常有非特异的神经精神症状，如夜惊、多汗、烦躁不安等，枕秃也较常见。同时可有轻度的骨骼改变体征。X射线片可无异常或见临时钙化带模糊变薄，干骺端稍增宽。血生化改变轻微，血钙、血磷正常或稍低，碱性磷酸酶正常或稍高，25-OHD$_3$下降。

（2）激期。

常见于3个月至2岁小儿。有明显的夜惊、多汗、烦躁不安等症状。同时可有中度的骨骼改变体征。X射线片可见临时钙化带模糊消失，干骺端增宽，边缘不整呈云絮状、毛刷状或杯口状，骨骺软骨加宽。血钙、血磷降低，碱性磷酸酶增高，25-OHD$_3$减少。

（3）恢复期。

活动期经晒太阳或维生素D治疗后，症状消失，体征逐渐减轻或基本恢复。X射线片可见临时钙化带重现、增宽、密度加厚。血钙、血磷、碱性磷酸酶恢复正常，25-OHD$_3$上升。

（4）后遗症。

多见于3岁以后的小儿。经治疗或自然恢复，症状消失，骨骼改变不再进展，X射线及血生化检查正常，仅留有不同程度骨骼畸形。

2. 临床分度

（1）轻度。

表现有轻度的骨骼改变，如囟门边软、方颅、肋串珠、肋膈沟、鸡胸等。

（2）中度。

表现有典型而明显的骨骼改变，如方颅、串珠、肋膈沟、鸡胸、漏斗胸、手镯、"O"或"X"型腿等。

（3）重度。

表现有严重的骨骼畸形或功能障碍，有严重的肋膈沟、鸡胸、漏斗胸、"O"或"X"型腿、脊柱畸形、病理性骨折等。

（二）治疗

1. 活动期轻度

维生素D 20万~30万IU，一次口服或肌注，间隔1个月同时给钙剂每次0.5~1.0 g，每日2~3次，连服1~2个月。

2. 活动期中、重度

维生素D 20万~30万IU，一次口服或肌注，间隔1个月，可再给1~2次。同时给钙剂每次0.5~1.0 g，每日2~3次，连服2~3个月。

3. 恢复期

一般可不用维生素D，多晒太阳，改善营养即可。但在冬季为防止复发可给维生素D 20万~30万IU，一次口服或肌注。

给上述维生素D治疗量，可维持作用2~3个月，因此不必再给维持量口服，以防维生素D中毒，多晒太阳即可。

二、维生素D缺乏性手足搐搦症

多发生于婴儿期。因维生素D缺乏以致血钙降低，神经肌肉兴奋性增强，发生惊厥和手足搐搦等症状，病因与佝偻病基本相同，且两病常同时并存，但婴儿手足搐搦以抽搐为主，骨骼系统改变可不明显，血钙低而血磷大都正常，碱性磷酸酶增高。

1. 临床表现

小婴儿多为惊厥发作，一天多次，不伴发热，不发作时神情正常。手足搐搦即手足痉挛，多发生在较大婴幼儿及儿童。严重者可有喉痉挛，致吸气困难，窒息甚至猝死。查体佛斯特氏征（Chvostek's sign）、陶瑟氏征（Trousseau's sign）可呈阳性。

2. 实验室检查

血清钙降低，常至 1.875 mmol/L 以下，钙离子降至 1.0 mmol/L 以下，碱性磷酸酶多增多。

（一）治疗

惊厥及喉痉挛时，用镇静剂注射、针刺疗法、人工呼吸，必要时行气管插管。同时迅速补充钙剂，用 10% 葡萄糖酸钙 10 mL，以 10% 葡萄糖或生理盐水稀释一倍缓慢静脉注射，新生儿减半。一般轻症，可口服 10% 氯化钙，每日 3 次，每次 5～10 mL。氯化钙因易造成高氯性酸中毒，故不宜久服。一般一周后改服葡萄糖酸钙或乳酸钙。惊厥停止，一般在治疗 2～3 d 后开始口服维生素 D，每日 4 000 IU。

第六节　营养性锌缺乏及肥胖症

一、营养性锌缺乏病

锌是构成机体的 26 种必需元素之一，在儿童生长、发育、损伤组织的修复、改善免疫机能等生命活动中起重要作用。缺锌可因摄入不足、吸收障碍、需要量增多、排出量增多等多种因素引起。

（一）临床表现

6 岁以下儿童多见，食欲不振或拒食，或有异食癖，以及皮肤黏膜经久不愈的炎变。缺锌久者免疫功能降低易于感染，反复发作口腔溃疡，脂肪泻。缺锌可影响维生素 A 代谢，从而可引起夜盲症，生长发育迟缓。

（二）诊断标准

确诊（具备以下五项中的三项）。

（1）膳食调查：每日锌摄入量少于推荐供给量的 60%。

（2）有纳呆、生长发育迟缓、皮炎、反复感染、免疫机能低下、异嗜癖等表现中的两个或两个以上条件。

（3）空腹血清锌浓度 < 11.47 μmol/L（原子吸收法）。

（4）餐后血清锌浓度反应试验（PZCR）：> 15%。

（5）单独用锌剂治疗一个月后显效。

可疑（具备下列五项中的两项）。

（1）空腹血清锌浓度介于 13.74～11.47 μmol/L（原子吸收法）。

（2）另四项与上述 1、2、4、5 相同。

（三）治疗

（1）去除引起缺锌的原因。

（2）调整饮食，提倡平衡膳食，并积极补充各种富含锌的动物性食物，如肝、瘦肉、蛋黄和鱼类。

（3）补充锌剂，可在下述两种方法中任选一种，总疗程以 2～3 个月为宜。

①按体重。

每日 0.5～10.5 mg/kg 元素锌口服（相当于每日 2.5～7.5 mg/kg 的硫酸锌，或 3.5～10.5 mg/kg 的葡萄糖酸锌）。

②按年龄。

每日给予两倍的供给量的锌口服（每日元素锌供给量标准为 0～6 个月为 3 mg，7～12 个月为 5 mg，1～10 岁为 10 mg，10 岁以上为 15 mg，孕妇及乳母为 20 mg）。

对营养性锌缺乏病的治疗，中医报道较少，可参照小儿厌食症进行辩证治疗。

二、肥胖病

肥胖是指体内脂肪的过分堆积。团体内脂肪聚积过多，使体重超过按身长的标准体重的 20% 即称为肥胖病。因摄入热量过多，超过消耗量，转化为脂肪蓄积体内，即为单纯性肥胖。肥胖的原因有遗传因素、饮食因素、家庭生活习惯等。婴儿早期出现肥胖时，脂肪细胞数量增多同时增大，增大的脂肪细胞不再消失，以后亦容易发生肥胖。儿童最易发生肥胖的年龄为1岁以内、5～8岁及青春期。近年来我国小儿单纯性肥胖有增多趋势，考虑小儿时期的肥胖可为成人肥胖病、高血压心脏病、糖尿病的先驱症，故应及早预防，加以重视。

（一）临床表现

体重超过按身长的标准体重的20%以上。颜面较大，相对口鼻较小，双下颌，躯体和乳房、臀部脂肪垫增厚。男性外生殖器相对小。智力发育一般正常。重症肥胖常有膝内翻、髋外翻。腹部皮肤出现粉红色或紫色浅纹。因胸廓与膈肌运动受限，可致呼吸浅快，肺泡换气量减低，易患呼吸道感染。

（二）实验室检查

肥胖儿童皮质醇总分泌量较正常增高，但按体表面积计算时则正常。生长激素的分泌肥胖儿较正常儿童减少，峰值也较低，但生长介素正常。

（三）鉴别诊断

1. 皮质醇增多症

多呈向心性肥胖，血中皮质醇分泌节律失去正常节律，地塞米松过夜抑制试验，尿游离皮质醇不减低而单纯肥胖可被抑制。

2. 甲状腺功能减低

由于甲状腺素分泌减少，发生粘浓水肿出现假性肥胖，测血 T_3、T_4 降低，肥胖儿童正常。

（四）治疗

1. 饮食管理

在不影响小儿基本热量与营养素需要，能保持正常生长发育的原则下，减少热量供给，限制脂肪与糖类摄入量，以蔬菜、水果、米、面食为主，注意供给粗粮与糙米、糙面，减少精米面，保证维生素及矿物质的供给量；加适量蛋白质如蛋、瘦肉、豆类等，使蛋白质的供给量每日不少于1～2 g/kg。应选择热量少、体积大的食物，如蔬菜类，使减轻饥饿感，制止体重增加，对严重肥胖的较大儿童，使体重逐渐下降到不超过该年龄正常体重的10%左右。

2. 增加运动锻炼

坚持每日适当运动，如课间操、慢跑、乒乓球、游泳等，养成习惯，至少每日1 h，避免剧烈运动。

3. 精神治疗

较大儿童要正确对待肥胖，既注意饮食控制又不过度紧张，消除自卑心理。

第十一章　儿科感染与传染性疾病

第一节　流行性感冒

一、概述

流行性感冒简称流感，是由流感病毒引起的一种具有高度传染性的急性呼吸道传染病。本病主要通过飞沫，空气传播。在人多拥挤环境及人体免疫低下的情况下易造成传播和发病。流感病毒具有"变异"特性，不断产生新的亚型，容易造成暴发性流行。

二、诊断

1. 流行病学

在同一时间前后，出现类似病症的"上感"（发热）患者增多，多在冬春季流行。传染源主要是急性期患者，潜伏期 1～2 d。

2. 症状

（1）高热：体温可达 39～41℃，伴畏寒、头痛、浑身酸痛和乏力等中毒症状。

（2）上呼吸道症状：鼻塞、流涕、咽痛、咳嗽、咳痰等。

（3）消化道症状：可出现恶心、呕吐和腹泻症状。

（4）婴幼儿得病易并发肺炎。

3. 体征

急性热病容，咽部充血、水肿。眼结膜充血。病程一般 3～7 d。乏力、咳嗽可持续 1～2 周以上。

4. 实验室检查

（1）血常规：血白细胞总数及中性粒细胞减少，淋巴细胞相对增高。

（2）病毒分离：从患者鼻咽部采取标本分离到流感病毒，或查到流感病毒颗粒或特异蛋白或其特异核酸成分。

（3）血清学试验：红细胞凝集抑制试验，中和试验及补体结合试验，在病后 2～3 周滴度较病初上升 4 倍以上。

5. 注意鉴别诊断

应与其他病毒所致的上呼吸道感染、伤寒、麻疹前驱期、肺炎及其他热性病的早期相鉴别。

三、治疗

1. 一般治疗

急性期卧床休息，多饮水，因高热持续时间长及全身症状重家长及患儿要消除紧张心理。

2. 抗病毒治疗

（1）利巴韦林（病毒唑）：10～15 mg/（kg·d），分三次口服，或稀释后雾化吸入。

（2）金刚烷胺：10 岁以上儿童每日 200 mg，分 1～2 次服，1～10 岁儿童为每日 5 mg/kg（不超过

150 mg），分 1～2 次口服。

3. 抗生素治疗

合并细菌性感染应用抗生素，选择青霉素、红霉素、头孢类等。

4. 对症治疗

（1）静脉补液：补充能量及因高热而失去的水分，并在补充葡萄糖液同时加维生素 C 静脉滴注，有利于病情的缓解。

（2）降温：①物理降温：包括头部冷湿敷或放置冰袋、乙醇擦浴、冷盐水灌肠，用冰袋放置大动脉处，如腹股沟、颈部等处，有畏寒症状可暂不用。②药物降温：新生儿发热不主张药物降温，3 个月以内婴儿也须慎用。可服用对乙酰氨基酚或布洛芬等退热剂，年长儿可应用柴胡注射液肌注；幼儿可应用小儿感冒冲剂、桑菊银翘散、牛黄清心丸等。③针灸治疗：可针灸取穴合谷、曲池、印堂、风池等。

（3）病情严重时：应用冬眠疗法、肌注干扰素或吸氧等综合治疗。

（4）做好预防工作：发现可疑患儿要及时隔离，防止病情的扩散。主张每年对易感患儿接种流感疫苗。

第二节　麻疹

一、概述

麻疹是由麻疹病毒引起的小儿呼吸道传染病，具有高度传染性。当患者打喷嚏、咳嗽、哭闹时，病毒随飞沫喷射出，飘散在空气中或附着在其他物品上，缺乏防疫能力的孩子接触患者或其物品时，就有可能被传染上。

二、诊断

1. 流行病学

发病前 1～2 周曾接触过麻疹患儿。以 6 个月至 5 岁小儿发病率最高，一年四季均可发病，以冬春季为最高。

2. 症状和体征

（1）初发期：有发热、流涕、喷嚏、畏光流泪、眼分泌物增多及全身不适，发病 2～3 d 后，约 90% 患者在口腔两侧正对第二磨牙齿的颊黏膜处出现针尖大小白点，周围有红晕，初起时数个，很快增多，融合成片，持续 2～3d 即消失，称为麻疹黏膜斑（柯氏斑）。

（2）出疹期：发热的第 3～5 d 开始出疹，先见于耳后、颈部、面部开始，逐渐蔓延至前胸、后背、四肢，最后到手心、脚心，疹子才算出透；皮疹初为鲜红色斑丘疹，大小不等，直径为 2～5 mm，压之褪色，疹间皮肤正常，出疹高峰时疹色转暗，可融合成片，出疹时全身中毒症状明显，高热 40℃ 左右，精神萎靡、烦躁、咳嗽加重等。

（3）退疹期：出疹 3～d 达高峰后，体温开始下降，于 12～24 h 内降至正常，全身中毒情况迅速改善，皮疹按出现顺序隐退。

（4）恢复期：皮疹消退后有糠麸样脱屑及浅褐色色素沉着，以躯干为多，1～2 周消失。

（5）重型麻疹：体温甚高，高热持续在 40～41℃，呼吸道症状较重，出疹慢，皮疹稀少、暗淡，可伴谵妄、抽搐、昏迷。

3. 实验室检查

（1）血常规：白细胞总数正常或稍增多，以淋巴细胞为主，但出疹期却减少为本病特点。

（2）咽部或结膜分泌物中分离出病毒。

（3）血清学检查：麻疹特异性 IgM 抗体检查阳性。

三、治疗

1. 降温

（1）物理降温：用35%乙醇在患儿的大血管区涂擦，如腹股沟、腋下、腘窝、手肘中、颈部血管区。

（2）药物降温：新生儿发热不采用药物降温，3个月的婴儿亦应慎用。①口服百服宁、泰诺，或注射复方氨基比林等。②柴胡注射液肌注，2次/天。③地塞米松2～5 mg加入葡萄糖液内静脉滴注。④冬眠疗法。⑤中成药降温：小儿感冒冲剂、桑菊银翘散等。

（3）液体补给：每日进液量必须足够，不能口服者静脉补液，葡萄糖注射液可加维生素C静滴。

2. 对症治疗

（1）镇静，抗惊厥、抽搐者：小剂量给予苯巴比妥，地西泮（安定）。

（2）止咳：剧咳者可给以适量镇咳药，并行超声雾化吸入。

（3）肌内注射丙种球蛋白，连续2～3 d，有缓解症状作用。

（4）眼分泌物较多，流泪不止，可滴0.25%氯霉素眼药水。

（5）治疗并发症：如肺炎应用抗生素；喉炎要及时应用激素和抗生素等；心肌炎应用能量合剂及维生素C等。

3. 做好护理

（1）多饮水，以清淡易消化食物为主。

（2）在保暖的条件下，用温水给患儿洗脸、擦身。

第三节　风疹

一、概述

风疹是由风疹病毒引起的急性呼吸道传染病。儿童感染后症状轻，如孕妇妊娠前4个月感染了风疹可引起胎儿早产、死胎及造成各种疾病，危害极大。

二、诊断

1. 流行病学

传染性风疹患者、无症状带毒者和先天性风疹患者都是本病传染源。易感者人群对风疹病毒普遍易感，感染后能获得持久的免疫力。多发生于1～5岁儿童，1岁以下婴儿少见。以冬春季节发病较多。

2. 症状和体征

（1）上呼吸道症状：开始症状轻微，有低热或中度发热，伴头痛、食欲减退、乏力、咳嗽、流涕、咽痛等轻微上呼吸道炎症，偶有腹痛、腹泻、呕吐等。

（2）皮疹：发热1～2 d后出疹，开始于面颊部，1 d内布满躯干及四肢，但手掌和足底部无皮疹，皮疹为淡红色细点状斑疹、斑丘疹或丘疹，直径2～3 mm，面部、四肢远端稀疏部分融合后类似麻疹，但颜色鲜明，无麻疹黏膜斑。躯干、背部皮疹多密集，融合成片，类似猩红热皮疹，皮疹一般持续3 d消退，故有人称为"三日麻疹"。出疹期体温不再上升。常伴耳后、颈部及枕后淋巴结肿大。退疹时多自上而下消退，无脱屑或色素沉着。

（3）先天性风疹综合征：指妊娠3个月内妇女感染风疹后，可使胎儿宫内感染。影响胚胎细胞发育而造成先天性风疹。可致死胎和胎儿发育迟缓，并产生各种疾病或畸形，如白内障、心血管畸形、聋哑、生长迟缓、发育障碍等。

3. 实验室检查

（1）血常规：白细胞总数减少，中性粒细胞下降，淋巴细胞相对增多。

（2）血清学检查：用血细胞凝集抑制试验、中和试验、补体结合试验及免疫荧光试验，双份血清抗体效价增高4倍以上为阳性。

（3）出生时如有特异性高效价 IgM 抗体：可诊断为先天性风疹。

（4）病毒分离：取患者鼻咽部分泌物，先天性风疹患者取尿、血液、脑脊液、关节滑液等，可分离风疹病毒。

三、治疗

1. 对症治疗

症状轻微者一般不需特殊治疗，症状较重者应卧床休息，给流质饮食，有高热降温治疗等对症处理。

2. 抗病毒治疗

利巴韦林肌注或静脉滴注，应用干扰素等。

第四节 幼儿急疹

一、概述

幼儿急疹又称婴儿玫瑰疹，是婴幼儿时期常见的一种急性出疹性传染病。以热退疹出为临床特征，预后好。

二、诊断

1. 流行病学

有与患者接触史。本病一年四季可见，但以冬春季为最多。多见2岁以下的婴幼儿，尤以6个月至1岁婴幼儿最多，病后可获得持久免疫。

2. 症状和体征

（1）高热。突然发病出现高热，体温在 39～39.5℃，持续 2～3 d 后体温骤降，除高热外一般情况良好，有时伴咳嗽、腹泻，偶有高热惊厥、烦躁。

（2）皮疹。出现于发热骤退后，少数在退热时出现皮疹，即"烧退疹出"现象。皮疹呈淡红色斑疹或斑丘疹。直径 2～3 mm，不痒。皮疹由颈部和躯干开始，且一日内迅速散布全身，以躯干及腰、臀部较多，面部及四肢远端皮疹较少。皮疹数小时后开始消退，1～2 d 内完全消失，不脱屑，不留色素沉着。

（3）常伴颈部、枕后淋巴结轻度肿大。

3. 实验室检查

血常规：早期白细胞计数及中性粒细胞升高或减少，淋巴细胞显著增多。皮疹出现后血象很快恢复正常。

三、治疗

（1）发热期间补足水分和进食易消化食物。

（2）降温治疗：可物理降温或应用退热药。

（3）镇静治疗：惊厥者可用苯巴比妥、地西泮等。

第五节 水痘

一、概述

水痘是由水痘带状疱疹病毒所引起。原发感染为水痘，潜伏再发则为带状疱疹。水痘是小儿常见的急性传染病，具有高度传染性。

二、诊断

1. 流行病学

水痘或带状疱疹患者是唯一传染源。水痘传染性极强，主要由飞沫传播。本病冬春季发病多见，多见于1～6岁儿童。发病前有2～3周有接触过患水痘的病儿。

2. 症状

（1）发热：发病较急，出现低热或中等度发热，可伴咽痛、鼻塞、流涕等上呼吸道症状。发热持续到新疹停止出现时逐渐下降。

（2）皮疹和疱疹：发病数小时或1～2d内即迅速出现皮疹。首先是面部、胸部、腹部，逐渐蔓延到四肢及全身。开始为红斑疹，数小时后变为深红色丘疹，很快变为疱疹。如继发化脓性感染则成脓疱，常伴瘙痒。疱疹在3～5d分批出现，各型皮疹常同时存在。疱疹也可见于头部及黏膜（口腔、眼结膜、外阴），黏膜疹易破溃成溃疡，常有疼痛。

（3）脱痂：1周后开始脱痂。2周内痂皮脱尽，短期内留椭圆形浅瘢。但如果水痘被抓破，则可能继发感染，有时形成大片的溃疡，愈后可留下色素和瘢痕。

三、治疗

1. 对症治疗

（1）止痒：局部瘙痒可用5%碳酸氢钠溶液湿敷或炉甘石洗剂外涂。口服氯苯那敏（扑尔敏）或阿司咪唑（息斯敏）也可止痒。

（2）抗感染：如局部被抓破感染，可局部涂2%甲紫或抗生素软膏。

（3）肌注维生素B_{12}：500μg，每日一次，连用3d，可以减轻出疹的程度，促进出疹过程完成。

（4）重症病例：可用丙种球蛋白肌内注射。

2. 抗病毒治疗

（1）首选阿昔洛韦，每日10～20 mg/kg，静脉滴注，每8h一次，每次持续1h以上，连续1～2周。

（2）阿糖腺苷，每日用量5～10 mg/kg，静脉滴注，连续5d。

（3）干扰素每日100万U肌内注射，共用6d，可迅速控制皮疹发展，加速病情恢复。因价格昂贵，一般不用，病情严重可考虑应用。

3. 做好护理

保持皮肤和手指清洁，避免搔抓；注意合理饮食，饮食清淡，多喝水、果汁等。

第六节 流行性腮腺炎

一、概述

流行性腮腺炎是腮腺炎病毒引起的急性呼吸道传染病，其特点为腮腺非化脓性肿胀、疼痛，发热伴咀嚼受限，并可累及各种腺体组织或脏器。

二、诊断

1. 流行病学

患儿和隐性感染者是主要传染源，主要通过飞沫传播。全年均可发病，但以冬春季为高峰，呈流行或散发。患病后有持久的免疫力。发病者以 5～9 岁发病率最高。发病前 7～10 d 常有与腮腺炎病儿接触史。

2. 症状和体征

（1）发热：常有低热，伴有畏寒、食欲下降和全身不适等症状。

（2）腮腺肿大：咀嚼时耳下（腮腺部）疼痛，食欲减退。病程 1～2 d 内出现腮腺肿大，通常先发于一侧，以耳垂为中心，向前、后、下发展，边缘不清，同时伴周围水肿，表面灼热并有触痛。因腮腺管发炎部分阻塞，故进酸性食物促使腺体分泌而疼痛加剧。1～4 d 后对侧也可肿大，也有仅限于一侧者。

（3）腮腺管口（颊黏膜上颌第二磨牙处）红肿：压之无脓液分泌。腮腺肿大多在 1～3 d 达高峰，持续 4～5 d 后逐渐消退，全程 10～14 d。

（4）颌下腺、舌下腺肿大：可见舌及颈部肿胀，可触及肿大的颌下腺。少数仅有颌下腺或舌下腺肿大而无腮腺肿大，易被误诊。

3. 并发症

流行性腮腺炎预后好，但注意并发症的发生。

（1）脑膜炎（占 20%～30%）：腮腺肿大后 7～10 d 发生，表现为头痛、嗜睡、频繁呕吐，可有脑膜刺激征，严重者抽搐、昏迷。

（2）胰腺炎：较少见，常发生在腮腺肿大后 3～7 d，以中上腹剧痛和压痛为主要症状，伴发热、恶心、呕吐、腹泻或便秘。血清淀粉酶升高作参考。

（3）睾丸炎：双侧睾丸炎可能是将来男性不育症原因之一，所以对男患儿注意睾丸查体及询问病史。

4. 实验室检查

（1）血常规：白细胞计数正常或稍有增加，淋巴细胞相对增多。有并发症时白细胞计数增高。

（2）血清和尿淀粉酶测定：患儿在疾病早期即有血清和尿淀粉酶增高。淀粉酶增高程度往往与腮腺肿胀程度成正比。

（3）血清学检查：特异性 IgM 抗体阳性，可做早期诊断。

三、治疗

1. 一般治疗

因其为自限性疾病，一般不需特殊处理，大多数患儿门诊部治疗。丙种球蛋白及胎盘球蛋白预防均无效。注意卧床休息，进食易消化食物，避免酸性食物，保持口腔清洁，补充维生素，多喝水，促进毒素的排出和有利于降温。口服板蓝根冲剂。

2. 抗病毒治疗

对重症患儿可选用以下药物。

（1）利巴韦林：10 mg/（kg·d），肌注或加葡萄糖液静脉滴注。

（2）阿昔洛韦：5～10 mg/（kg·d），分 2～3 次口服。

（3）α-干扰素：100 万～300 万 U，肌注，隔日一次。

3. 对症治疗

（1）退热：可给予退热药口服阿司匹林或肌注柴胡注射液。

（2）必要时可用镇静药，并加用肾上腺皮质激素。

（3）腮腺炎局部疼痛明显可以外敷消炎拔毒膏，应用去刺的仙人掌外敷，芦荟汁外敷等。

（4）并发症的治疗：脑膜炎脑膜脑炎时可短期使用肾上腺皮质激素，应用脱水药等。并发胰腺炎时应禁食，静脉补充液体及电解质。睾丸炎时用丁字带将阴囊托起，局部间歇冷敷可减少疼痛。

第七节 病毒性肝炎

病毒性肝炎是指由肝炎病毒引起的传染病,目前肝炎病毒可分为甲型、乙型、丙型、丁型、戊型。甲型、戊型肝炎主要通过肠道传播,其余各型主要通过血液、注射等传播或母婴传播。本病多呈散发,有时可流行。

二、临床表现

1. 急性病毒性肝炎

分为黄疸型和无黄疸型。

(1)黄疸型:起病急,病初多有发热、乏力、厌油、恶心、食欲下降、尿色深如浓茶,皮肤、巩膜黄染,发热渐退,肝脏肿大且有压痛及叩击痛,持续2周左右,黄疸渐消退,各种症状减轻,肝脏肿大恢复,4周左右痊愈。

(2)无黄疸型:症状与体征与黄疸型相似,但起病慢,症状轻,整个病程不出现黄疸。甲型肝炎和戊型肝炎多呈急性过程,为自限性疾病,一般不发展为慢性。急性乙型、丙型、丁型肝炎易迁延成为慢性肝炎。

2. 慢性病毒性肝炎

病程超过6个月,根据病理变化可分为慢性迁延性和慢性活动性。

(1)慢性迁延性:病情较轻,乏力、腹胀等症状轻或无,但肝功能检查转氨酶时有增高。

(2)慢性活动性:患者有较明显的症状,如乏力、食欲不振、腹痛、腹胀等,肝脏肿大,质地中等硬度以上,可伴有脾大、血清谷丙转氨酶(ALT)持续增高,活动性肝炎可进展为肝硬化。

3. 重型病毒性肝炎

(1)急性重型病毒性肝炎:发病10 d内出现精神神经症状(烦躁、谵妄、嗜睡、昏迷等),黄疸迅速加深,肝脏进行性缩小,肝功能恶化,凝血酶原时间延长,血氨增高,酶胆分离,预后极差。

(2)亚急性重型病毒性肝炎:起病10 d以上至8周内出现上述情况,进展较缓慢,病情逐渐加重。

(3)慢性重型病毒性肝炎:临床表现同上,但有慢性病毒性肝炎或肝炎后肝硬化病史、体征及肝功能衰竭。重型病毒性肝炎病死率很高,年龄越小,预后越差。

三、实验室检查

1. 肝功能检查

(1)血清谷丙转氨酶(ALT)、谷草转氨酶(SGOT)、γ-谷酰转肽酶(γ-GT)、碱性磷酸酶(AKP)等均可增加,其中以ALT最为灵敏,升高达正常的2倍以上有诊断价值。

(2)有黄疸者血清总胆红素定量可升高,尿胆红素、尿胆原及尿胆素均增加。

(3)血清蛋白:慢性肝炎出现血球蛋白倒置。

(4)麝香草酚浊度试验(TTT)可呈阳性。

2. 特异性抗原抗体检查

(1)甲型肝炎:甲型肝炎抗体(抗HAV-IgM)早期单份血清抗FIAV-IgM抗体(放免或酶标法)效价显著增高或双份血清抗HAV-IgC抗体效价4倍以上增高者有诊断价值。HAV-IgG和总抗体(抗HAV)可持续终生。

(2)乙型肝炎:乙型肝炎病毒五项检查,简称"两对半"。①乙型肝炎表面抗原(HBsAg):为HBV感染的标志。②乙型肝炎表面抗体(抗-HBs):为已产生保护性免疫力的标志,能抵抗同型病毒侵袭。③乙型肝炎e抗原(HBeAg):为HBV感染及复制的标志,具有较强的传染性。④乙型肝炎e抗体(抗-HBe):为肝炎病毒消散的标志,仍有传染性,但较HBeAg阳性者为低。⑤乙型肝炎核心抗体(抗-HBc):高滴定度时,表示HBV在体内复制,恢复期与抗-HBs同时或先后出现,且为低滴定度时表示 HBV 消失，仅表示既往感染过 HBV。⑥ HBV-DNA：是乙型肝炎病毒的直接标志，DNA 多聚酶是乙肝病毒在体内复制的标志，亦是传染性指标；HBxAg、抗-HBx，为判断感染的指标，是诊断慢性肝炎的标志。

（3）丙型肝炎：血清 HCV-IgM 或 HCV-RNA 阳性。

（4）丁型肝炎：血清 HDAg、抗 HDV-IgM、FIDV-RNA 等任何一项阳性。

（5）戊型肝炎：血清 HEV-IgM 或 HEV-RNA 阳性。

四、治疗

1. 一般治疗

（1）休息：肝炎休息很重要，可减轻肝脏负担，进入恢复期可适当活动。

（2）营养：急性肝炎应以清淡饮食为主，保证足够热量，恶心、呕吐明显者可静脉滴注葡萄糖液，慢性肝炎低蛋白者，应给予高蛋白饮食，保证维生素供应，肝昏迷前期及肝昏迷者应严格限制蛋白质的摄入。

2. 药物治疗

目前无特效药物。所有药物只在某一方面有辅助和对症治疗的作用，可采用中西医结合治疗。

（1）强力宁：0.8～1.6 mL/kg，静脉滴注。多用于急性肝炎。

（2）干扰素：属抗病毒药，目前有 α-干扰素（白细胞干扰素），一般剂量为 10 万 U/（kg·d），皮下或肌内注射，连用 3 个月。

（3）阿糖腺苷：属抗病毒药，每日 10～15 mg/kg 加入 10% 葡萄糖液内缓慢静脉滴注，7～10 d 为一个疗程。

（4）阿昔洛韦：属抗病毒药，15 mg/（kg·d），分 2 次静脉滴注，20 d 为一个疗程，可与干扰素联用。

（5）利巴韦林：属抗病毒药，100～200 mg，每日口服 3 次，或肌内注射 10 mg/（kg·d）。

（6）联苯双酯：该药有促进肝功能恢复的作用，对于单项 ALT 长期不降者，联苯双酯滴丸每次 7.5～15 mg，每日三次口服，疗程 3～6 个月，甚至 1 年，逐渐减量至维持量服用。

（7）护肝治疗：肌苷 0.2 g，每日三次口服或静脉滴注。葡醛内酯（肝泰乐）0.1～0.2 g，每日三次口服或肌内注射或静脉滴注。同时可应用维生素 C、维生素 B 等。

（8）中药治疗：如茵陈、丹参、板蓝根等。

（9）对症治疗：对于消化道症状明显的可用甲氧氯普胺（胃复安）、多酶片、多潘立酮（吗丁啉）等对症处理。

第八节　脊髓灰质炎

一、概述

脊髓灰质炎又称小儿麻痹，是由脊髓灰质炎病毒引起的急性传染病。预后差，可遗留后遗症。但由于疫苗预防接种的普及，该病的发病率明显降低。

二、诊断

1. 流行病学

多发生在 6 个月至 5 岁的儿童。夏秋季多见，当地有本病流行，未服用疫苗的患儿，与确诊脊髓灰质炎患者有接触史，潜伏期为 3～25 d（一般为 7～14 d）。

2. 症状

（1）前驱期：主要表现为发热，常为高热，伴有多汗、食欲下降、烦躁、咽痛、咳嗽等症状，易被误诊为上呼吸道感染。

（2）瘫痪前期：多于热退后经 1～6 d 体温再次上升（双峰热），患儿主要表现为感觉过敏、肢体疼痛、烦躁不安、颈强直，常被迫采取固定体位。

（3）瘫痪期：多见脊髓型，肢体呈不对称的弛缓性瘫痪。最常见于四肢，下肢多见。腱反射消失，感觉存在。延髓型，呼吸中枢受损时可出现呼吸浅弱不规则、节律不整及各种异常呼吸。血管运动中枢受损时脉搏细速或过缓，继而血压下降，脉微弱及心律失常。脑神经麻痹时表现为面神经麻痹、吞咽困难、声音嘶哑或鼻音。脊髓型与延髓型常同时存在。

（4）恢复期：瘫痪后 1～2 周肢体功能逐渐恢复，肌力逐渐增强，一般从肢体远端开始，腱反射亦渐恢复，最初 1～2 个月恢复较快，以后则恢复较慢。

（5）后遗症期：神经损伤过重的肌群不易恢复，出现永久性瘫痪和肌肉萎缩，并导致肢体或躯干畸形，患儿出现行走跛行，1 年后仍不恢复者称后遗症。

3. 体征

早期出现三脚架征（患儿坐起时因颈背强直不能前俯，不能屈曲，以上肢向后支撑）、吻膝试验及脑膜刺激征阳性；瘫痪期出现肢体不对称性、弛缓性瘫痪，膝反射消失。

4. 脑脊液检查

脑脊液细胞数大多增加，也可正常，一般不超过 0.5×10^9/L，以淋巴细胞占多数。于 2～3 周后细胞数减少时蛋白质反而增高，呈蛋白-细胞分离现象。

5. 病毒分离

从粪便、脑脊液、咽拭子分离到病毒。

6. 血清学检查

双份血清补体结合抗体或中和抗体，效价递升 4 倍以上者，可明确诊断。

三、鉴别诊断

1. 假性瘫痪

婴儿如有先天性髋关节脱位、骨折、骨髓炎和骨膜下血肿时可见假性瘫痪。

2. 感染性多发性神经根炎

年龄常较大，多无发热，弛缓性瘫痪呈对称性及上行性，近躯干轻，远端重，常伴感觉障碍。脑脊液中蛋白明显升高而细胞数相对较少，蛋白、细胞分离现象明显，瘫痪恢复迅速而完全，少有后遗症。

3. 家族性周期性麻痹

常有家族史及周期性发作史。肢体瘫痪常突然发生，并迅速达高峰，双侧对称，近端重于远端，无发热，发作时血钾降低，补钾后迅速恢复。

4. 柯萨奇或埃可病毒感染

均可引起轻瘫，一般不呈流行性，瘫痪范围小，程度轻，多无后遗症。个别病例瘫痪重，确诊须靠病毒分离和血清学检查。

四、治疗

1. 一般治疗

卧床休息隔离，至少到发病后 40 d，避免劳累等，瘫痪前的体力活动会导致严重的瘫痪；缓解肢体疼痛，局部热敷。

2. 药物治疗

（1）补充维生素：50% 葡萄糖液加用维生素 C 1～2 g 静脉推注，对减轻神经细胞水肿有疗效。同时肌注维生素 B_1、维生素 B_{12} 等。

（2）丙种球蛋白：病情严重者静注丙种球蛋白，每日 400 mg/kg，连用 2～3 d。

（3）激素治疗：症状严重者可口服泼尼松 5～10 mg，每日三次，或用氢化可的松每日 5 mg/kg 静脉滴注，疗程 3 ~ 5 d。

（4）继发感染给予抗生素治疗。

（5）新斯的明：每日 0.02 ~ 0.04 mg/kg，肌注或皮下注射，每日一次，连用 10 d。

3. 对症治疗

（1）瘫痪肢体置于功能位置，以防止手足下垂畸形。

（2）有便秘或尿潴留应及时给予灌肠或导尿。

（3）及时给氧，吸痰。

4. 促进瘫痪的恢复

主要是针刺疗法，结合理疗、按摩、推拿等治疗，功能运动以促进瘫痪肌肉的恢复。

第九节　流行性乙型脑炎

一、概述

流行性乙型脑炎是由乙脑病毒引起的经蚊虫传播的传染性疾病。

二、诊断

1. 流行病学

传播途径蚊虫是本病主要传播媒介，其中以库蚊、按蚊为多。7 ~ 9 月为高发期。10 岁以下儿童多见。

2. 症状和体征

（1）高热：持续高热并伴有头痛、恶心、呕吐、嗜睡、颈抵抗、抽搐等中枢神经系统症状。

（2）脑膜刺激征及颅内压增高：婴幼儿表现为前囟隆起；也可出现巴宾斯基征阳性；严重者延髓麻痹、言语不清、吞咽困难，甚至中枢性呼吸衰竭导致死亡。

（3）呼吸衰竭：多见于频繁抽搐或深昏迷者，以中枢性呼吸衰竭为主。

（4）在恢复期体温降至正常或接近正常，神志逐渐转清，言语、意识及神经反射逐渐恢复。重症病例经积极治疗一般可在 6 个月内恢复。

（5）后遗症期：少数患者在半年后可有失语，痉挛性瘫痪，去大脑综合征及精神障碍等。

3. 实验室检查

（1）血常规：白细胞总数及中性粒细胞增高，后期可正常。

（2）血沉检查：大部分增快。

（3）脑脊液检查：外观清或微混，白细胞计数（50 ~ 500）×10^6/L，个别可高达 1 000×10^6/L，早期以中性粒细胞为主，以后淋巴细胞逐渐增高，蛋白轻度增高，糖和氯化物基本正常。

（4）血清学检查：特异性 IgM 抗体测定升高。

4. 排除其他类型脑膜炎

如细菌性脑膜炎。

三、治疗

1. 对症治疗

（1）降温：采用物理降温，头部冰帽、亚冬眠疗法、冷盐水灌肠、静脉补液治疗等。

（2）抗惊厥：地西泮静注或静滴。

（3）呼吸衰竭：及时吸氧，纠正呼吸衰竭。

（4）昏迷者：要保持呼吸道通畅，防止窒息。

（5）防止脑水肿：静脉补液适量，不宜太多。有颅内压增高征象的及早使用脱水剂。
（6）做好护理：勤翻身拍背，防止压疮。应给予高营养、高热量饮食。

2. 激素治疗

对降温及减轻脑部炎症有一定效果，因其有抑制免疫，促进胃肠道出血等作用，应当慎用或不用。

3. 抗病毒治疗

利巴韦林每日 10～15 mg/kg，分两次静注或肌注；也可用干扰素等。

4. 促代谢药物应用

可用 ATP 20 mg、辅酶 A 50 U、细胞色素 C 10～15 mg（要做皮试）、胞磷胆碱 0.25～0.5 g 加入葡萄糖液静脉滴注。

5. 抗生素治疗

对重症患者和已合并细菌感染者应用抗生素。

6. 其他

除给予促代谢药物外，可采用针灸、理疗、高压氧等综合措施。

第十节 手足口病

手足口病是由肠道病毒 EV71 型或柯萨基病毒 A6 型引起的传染病，可引起发热和手、足、口腔等部位的皮疹、溃疡。个别患者可引起心肌炎、无菌性脑膜脑炎及神经源性肺水肿等并发症。

一、临床表现

（1）潜伏期一般 3～7 d。
（2）没有明显的前驱症状，多数患者急性起病。发病前 1～2 d 或发病的同时有发热，多在 38℃左右。
（3）主要侵犯手、足、口、臀等部位；疱疹呈圆形或椭圆形扁平凸起，内有混浊液体，有不痛、不痒、不结痂的特征。由于口腔溃疡疼痛，患儿流涎拒食。
（4）并发症：病毒侵犯心、脑、肺等重要器官。如出现高热、白细胞不明原因增高而查不出其他感染灶时，应警惕重症病例如暴发性心肌炎、无菌性脑膜脑炎合并神经源性肺水肿的发生。

二、诊断

（1）好发于夏秋季节。
（2）常在婴幼儿聚集的场所发生，呈流行趋势。
（3）临床主要表现为发热，口腔、手、足等部位黏膜、皮肤出现斑丘疹及疱疹样损害。
（4）实验室检查：外周血白细胞总数正常，淋巴细胞和单核细胞相对增加。急性期患者血清中柯萨奇病毒中和抗体滴度增高。

三、治疗

（1）对症处理：加强护理，做好口腔卫生，口腔溃疡可选用金达液、蒙脱石散外涂。食物以流质及半流质等为宜。给予充分营养和维生素 C、维生素 B。
（2）可用抗病毒药物如利巴韦林、吗啉胍、干扰素等。
（3）并发症处理：合并脑炎、脑膜炎、心肌炎、肺水肿、循环衰竭等，应及时给予相应处理。

第十二章 儿科免疫性疾病

第一节 原发性免疫缺陷病

原发性免疫缺陷病是由于免疫系统先天发育缺陷所引起的一类复杂的临床综合征。临床以反复感染为主要表现。该病大多为遗传疾病，家族中可能发现类似病人，但有些虽有家族史而遗传型不明显。重症联合免疫缺陷病属常染色体隐性遗传，男女两性均可发病，且于出生后1~2个月起病。性连锁伴低丙种球蛋白血症仅见于男性。先天性低丙种球蛋白血症，由于出生后6个月内从胎盘接受母体被动免疫，所以6个月后才出现免疫缺陷而致反复感染。

一、诊断

1. 诊断标准

凡有下列之一者，应考虑为原发性免疫缺陷病的可能，应做进一步检查。

（1）自幼反复发生感染：由于免疫功能不足，常出生后不久即有反复、难以治愈的感染，如肺炎、败血症，上、下呼吸道感染，泌尿系统感染等。常可发生机会性感染。

（2）伴有先天性多发畸形：一些先天性免疫缺陷病可伴发各种畸形，如Di George综合征常伴心血管及面部畸形。

（3）自身免疫病：本病易合并自身免疫病，如系统性红斑狼疮、类风湿性关节炎、恶性贫血、慢性甲状腺炎、自身免疫性溶血性贫血、重症肌无力等。

（4）实验室检查有体液及细胞免疫异常的证据。

2. 类别及临床特点

（1）T淋巴细胞免疫缺陷病：①接种任何减毒疫苗（如麻疹疫苗、卡介苗等）后引起严重的全身性疾病。一般病毒感染，如巨细胞病毒、麻疹、水痘等病毒均可使病情加重而危及生命。②持续慢性口腔念珠菌病、皮肤黏膜念珠菌病，虽经适当足量抗生素治疗难以治愈。③发生子宫内母体对胎儿的排斥反应，引起鳞屑红皮病及毛发全秃。④因输注未经照射的全血而引起移植物抗宿主病等。

（2）B淋巴细胞免疫缺陷：①反复发生细菌性肺炎、败血症或脑炎，较少受病毒和霉菌感染。②少数有结节性淋巴样增生，多数全身淋巴结小，看不到咽扁桃体。③伴IgM增加而其他Ig减少。

（3）联合免疫缺陷：①出生6个月内即反复发生病毒、细菌及原虫感染，或兼有T及B淋巴细胞各项免疫缺陷的特点，对细菌、病毒和霉菌均易感，但无慢性黏膜、皮肤念珠菌病，无结节性淋巴样增生。②或有皮脂溢出。③应重视下列连锁症状：a. 新生儿后期即有难治性低钙抽搐，可能为胸腺发育不良伴甲状旁腺功能减退综合征（Di George综合征）。b. 男性反复感染，淋巴细胞和血小板减少并有慢性湿疹样皮疹、紫癜及腹泻者应疑为湿疹——血小板减少综合征（Wiskott-Aldrich综合征）。c. 伴有头发纤细稀疏成全秃的短肢侏儒症，应怀疑为伴有短肢侏儒的免疫缺陷病。d. 伴有异常Ig合成者，应疑为Bezelof综合征。

（4）吞噬细胞缺陷：①婴儿和儿童期中性粒细胞数持续或周期性地低于$(50 \sim 500) \times 10^6$/L，单核细胞数增加，因反复感染IgG可能升高，排除继发因素后应疑为先天性遗传性嗜中性粒细胞减少症。

②虽有大量的中性粒细胞，但仍有较严重的化脓性感染。③反复严重化脓性感染，伴嗜中性粒细胞和淋巴细胞脑浆内出现一个或多个巨大的灰蓝色或淡紫色颗粒（溶酶体颗粒）时，应怀疑为Chediak-Higashi综合征。④有慢性肉芽肿病伴中性粒细胞杀菌功能缺陷者。

（5）补体缺陷：①C缺乏常伴有反复化脓性感染。②C_5缺陷有严重的全身皮脂溢出。③遗传性血管神经性水肿伴补体缺陷与α_2球蛋白缺乏。

（6）酶缺陷：①联合免疫缺陷伴骨骼损害，如骨骼畸形、胸骨凹陷外翻，脊柱、扁平骨、长骨干骺不整齐者，疑为腺苷脱氨酶缺乏。②具有T细胞免疫功能缺陷伴先天性再生障碍性贫血者，应怀疑为核苷磷酸化酶缺乏。

3. 实验室检查

（1）免疫球蛋白与抗体的检测。

①血清蛋白电泳。

A. γ球蛋白 < 6% 提示低丙种球蛋白血症。

B. γ球蛋白 > 15 g/L（< 5岁）或 > 20 g/L（> 5岁）称高丙种球蛋白血症。一般为多克隆性的γ球蛋白增高，应考虑：a. 伴有1～2种Ig特别增多的免疫缺陷。b. 某些抗原长期而持续地刺激机体免疫系统，如慢性感染和自身免疫等。c. 肝脏疾病患者。

②血清Ig检测。

总Ig < 2.5 g/L，IgG < 2 g/L，IgM、IgA均减少，为原发性免疫缺陷诊断的必备重要条件；血清IgA < 50 mg/L提示选择性IgA缺乏症，Ig异常，一种或几种减少或增加，及功能异常应怀疑NeZelof综合征，总Ig < 2.5 g/L，IgM降低，IgA增高而同种凝集素（血型抗体）缺乏，血小板减少，疑为免疫缺陷病伴湿疹及血小板减少症。

IgE含量少，放射免疫或酶联免疫技术可测出。测定对某个过敏源的特异性IgE更有意义。

③抗体测定。

A. "天然"抗体：1岁以上非AB血型者，抗A、抗B的同种血凝素效价 < 1:4，缺乏IgM类为主的抗体形成。

B. 注射百白破后2周，锡克试验仍旧阴性，缺乏以IgG类为主的抗体应答。

C. > 2岁 ASO < 1:10 提示抗体缺陷。

D. 必要时注入新抗原（如嗜菌体、ψ×174，流感杆菌的多糖抗原等），以观察相应的抗体水平。

④B细胞检测。

检查外周血和（或）骨髓、淋巴组织中B细胞系的数量和功能。

（2）细胞免疫的检测。

①外周血淋巴细胞绝对计数 < 1.2×10^9/L 提示T细胞缺陷。

②皮肤试验可反应细胞免疫水平。

A. 结核菌素：OT或PPD阴性。

B. 白色念珠菌素：1:100稀释液阴性再做1:10稀释液。

C. 血蓝蛋白（KLH）：注入抗原后48～72 h后，硬肿直径≥ 5 mm为阳性。

D. 儿科不宜做二硝基氯苯（DNCB）试验。

判断细胞免疫功能宜根据多种抗原的迟发性皮肤超敏试验结果综合考虑。PHA皮肤试验24 h看结果，其意义尚有争议。

X射线检查胸腺影可排除严重的细胞免疫缺陷。

③T细胞及其亚群数量的检测。

用单克隆抗体测定外周血中CD_3（或OKT_3）总T细胞，CD_4（或OKT_4）辅助性T细胞，CD_8（OKT_8）抑制性T细胞，能反应T细胞水平及T亚群间的比例。

④T细胞功能检测。

淋巴母细胞转化试验，SI < 3可认为T细胞免疫缺陷，还可测转化过程中的γ，干扰素、白介素Ⅱ

等淋巴因子水平，用协同培养法测定 T 辅助与 T 抑制的功能。

（3）吞噬作用检测。

①外周血中性粒细胞计数 $< 1.0 \times 10^9/L$ 者为高危易感病人，$< 0.5 \times 10^9/L$ 者必须予以无菌隔离。

②硝基四唑氮蓝（NBT）还原试验：NBT 试验 $< 7.5\%$ 为阴性（正常人 $7.5 \sim 15\%$），提示酶缺陷。

③白细胞化学发光试验：本试验结果与 NBT 试验结果一致，但更为敏感。它不仅能测出慢性肉芽肿（CGD）病人，还能测出 CGD 隐性基因携带者。

④白细胞趋化试验：多形核白细胞（PMN）趋化运动障碍分为白细胞本身运动障碍和血清因子异常两类。

（4）补体检测。

原发性补体缺陷病很少见。

①血清 C_3 含量测定：可敏感地反映体内补体激活情况，作为某些疾病活动性指标之一。

②总补体溶血力（CH_{50}）测定：可反映参与补体经典激活途径的各成分依次激活后总的活性。

C_2、C_5、C_1 抑制因子测定可发现原发性补体缺陷。

二、治疗

1. 宫内感染的预防和遗传学预测

预测胎儿性别和各种酶测定，可预测出生后是否有某些原发性免疫缺陷病，指导优生。同时积极预防宫内感染，可降低部分并发症。

2. 一般治疗

积极预防，控制感染，避免使用免疫抑制剂或细胞毒性药物，避免活疫苗的预防接种。

3. 补充治疗

（1）丙种球蛋白：一般给 200 mg/（kg·月）。初次加倍，静脉滴注，或 25 mg/（kg·周）。用于先天性无丙种球蛋白或低丙种球蛋白。注射剂量大可分 $4 \sim 6$ 处肌注。

（2）血浆或鲜血：20 mL/（kg·d）。可补充各种免疫球蛋白、补体、调理素和其他特异性免疫活性成分。

4. 免疫重建

严重免疫缺陷病可用胎儿胸腺移植重建免疫。

5. 免疫功能调节剂

（1）胸腺素：$5 \sim 10$ mg/d，三个月一个疗程。

（2）转移因子：2 mL/次，每周一次。

（3）左旋咪唑：2.5 mg/（kg·d），每周服 $2 \sim 3$ d，三个月为一个疗程。

第二节 继发性免疫缺陷病

由于疾病和外因引起的免疫系统受损，免疫功能减退，或出现免疫抑制状态，使细胞免疫、体液免疫、吞噬系统和补体系统之任何一项受到影响，导致对感染的易感性增加，称为继发性免疫缺陷病。其较原发性免疫缺陷病更为常见。上述因素造成的免疫系统损伤可以是暂时的，也可以是持久的，因其常发生在原发病的发生、发展和治疗过程中，易被忽略。

一、诊断

1. 病因

（1）淋巴系统的恶性肿瘤，即各类急性白血病和慢性淋巴细胞白血病、淋巴肉瘤、何杰金氏病、结节病等。

（2）自身免疫性疾病，慢性炎症，迁延性过敏发作。

（3）人的 Runt 病。
（4）免疫抑制疗法，如电离辐射（^{60}CO）、免疫抑制剂、胸腺管引流及肾上腺皮质激素等。
（5）脾脏、胸腺、阑尾、扁桃体等切除，麻醉和骨折。
（6）病毒、细菌感染。
（7）癌症。
（8）老化。
（9）中毒。
（10）营养不良，微量元素及维生素缺乏。
（11）蛋白丢失综合征、肾病综合征、失蛋白肠胃病、剥脱性皮炎及严重烫伤。
（12）内分泌异常，如柯兴氏综合征。

2. 临床表现

（1）共同特点：对感染的易感性、感染的频率、严重程度、治疗难度均增加，感染的时间延长，常伴有预料不到的并发症和异常表现类型，甚至出现低致病菌引起的感染。

（2）继发性 T 细胞免疫缺陷。

易发生胞内菌（结核杆菌、麻风杆菌、布氏杆菌等）、病毒、真菌、原虫和支原体感染。严重缺陷者可发生卡氏肺囊虫病、白色念珠菌病、新型隐球菌病、巨细胞病毒病等。在慢性感染中，常有重症结核、瘤型麻风、球孢子菌病和亚急性脑硬化症。

（3）继发性 B 细胞缺陷。

表现为低 γ 球蛋白症或选择性免疫球蛋白缺陷，或仅对某些抗原刺激不能产生足够的抗体反应。选择性 IgA 缺乏时易发生呼吸道、消化道感染。IgG 缺陷或特殊性抗体缺陷，易发生革兰阴性菌、荚膜细菌、假单胞菌（绿脓杆菌等）及病毒感染。

中性粒细胞减少或功能障碍，易发生化脓性细菌和革兰阴性菌感染，严重时可发生条件致病菌（如白色念珠菌、巨细胞病毒、卡氏肺囊虫等）的感染。

任何一种补体成分低于正常值的 50% 时，应引起临床医师的高度重视，持续低于正常值的 25%，往往反映原发病预后不良。补体水平接近或稍低于正常的病人，要注意病情的复发与恶化。C_{19} 水平严重低下往往和高发病率或高死亡率相联系。

3. 实验室检查

参照原发性免疫缺陷节。

二、治疗

治疗原则如下：

(1) 针对引起继发性免疫缺陷病的基础疾病或因素进行相应的治疗。
(2) 对合并的感染进行充分的抗感染治疗。
(3) 采用适当的免疫疗法，诱导机体免疫状态的改善，以增强机体的免疫能力。目前临床通常试用的免疫补充、增强剂有：

①免疫（丙种）球蛋白。
②SIgA 制品。
③B 淋巴细胞刺激剂。
④淋巴细胞和（或）白细胞悬液。
⑤杀白细胞素抗体和 C_3 血液制剂。
⑥转移因子、胸腺体液因子。

第三节 幼年类风湿性关节炎

幼年类风湿性关节炎（JRA）是由于某种感染及环境因素影响，使遗传易感性个体发生自身免疫反应而导致的全身结缔组织疾病。本病主要表现为发热及关节肿痛，常伴皮疹、肝脾淋巴结肿大，若反复发作可致关节畸形。年龄越小，全身症状越重，年长儿以关节受累为主。

一、病因及分类

（一）病因

此病病因至今尚未完全清楚。在发病机制上一般认为与免疫、感染及遗传有关，属于第Ⅲ型变态反应造成的结缔组织损伤。可能由于微生物（细菌、支原体、病毒等）感染持续刺激机体产生免疫球蛋白，血清 IgA、IgM、IgG 增高。部分患儿抗核抗体滴度升高。患者血清中存在类风湿因子，它是一种巨球蛋白，即沉淀系数为 19S 的 IgM，能与变性的 IgG 相互反应，形成免疫复合物，沉积于关节滑膜或血管壁，通过补体系统的激活，和粒细胞、大单核细胞溶酶体的释放，引起组织损伤。患者血清及关节滑膜中补体水平下降，IgM、IgG 及免疫复合物增高，提示本病为免疫复合物疾病。

另外，本病尚有细胞免疫平衡失调。外周血中单个核细胞中 B 淋巴细胞增多；白细胞介素 IL-1 增多，而 IL-2 减少，也参与发病机制。近年来发现不少关节炎型患儿中与组织相容性抗原 HLAB27 相关，认为染色体基因遗传起一定作用。

（二）分类

根据本病临床表现分为三型。

1. 全身型

全身型又称 Still 病。

2. 多关节型

多关节型又分为类风湿因子（RF）阴性多关节型（多关节Ⅰ型）与类风湿因子（RF）阳性多关节型（多关节Ⅱ型）。

3. 少关节型

根据发病年龄、性别、抗核抗体（ANA）、临床表现分为少关节Ⅰ型与少关节Ⅱ型，少关节Ⅱ型可为幼年强直性脊柱炎早期表现。

二、诊断

（1）起病年龄不超过 16 岁。

（2）有一个或多个关节炎。关节炎表现如下：①关节肿胀或关节腔积液；②具有两项或两项以上以下症状：活动受限，活动时疼痛或关节触痛，关节局部发热。

（3）关节炎症持续超过 6 周。具有上述第 1～3 项，排除其他结缔组织病及症状相似的疾病，可诊断为幼年类风湿性关节炎。

三、鉴别诊断

（一）化脓性关节炎

化脓性关节炎常为败血症的迁延病灶。单个关节发炎，局部红、肿、热、痛明显，且伴全身中毒症状，白细胞总数及中性粒细胞高，关节腔液做细菌涂片或培养可资鉴别。

（二）系统性红斑狼疮（SLE）

虽有发热、关节炎，大小关节均可受累，但不发生关节畸形，有典型的面部蝶形红斑及其他系统受累，尤其是肾脏受累概率高，抗核抗体（ANA）、抗 ENA 及抗 ds-DNA 抗体等检查可资鉴别。

(三)风湿热

风湿热以游走性大关节受累为主,非对称性,无晨僵,X线不见髓质损害,不累及指(趾)、脊柱和颞颌等处小关节,常伴有心肌和心瓣膜炎体征,发病前有链球菌感染史,ASO滴度增高。

四、治疗

(一)一般治疗

应尽早采取综合疗法。急性发作期宜卧床休息,必要时加用夹板或支架固定炎症关节,以减少肌肉挛缩,防止关节变形。

(二)药物治疗

主要应用非甾体类抗炎药,具体如下。

1. 阿司匹林

剂量为每日 80 mg/kg,但对年长儿及体重较大的患儿,每日总量不超过 3.6 g。待病情缓解后逐渐减量,以最低有效量长期维持,可持续数年。治疗过程中应注意有无阿司匹林的毒性反应,如胃肠道刺激症状、耳鸣、出汗、易激惹和换气过度等,严重者可出现呼吸性碱中毒和代谢性酸中毒。

2. 萘普生

每日 15 ~ 20 mg/kg,分两次使用。

3. 布洛芬

每日剂量为 30 ~ 40 mg/kg,分四次口服。对全身型患儿需要选用较大剂量,每日 40 mg/kg 才能控制发热。布洛芬对幼年类风湿性关节炎安全有效,小儿易耐受。

4. 双氯芬酸

剂量为每日 0.5 ~ 3 mg/kg,分 3 ~ 4 次口服。

5. 吲哚美辛

每日剂量为 1 ~ 3 mg/kg,分 3 ~ 4 次口服。对全身型控制发热有效,但不良反应较大,小儿不宜长期使用。

(三)缓解病情

抗风湿药物作用缓慢,常需数周至数月方能见效,且毒性较大,故适用于长期病情未能得到控制、已有关节骨质疏松破坏者。

柳氮磺吡啶:每日剂量为 50 mg/kg,最大量不超过每日 2 g。开始时为避免变态反应宜从小剂量每日 10 mg/kg 起始,在 1 ~ 2 周内加至足量。不良反应包括头痛、皮疹、恶心、呕吐、溶血以及抑制骨髓等。用药过程中应定期查血常规。

五、预后评估

幼年类风湿关节炎是一种自身的免疫性疾病,病程长而迁延数年。在此期间,急性发作期与缓解期交替出现,成年后 60% 的幼年类风湿关节炎可自行缓解。一些少关节型的年轻女孩预后较好,对于多关节性患儿,尤其是发病年龄较大的女孩或全身型多关节受累者,如果血清类风湿性因子阳性,则预后较差。也有一部分少关节患儿发展到多关节侵犯,同时伴有破坏性关节炎,造成严重的关节畸形,活动障碍。

参考文献

[1] 陈忠英. 儿科疾病防治（第2版）[M]. 西安：第四军医大学出版社，2015.
[2] 高宝勤，史学等. 儿科疾病学[M]. 北京：高等教育出版社，2014.
[3] 黄绍良，陈纯，周敦华. 实用小儿血液病学[M]. 北京：人民卫生出版社，2014.
[4] 易著文，何庆南. 小儿临床肾脏病学（第2版）[M]. 北京：人民卫生出版社，2016.
[5] 苏林雁. 儿童精神医学[M]. 长沙：湖南科技出版社，2014.
[6] 丁媛慧，孙中厚. 维生素A缺乏与儿童感染性疾病[J]. 中国儿童保健杂志，2016，24（1）：48-50.
[7] 申昆玲. 儿科临床操作技能[M]. 北京：人民卫生出版社，2016.
[8] 李德爱，陈志红，傅平. 儿科治疗药物的安全应用[M]. 北京：人民卫生出版社，2015.
[9] 江载芳，申昆玲，沈颖. 诸海棠实用儿科学（第8版）[M]. 北京：人民卫生出版社，2015.
[10] 李伟伟，王力宁. 儿科中西医结合诊疗手册[M]. 北京：化学工业出版社，2015.
[11] 刘秀香，赵国英. 儿科诊疗常见问题解答[M]. 北京：化学工业出版社，2015.

编 委 会

主　编　刘　越　罗兴文　王仙凤
　　　　　梁锦云　高智玉　李　洁

副主编　皮周凯　米扎提·依米提
　　　　　俞学子　康治臣　鲍颂杨

编　委（按姓氏笔画排序）
　　　　王仙凤　内蒙古包钢医院（内蒙古医科大学第三附属医院）
　　　　皮周凯　佛山市第一人民医院
　　　　刘　越　深圳市人民医院
　　　　　　　　（暨南大学第二临床医学院，南方科技大学第一附属医院）
　　　　米扎提·依米提　新疆医科大学第一附属医院
　　　　李　洁　郑州人民医院
　　　　罗兴文　南方医科大学顺德医院
　　　　俞学子　浙江省杭州市西溪医院（杭州市第六人民医院）
　　　　高智玉　郑州大学第三附属医院
　　　　康治臣　吉林大学第二医院
　　　　梁锦云　江门市中心医院
　　　　鲍颂杨　河南中医药大学第一附属医院

前 言

康复医学是一门研究残疾人及患者康复，使病、伤、残者的功能恢复到可能达到的最大限度，为他们重返社会创造必要条件的学科。康复医学早已成为卫健委规定的13个临床一级学科之一，它与临床医学有着不可分割的联系，特别是一些破坏性较大的疾病以及各种慢性病、难治的疾病都会不同程度地导致患者各种精神和功能上的障碍。为了推动国内康复医学的发展，全面系统地介绍相关理论基础、功能评定、治疗技术及康复程序，我们特组织编写了此书。

本书简要论述了康复医学基础、康复评定基础、神经电生理学、认知功能障碍评定与康复治疗等康复学基础知识，然后分别介绍了临床各科常见疾病的康复，包括：周围神经系统疾病的康复、脑血管病的康复治疗、神经肌肉疾病的康复、颈肩腰腿痛康复、骨科康复、小儿脑性瘫痪的康复以及常见疾病的针灸康复治疗。本书在保证内容科学性、系统性的前提下，注重了内容的广度、深度和实用性，适用于临床康复医师参考使用。

由于水平有限，尽管我们付出了大量努力，但书中不足之处在所难免，望广大读者予以批评指导，以便我们再版时修正。

编　者

2020 年 4 月

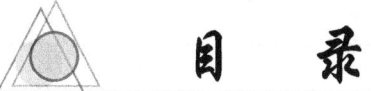
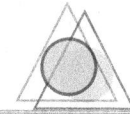

第一章	康复医学基础	1
第一节	运动学基础	1
第二节	运动对机体的生理效应	5
第三节	制动对机体的影响	7
第四节	人体发育学基础	9
第五节	神经生理学基础	16
第二章	康复评定基础	24
第一节	康复评定概述	24
第二节	肌力评定	26
第三节	肌张力评定	28
第四节	关节活动度的评定	30
第五节	平衡功能评定	31
第六节	协调功能评定	33
第三章	神经电生理学	35
第一节	脑电生理检查	35
第二节	肌电生理检查	39
第四章	认知功能障碍评定与康复治疗	53
第一节	概述	53
第二节	感觉障碍的评定与影响	56
第三节	感觉障碍的康复治疗	59
第四节	注意障碍	62
第五节	记忆障碍	63
第五章	周围神经系统疾病的康复	66
第一节	概述	66
第二节	急性炎性脱髓鞘性多发性神经根炎的康复	76
第三节	缺血性周围神经病	81
第四节	外伤性周围神经病的康复	82
第六章	脑血管病的康复治疗	86
第一节	脑卒中功能恢复的机制	86
第二节	运动障碍的恢复过程和异常动作模式	91

第三节　康复开始时机和病例的选择……94

第七章　神经肌肉疾病的康复 96
第一节　帕金森病的康复……96
第二节　多发性硬化的康复……102
第三节　运动神经元病的康复……108
第四节　癫痫的康复治疗……112
第五节　痉挛的康复治疗……117
第六节　周围神经损伤的康复……123
第七节　肌力降低与肌萎缩的康复……125

第八章　颈肩腰腿痛康复 131
第一节　颈椎病……131
第二节　肩关节周围炎……138
第三节　腰椎间盘突出症……141

第九章　骨科康复 148
第一节　骨折康复概论……148
第二节　上肢骨折……153
第三节　下肢骨折……158

第十章　小儿脑性瘫痪的康复 162
第一节　概述……162
第二节　小儿脑瘫的临床表现与诊断……165
第三节　小儿脑瘫的评定与康复……166
第四节　不同类型的小儿脑瘫推拿治疗方法……182

第十一章　常见疾病的针灸康复治疗 193
第一节　便秘……193
第二节　膈肌痉挛……195
第三节　黄疸……197
第四节　三叉神经痛……199
第五节　特发性面神经麻痹……201

参考文献 204

第一章
康复医学基础

第一节 运动学基础

一、运动学概念

运动学是研究人体活动时,神经、肌肉、骨骼、关节的生物力学和运动生理变化的一门学科,是研究活动时机体各系统生理效应变化的科学,以生物力学和神经发育学为基础,以作用力和反作用力为治疗因子,以改善身心的功能障碍为主要目标。

二、骨与关节的运动学

(一) 人体运动的面与轴

人体运动的面与轴是以人体运动的基本姿势为基准来划分的,人体运动的基本姿势定义为:身体直立,面向前,双目平视,双足并立,足尖向前,双上肢自然下垂于体侧。

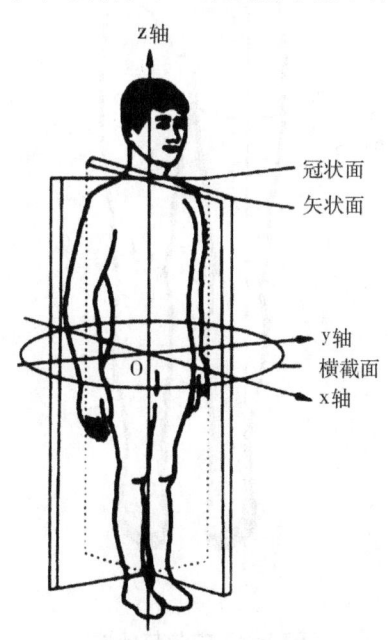

图1-1 人体运动的面与轴

1. 人体运动的面(图1-1)

(1)横截面:此面与地面平行,将人体分为上下两部分。

(2)冠状面:此面与地面垂直,将人体分为前后两部分。

（3）矢状面：此面与地面垂直，将人体分为左右两部分。

2. 人体运动的轴（图1-1）

（1）矢状轴：矢状面与横截面相交所形成的前后贯穿于人体的直线。

（2）额状轴：冠状面与横截面相交所形成的左右贯穿于人体的直线。

（3）纵轴：矢状面与冠状面相交所形成的上下贯穿于人体的直线。

（二）关节运动的常用术语

1. 屈曲与伸展

关节的屈曲与伸展运动是指组成关节的骨骼以关节为中心所做的运动。组成关节的两骨逐渐接近，角度变小称为屈曲；组成关节的两骨逐渐远离，角度增大称为伸展（图1-2）。

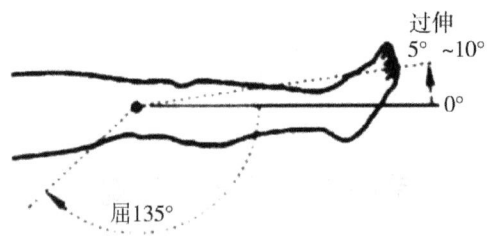

图1-2　屈曲与伸展

2. 内收与外展

关节的内收与外展运动是指肢体以矢状轴为中心在冠状面上所做的运动。远离躯干为外展，靠近躯干为内收（图1-3）。

3. 内旋与外旋

关节的内旋与外旋运动是指肢体以肢体长轴为中心在水平面上所做的运动。转向躯干的运动为内旋，转离躯干的运动为外旋（图1-4）。

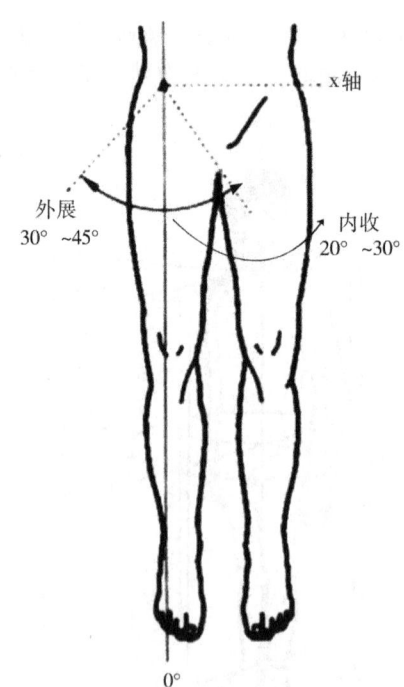

图1-3　内收与外展

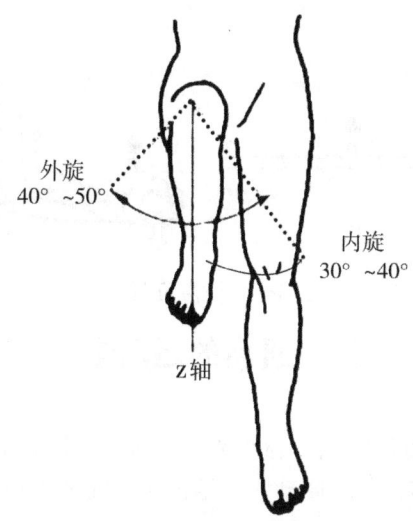

图 1-4 髋关节的内旋与外旋

（三）人体的力学杠杆

1. 杠杆原理

任何杠杆均分为三个部分，力点、支点和阻力点。以 O 表示支点，F 为作用力点，则 FO 为动力臂；W 为阻力点，则 WO 为阻力臂。F×FO = W×WO（图 1-5）。

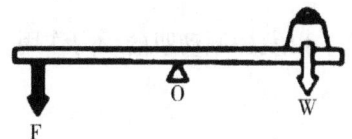

图 1-5 杠杆原理

2. 人体的杠杆分类

肌肉收缩时骨骼和关节的运动都符合杠杆原理。在人体上，力点是肌肉在骨上的附着点，支点是运动的关节中心，阻力点是骨杠杆上的阻力，与力点作用方向相反。根据力点、支点和阻力点的不同位置关系可分为 3 类杠杆。

（1）平衡杠杆：第一类杠杆，支点位于力点与阻力点之间，主要作用是传递动力和保持平衡，故称之为平衡杠杆。支点靠近力点时有增大运动幅度和速度的作用，支点靠近阻力点时由于动力臂相对较长，因此可以省力。如肱三头肌作用于鹰嘴产生伸肘动作，由于肌肉附着点接近肘关节，故手部有很大的运动弧度。

（2）省力杠杆：此类杠杆阻力点位于力点和支点之间，动力臂始终大于阻力臂，因此可用较小的力来克服较大的阻力，故称之为省力杠杆。如足承重时跖屈使身体升高，其特点是阻力点移动的力矩小于肌肉的运动范围（图 1-6）。

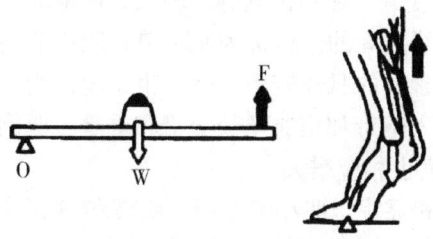

图 1-6 省力杠杆

（3）速度杠杆：此类杠杆力点位于阻力点和支点之间，因动力臂始终小于阻力臂，力必须大于阻力才能引起运动，故不省力，但可以获得较大的运动速度和幅度。如肱二头肌引起屈肘动作，运动范围大，但作用力较小（图 1-7）。

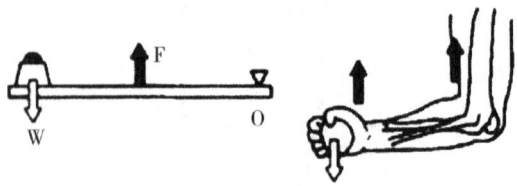

图 1-7 速度杠杆

三、肌肉的运动学

（一）肌肉的类型

根据肌细胞分化情况可将其分为骨骼肌、心肌和平滑肌。多块骨骼肌的协同作用才能使关节活动准确、有效，按其在运动中的作用不同，分为原动肌、拮抗肌、固定肌和协同肌。

1. 原动肌

原动肌在运动的发动和维持中一直起主动作用，收缩时能产生特定运动。

2. 拮抗肌

拮抗肌指那些与原动肌作用方向完全相反或发动和维持相反运动的肌肉。关节活动的稳定性、动作的精确性以及防止关节损伤有赖于原动肌与拮抗肌的协调运动。

3. 固定肌

将肌肉近端附着的骨骼做充分固定，以发挥原动肌的动力作用，这类肌肉即为固定肌。如在肩关节，当臂下垂时，冈上肌起固定作用。

4. 协同肌

多个原动肌跨过多轴或多个关节时，就能产生复杂的运动，需要其他肌肉收缩来消除某些不良反应，辅助完成某些动作，这种具有辅助作用的肌肉称为协同肌。

在不同的运动中，一块肌肉可担当不同的角色。有时由于重力的作用或抵抗力不同，即使在同一运动中，同一块肌肉的作用也会改变。

（二）肌细胞结构和收缩

人体各种形式的运动主要是靠一些肌细胞的收缩活动来完成，各种收缩活动都与细胞内所含的收缩蛋白质——肌凝蛋白和肌纤蛋白的相互作用有关。

成人肌纤维呈细长圆柱形，直径约 60 μm，长可达数毫米乃至数十厘米。在大多数肌肉中，肌束和肌纤维都呈平行排列，它们两端都和由结缔组织构成的腱相融合，后者附着在骨上。通常四肢的骨骼肌在附着点之间至少要跨过一个关节，通过肌肉的收缩和舒张，就可能引起肢体的屈曲和伸直。每条肌纤维由大量的肌原纤维组成，肌原纤维的全长均呈规则的明暗交替，分别称明带和暗带。暗带的长度较固定，在暗带中央有一段相对透明的区域称 H 带，它的长度随肌肉状态的不同而有变化，在 H 带的中央有一条横向的 M 线。明带的长度是可变的，在肌肉安静时较长，收缩时变短，明带的中央有一条横向的暗线，称 Z 线，肌原纤维上每两条 Z 线之间的结构称为肌小节。肌小节的明带和暗带包含更细的、平行排列的丝状结构，称为肌丝。暗带中含有的肌丝较粗，称为粗肌丝；明带中的较细，则称为细肌丝。细肌丝由 Z 线结构向两侧明带伸出并深入暗带和粗肌丝处交错和重叠，肌肉被拉长时，肌小节长度增大，使细肌丝由暗带重叠区拉出，明带长度也相应增大。

当肌细胞收缩时，可见 Z 线互相靠拢，肌小节变短，明带和 H 区变短甚至消失，而暗带的长度则保持不变，这是细肌丝在粗肌丝之间向 M 线方向滑动的结果。

（三）肌肉的收缩形式

1. 等长收缩

肌肉收缩时长度保持不变而只有张力的增加称为等长收缩。它的作用主要是维持关节的位置，由于肌肉作用的物体未发生位移，所以未对物体做功。

2. 等张收缩

肌肉收缩时只有长度的变化而张力基本保持不变称为等张收缩。因肌肉收缩时带动关节的运动，能使物体发生位移，所以它对物体做了功。人体四肢的运动主要是等张收缩。

（1）等张向心性收缩：肌肉收缩时肌纤维向肌腹中央收缩，肌肉的起始点相互接近，长度变短，如肱二头肌的收缩引起的肘关节屈曲。

（2）等张离心性收缩：肌肉收缩时肌纤维的长度变长，肌肉起始端远离，此时的肌肉收缩是为了控制肢体的运动速度，如下蹲时，股四头肌收缩但其长度延长，其作用是控制下蹲的速度。

离心性运动的机械效率高而耗氧量低，因此离心性运动消耗的能量少。离心性运动的另一优点是，与向心性运动相比较，在相同的收缩速度下，肌肉做最大自主性收缩和产生最大力矩时，神经肌电活动则只表现为次最大活动。而且，反复地进行离心性收缩训练也可以增加肌肉对抗运动性延迟性肌肉疼痛的能力。

一般情况下，人体骨骼肌的收缩大多是混合式收缩，既有张力的增加又有长度的变化，而且总是张力增加在前，当肌张力增加到超过负荷时，肌肉收缩才出现长度的变化从而产生运动。

3. 等速收缩

等速收缩指肌肉收缩时关节的运动速度保持不变，其产生的张力可变。等速收缩产生的运动称为等速运动。

（四）骨骼肌收缩与负荷的关系

影响骨骼肌收缩的主要因素有前负荷、后负荷和肌肉的收缩力。

1. 前负荷

前负荷指肌肉收缩前已存在的负荷，它与肌肉的初长度关系密切。在一定限度内，肌肉的初长度与肌张力成正比关系。

2. 后负荷

后负荷指肌肉开始收缩时承受的负荷。在一定限度内，肌肉的收缩速度与后负荷成反比关系。

3. 肌肉的收缩力

肌肉收缩时所产生的力临床上简称肌力，其大小受肌肉的生理横断面、肌肉的初长度、肌纤维走向与肌腱长轴的关系、骨关节的杠杆效率以及肌肉的营养状态等很多因素的影响。缺氧、营养不良、酸中毒等因素可降低肌肉的收缩能力，而钙离子、肾上腺素则可增强肌肉的收缩能力。

第二节　运动对机体的生理效应

一、消化系统

适宜的运动对消化系统能产生良好的作用：由于运动时要消耗较多的能量，反射性地促进消化系统的功能，加强营养素的吸收和利用，增进食欲；运动时能促进膈肌、腹肌较大幅度的舒张、收缩，造成对胃肠相应的挤压作用，促进胃肠蠕动，防治便秘；促进胆汁合成和排出，减少胆石症的发生。但饱食后，不宜进行剧烈运动，因为此时运动会减少胃肠的供血量，影响消化吸收功能；同时过度震荡充满食物的胃肠，牵拉肠系膜，会诱发疼痛，甚至引起呕吐。

二、呼吸系统

运动可增加呼吸容量，改善 O_2 的吸入和 CO_2 的排出，运动可提高吸氧能力的 10%~20%。由于在运动起始阶段，因呼吸、循环的调节较为迟缓，致使摄氧量水平不能立即到位，而是呈指数函数曲线样逐渐上升，称为工作的非稳态期，需经过一段时间逐渐达到摄氧量的稳定状态，因此在运动时要逐渐增加运动量，避免因突然剧烈运动而导致摄氧量的严重不足。

三、循环系统

在运动时为了增加氧气和能量的供给。心排血量增多，血液循环明显加快。心率增加是致心排血量增多的主要因素，占60%~70%，而其他因素占30%~40%，因此，运动时心血管系统的反应中，心率增加最明显。

心排血量增多和血管阻力因素可以引起相应的血压增高，由于代谢增加，运动肌肉中的动脉扩张，血管阻力明显下降，不运动的组织中的血管收缩，血管阻力增加，但其总的净效应是全身血管阻力的降低，一般情况下，运动时收缩压增高，而舒张压不变。机体运动时产生一系列复杂的心血管调节反应，既保证了运动的肌肉有足够的血液供应，同时保证重要脏器如心、脑的血液供应。

四、中枢神经系统

中枢神经根据周围器官不断传入的信息对全身器官的功能起调控作用。反射是神经系统功能活动的基本方式，运动是中枢神经最有效的刺激形式，所有的运动都可向中枢神经提供感觉、运动和反射性传入；运动可提高神经活动的兴奋性、灵活性和反应性，多次重复的运动训练，可使大脑皮质建立暂时性的条件反射，对大脑的功能重组和代偿起着重要作用；运动可锻炼人的意志，增强自信心。

五、运动系统

（一）运动对骨骼肌的影响

运动是保持骨骼肌功能的主要因素，系统训练可使肌纤维生化、形态及功能发生改变。

1. 力量训练

力量大和重复次数少的训练可增加肌肉力量和体积，这是肌肉横截面面积增加的结果。力量训练主要增加肌肉的力量，而对耐力无明显影响。

2. 耐力训练

耐力训练的结果是肌肉产生适应性变化，耐力训练对肌纤维内的线粒体的影响比较明显，随训练的增加线粒体的数量和密度也增加，肌肉能量供应也相应增加。对耐力训练而言，选择的阻力负荷应以20次动作以上为宜。

3. 爆发力训练

爆发力训练指持续数秒至2分钟的高强度训练，能量供应主要来源于储存的磷酸肌酸分解为ATP以及葡萄糖的酵解，由于其主要依赖于无氧代谢途径供能，又称无氧训练。无氧训练所产生的人体适应性变化主要表现为磷酸肌酸储存量的增加，另外，参与糖酵解的某些酶的活性也增加，但这种酶活性的变化比有氧训练的变化小得多。

（二）运动对骨代谢的影响

运动时的加压和牵伸对维持骨的结构和代谢起着重要的促进作用，骨受力增加可刺激其生长，使骨皮质增厚、骨量增加、骨小梁结构增强；刺激软骨细胞，增加胶原和氨基己糖的合成，防止滑膜粘连，有利于关节功能的恢复；运动提供的应力使胶原纤维按功能需要有规律的排列，促进了关节骨折的愈合；关节负荷过大、过度使用或撞击都可影响关节软骨的功能，单一的冲击或反复的损伤均可增加软骨的分解代谢，成为进行性蜕变的始动因素。适量的跑步运动可增加关节软骨的蛋白多糖含量与压缩硬度，增加骨骼未成熟者关节软骨的厚度。

（三）运动对肌腱的影响

运动训练能增加胶原的合成。增加肌腱中大直径胶原纤维的百分比，使肌腱承受更大的张力，运动训练对肌腱的结构和力学性质有长期的正面效应。

六、运动对代谢的影响

1. 运动对糖代谢的影响

糖的分解代谢是人体运动时骨骼肌细胞获得能量的主要方式，糖的分解供能途径包括：①无氧条件下葡萄糖或糖原经酵解生成乳酸；②有氧条件下葡萄糖或糖原经二羧酸循环进行有氧氧化生成水和二氧化碳；③葡萄糖经磷酸戊糖途径被氧化为水和二氧化碳。其中有氧氧化是糖分解的最重要途径，是长时间大强度运动的重要能量来源。短时间剧烈运动时，糖酵解供应的能量越多，人体的运动能力就越强。

2. 运动对乳酸代谢的影响

肌肉收缩时，不仅在无氧代谢时产生乳酸，而且在各种运动（即便在安静）时也有乳酸产生；乳酸的清除随着乳酸浓度的升高而相应加快，使乳酸的产生和清除形成动态平衡，运动可以加速乳酸清除。

3. 运动对血糖的影响

肌肉对血糖的摄取是通过肌肉毛细血管扩张，血流量增大，胰岛素释放相对增加，促进血糖进入肌细胞，加速糖原合成来完成的。一般在低强度运动时增加2~3倍，剧烈运动时增加4~5倍。随着运动时间的延长，运动肌摄取、利用血糖的量保持上升趋势。

4. 运动对脂质代谢的影响

血浆三酰甘油、磷脂、胆固醇、胆固醇酯和载脂蛋白以不同比例结合在一起构成各种脂蛋白而存在，运动中脂肪能量供应随运动强度的增大而降低，随运动持续时间的延长而增高。因此，耐力运动可以使人体的血脂减少，血浆高密度脂蛋白浓度增高，低密度脂蛋白和极低密度脂蛋白浓度降低，对于预防和治疗肥胖、冠状动脉粥样硬化性心脏病（冠心病）、动脉粥样硬化等非常有益。

5. 运动对蛋白质代谢的影响

正常情况下成人体内蛋白质分解的速率等于合成速率，绝大多数蛋白质的数量保持不变。长时间运动时，引起蛋白质分解代谢进一步增强，蛋白质分子分解成氨基酸后除经过糖异生作用维持血糖稳定外，氨基酸的直接氧化和促进脂肪酸的氧化利用，对维持运动能力起重要作用。

第三节 制动对机体的影响

制动的形式有局部固定、卧床和瘫痪，长期制动可引起废用综合征，主要见于急性病或外伤而长期卧床者。长期卧床或制动可增加新的功能障碍，加重残疾，并可累及多系统的功能。

一、消化系统

长期卧床可使胃肠蠕动减弱，消化液分泌减少，胃内食物排空减慢，食欲下降，造成消化吸收不良，可致低蛋白血症；胃肠蠕动减弱，食物残渣在肠道内停留时间过长而造成便秘。

二、呼吸系统

患者卧床数周后，全身肌力减退的同时，呼吸肌肌力也下降，卧位时胸廓外部阻力加大，不利于胸部扩张，肺的顺应性变小，肺活量明显下降；卧位时膈肌的运动受影响，使呼吸运动幅度减小；长期卧床使下部支气管壁附着的分泌物较上部为多，而气管纤毛的功能下降，卧位时咳嗽无力，分泌物黏附于支气管壁而排出困难，致使分泌物沉积于下部支气管中，容易诱发沉积性呼吸道感染。

三、循环系统

严格卧床者，基础心率加快，舒张期缩短，将减少冠状动脉血流灌注。因此，长期卧床者即使从事轻微的体力活动也可能导致心动过速；直立位时血液流向下肢，这是血管内血液静压的作用，卧位时此静压解除，这些多余的血液流向肺和右心，使中心静脉压升高，抗利尿激素释放减少，尿量增加，导致血浆容量减少。长期卧床的患者易发生直立性低血压，其发生机制有：①由于重力的作用使血容量从中心转到外周，即血液由肺和右心转向下肢；②交感-肾上腺系统反应不良，不能维持正常血压。

四、中枢神经系统

运动是对中枢神经系统最有效的刺激，制动以后，由于各种感觉输入减少，对中枢神经系统的刺激减少，导致中枢神经系统的反应异常，可以产生感觉异常、痛阈下降、焦虑、抑郁、情绪不稳、易怒等异常行为。

五、运动系统

1. 对肌肉的影响

制动对骨骼肌肌力和耐力均有明显影响，肌肉体积减小，肌纤维间的结缔组织增生，非收缩成分增加。导致肌肉单位面积的张力下降，肌力下降。制动的第一周肌肉重量下降最明显，长时间卧床。肌肉局部血流量减少及其营养供应降低，最终导致失用性肌肉萎缩。

2. 骨骼与关节骨的正常代谢

主要依赖于日常对骨的加压和牵伸作用，制动后肌肉对骨骼加压和牵伸作用明显减弱，由于内分泌变化的影响，骨的代谢出现异常，骨吸收加快，特别是骨小梁的吸收增加，骨皮质吸收也很显著，导致骨质疏松。关节制动超过6小时，关节囊内的渗出开始增加，超过12小时活动关节时会产生明显的疼痛，长期制动，关节周围韧带变得脆弱而易于断裂，由于关节囊内组织增生导致纤维结缔组织和软骨面之间发生粘连，继而关节囊收缩，最终导致关节挛缩。

六、泌尿系统

卧床时由于抗利尿激素的分泌减少，尿量增加；由于骨组织中的钙转移至血中的量增多，产生高钙血症；血中多余的钙又经肾排出，产生高钙尿症；卧床后1~2天尿钙即开始增高，5~10天内显著增高；高钙尿症和高磷尿症为结石形成提供了物质基础；腹肌无力和膈肌活动受限、盆底肌松弛、神经损伤患者神经支配异常而导致括约肌与逼尿肌活动不协调。这都可能导致尿潴留，由于排尿不畅等原因还常常引起尿路感染。

七、代谢与内分泌

长期卧床往往伴有内分泌和代谢障碍。

1. 负氮平衡制动

导致抗利尿激素的分泌减少而多尿，尿氮排出明显增加，加上蛋白质摄入减少，可出现低蛋白血症、水肿和体重下降。短期卧床所造成的负氮平衡较易恢复，而长期卧床所造成的负氮平衡则需较长时间才能恢复。

2. 负钙平衡

由于骨的代谢出现异常，大量钙进入血液导致高钙血症，血液中过多的钙随尿液排出体外导致钙的流失。

3. 内分泌变化

卧床后抗利尿激素的分泌在第2~3天开始下降，肾上腺皮质激素分泌增高，雄激素水平降低，血清甲状腺素和甲状旁腺素的分泌异常，血清胰岛素和前胰岛素C肽同时增高，由于胰岛素的利用下降导致糖耐量降低。

4. 水、电解质改变

高钙血症是制动后常见而又容易忽视的水、电解质异常，在骨折固定或牵引而长期卧床的儿童中，高钙血症的发生率可达50%。卧床休息4周左右可以发生症状性高钙血症，早期症状包括食欲减退、腹痛、便秘、恶心和呕吐，进行性神经体征为无力、低张力、情绪不稳、反应迟钝，最后发生昏迷。

八、皮肤系统

长期卧床使皮肤长时间受压影响局部血液循环，以及全身营养不良而使皮肤角化和受压部位产生压疮。

第四节 人体发育学基础

一、概述

人体发育学主要研究人体生命全过程及其变化规律的科学，它的研究对象包括了人的胚胎和胚后的发育、婴幼儿及青少年的发育、中年人的成熟及老年人的衰老。其研究范围包括人体的正常发育（生理功能、心理功能和社会功能）、异常发育以及发育评定。人体发育学是一门多学科交叉的新兴学科。

（一）基本概念

1. 生长

生长是指儿童身体器官、系统和身体形态上的变化，以身高（身长）、体重、头围、胸围等体格测量表示，是量的增加。

2. 发育

发育是指机体的功能成熟，主要是指生理、心理和社会功能发育，重点涉及儿童的感知发育、思维发育、语言发育、人格发育和学习能力的发育等，是质的改变。生长和发育两者紧密相关，生长是发育的物质基础，生长的量变可在一定程度上反映身体器官、系统的成熟状况，生长和发育两者共同表示机体量和质的动态变化过程。

3. 成熟

成熟是指人体的结构和功能有机结合成为稳定的、完全发育的状态；心理学的成熟是指内在自我调节机制的完成和完善状态。自我调节机制决定了个体发育方向、发育顺序等一系列过程。

4. 衰老

衰老是指人的生理功能明显衰退以及出现老年性疾病的现象。它是一个严格的单向不可逆性的生命编程过程，或者说人的延续只能通过世代更替的方式来完成。衰老机制主要有端粒成因说、自由基学说、衰老的基因学。

（二）生理功能发育

生理功能发育研究人体发育的生物学因素，包括运动功能、语言功能、感觉功能、行为等各种生理功能的建立和发育过程。不同年龄阶段具有不同的生理功能的特点。

（三）心理功能发育

心理功能发育主要研究人的认知功能（感知、注意、记忆、智能、思维、想象）、情绪和情感等个性特征的发育过程与特点。不同年龄、不同个体具有不同的心理发育特征。

（四）社会功能发育

社会功能发育主要研究人的适应性行为、亲社会行为和侵犯行为、社会交往等发育过程与特点。不同年龄、不同个体具有不同的社会功能特征。

（五）生长发育障碍

个体的生长发育过程受内在因素或环境因素的影响，称为生长发育障碍。生长发育障碍包括形态结构的生长障碍和功能的发育障碍，如婴幼期的自闭症和智力低下、儿童期的注意缺陷、多动障碍症、学龄期的学习困难等。

（六）生长发育的评定

生长发育的评定是研究生长发育中如生长与运动功能、语言与认知功能、情感发育与社会功能、生物因素和心理因素与社会因素等之间的关系，从中找出决定和影响生长发育的诸多因素，探索促进正常生长发育、抑制异常生长发育的理论依据和实践方法。

二、主要发育理论

（一）达尔文的进化论

该理论从生物学的角度，提出发育是由"斗争"的结果决定的这一观点。达尔文发现，各种生物都有很高的繁殖率；自然界各种生物的数量，是在一定时期内保持相对稳定的；生物普遍存在着变异。达尔文由此得出了两个推论：①自然界物种的巨大繁殖潜力之所以未能实现，是由于生存斗争所致；②在生存斗争中，具有有利变异的个体得到最好的机会保存自己和生育后代，具有不利变异的个体在生存斗争中就会遭到淘汰。达尔文把生存斗争所引起的这个过程称为"自然选择"或"适者生存"。通过长期的、一代又一代的自然选择，物种的变异被定向地积累下来，逐渐形成了新的物种，推动着生物的进化。

（二）格塞尔的成熟理论

格塞尔是美国著名儿童心理学家，主要研究婴幼儿行为发展。他认为遗传学的程序可能决定了生长发育的整体顺序，提出年龄是成熟理论中衡量人类发育成熟度的一个核心变量。在大量的观察和资料分析的基础上，格塞尔提出儿童行为发育的五个方面：①粗大动作；②精细动作；③言语行为；④适应性行为；⑤个体和社会行为。

格塞尔在此基础上设计和建立的《格塞尔发育量表》成为最著名的行为发育测量方法。Brazelton新生儿行为评估量表、丹佛发育筛查测验、Bayley行为发育量表等均是在此基础上设计出来的国内外常用的婴幼儿发育评价方法。

（三）埃里克森的心理社会发育理论

埃里克森是美国的精神分析医师，其人格发展学说结合了生物学因素、文化因素和社会因素，认为自我过程在个人及其周围环境的交互作用中起着主导和整合作用。埃里克森提出人格发育八个阶段的理论，即人格的发育是一个逐渐形成的过程，每个阶段都有其固有的社会心理危机，如果解决了冲突，完成了每个阶段的任务，就能形成积极的个性品质；否则将形成消极的品质，以致产生心理障碍。八个阶段为：①信任对不信任（0～1岁）；②自主性对羞怯疑虑（1～3岁）；③主导论性对内疚（3～6岁）；④勤奋对自卑（6～12岁）；⑤亲密对孤立（20～40岁）；⑥创造对停滞（40～60岁）；⑦完善对沮丧（老年期）。

（四）皮亚杰的认知发育阶段理论

皮亚杰是当代著名的发展心理学家，是认知学派的创始人。他认为，主体通过动作对环境的适应是认知发育的真正原因。智力发育的内在动力是失衡，因为失衡而寻求恢复再平衡的心理状态，从而产生了适应；适应时需要发挥个体的适应能力，因此促进其智力继续发育。人的认知发育过程是一个具有质的差异的连续阶段，皮亚杰将认知发育划分为四个阶段（表1-1）。

（五）弗洛伊德的精神分析理论

弗洛伊德（S. Freud）是奥地利精神病学医师和心理学家，提出存在于潜意识中的性本能是心理发育的基本动力，是决定个人和社会发展的永恒力量。弗洛伊德将一个人的精神世界分为三个层次，即"本我""自我"和"超我"：①"本我"是与生俱来的，包含各种欲望和冲动，是无意识的、非道德的，服从于"快乐原则"。②"自我"是从"本我"中发展而来，代表人们在满足外部现实制约的同时，满足本我的基本冲动的努力，是有意识的、理性的，按"现实原则"行事。当儿童逐渐能区分自己和外界，"自我"便开始出现。③"超我"代表着社会的伦理道德，按"至善原则"行动，限制"自我"对"本我"的满足。

弗洛伊德提出人格的发展经历了五个阶段，即口唇期、肛门期、性器期、潜伏期和生殖期。在这些阶段中，满足过多或过少都可能产生固着现象，即发育停滞在某个阶段、延迟甚至倒退，也可能产生病理现象。

表 1-1　皮亚杰的认知发育阶段理论

阶段	年龄	行为特征
感知运动阶段	0~2 岁	主要通过感觉动作来认识外部世界，个体的认知离不开动作，这是人类智慧的萌芽阶段。按照发展顺序，这一阶段包括了反射练习、动作习惯、有目的动作、图式的协调、感觉动作和智慧综合共 6 个时期
前运算阶段	3~7 岁	由于语言的掌握，儿童可以利用表象符号代替外界事物，进行表象思维。虽然这一阶段的儿童在形式上有明确的逻辑过程，但因为他们无法摆脱自我中心，因此思维具有刻板性和不可逆性
具体运算阶段	8~11 岁	可以进行完整的逻辑思维活动，但他们的思维活动仅限于比较具体的问题，还不能对假设进行思维。思维具有可逆性和守恒性
形式运算阶段（逻辑运算阶段）	12 岁至成年	能做出假设，已经能对事物进行非常抽象的系统的和稳定的逻辑思维。思维的全面性和深刻性已经具备

三、发育的调控与失控

正常的胚胎发育决定于正常的染色体组型，染色体在正常发育中具有重要作用。基因型是人体从双亲获得的遗传信息所赋有的特性。人体在不同发育时期表现出来的形态、结构、生化等特征称为表型。人体由基因型控制发育，同时其表型又受到环境因素与基因型的共同影响。发育是基因型与表型的结合，受遗传和环境的相互作用的调控。

（一）发育与遗传

遗传信息主要是编码在细胞核内基因组 DNA 的一级序列，发育受遗传信息的控制。基因通过其编码产物蛋白质的变化控制发育分化中细胞的特性，因此发育受遗传程序的控制。遗传特性通过发育表现出来，没有遗传就没有发育，没有发育也就无所谓遗传。

异常的发育包括先天异常、胎儿死亡及早产儿等，可以由体内和体外两种因素引起。由遗传因素（突变、非整倍性、易位）引起的异常称为畸形，如唐氏综合征是由 21 号染色体异常导致的畸形。

（二）发育与环境

环境对决定人体表型有时起关键作用。由外源因素（化学物质、病菌、放射线或高温）引起的人体发育异常称为干扰作用，引起干扰作用的因子称为致畸因子，致畸因子常在某一关键发育时期发挥作用。对每个器官发生来说，其最关键的时期是生长和结构形成阶段。尽管受精后 15~60 日是人体许多器官形成的关键时期，但不同器官的关键发育时期各不相同，心脏主要在第 3~4 周之间形成，此时心脏对环境因子最敏感；外生殖器则在第 8~9 周对环境因子最敏感；而大脑和骨骼从第 3 周直至妊娠结束乃至出生后一直对环境因子敏感。

（三）发育失控

发育失控是指超出正常发育程序的生命过程和现象，可以发生在个体生活中的任何阶段。在胚胎期，发育程序的偏离可造成发育终止或者畸胎出现；在婴幼儿期，发育程序的异常可发生发育的迟缓或迟滞（如脑性瘫痪、智力低下等）；在成人期，发育程序的失控可能造成严重的病理状态（如变态反应和自身免疫疾病及癌症）；在老年人期，发育的失控可造成衰老。

四、胎儿期的发育特征

胚胎发育的过程要经过受精、卵裂、原肠胚形成、神经胚形成和器官形成等几个主要的胚胎发育阶段才能发育形成早期胎儿，然后生长发育为成熟胎儿。

（一）胎儿宫内发育分期

卵子和精子的结合称为受精。胎儿的发育起始于受精后的产物，即一个含有 46 条染色体的二倍体细胞——受精卵。受精激活卵细胞的代谢过程，启动受精卵的卵裂，开始胚胎的发育。正常妊娠期分为 3 个时期：①胚芽期（0~2 周），受精卵形成到子宫内着床；②胚胎期（1~8 周），受精卵迅速分化，逐渐形成组织和器官系统；③胎儿期（9~40 周），生长迅速，机体构造复杂化，器官系统部分生理功能开始分化,为出生后的生存做好准备。胎儿胎龄的计算以妊娠妇女末次月经的第1日算起,通常以37~42妊娠周(260~293日)为正常妊娠期。

(二)胎儿发育特征

1. 主要器官系统的生理功能发育

正常胎儿的神经系统在妊娠期到出生后18个月之间发育最快。在胎儿发育早期,主要是神经元数量增多,胎儿后期则主要是细胞的增大和神经轴突的分支以及髓鞘的形成。神经系统最易受到宫内生长发育障碍的影响,可发生畸形或出生后出现功能障碍和智能落后等体。胎儿期第10~18妊娠周,如果在此时期妊娠母体营养不足,可造成神经细胞数目减少,形成脑发育不良;胎儿期第19~28妊娠周,由于脑室周围血管解剖的特点、压力被动型脑循环、胶质细胞发育和其易损性,如果在此期出现脑低灌注则易导致脑门质发育不良;胎儿期第29周以后髓鞘开始发育,胶质细胞迁移,是脑室周围血管发育的活跃期,如果在此期发生缺血、缺氧则易导致髓鞘发育不良、脑室周围白质软化。

胚胎期后,胎儿的生理功能也获得稳步发展;从3个月开始,胎儿能够吞咽和排尿;6个月以后,胎儿能够呼吸和哭泣;7个月以后具备子宫外存活能力,胎儿在出生前最后的3个月里其发育的速度变慢;8个月时,胎儿皮下脂肪开始生长发育,这对胎儿出生后的存活有重要意义。

2. 胎儿的运动与行为发育

(1)运动发育:胎儿时期的反射和胎动可为最初的运动形式。第8周时,接触、压迫、振动等机械刺激均可引起胎儿的反射活动。以后随着中枢神经系统的结构和功能的成熟,反射运动呈现多样化。第9周出现自发运动,最初的运动为呼吸、摄取、排泄等自律神经功能为主的运动,以后逐渐发育成屈曲、反射等防御功能相关的运动,进一步出现把握、表情、姿势的支撑和站立反射等功能。胎动是指胎儿在母体内自发的身体活动或蠕动,妊娠5个月时母亲就能明显感觉到胎儿。

(2)行为发育:经B超研究发现,当母亲发觉自己妊娠时,胎儿已经有原始的蠕动;妊娠2个月起,胎儿有游泳样运动和有皮肤感觉;妊娠3个月时,胎儿会吸吮自己的手指及碰到嘴的手臂或脐带;妊娠4个月时,胎儿可以听到子宫外的声音,可以通过听到透过母体的频率为1 000 Hz以下的外界声音,因此此时实施胎儿音乐教育是可行的。胎教是指胎儿的教育,以音乐教育、运动教育、言语教育、光照教育为主。妊娠5个月时,胎儿能记住母亲的声音并对这熟悉的声音产生安全感,能熟练、认真地吸吮手指。妊娠6个月时,胎儿能在羊水中嗅到母亲的气味并记在脑中。妊娠7个月时,胎儿能用舌头舔自己的手,并开始发育视觉,对宫外的声音会有喜欢或讨厌的行为反应,开始具有发声功能,可以通过母亲的活动感觉昼夜的周期。妊娠8个月时,胎儿能辨出音调的高低强弱并对此有敏感反应,味觉感受发达,能辨别苦与甜,如遇子宫收缩或外界压迫时会踢子宫壁进行抵抗,能感知母亲的高兴、激动、不安和悲伤,并做出不同的反应。

3. 胎儿的异常发育

受遗传因素或环境因素的影响,出现身体有明显畸形的胚胎或新生儿称为畸胎;胎龄足28周、不足37周的活产婴儿称为早产儿;出生体重低于1 500 g者称为极低出生体重儿;胎儿在出生前或婴儿在出生时脱离母体后不能立即独立呼吸,或婴儿的头部遭受损伤引起脑出血,影响脑神经细胞的氧气供应称为宫内窘迫;出现胎儿死亡,称为死胎或死产。

五、婴幼儿期的发育特征

自胎儿娩出、脐带结扎至生后28日为新生儿期,此期实际包含在婴儿期内。自胎儿娩出、脐带结扎至1周岁之前为婴儿期。自1周岁至满3周岁之前为幼儿期,此期是小儿生长发育最迅速的时期。小儿神经与心理发育是小儿生长发育的一个重要方面,与体格发育相互影响,包括从新生儿期到学龄期前儿童的低级到高级的感知、运动、语言、心理功能及社会功能的发育。心理功能包含认知功能(感知、记忆、思维、注意、想象)和情感与情绪、性格与气质等个性特征。

(一)生理功能的发育

神经心理发育的基础是神经系统的生长发育。小儿大脑皮质功能发育较形态发育慢。脑细胞的分化从胎儿30周左右持续到生后1岁半。中枢神经结构的髓鞘化是从脊髓向脑干大脑发育的过程，约在1岁半完成。

（二）感知、运动、语言的发育

新生儿期有很好的感觉功能，视感知、听感知有了迅速的发展。

1. 粗大运动发育

粗大运动发育是指抬头、翻身、坐、爬、站、走、跳等运动发育，是人类最基本的姿势和移动能力的发育。与婴幼儿粗大运动发育密切相关的反射发育包括原始反射、立直反射和平衡反应。姿势运动发育的顺序遵循如下规律：①动作沿着抬头、翻身、坐、爬、站、走和跳的方向发育；②离躯干近的姿势运动先发育，然后是离躯干远的姿势运动的发育；③由泛化到集中、由不协调到协调发育；④先学会抓握东西，然后才会放下手中的东西；⑤先能从坐位拉着栏杆站起，然后才会从立位到坐下；⑥先学会向前走，然后才会向后倒退着走。

2. 精细运动能力

精细运动能力是指个体主要凭借手以及手指等部位的小肌或小肌群的运动，在感知觉、注意等心理活动的配合下完成特定任务的能力。精细运动活动均以抓握物体、将手伸向物体、随意放下物体、腕关节可在各个方向活动4项基本动作为基础。精细运动与姿势和移动、上肢功能和视觉功能的发育是一个互相作用、互相促进的共同发育的过程。

运动发育总规律是：①自上而下或头尾规律；②由近及远；③由粗到细；④从泛化到集中，从不协调到协调；⑤先取后舍。

手的抓握动作发育规律是：①由无意识抓握向随意抓握发育；②由手掌的尺侧抓握向桡侧抓握发育；③由不成熟的抓握模式（全手掌抓握模式）向成熟地对指抓握模式发育；④由抓握物体向放开物体发育。动作发育的总结：一动二仰三抬头，四抓五翻六会坐，七滚八爬九扶站，一岁独站又能走。

3. 语言发育

语言是表达思想、观念、感情等心理过程的，与智力发育密切相关。言语、文字、手势、其他视觉及听觉信号都属于语言范畴。语言发育包括发音、理解、表达和交流。语言发育的总结：一哭二音三咿呀，四笑五学六反应，七妈八爸九再见，一岁能叫物品名。

新生儿期感知、运动、语言发育的常用评定方法有：粗大运动功能评定（gross motor function measure，GMFM）、功能独立性评定（functional independence measure，FIM）、新生儿行为测试、Gesell发育评定量表、Baylcy发育评定量表等。

（三）认知功能的发育

动作发育始于新生儿的无条件反射和随之发展起来的条件反射活动，动作发育为认知功能发育创造条件，为具体形象思维及概念的发育奠定了基础。早期的动作发育水平标志着认知功能发展的水平。在婴儿认知发育检查中，大动作与精细动作的发育是检查的一个重要方面。儿童的言语能力的发展促进了抽象概括性和随意性的初步发展。通过动作，儿童与客观世界建立了直接的相互作用的关系，建立了自我和客体概念，并产生了自我意识和最初的主客体的分化；同时，社会性和情感也进一步发展。认知发育的总结：一看二听三协调，四认（物）五要六认人，七懂八观九要抱，一岁喜憎有分明。

（四）异常发育

异常发育包括运动功能障碍（如脑性瘫痪等）、言语或语言障碍、孤独症、重症身心发育障碍等可由先天因素、遗传因素或后天的环境因素所致。无论发育障碍的种类和程度如何，对儿童来说都有发育的可能性和潜在发育能力。因此，只有应用康复手段，才能抑制异常发育、充分挖掘潜在的发育能力。

六、学龄前期和学龄期发育特征

学龄前期是指3周岁后（第4年）到入小学前（6~7岁）的时期。此时体格发育速度较婴幼儿期减慢，达到稳步增长，而智能发育更趋完善，求知欲强，能做较复杂的动作，学会照顾自己，语言和思维能力进一步发展。3岁开始形成个性基础，对今后的个性特点具有重要影响。

学龄期又称儿童期，是指从入学起（约满6周岁）到12周岁进入青春期前的时期，也是小学阶段的时期。此时期发育所面临的问题是认知学习能力的获得和提高。

（一）生理功能发育

由于运动和感觉区域神经元的髓鞘化一直到6岁才完成，因此学前儿童仍然显得眼手协调能力较低和动作较笨拙；大脑半球的偏侧化也仍在继续，左右的优势得到进一步加强。学龄前期骨骼肌的发育还处于不平衡阶段，大肌群发育早，小肌群发育还不完善，而且骨骼肌的力量差，特别容易受损伤。学龄前期是儿童学习语音的最佳时期，口头言语或外部言语占明显地位，顺序性发展最好，逻辑性较差，决定了这个时期思维的具体形象性特点的因素之一。

（二）心理功能发育及指导

学龄前期儿童的无意注意达到了高度发展，而有意注意还在逐步形成中；思维的主要特点是它的具体形象以及进行初步抽象概括的可能性；机械记忆占主导地位，无意记忆的效果优于有意记忆的效果，且以无意的形象记忆为主。学龄前期是儿童个性最初开始实际形成的时期。学龄儿童的运动更加协调和准确，大脑皮质的抑制能力也相对加强了，已能对自己的欲望和情感进行自我控制；分析综合能力加强，能进行复杂的联想、推理、概括、归纳等抽象思维活动；通过系统学习知识，词汇大量增加，理解力、注意力和记忆力变得更有意识；自我评价的稳定性逐渐加强，开始逐渐用行为特征、心理特点、价值和态度等抽象词汇评价他人；更加关心他人对自己的看法，尤其是老师和同学的看法。家庭的教育方式尤为重要。

（三）心理行为问题

心理行为问题主要包括行为障碍或异常、学习障碍、智力低下等。

七、青春期的发育特征

青春期是由儿童发展到成人的过渡时期。它从体格生长突增开始，到骨骼完全愈合、躯体停止生长、性发育成熟而结束。

（一）生理功能发育

在神经内分泌作用下，身体迅速生长，出现生长突增。男童、女童具有不同的体型：男童较高，肩部较宽，骨骼肌发达结实；而女童较矮，臀部较宽，身材丰满。另外，第二性征与性功能开始发育，男性出现遗精，女性月经来潮。

（二）心理功能发育

青春期儿童感知觉、记忆、注意等认知能力的改善和提高，能更有效地完成学习任务；抽象思维、推理能力快速发展，能运用抽象、形式逻辑的归纳或演绎方式去思考、解决问题，发现事件的多样性，以系统的方法提出假设并试验各种可能的解决办法。青春期以抽象思维占主导地位，其逻辑推理能力加强、运用假设的能力增强、思维中残留自我中心特征、自我意识逐步成熟、成人感和独立意向发展。

（三）青春期心理卫生问题

青春期容易出现青春期焦虑症、青春期抑郁症、青春期强迫症、青春期癔症等，应加强青春期的心理卫生咨询和健康教育。

八、成人期的特征

成人期包括青年期、成年期、老年期。不同时代、不同国家、不同民族划分人的年龄标准不尽相同，受多种因素制约。

（一）青年期

青年期年龄大致是18～25岁，标志着生理功能发育已处于完全成熟的阶段，认知功能也已获得较大提高，人格特性也渐形成。在此阶段，青年人将面临就业、恋爱等一系列问题，导致各种心理纠葛和矛盾，若能妥善地解决这些矛盾，就能适应这一时期的社会生活，顺利地进入成年期；否则会带来许多心理问题，引发精神心理疾病。

（二）成年期

成年期是从 25～60 岁人生跨度最长的时期。WHO 于 1991 年提出关于划分年龄分期的标准，中年期一般指 45～60 岁的人群。

1. 生理功能特点

进入中年期，机体的各个组织、器官、系统的生理功能便开始走向衰退。一般认为，30 岁以后的个体，其生理功能的衰退平均每年以 1% 左右的速度递增。由于组织器官的功能开始衰退，各类疾病发生的危险性也增高。

2. 心理功能特点

处在人生旅途"中点站"的中年人，生理功能由盛转衰，而心理功能则处于继续发展和相对稳定的阶段。中年期是个体心理能力最成熟的时期，但心理能力的状况也因人而异，主要与个体的个性心理如理想、信念、世界观、人生观和性格等因素有关。只有锐意进取、开拓创新、与时俱进、正确认识社会与自我，才能保持心理上的青春活力。中年期心理发育特征主要表现为：①智力有明显的上升或下降；②情绪稳定，心理平衡；③意志坚定，自我意识明确；④个性成熟，特点鲜明；⑤压力增大，心理冲突增多。

3. 亚健康问题

此期应注意防范中年人心理疲劳和围绝经期综合征。中年人心理疲劳是指中年人的心理活动过激或不足，使神经系统紧张程度过高或长时间从事单调、厌烦的工作而引起疲劳。轻者表现为体力不支、注意力不易集中、容易出现错觉、思维迟缓、语言功能差、情绪低落，并同时伴有工作效率低、错误率上升等现象。持续发展将导致头痛、眩晕、心血管和呼吸系统功能紊乱、食欲下降、消化不良及失眠等，严重者将导致中年夭折、英年早逝。围绝经期综合征是指中年后期因内分泌功能紊乱表现为情绪的变化，如焦虑、抑郁、烦躁等以及阵发性潮湿、出汗、心烦等为主的自主神经功能紊乱的症状。女性围绝经期是指妇女绝经前后的一段时期。

（三）老年期

老年期的定义，各国规定的年龄不同。1982 年，中华医学会老年医学学会建议：45～59 岁为老年前期，60～89 岁为老年期，90 岁以上为长寿期。

1. 生理功能特点

人的机体各器官生理功能正常是其赖以生存的基本条件。各器官衰老是人类不可抗拒的自然规律，表现为须发由黑变白或脱落、颜面部皱纹增多、皮肤松弛及色素沉着、眼睑下垂、耳聋眼花、牙齿脱落、脊柱弯曲、步态缓慢、反应迟钝等，为整体水平的衰老；器官的衰老则表现为许多重要酶的活力下降、代谢缓慢、储备能力下降、组织的萎缩、实质细胞数量减少以及某种微量元素的缺乏或过高等，导致其生理功能的改变，易患各器官系统的老年性疾病，如阿尔茨海默病（AD）、老年性白内障、老年性耳聋、骨关节退行性变、糖尿病、原发性高血压、冠状动脉粥样硬化性心脏病（冠心病）、骨质疏松症、前列腺肥大、老年斑等。

2. 心理功能特点及问题

老年期心理变化的主要特点表现有：①身心变化不同步；②心理发展仍具潜能和可塑性；③心理变化体现出获得和丧失的统一；④心理变化存在较大个体差异。老年期心理变化表现为：情绪变化大、记忆力减退、思维衰退、智力衰退、人格改变（完善感与失望感、厌恶感）、人际关系变化，要注意防范老年骨质疏松症、老年性颈椎病、阿尔茨海默病的发生。

第五节 神经生理学基础

一、神经元和神经胶质细胞

（一）神经元的结构

神经系统内含有神经细胞和神经胶质细胞两大类细胞。神经细胞又称神经元，其形态和大小差别很大，是神经系统的结构和功能单位。神经元的形态和功能多种多样，但在结构上大致都可分为细胞体和细胞突起两部分。细胞突起又分为树突和轴突两种，一个神经元可有一个或多个树突，但一般只有一个轴突。细胞体发出轴突的部位称为轴丘。轴突起始的部分称为始段；轴突的末端分成许多分支，每个分支末梢的膨大部分称为突触小体，它与另一个神经元相接触而形成突触。神经元通过胞体或树突接受来自其他神经元或感受器的冲动，通过轴突将冲动传给其他神经元或效应器。轴突和感觉神经元的长树突统称为轴索，它的外面被有神经膜和髓鞘者，称为有髓鞘纤维；有的只有神经膜而无髓鞘，称为无髓鞘纤维。神经元结构见图1-8。

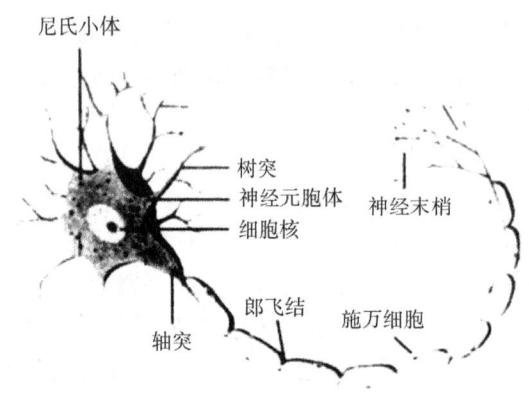

图1-8 神经元结构示意图

（二）神经元的分类和功能

1. 按照神经元突起的数目分类

神经元可分为：①单极神经元，即只有一个胞突，仅见于胚胎时期。②假单极神经元，由胞体发出一个突起后分为两支，一支伸向脑和脊髓，为中央突，相当于轴突；另一支伸向感受器，为外围突，相当于树突。这类神经元主要位于脊神经节和脑神经节。③双极神经元，由胞体发出一个轴突、一个树突，如耳蜗神经节神经元。④多极神经元，由胞体发出一个轴突和多个树突。中枢内的神经元多属此类。

2. 按照神经元的功能分类

神经元可分为：①感觉神经元，又称传入神经元，它们接受刺激并将之转变为神经冲动，再将冲动传至中枢神经（脊髓和脑）；②运动神经元，又称传出神经元，它们将中枢发出的冲动传导到效应器（肌肉和内分泌腺），支配效应器官的活动；③联络神经元，又称中间神经元，是介于感觉神经元与运动神经元之间起联络作用的。

（三）神经纤维的兴奋传导

兴奋在同一细胞内的传布称为传导，而兴奋由一个细胞传至另一个细胞的过程则称为传递。细胞间的兴奋传递有两种：一种是神经元之间的兴奋传递，即突触传递；另一种是神经元与效应器之间的兴奋传递，如神经-肌肉接头的兴奋传递，神经-肌肉接头传递从广义上讲也可视为突触传递。兴奋传递过程首先是神经冲动传至神经末梢处，引起某种化学物质的释放，这种物质称为神经递质；神经递质再以扩散的方式传到另一个神经元或效应器细胞，诱发其产生电位变化，最后完成兴奋的传递。

1. 神经纤维兴奋传导的特征

①完整性，神经纤维只有在其结构和功能都完整时才能传导兴奋；如果神经纤维受损或被切断，或局部应用麻醉药时，兴奋传导将受阻。②绝缘性，一根神经干内含有许多神经纤维，但多条纤维同时传导兴奋时基本上互不干涉，其主要原因是细胞外液对电流的短路作用，使局部电流主要在一条神经纤维上构成回路。③双向性，认为刺激神经纤维上任何一点，只要刺激强度足够大，引起的兴奋可沿纤维同时向两端传播。由于轴突总是将神经冲动由胞体传向末梢，表现为传导的单向性，这是由突触的极性所决定的。④相对不疲劳性，连续电刺激神经数小时至十几小时，神经纤维仍能保持其传导兴奋的能力，表现为不容易发生疲劳。神经纤维传导的相对小疲劳性是与突触传导比较而言的。突触传导容易发生疲劳，与神经递质的耗竭有关。

2. 神经纤维的传导速度

神经纤维的传导速度与髓鞘有无、纤维直径及温度有密切关系。一般说来，无髓鞘比有髓鞘传导速度慢；直径越大，传导速度越快；温度降低，传导速度减慢，甚至停止传导。

（四）神经胶质特征及功能

1. 神经胶质细胞的特征

人类神经系统含有 $(1\sim5)\times10^{12}$ 个神经胶质细胞，其数量为神经元的 10～50 倍。神经胶质细胞广泛分布于周围和中枢神经系统，在周围神经系统，有包绕轴索形成髓鞘的施万细胞和脊神经节中的卫星细胞；在中枢神经系统，则主要有星形胶质细胞、少突胶质细胞和小胶质细胞（图1-9）。神经胶质细胞也有突起，但无树突和轴突之分；细胞之间不形成化学性突触，但普遍存在缝隙连接；也有随细胞外 K^+ 浓度而改变的膜电位，但不能产生动作电位。在星形胶质细胞膜上还存在多种神经递质受体。

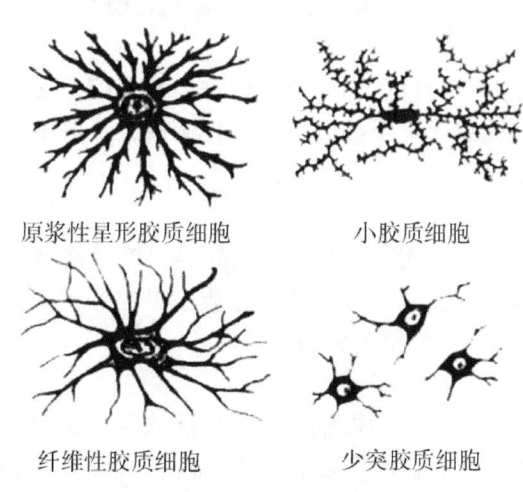

图1-9 神经胶质细胞示意图

2. 神经胶质细胞的功能

（1）支持作用：星形胶质细胞以其长突起在脑和脊髓内交织成网，构成支持神经元的支架。

（2）修复和再生作用：如脑和脊髓受伤时，小胶质细胞能转变成巨噬细胞，清除变性的神经组织碎片；而星形胶质细胞则能依靠增生来填充缺损，但过度增生则可能形成脑瘤。

（3）免疫应答作用：星形胶质细胞可作为中枢的抗原呈递细胞，其细胞膜上存在特异性的主要组织相容性复合物Ⅱ类蛋白分子，后者能与处理过的外来抗原结合将其呈递给T淋巴细胞。

（4）物质代谢和营养性作用：星形胶质细胞一方面通过血管周足和突起连接毛细血管与神经元，对神经元起运输营养物质和排除代谢产物的作用；另一方面还能产生神经营养因子，以维持神经元的生长、发育和功能的完整性。

（5）绝缘和屏障作用：少突胶质细胞可形成神经纤维髓鞘，起一定的绝缘作用。星形胶质细胞的血管周足是构成血-脑屏障的重要组成部分。

（6）稳定细胞外的 K^+ 浓度：星形胶质细胞膜上的钠泵活动可将细胞外过多的 K^+ 泵入胞内，并通过缝隙连接将其分散到其他神经胶质细胞，以维持细胞外合适的 K^+ 浓度，有助于神经元电活动的正常进行。当神经胶质细胞受损而过度增生时，将 K^+ 泵入细胞内的能力减弱，可导致细胞外高 K^+，使神经元的兴奋性增高，从而形成局部癫痫病灶。

（7）参与某些递质及生物活性物质的代谢：星形神经胶质细胞能摄取神经元释放的谷氨酸和 γ-氨基丁酸（GABA），再转变为谷氨酰胺而转运到神经元内，从而消除氨基酸递质对神经元的持续作用，同时也为神经元合成氨基酸类递质提供前体物质。星形胶质细胞还能合成和分泌多种生物活性物质，如血管紧张素原、前列腺素、白细胞介素以及多种神经营养因子等。

二、神经损伤反应

（一）中枢神经损伤反应

中枢神经损伤时，除损伤区域的神经组织直接受损外，由此继发的动力性损伤也很重要，如脑卒中引起的缺血、缺氧继发的神经元细胞膜通透性改变使细胞膜内外离子交换障碍，致使 Ca^{2+} 大量进入细胞内，激活多种蛋白激酶，随后发生细胞内级联事件，大量释放炎性因子，引起神经毒性反应，加重脑损伤。常见的中枢神经损伤病理改变如下。

1. 神经元急性坏死

急性缺血、缺氧以及急性中毒或感染可引起神经元的死亡，表现为神经元核固缩、细胞体缩小变形、细胞质尼氏小体消失，苏木精-伊红（HE）染色细胞质呈深伊红色，称为红色神经元。若细胞坏死后的酶性分解过程继续发展，则可导致细胞核溶解消失，残留细胞的轮廓或痕迹称为鬼影细胞。由缺血引起的红色神经元最常见于大脑皮质的锥体细胞和小脑蒲肯野细胞。

2. 单纯性神经元萎缩

神经元慢性渐进性变性以致死亡的过程称为单纯性神经元萎缩，又称神经元的慢性病变。其病变特点表现为神经元胞体缩小、核固缩而无明显的尼氏小体溶解，一般不伴炎症反应；晚期可伴明显胶质细胞增生。

3. 中央性尼氏小体溶解

中央性尼氏小体溶解为一种可逆性变性，常由病毒感染、维生素 B 缺乏及神经元与轴突断离等因素所致。其病变表现为神经元肿胀、变圆、核偏位，胞质中央的尼氏小体崩解，进而溶解消失，或仅在细胞周边部有少量残余，胞质着色浅而呈苍白均质状。

4. 神经元胞质内包涵体形成

神经元胞质内包涵体形成可见于某些病毒感染和变性疾病等。其形态、大小和着色不同，分布部位也有一定规律。Parkinson 病的黑质、蓝斑等处的神经细胞中的 Lewy 小体、狂犬病时海马和脑皮质锥体细胞中的 Negri 小体分别对这些疾病具有诊断意义。

5. 神经元纤维变性或神经元纤维缠结

神经元纤维变粗在胞核周围凝结卷曲呈缠结状，其镀银染色为阳性，电镜下为直径 7～10 nm 双螺旋微丝成分，是神经元趋向死亡的一种标志。此现象除常见于 Alzheimer 病外，也见于 Parkinson 病等。

（二）周围神经损伤反应

周围神经损伤是脑神经、脊神经、神经丛、神经索、神经干和末梢神经损害的总称。与中枢神经系统相比，外周神经受损伤的可能性更大，最为常见的是神经被切断或压伤，髓鞘膜脱落也是最为常见的损伤之一。周围神经可由多种致病因素（如外伤、炎症、中毒、营养缺乏、免疫障碍等）损伤，出现明显的病理改变。

1. 瓦勒变性

轴突外伤断裂后，受损远端轴突和髓鞘变性、碎裂，被施万细胞和巨噬细胞吞噬；断端近侧的轴突和髓鞘可有同样的变化，一般只波及最近的1～2个郎飞结内而不再进展，但接近胞体的轴突断伤可使胞体坏死。

2. 轴突变性

轴突变性是中毒代谢性神经病最常见的病理改变，由于在中毒或代谢障碍条件下，神经细胞蛋白合成障碍，不能供给轴索远端营养，出现由远端开始向近端发展的轴索变性，称为逆死性神经病。其病因一旦纠正，轴突常可再生。

3. 神经元变性

神经元变性主要见于感染、中毒、代谢等致病因素，可分别累及感觉性神经细胞、运动性神经细胞和自主神经细胞，造成原发性神经细胞生化代谢紊乱出现形态学改变，表现为神经细胞体变性、崩解和死亡继发的轴突及髓鞘破坏，最后整个神经细胞及其突起崩解坏死，称此为神经元神经病。

4. 节段性脱髓鞘

节段性脱髓鞘主要见于免疫介导的自身免疫病，也见于白喉毒素所致的周围神经病和遗传性周围神经病。其病理特点为髓鞘破坏而轴突相对完整保存，脱髓鞘多从郎飞结开始，近端神经根受累严重，远端呈多节段脱髓鞘病变，施万细胞增生，髓鞘再生呈薄髓鞘，节段短再生纤维。严重的髓鞘脱失，偶可致轴突变性。

周围神经疾病的病因繁多，有感染、中毒、外伤、压迫、血管闭塞、营养缺乏、代谢障碍以及变态反应、遗传因素等。中毒引起的周围神经疾病最多见，其中有铅、砷等重金属中毒和有机磷农药、异烟肼、链霉素等化学药品及药物中毒。外伤、昏睡和外科手术等机械性压迫可引起单神经或多发性神经损伤。营养缺乏和代谢障碍除维生素缺乏外，糖尿病和各种内分泌障碍均可引起周围神经病。尽管周围神经疾病的病因如此繁多，但一定的毒素或感染却经常作用于一定的神经，如铅中毒作用于桡神经、链霉素容易侵害蜗神经等。因此，对周围神经病的诊断必须依照受累神经的解剖生理确定其损害的部位，同时也要尽可能地明确其病因。

周围神经疾病的症状是以感觉、运动障碍为主，伴有反射和自主神经障碍。由于每条周围神经所包含的感觉、运动和自主神经纤维的比例不同，以及病因和受损部位各异，其临床表现也不全一致。例如，异烟肼中毒性神经炎以感觉障碍为主；白喉性多神经炎以运动瘫痪为主；砷中毒性多神经炎则以自主神经损害比较突出。周围神经疾病在感觉改变中有主观的和客观的感觉障碍，主观感觉障碍表现为疼痛和异常感觉，如针刺感、蚁走感、电灼感和灼痛等，同时伴有神经痛；客观感觉障碍有痛觉、温度觉、触觉和关节觉、音叉振动觉的减低或消失。常见的神经痛有三叉神经痛、坐骨神经痛等。

运动纤维损害时，其所支配的肌肉松弛无力，其瘫痪的程度取决于起病的快慢和受累纤维的多寡。与肌肉瘫痪同时出现肌肉萎缩时，多以上下肢的远端明显，严重的可伴有垂腕、垂足。脑神经损害可有复视、面肌瘫痪、构音障碍、吞咽困难等。周围神经疾病在其损害的范围内，肌腱反射皆减低或消失。自主神经障碍有排汗、血管运动及营养障碍，具体表现为多汗或少汗、血管扩张、皮肤温度增高或减低、发绀、水肿，以及皮肤骨骼的改变。

周围神经损伤后的修复时机很重要，原则上治疗越早越好。其处理的原则是：用修复法治疗神经断裂；用减压法解除神经压迫；用松解切除法解除瘢痕粘连或绞窄；去除病因和积极治疗原发病，并根据病情适当采用糖皮质激素或解毒剂，给予B族维生素；早期患者宜安静休息，使用镇静药、血管扩张药、透热疗法，并配合针刺治疗，同时还需注意对患肢的护理，保持功能位置，防止压疮发生，给予丰富的营养。恢复期进行理疗、按摩和康复治疗。

三、中枢神经的可塑性

中枢神经的可塑性是指中枢神经的修饰能力，这种修饰能力是短期功能改变和长期结构改变的连续统一体。在发育成熟的神经系统内，神经回路和突触结构都能发生适应性改变。在神经损伤反应中，既有现存突触的脱失现象，又有神经发芽形成新的突触连接，病灶周围突触的长时程增强，且可在卒中后数周内形成新的突触，神经损伤后还可以在远离损伤部位神经处出现突触结构改变、数目增减和神经回路改造。中枢神经的可塑性反映了机体神经系统对内外环境刺激发生应变的能力。

（一）大脑的可塑性

1. 脑可塑性的生理学基础

从解剖生理学上看，初级感觉运动皮质、视觉皮质和次级感觉运动皮质都包含在感觉、知觉中，基底神经节和丘脑传导通路对运动的计划、知觉和感觉运动的完成起了促进作用。对于运动功能的准备和运动功能的执行起主要作用的是辅助运动皮质和运动前皮质，通过皮质脊髓束来完成其他的下行传导系统的平行抑制通路，小脑的传导系统能够监测运动的输出和执行。初级感觉皮质将躯体感觉信号传输到初级运动皮质，通过感觉信号的传输在很大程度上调节初级运动皮质，而且在初级运动皮质区中共同存在多重和单个传出神经的特性。

对初级运动皮质区的不同部位进行选择性刺激可以产生相同的运动功能，因此通过神经元网状系统控制的单个运动分布在整个初级运动皮质，此网状系统能够使重叠交错的单个肌肉皮质控制区汇集在一起，将一个皮质区分散成多个肌肉的控制点且广泛的相互连接在一起。另外，肢体关节（如肩关节、肘关节、腕关节）的代表区在皮质上不只是一个，而是将邻近的不同关节的靶肌肉集中在一起激活，这种方式将会产生各种各样的运动组合。多重皮质区的协作关系能够使受损功能恢复，这与多种适应性障碍可塑性的机制相一致。

脑卒中后一些因素可能会促进脑功能重建，如神经元膜兴奋性的改变、抑制作用的去除、提高突触的传导、病灶周围的γ-氨基丁酸能抑制作用的降低和谷氨酸活性的增加。动物模型中受损的部分在初级运动皮质区或人的初级感觉和运动皮质区梗死后，表现出病灶周围区域的激活，这些均表明了在损伤部位周围的突触与失去抑制作用或神经网状结构与进行性激活作用无关。运动功能的恢复可通过锥体系统的功能重组来完成，初级运动皮质区外进行功能重组是一个长时间的过程，同侧初级运动皮质区可能会通过两半球间、皮质网状纤维或直接的皮质脊髓束连接来促进功能的恢复。

2. 功能影像学技术与脑的可塑性

目前，多种影像学技术应用到脑的可塑性研究中，正电子发射计算机断层显像（positron emission tomography，PET）和功能磁共振成像（functional magnetic resonance imaging，fMRI）可以描绘脑局部的血流量和连接神经纤维代谢的改变，脑电图和脑磁图可以分析脑活动的电磁现象。脑的功能影像学方法已经在一些研究中得到了广泛的应用。脑卒中后有失语和严重的右侧瘫痪的患者中，他们在12个月内运动功能得到了很好的恢复。fMRI、TMS和脑磁图研究都发现，在患侧大脑半球中的感觉运动区出现了不对称的扩大和后移。伴有患侧大脑半球组织不对称的患者，在进行正中神经刺激的过程中，fMRI和脑磁图表现出了明显的相关性。

（二）脊髓的可塑性

脊髓损伤动物在伤后不接受任何干预的情况下可出现运动功能恢复，其机制与脊髓自发性可塑性有关。脊髓自发性可塑性由损伤诱发，并有多种表现形式，主要包括损伤部位周围正常轴突芽生、损伤轴突再生性出芽和突触数量增加。脊髓具有可塑性，并贯穿于人的整个生命过程。

在出生后的一段时间内，脊髓可塑性表现最为明显，其作用是帮助个体掌握规范的行为（如步行）和回避疼痛等伤害性刺激；成年后，脊髓可塑性主要在获得和维持新的运动技能中发挥作用以及补偿因衰老、疾病和创伤所引起的外周和中枢神经系统的变化。脊髓可塑性表现为自发性可塑性和活动（训练）依赖性可塑性两种类型。在正常人，脊髓自发性可塑性主要存在于发育过程中，与神经细胞轴突的生长和数量的增加有关；在轴突找到了合适的生长方向和形成突触后，则主要表现为活动（训练）依赖性可塑性。活动（训练）依赖性可塑性强化与常用的如行为和运动反应等有关的神经联系，其他不常用的则受到抑制，使机体的神经网络变得更有组织和规律。脊髓损伤后，脊髓可塑性由损伤和特殊形式的训练启动，表现为自发性可塑性（损伤诱导的可塑性）和活动（训练）依赖性可塑性两种类型。

轴突芽生、潜伏通路重启、突触效率改变、脊髓神经元回路重组等多种形式是脊髓损伤患者功能恢复的基础。虽然损伤后脊髓可表现出自发性可塑，但这种可塑性存在时间和程度的限制。一般来说，自发性可塑性在伤后数分钟到数小时便可出现，可持续到伤后1年，1年以后脊髓运动神经元便出现退变。同时，由于损伤后不同时期脊髓内环境的变化使这种自发性可塑性受到限制，如急性期的继发性损伤、炎性反应因子、髓磷脂释放的轴突生长抑制因子、瘢痕形成等，因此在合适的时间内采取有效的治疗策略，使中枢模式发生器重新激活、脊髓神经元回路重组，最大限度地增强脊髓的活动（训练）依赖性可塑性，将有助于优化现有治疗方案，进一步促进脊髓损伤患者的功能恢复。

四、神经再生与脑功能重组

（一）中枢神经损伤后的神经再生

20世纪80年代的成年哺乳动物中枢神经系统（CINS）损伤后不能再生和恢复的理论受到挑战，这种概念上的突破主要基于两方面的实验事实：①把外周神经节段移植进脊髓，观察到损伤的脊髓神经纤维能够长距离地延伸。这一发现清楚地显示成年哺乳动物的脊髓神经元仍然保持着再生的能力，从根本上改变了人们对整个神经再生领域的认识。②人们注意到中枢神经系统内的微环境对受损神经的存活和再生至关重要。其中，抑制性因素被认为可能起着更重要的作用。中枢微环境中除了抑制因子，还存在神经生长因子、黏附分子和轴突诱向分子等诱导生长的因子，他们又促进神经再生的有利环境。

成功的神经再生必须达到以下条件：①必须有一定数量的神经元成活，因轴突再生所需的结构和功能性物质只能在细胞体内合成；②再生的轴突必须生长足够的距离，穿过受损的部位；③再生的轴突必须定位于合适的靶细胞，形成功能性连接。目前，促进神经再生与修复的策略主要是通过促进内在的再生能力和消除外在的抑制因素两大途径进行。在中枢神经系统再生研究过程中，形成了两个重要的研究方向：一个是研究和改变中枢神经内在的生长能力，在这个方向上，目前的研究主要是试图了解控制中枢神经系统和外周神经系统（PNS）神经元存活和轴突生长的信号途径，从而对细胞内的信号途径实现干预；另外一个是解决中枢神经系统再生的环境问题，如利用移植的细胞或神经块，提供损伤神经元再生长的合适环境，试图增强受损神经的再生。在过去的20年内，对中枢神经系统发育和损伤的动物研究获得了许多令人瞩目的进展，为今后临床上更好地促进中枢神经系统再生带来了希望。例如，神经营养因子（NTF）的应用、消除髓鞘蛋白的抑制作用、干细胞及组织移植等为中枢神经系统损伤后神经再生与修复提供了新的可能途径，部分治疗方式目前已应用于临床，具体疗效尚待进一步证实。

中枢神经系统再生障碍的原因相当复杂，损伤区胶质瘢痕形成、神经营养因子缺乏以及抑制性蛋白存在等均影响到中枢神经再生，即使体内所有再生抑制因素被克服，也不一定能保证成年动物中枢神经系统损伤神经成功再生，其功能的完全恢复也非仅仅依赖于神经组织成功再生，人类大脑和脊髓组成的中枢神经系统再生和修复目前仍是长期困扰神经科学界的一大难题。值得注意的是，康复训练可以调节细胞分裂的速度、新生神经元的生存，并把新生神经元整合到已有神经环路，良好的饮食和睡眠、合理的临床治疗、积极的康复治疗能最大限度地改善患者生活及社会参与能力，这才是神经再生的本质意义所在。

（二）周围神经损伤后的神经再生

正常的神经功能有赖于轴突的双向轴浆转运。一方面，通过顺行转运的神经介质和神经营养因子刺激神经末梢和效应器，保持所支配效应器活力与功能；另一方面，通过逆行转运的神经营养因子及神经诱导因子，从而促进神经轴突的再生和趋化、定向生长。周围神经损伤在临床非常多见，属于常见创伤或其并发症。其损伤性质不同于一般的组织损伤，它本质上归属于细胞损伤的范围，神经束断裂后所有组成该神经束的神经纤维的神经元均发生细胞损伤；同时，导致神经轴突的连续性中断、神经的传导和支配作用丧失，也就是自神经元胞体方向传来的指令性神经冲动不能传导至末梢靶细胞，所以经由顺行轴浆运输系统运输的神经介质和营养靶细胞的物质也不能继续运输至神经末梢，导致神经丧失了对靶器官、靶细胞营养、支配功能和其他作用。末梢靶器官、靶细胞丧失神经支配后，逐渐产生结构上和功能上神经改变，如肌肉萎缩和纤维化、感觉小体变性消失、运动终板变性、坏死等；

而且，发自靶器官、靶细胞的向心性神经冲动不能到达胞体，经逆行轴浆运输系统运输的、产自靶器官的靶细胞以及对神经元胞体有重要神经营养价值的因子也不能转运到达神经元胞体，这些都对神经元的生存与功能的维持有着直接影响，因此周围神经损伤后将导致整个神经元的损伤反应。

典型的周围神经的再生过程为：周围神经损伤但神经元胞体存活，启动近端轴突尖部的再生、出芽过程，胞体近端轴突的出芽与延伸以及近端再生轴突在合适的微环境和必要条件下，长入相应远端施万细胞基膜管中，并且一直延长至神经末梢，最终重新与相应的末梢靶器官恢复建立突触联系，重建其正常的结构特征和生理特征，神经重新支配的末梢靶器官并逐步恢复因轴突断裂失神经支配而发生的结构变化。周围神经损伤后的功能恢复有赖于其轴突成功，成功再生应包括以下几点：①损伤神经元胞体的存活和功能正常；②损伤神经近段轴突芽生与延伸；③再生轴突与效应器重新建立突触联系；④神经再支配的靶器官的复原；⑤轴浆运输恢复。因此，周围神经损伤后的第一要务就是及时地恢复神经干的连续性，全力避免神经元死亡，积极促进轴突再生，有效防止效应器萎缩。

近些年，修复周围神经损伤的外科技术取得了很大程度的发展，尤其是显微外科技术在周围神经损伤修复中的应用极大地促进和改善了神经吻合理念和技术。但运动性轴突和肌肉运动终板必须重建联系，再生的轴突才可能最终成熟；同样，感觉性轴突必须与感觉末梢器官必须相连，才能保证感觉功能恢复，而错位的对接生长不能恢复理想的神经功能。另外，康复治疗及早介入可防止末梢靶器官、靶细胞丧失神经支配后的结构上和功能上的改变，如肌肉萎缩和纤维化、感觉小体变性消失、运动终板变性、坏死等，从而为神经再生后保证末梢靶器官的功能状态，以达到功能的最佳恢复。

（三）康复治疗对脑功能重组的影响

脑卒中后可塑性的改变是由于患侧大脑组织的自然恢复或治疗干预导致的。在康复治疗过程中，可以利用不同的技术来评估各种干预的影响。强制性训练是治疗干预技术的一种，在进行强制性训练之前，患侧大脑半球的运动皮质有少量的运动输出波图，治疗后运动输出波增加了近40%。这些改变与临床症状明显的改善有关，推测只是训练过程中增加了患侧上肢的使用和减少了健侧上肢使用导致的。治疗后运动映射中心向中侧移动表明了脑区的复原，在对动物的脑磁图研究中获得类似的结果。PET和fMRI两方面的研究表明，主动和被动的特定康复治疗程序都可以诱导脑激活模式的改变，在成年人患侧脑中的可塑性是可以加工处理的。皮质下脑卒中的患者经过3周的强化康复治疗后，患侧大脑半球中初级感觉运动皮质的激活程度明显增加；慢性期的脑卒中患者进行患侧上肢强化训练可以逆转激活作用的模式，使健侧大脑半球中的初级运动皮质激活作用改变为患侧大脑半球的激活作用，同时伴随手和手指控制能力的明显改善。这个研究结果的临床意义在于，在患侧大脑半球中，被动运动对感觉运动皮质的影响与主动运动是相似的，脑卒中急性期的被动运动治疗能提高治疗效果；在脑卒中的慢性期，主动运动能够逆转适应性障碍并能实现脑功能重组。

五、脑老化

随着社会老龄化形势不断严峻，脑老化问题也日益引起医学界的广泛重视，众多学科都对脑老化的不同领域展开了广泛而深入的研究。在正确认识脑老化的基础上，通过对其机制、治疗与预防等的深入研究让人们能够更好地认识脑老化所带来的严重后果以及正确选择预防和治疗措施，以有效的措施改善和提高老年人的生活质量。

（一）脑老化概述

脑老化是指随着年龄的增长，大脑组织结构、功能、形态逐渐出现的衰退老化现象，并表现为一定程度的脑高级功能障碍，其中认知功能减退是其重要特征之一。脑老化是一种正常生理现象，与病理性大脑变性（如阿尔茨海默病）有着本质的区别，不应该把脑老化看成是脑的病理现象。从生物学角度来看，脑老化是继脑自然生理过程中的发育阶段与成熟阶段后脑必然要经过的一个自然阶段，是脑生理三大阶段中的最后一个阶段，所以脑老化理所当然也属于一种生理现象。当进入到脑老化阶段后，大脑便逐渐开始出现各种各样的神经系统功能紊乱而逐渐明显地出现神经退行性改变，这是符合"生长—发育—退化"这一自然法则的，也是老年时期脑的必然表现和结果。

（二）研究脑老化的重要性

当今世界人口老龄化已经成为一个非常严峻的问题，老年人的数量占总人口数量的比例逐年上升，成为一个庞大的群体。而在老年人群中，脑老化已经是一个非常常见的情况，轻者可以导致记忆力减退、反应迟钝、健忘、动作协调性差、联想学习记忆障碍等，脑老化发展严重后很有可能出现阿尔茨海默病、帕金森病（PD）等病理性疾病。由于脑老化引起的认知功能衰退甚至阿尔茨海默病、帕金森病等的发生会给老年人的健康以及生活质量带来极大的影响，对于家庭和社会而言，无疑增添了沉重的经济负担和社会负担，甚至会影响到社会经济的发展。脑老化研究有利于改善和提高老年人的健康和生活质量，也有利于更全面阐述生命现象的本质（老化阶段），所以加强脑老化的研究已经是新时代的迫切需要。

（三）脑老化的相关机制

脑老化是一个复杂的、多因素的过程，没有一个单一的过程可以解释老化的具体机制。目前比较认可的机制有钙稳态学说、线粒体学说、自由基代谢紊乱、自噬调节失常、神经递质紊乱等，此外还有关于内分泌、氧化应激、蛋白聚集、炎性反应、遗传学、免疫学等方面的各种研究，都从不同的方面揭示了脑老化的相关机制。

1. 神经细胞凋亡

凋亡又称细胞程序性死亡，是一种由基因控制的主动的细胞死亡方式。近年来，脑老化被看作是环境因素作用于神经元，引起神经元凋亡的结果。研究表明，神经细胞在发育过程中有 50% 的细胞凋亡，这是具有重要生理意义的细胞自然死亡。它在与年龄有关的衰老过程中可能是正常的，但不适当的或者是加速的细胞凋亡在慢性神经退变性疾病的细胞死亡发生、发展中可能起着一定作用。

2. 稳态学说

海马突触可塑性是 Ca^{2+} 依赖性的，随着年龄增长可以引起 Ca^{2+} 稳态失调，改变突触传递的阈值，易化突触的抑制，影响神经元属性和神经网络的活动。Ca^{2+} 稳态变化与衰老和认知功能障碍有着密切关系。

3. 线粒体学说

随着年龄的增加，胞核内脂褐素的堆积破坏磷脂膜结构、线粒体 DNA 突变不断累积呈不均匀分布、跨膜电位的破坏引起促凋亡因子释放，这些改变都影响脑细胞功能的异常。

4. 自噬调节

自噬作用主要是清除降解细胞内受损伤的细胞结构、衰老的细胞器以及不再需要的生物大分子等。自噬作用失调将导致细胞异常甚至死亡。研究证明，自噬失调与多种神经退行性疾病相关。目前，导致自噬功能障碍的机制仍然不明确。

5. 神经递质分泌紊乱

乙酰胆碱（ACh）、单胺类递质[5-羟色胺（5-HT）、肾上腺素、去甲肾上腺素、多巴胺（DA）]等都是神经活动重要的神经递质。随着年龄增长，神经递质系统内酶的活性出现不平衡，导致不同递质系统间的协调活动随之出现不平衡。例如，正常人大脑中锥体外系运动功能的调节取决于 DA、ACh 和 GABA 的平衡，随着年龄增长，基底神经节内上述 3 个递质系统间的协调活动逐渐失衡，使运动能力减退，甚至出现运动性障碍等帕金森症状。

21 世纪社会老龄化是人类历史上前所未有的重大挑战，与之相应的年龄相关性疾病也必然随之增加，成为医学界面临的巨大挑战。其中，脑老化及其相关疾病也就成为人们关注的焦点之一，很多学科包括组织化学、细胞化学、病理化学、生理药理学、神经分子生物学等都对此开展了深层次的研究。随着各个学科对脑老化的系统性研究，相信脑老化过程中尚不清楚的一系列疑团不久将被一一解开，使人们能够更好地认识脑老化进程以及针对性地制订相应的策略，以提高老年人的生活质量、减轻家庭和社会负担，为应对老龄化社会做出贡献。

第二章 康复评定基础

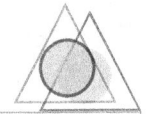

第一节 康复评定概述

一、基本概念

康复评定是收集评定对象的病史和相关资料，提出假设，实施检查和测量，对结果进行比较、综合、分析、解释，最后形成结论和障碍学诊断的过程。康复评定的对象包括所有需要接受康复治疗的功能或能力障碍者。通过康复评定，发现和确定障碍的部位、范围或种类、性质、特征、程度以及障碍发生的原因、预后，为预防和制订明确的康复目标和康复治疗计划提供依据。广义的康复评定还包括康复目标的设定和制订治疗计划。

所谓障碍学诊断是在临床诊断基础上确定疾病或外伤所产生的后果，阐明组织、器官、系统水平的异常对于系统功能水平和对于作为一个社会人的整体功能水平的影响的诊断（表2-1）。障碍学诊断是康复评定的核心。正确的康复治疗计划的制订以障碍学诊断为基础。

表2-1 疾病诊断与障碍学诊断的区别

	疾病诊断	障碍学诊断
诊断性质	诊断疾病或细胞、组织、器官、系统水平异常	疾病或外伤对功能、能力和社会参与性的影响结果
诊断目的	确定疾病种类；制订疾病的治疗方案	确定患者期望水平与实际水平之间的差距即障碍的程度；制订功能障碍的康复方案
诊断种类	病因诊断、病理解剖诊断、病理生理诊断	功能障碍诊断、功能性活动即能力障碍诊断、参与障碍诊断
诊断对象	疾病或外伤者	需要康复的患者

二、障碍学诊断的三个层面

根据1980年世界卫生组织（WHO）第1版《国际残损、残疾和残障分类》的分类，以及2001年WHO将上述分类修改为《国际功能、残疾和健康分类》（International Classification of Functioning, Disability and Health）即ICF分类，障碍被分为三个层面：①功能障碍（残损）；②能力障碍（残疾）；③参与障碍（残障）。康复评定涵盖上述三个障碍层面的内容，评定者根据患者情况，分别从不同层面上对患者进行全面的评定，做出诊断。

三、康复评定与循证医学

循证医学的核心思想是：在临床医疗实践中，应最大限度地利用科学的证据指导临床实践，制订患者的诊治决策，以减少医疗实践中的不确定性。强调以证据为基础的医学应当将医疗活动置于理性、可靠、完备、严谨的学术基础之上。

康复评定是进行高质量的康复医学研究、积累最佳研究证据的必不可少的重要手段。

四、康复评定的目的

康复评定贯穿于康复治疗的全过程。在运用各种疗法进行康复治疗的过程中，不同时期的评定有着不同的目的，从总体来讲，可以归纳为以下几点：①发现和确定障碍的层面、种类和程度；②寻找和确定障碍发生的原因；③确定康复治疗项目；④指导制订康复治疗计划；⑤判定康复疗效；⑥判断预后；⑦预防障碍的发生和发展；⑧评估投资－效益比；⑨为残疾等级的划分提出依据。

五、康复评定的类型与方法

康复评定分为定性、半定量和定量评定。

1. 定性评定

定性评定的对象是反映事物"质"的规律性的描述性资料而不是"量"的资料，即研究的结果本身就是定性的描述材料，主要适用于个案研究和比较研究中的差异描述。康复评定中常用的描述性定性评定资料主要通过观察和调查访谈获得。方法包括肉眼观察和问卷调查。

2. 半定量评定

半定量评定是将定性分析评定中所描述的内容分为等级或将等级赋予分值的方法。半定量评定所产生的结果要比定性评定更加明确、突出，但分值并不精确地反映实际情况或结果。临床上通常采用标准化的量表评定法。例如，偏瘫上、下肢及手的 Brunnstrom 六阶段评定法、Fugl-Meyer 总积分法等；徒手肌力检查法；日常生活活动能力的 Barthel 指数、FIM 评定等。视觉模拟尺评定亦属于半定量评定。半定量评定能够发现问题所在，并能够根据评定标准大致判断障碍的程度；由于评定标准统一且操作简单，因而易于推广，是临床康复中最常用的评定方法。

3. 定量评定

定量评定的对象是"量"的资料，这些资料常通过测量获得并以数量化的方式说明其分析结果。定量评定的目的在于更精确地定性，通过定量评定可以使人们对研究对象的认识进一步精确化，以便更加科学地揭示规律，把握本质。

定量评定通常采用特定的仪器进行检查测量，如等速运动肌力测定系统、静态与动态平衡功能评定仪、步态分析系统等。定量评定将障碍的程度用数值来表示。不同的检查项目采用特定的参数进行描述。定量评定的最突出优点是将障碍的程度量化，因而所得结论客观、准确；便于进行治疗前后的比较。定量评定是监测和提高康复医疗质量、判断康复疗效的最主要的科学手段。

六、评定方法的选择与评估

信度、效度、灵敏度和特异性是考察测量工具或方法优劣的重要指标。

1. 信度

信度（reliability）又称可靠性，是指测量工具或方法的稳定性、可重复性和精确性。一种测量方法的高信度在测量结果的可靠性和多次测量结果的一致性上得以体现。如果一种功能评定方法、测量工具（如评定量表、电子关节角度计）或分析方法（如步态分析系统）的重复性不好，表明该方法的信度较低。因此，在使用一种新的测量或评定方法之前，尤其是为观察治疗效果而需要进行多次评定，或在治疗过程中需要由多人进行评定时，要首先对该测量工具或方法的可信度进行检验。临床中常用的信度检验包括测试者内部信度检验和测试者间的信度检验。

（1）测试者内部信度检验：测试者内部信度检验是通过同一测试者在间隔一定时间后重复同样的测量来检验测量结果的可信程度。该检验是检验时间间隔对评定结果稳定性的影响，因此，重复测量时，要注意两次测量的时间间隔要恰当。

（2）测试者间的信度检验：测试者间的信度检验是检验多个测试者采用相同的方法对同一种测试项目进行测量所得结果的一致性。在测量工具的标准化程度较低的情况下尤其要进行该检验。不同测试者的结果存在较大差异时，提示该测量方法的使用将受到质疑或限制。

一种测量方法的可信程度用信度相关系数表示，系数越大，说明测量方法的可信程度越大，测量结果越可靠、越稳定。要使一个评定量表达到高稳定性、高重复性和高精确性，设计和使用时必须做到：①评分标准要明确并具有相互排他性；②量表适用范围明确；③评定项目的定义严谨、操作方法标准；④测试者应当定期接受应用技术的培训，以确保操作熟练和一致。

2. 效度

效度（validity）又称准确性，指测量的真实性和准确性，即测量工具在多大程度上反映测量目的。效度越高，表示测量结果越能显示出所要测量的对象的真正特征。效度根据使用目的而具有特异性。以尺子为例，用尺子测量物体的长度会得到很准确的结果。然而，如果用它测量物体的重量，则因为它和待测物之间毫无关系而使得这把尺子变得无效。由此可以看出，不同测量工具用于不同的目的，测量工具的有效性亦随之变化。因此，在选择测量方法时，应根据使用的独特目的选用适当的效度检验。常用效度检验的方法大体有三种，即效标关联效度、内容效度和构想效度。

信度是效度的必要条件，但不是充分条件。两者之间的关系归纳如下：①信度低，效度不可能高。②信度高，效度未必高。③效度高，信度也必然高。

3. 灵敏度

应用一种评定方法评定有某种功能障碍的人群时，可能出现真阳性（有功能障碍且评定结果亦证实）和假阴性（有功能障碍但评定结果未能证实这一结论）两种情况。灵敏度是指在有功能障碍或异常的人群中，真阳性者的数量占真阳性与假阴性之和的百分比。灵敏度检验也是检验效度的一种有效方法。

4. 特异性

应用一种评定方法评定无某种功能障碍的群体时，可能出现真阴性（无功能障碍且评定结果亦证实这一结论）和假阳性（无功能障碍但评定结果显示有功能障碍）两种情况。特异性是指在无功能障碍或异常的人群中，评为真阴性者的数量占真阴性与假阳性之和的百分比。特异性检验也是检验效度的一种有效方法。

第二节　肌力评定

一、概述

1. 定义

肌力（muscle strength）是指肌肉或肌群产生张力，导致静态或动态收缩的能力，也可将其视为肌肉收缩所产生的力量。

2. 决定肌力大小的因素

（1）肌肉横截面积：每条肌纤维横断面积之和称为肌肉的生理横截面积。离体肌肉研究时，将每一根垂直横切的肌纤维切线长度相加的总和乘以肌肉的平均厚度即为肌肉的生理横截面。肌肉的横截面表明了肌肉中肌纤维的数量和肌纤维的粗细，因而可反映肌肉的发达程度。单位生理横截面积所能产生的最大肌力称为绝对肌力。肌肉的横截面积越大，肌肉收缩所产生的力量也越大。一般认为绝对肌力值在各种族人群中相对一致。

（2）运动单位募集（activation）及其释放速率（rate of firing）：一个运动神经元连同所支配的所有肌纤维称为一个运动单位，每一运动单位所含的肌纤维均属于同一类型（即或全部为Ⅰ型纤维，或全部为Ⅱ型纤维）。运动单位的激活及其释放速率被认为是与肌力相关的重要因素之一。在肌肉开始负荷时，即需要募集一定量的运动单位；随着负荷的增加，则需要募集更多的运动单位；当负荷仍然增大时，运动单位释放速率则较释放的运动单位数量更为重要，此时，释放速率是形成肌力更为重要的机制。

（3）收缩速度：是影响肌力的重要因素之一。肌肉收缩速度越低，运动单位的募集机会就越大。在等速向心收缩低角速度测试时产生较大力矩值的结果即为此证据。

（4）肌肉的初长度：肌力的产生也有赖于肌肉收缩前的初长度。肌肉的弹性特点决定其在生理限度内若具有适宜的初长度，则收缩产生的肌力较大。一般认为肌肉收缩前的初长度为其静息长度的1.2倍时，产生的肌力最大。

（5）肌腱和结缔组织的完整性：肌腱和结缔组织可帮助肌肉将张力转变为外力，这些组织和结构的损害也可不同程度地导致肌力的缺失。

（6）肌肉收缩的类型：肌肉生理收缩包括等张收缩和等长收缩两大形式。不同收缩形式的最大肌力有所不同。

（7）中枢和外周神经系统调节：产生肌力的神经生理机制包括募集纤维类型的选择、中枢神经系统对运动神经元的抑制、运动单位的同步性、冲动传导及中枢神经系统的发育等。因此，肌力的大小与中枢神经系统和外周神经系统的调节密不可分。

（8）个体状况：肌力的大小与个体状况（如年龄、性别、健康水平、心理因素等）有关。一般在20～30岁时个人的肌力水平达到峰值；女性的肌力近似为同龄男性的2/3，男性肌力通常与男性激素有关。

（9）其他力学因素：包括肌纤维走向、牵拉角度、力臂长度等也可造成肌力大小的改变。较大的肌肉中，部分肌纤维与肌腱形成一定的角度呈羽状连接，这种羽状连接的肌纤维越多，成角则越大，也就容易产生较大的肌力。肌肉收缩产生的实际力矩输出受运动节段杠杆效率的影响，故力臂长度的改变也可造成肌力大小的改变。

3. 肌肉收缩的生理类型

（1）等张收缩：包括肌力大于阻力时产生的加速度运动和小于阻力时产生的减速度运动，运动时肌张力基本恒定，但肌肉本身发生缩短和伸长，而引起明显的关节运动，也称之为动力收缩。等张收缩时，根据其肌肉的缩短和伸长情况，又可分为向心收缩（concentric contraction）和离心收缩（eccentric contraction）。向心收缩时肌肉的起止点相互靠近，肌肉缩短，上楼梯时股四头肌的收缩形式即为此类收缩。离心收缩时肌肉的起止点被动伸长，下楼梯时股四头肌的收缩形式即为此类收缩。

（2）等长收缩：是肌力与阻力相等时的一种收缩形式，收缩时肌肉长度基本不变，不产生关节活动，也称为静力收缩。人体在维持特定体位和姿势时常采用这一收缩形式。不同的肌肉收缩形式产生不同的力量，其中离心收缩过程中产生的肌力最大，其次为等长收缩，最小的为向心收缩。

二、评定目的和临床应用

1. 目的

①判断有无肌力低下情况及其范围和程度。②发现导致肌力低下的可能原因。③提供制订康复治疗、训练计划的依据。④检验康复治疗、训练的效果。

2. 适应证

①肌肉骨骼系统疾患：包括对伤病直接引起的肌肉功能损害、运动减少或制动造成的失用性肌力减退、骨关节疾病引起的关节源性肌力减退等的评定。同时可对拮抗肌肌力平衡情况，肌力对躯干、四肢关节稳定性的影响等相关情况进行评定。②神经系统疾患：包括对神经系统（中枢神经系统和外周神经系统）损害造成神经源性肌力减退等的评定，如上、下肢代表性肌群的肌力评定可作为全面评价瘫痪严重程度的指标。③其他系统、器官疾患：握力测试、腹背肌肌力测试和局部肌肉耐力等代表性肌力评定可作为体质强弱的一般性评价指标。④健身水平：握力测试、腹背肌肌力测试和局部肌肉耐力等项目也可作为健身锻炼水平的评价指标。

3. 禁忌证

关节不稳、骨折未愈合又未做内固定、急性渗出性滑膜炎、严重疼痛、关节活动范围极度受限、急性扭伤、骨关节肿瘤等。

三、评定原则和分类

1. 原则

（1）规范化：对患者进行肌力评定时，应使测试肌肉或肌群在规范化的姿势下进行规范化的动作或运动，以此为基础观察其完成运动的动作、对抗重力或外在阻力完成运动的能力，达到评价肌力的目的。

（2）注重信度和效度：在肌力评定时应注意减少误差，提高评定准确性。

（3）易操作性：在临床工作中，应以简便、快捷的肌力评定方法为基础。

（4）安全性：在应用任何肌力评定方法时，均应注意避免患者出现症状加重或产生新的损害等情况。

2. 分类

（1）器械分类：分为徒手肌力评定（manual muscle testing，MMT）和器械肌力评定。后者又可分为简单仪器（如便携式测力计）评定和大型仪器（如等速测力装置）评定等。

（2）肌肉收缩形式分类：分为等长肌力评定、等张肌力评定和等速肌力评定。前两者为肌肉生理性收缩条件下的肌力评定，后者为肌肉在人为借助器械时非自然的肌肉收缩条件下的肌力评定。在等速肌力评定时，尚可进行等速向心收缩肌力和等速离心收缩肌力评定。

（3）评定部位分类：分为四肢肌力、躯干肌力评定以及对手部握力、捏力等的评定。

（4）评定目的分类：分为爆发力、局部肌肉耐力等的评定。

第三节 肌张力评定

一、概述

1. 定义

肌张力是指肌肉组织在其静息状态下的一种持续的、微小的收缩，是维持身体各种姿势和正常活动的基础。在评定过程中，检查者通过被动活动肢体而感受到肌肉被动拉长或牵伸时的抵抗（或阻力）。肌张力评定主要包括：①肢体的物理惯性。②肌肉和结缔组织内在的机械弹性特点。③反射性肌肉收缩（紧张性牵张反射，tonic stretch reflex）。上运动神经元损伤的患者，肢体的物理惯性不会发生改变，因此评定肌张力过程中，一旦发现阻力增加，则表明是肌肉、肌腱的单位发生改变（如挛缩）和（或）节段反射弧内发生改变（如活动过强的牵张反射）。

2. 正常特征

正常肌张力有赖于完整的外周和中枢神经系统机制以及肌肉收缩能力、弹性、延展性等因素。具体特征为：

（1）近端关节周围肌肉可进行有效的同时收缩，使关节固定。

（2）具有完全抵抗肢体重力和外来阻力的运动能力。

（3）将肢体被动地置于空间某一位置时，具有保持该姿势不变的能力。

（4）能够维持主动肌和拮抗肌之间的平衡。

（5）具有随意使肢体由固定到运动和在运动过程中转换为固定姿势的能力。

（6）具有选择性完成某一肌群协同运动或某一肌肉独立运动的能力。

（7）触摸有一定的弹性，被动运动有轻度的抵抗感。

3. 肌张力分类

（1）正常肌张力的分类：处于正常肌张力状态时，被动运动可感到轻微抵抗（阻力）；当肢体运动时，无过多的沉重感；肢体下落时，可因此而使肢体保持原有的姿势。根据身体所处的不同状态，正常肌张力可分为：

①静止性肌张力：可在肢体静息状态下，通过观察肌肉外观、触摸肌肉的硬度、被动牵伸运动时肢体活动受限的程度及其阻力来判断。

②姿势性肌张力：可在患者变换各种姿势过程中，通过观察肌肉的阻力和肌肉的调整状态来判断。

③运动性肌张力：可在患者完成某一动作的过程中，通过检查相应关节的被动运动阻力来判断。

（2）异常肌张力的分类：肌张力水平可由于神经系统的损害而增高或降低。因此，肌张力异常分为：

①肌张力过强（hypertonia）：肌张力高于正常静息水平。被动拉伸所感到的抵抗高于正常阻力。

②肌张力过低（hypotonia）：肌张力低于正常静息水平。被动拉伸所感到的抵抗低于正常阻力；当肢体运动时可感到柔软、沉重感；当肢体下落时，肢体无法保持原有的姿势。

③肌张力障碍（dystonia）：肌张力损害或障碍。

二、肌张力异常

1. 痉挛（spasticity）

（1）定义：是指一种由牵张反射高兴奋性所致的、以速度依赖的紧张性牵张反射增强伴腱反射异常为特征的运动障碍，是肌张力增高的一种形式。所谓痉挛的速度依赖即为伴随肌肉牵伸速度的增加，痉挛肌的阻力（痉挛的程度）也增高。

（2）原因：是上运动神经元损伤综合征（upper motor neuron syndrome，UMNS）的主要表现之一。常见于脊髓损伤、脱髓鞘疾病、脑血管意外后、脑外伤、去皮层强直、去大脑强直和脑瘫等。

（3）特征：牵张反射异常；紧张性牵张反射的速度依赖性增加；腱反射异常；具有选择性，并由此导致肌群间失衡，进一步引发协同运动功能障碍；临床上可表现为肌张力增高、腱反射活跃或亢进、阵挛、异常的脊髓反射、被动运动阻力增加和运动协调性降低；可因姿势反射机制及挛缩、焦虑、环境温度、疼痛等外在因素发生程度的变化。

（4）特殊表现：包括巴宾斯基（Babinski）反射、折刀样反射（clasp knife reflex）、阵挛（clonus）、去大脑强直（decerebrate rigidity）和去皮层强直（decorticate rigidity）等。

（5）痉挛与肌张力过强的区别：肌张力过强时的阻力包括动态成分和静态成分，动态成分为肌肉被动拉伸时神经性（反射性的）因素和非神经性（生物力学的）因素所致的阻力，静态成分则是肌肉从拉长状态回复正常静息状态的势能，为非神经性因素。神经性因素表现为肌肉运动单位的活动由于牵张反射高兴奋性而增加，中枢神经系统损伤后的痉挛、折刀样反射和阵挛皆属此类；非神经性因素则表现为结缔组织的弹性成分和肌肉的黏弹性成分的改变，尤其是在肌肉处于拉伸或缩短位制动时。在中枢神经系统损伤后，可因神经性因素造成肢体处于异常位置，并由此导致非神经性因素的继发性改变。因此中枢神经系统损伤后的肌张力过强是神经性因素和非神经性因素共同作用的结果，痉挛与肌张力过强并非等同。

2. 僵硬（rigidity）

（1）定义：是指主动肌和拮抗肌张力同时增加，导致关节被动活动的各个方向在起始和终末的抵抗感均增加的现象。

（2）原因：常为锥体外系的损害所致，帕金森病是僵硬最常见的病因，表现为齿轮样僵硬（cog-wheel rigidity）和铅管样僵硬（lead-pipe rigidity）。

（3）特征：在进行任何方向的被动运动时，整个活动范围内阻力均增加，相对持续，且不依赖牵张刺激的速度；齿轮样僵硬的特征是在僵硬的基础上存在震颤，从而导致整个关节活动范围中收缩、放松交替；铅管样僵硬的特征是存在持续的僵硬；僵硬和痉挛可在某一肌群同时存在。

3. 肌张力障碍（dystonia）

（1）定义：是一种以张力损害、持续的和扭曲的不自主运动为特征的肌肉运动亢进性障碍。

（2）原因：肌张力障碍可由中枢神经系统缺陷所致，也可由遗传因素（如原发性、特发性肌张力障碍）所致。与其他神经退行性疾患（如肝豆状核变性）或代谢性疾患（如氨基酸或脂质代谢障碍）也有一定关系。此外，也可见于痉挛性斜颈。

（3）特征：肌肉收缩可快或慢，且表现为重复、模式化（扭曲）；张力以不可预料的形式由低到高变动。其中张力障碍性姿态（dystonia posturing）为持续扭曲畸形，可持续数分钟或更久。

4. 肌张力弛缓（flaccidity）

（1）定义：指肌张力低于正常静息水平，对关节进行被动运动时感觉阻力消失的状态。

（2）原因：①小脑或锥体束的上运动神经元损害所致，如脊髓损伤的早期脊髓休克阶段或颅脑外伤、脑血管意外早期；②末梢神经损伤所致，可伴有肌力弱、瘫痪、低反射性和肌肉萎缩等表现；③原发性肌病所致。

（3）特征：肌肉可表现为柔软、弛缓和松弛；邻近关节周围肌肉共同收缩能力减弱，导致被动关节活动范围扩大；腱反射消失或缺乏。

三、临床意义及影响因素

1. 痉挛的益处

①下肢的伸肌痉挛帮助患者站立和行走。②活动过强的牵张反射可促进肌肉的等长和离心自主收缩。③保持相对肌容积。④预防骨质疏松。⑤减轻瘫痪肢体的肿胀。⑥充当静脉肌肉泵，降低发生深静脉血栓的危险性。

2. 痉挛的弊端

①髋内收肌剪刀样痉挛和屈肌痉挛影响站立平衡稳定性。②下肢伸肌痉挛和阵挛影响步态的摆动期。③自主运动缓慢。④屈肌痉挛或伸肌痉挛导致皮肤应力增加。⑤紧张性牵张反射亢进或屈肌痉挛易形成挛缩。⑥自发性痉挛导致睡眠障碍。⑦髋屈肌和内收肌痉挛影响会阴清洁以及性功能。⑧下肢痉挛或阵挛干扰驾驶轮椅、助动车等。⑨持续的屈肌痉挛可导致疼痛。⑩增加骨折、异位骨化的危险性。

3. 影响肌张力的因素

①不良的姿势和肢体位置可使肌张力增高。②中枢神经系统的状态。③紧张和焦虑等不良的心理状态可使肌张力增高。④患者对运动的主观作用。⑤疾患存在的并发症问题，如尿路结石、感染、膀胱充盈、便秘、压疮、静脉血栓、疼痛、局部肢体受压及挛缩等使肌张力增高。⑥患者的身体状况，如发热、感染、代谢和（或）电解质紊乱也可影响肌张力。⑦药物。⑧环境温度等。

四、肌张力评定目的和临床应用

1. 评定目的

①提供治疗前的基线评定结果。②提供制订治疗方案和选择治疗方法的依据。③评价各种治疗的疗效。

2. 适应证

适用于中枢神经系统和外周神经系统疾患，包括神经系统损害造成神经源性肌力减退等的评定，例如，上下肢代表性肌群的肌张力评定可作为全面评价瘫痪严重程度的指标。

3. 禁忌证

关节不稳、骨折未愈合又未作内固定、急性渗出性滑膜炎、严重疼痛、关节活动范围极度受限、急性扭伤、骨关节肿瘤等。

第四节　关节活动度的评定

一、概述

1. 定义

关节活动度（range of movement，ROM）是指关节运动时所通过的运动弧。关节活动度的测量是指关节远端骨所移动的度数，而不是关节远端骨与近端骨之间的夹角。

ROM 的测量包括主动和被动活动度测量：

（1）主动关节活动度（active range of movement，AROM）：指作用于关节的肌肉随意收缩产生运动使关节所通过的运动弧。

（2）被动关节活动度（passive range of movement，PROM）：指由外力使关节运动时所通过的运动弧。

2. 目的

（1）确定关节活动度受限的程度。

（2）根据主动与被动关节活动度的测量情况，明确关节活动受限的特点，区别关节僵硬与关节强直。

（3）为制订或修改治疗方案提供依据。

（4）决定是否需要使用夹板和辅助用具。

（5）治疗疗效的对比。

3. 关节活动度异常的原因

（1）关节活动度减小。

①关节内疾病：骨性病变、滑膜或软骨损伤、积血或积液、关节炎或畸形等。

②关节外疾病：关节周围软组织损伤或粘连、瘢痕挛缩、肌痉挛、肌肉瘫痪等。

（2）关节活动度过大：可见于韧带断裂、韧带松弛、肌肉弛缓性麻痹等。

二、临床应用

1. 适应证

①骨关节与肌肉系统疾患、神经系统疾患及术后关节活动度受限患者；②其他原因导致关节活动障碍的患者。

2. 禁忌证

①关节急性炎症期；②关节内骨折未做处理；③肌腱、韧带和肌肉术后早期等。

第五节 平衡功能评定

一、概述

1. 平衡

平衡指维持身体直立姿势的能力。平衡功能正常应为：①能保持正常生理体位；②在随意运动中可调整姿势；③安全有效地对外来干扰做出反应。

2. 支持面

支持面指人在各种体位下（卧、坐、站立、行走）保持平衡所依靠的表面（接触面）。站立时的支持面为包括两足底在内的两足间的表面。支持面的面积大小和质地均影响身体平衡。当支持面不稳定或面积小于足底面积、质地柔软或表面不平整等情况使得双足与地面接触面积减少时，身体的稳定性（稳定极限）下降。

3. 稳定极限（LOS）

稳定极限是指正常人站立时身体可倾斜的最大角度，或在能够保持平衡的范围内倾斜时与垂直线形成的最大角度。在稳定极限范围内，平衡不被破坏，身体重心（COG）可安全地移动而不需要借助挪动脚步或外部支持来防止跌倒。正常人双足自然分开站在平整而坚实的地面上时，LOS前后方向的最大倾斜或摆动角度约为12.5°，左右方向为16°，围成一个椭圆形。LOS的大小取决于支持面的大小和性质。当重心偏离并超出稳定极限时，平衡便被破坏，正常人可以通过跨一步及自动姿势反应重新建立平衡；平衡功能障碍者则因为不能做出正常反应而跌倒。

二、维持平衡的生理机制

1. 概念

人体能够在各种情况下（包括来自本身和外环境的变化）保持平衡，有赖于中枢神经系统控制下的感觉系统和运动系统的参与、相互作用以及合作。躯体感觉、视觉以及前庭3个感觉系统在维持平衡的过程中各自扮演不同的角色。此外，运动系统在维持人体平衡中也起重要作用。

2. 躯体感觉系统

平衡的躯体感觉输入包括皮肤感觉（触、压觉）输入和本体感觉输入。正常人站立在固定的支持面上时，足底皮肤的触、压觉和踝关节的本体感觉输入起主导作用，当足底皮肤和下肢本体感觉输入完全消失时，人体失去感受支持面情况的能力，姿势的稳定性立刻受到严重影响，闭目站立时身体倾斜、摇晃，并容易跌倒。

（1）皮肤感受器：在维持身体平衡和姿势的过程中，与支持面相接触的皮肤触、压觉感受器向大脑皮质传递有关体重的分布情况和COG的位置。

（2）本体感受器：分布于肌梭、关节的本体感受器则向大脑皮质输入随支持面变化，如面积、硬度、稳定性以及表面平整度等而出现的有关身体各部位的空间定位和运动方向的信息。

3. 视觉系统

视觉系统在视环境静止不动的情况下准确感受环境中物体的运动以及眼睛和头部的视空间定位。当身体的平衡因躯体感觉受到干扰或破坏时，视觉系统在维持平衡中发挥重要作用，通过颈部肌肉收缩使头保持向上直立位和保持水平视线来使身体保持或恢复到原来的直立位，从而获得新的平衡。如果去除或阻断视觉输入，如闭眼或戴眼罩，姿势的稳定性将较睁眼站立时显著下降。

4. 前庭系统

头部的旋转刺激了前庭系统中壶腹嵴、迷路内的椭圆囊斑和球囊斑两个感受器。

（1）壶腹嵴：上、后、外3个半规管内的壶腹嵴为运动位置感受器，感受头部在三维空间中的运动角加（减）速度变化而引起的刺激。

（2）前庭迷路内的椭圆囊斑和球囊斑：感受静止时的地心引力和直线加（减）速度变化引起的刺激。

无论体位如何变化，通过头的调整反射改变颈部肌肉张力来保持头的直立位置是椭圆囊斑和球囊斑的主要功能，通过测知头部的位置及其运动，使身体各部随头做适当的调整和协调运动从而保持身体的平衡。在躯体感觉和视觉系统正常的情况下，前庭冲动在控制COG位置上的作用很小。只有当躯体感觉和视觉信息输入均不存在（被阻断）或输入不准确而发生冲突时，前庭感觉输入在维持平衡中才变得至关重要。

（3）综合处理：当体位或姿势变化时，为了判断COG的准确位置和支持面状况，中枢神经系统将3种感觉信息进行整合，迅速判断，选择正确定位信息的感觉输入，放弃错误的感觉输入。

5. 运动系统的作用

（1）协同运动：中枢神经系统在对多种感觉信息进行分析整合后下达运动指令，运动系统以不同的协同运动模式控制姿势变化，将身体重心调整回到原范围内或重新建立新的平衡。多组肌群共同协调完成一个运动被称为协同运动。自动姿势性协同运动是下肢和躯干肌以固定的组合方式并按一定的时间顺序和强度进行收缩，用以保护站立平衡的运动模式，它是人体为回应外力或站立支持面的变化而产生的对策。

（2）姿势性协同运动模式。

①踝关节协同运动模式（踝对策）：是指身体重心以踝关节为轴进行前后转动或摆动，类似钟摆运动。

②髋关节协同运动模式（髋对策）：当站立者的稳定性显著下降，身体前后摆动幅度增大时，为了减少身体摆动使重心重新回到双脚范围内，人体通常采用髋关节的屈伸来调整身体重心和保持平衡。

③跨步动作模式：外力干扰过大使身体晃动进一步增加时，重心超出其稳定极限，人体则采用自动地向用力方向快速跨出一步来重新建立身体重心的支撑点，为身体重新确定站立支持面。

三、评定目的和临床应用

1. 目的

①判断平衡障碍以及障碍的严重程度。②分析平衡障碍的相关因素。③预测发生跌倒的可能性。

④针对障碍的特点，指导制订康复治疗方案。⑤评定疗效。

2. 适应证

①中枢神经系统损害：脑外伤、脑血管意外、帕金森病、多发性硬化、小脑疾患、颅内肿瘤、脑瘫、脊髓损伤等。②耳鼻喉科疾病：由前庭器官问题导致的眩晕症。③骨关节伤病：下肢骨折及骨关节疾患、截肢、关节置换；影响姿势与姿势控制的颈部与背部损伤以及各种涉及平衡问题的运动损伤、肌肉疾患及外周神经损伤等。④老年人。⑤特殊职业人群。

3. 禁忌证

下肢骨折未愈合；不能负重站立；严重心肺疾病；发热、急性炎症；不能主动合作者。

第六节　协调功能评定

一、概述

1. 定义

协调是指人体多组肌群共同参与并相互配合，进行平稳、准确、良好控制的运动能力。协调运动的特征为适当的速度、距离、方向、节奏、力量及达到正确的目标。协调是完成精细运动技能动作的必要条件。协调运动需要健全的中枢神经系统、感觉系统和运动系统。中枢神经系统中小脑、基底节和脊髓后索等参与协调控制。感觉系统中前庭神经、视神经、深感觉等在运动的协调中发挥重要作用。当上述结构发生病变时，协调动作即会出现障碍。

2. 协调障碍的机制

（1）小脑伤病：小脑的功能主要是反射性地维持肌肉张力、姿势的平衡和运动的协调。小脑通过来自前庭、脊髓及脑干内的小脑前核的传入联系，接受来自运动中枢的信息及大量与运动有关的感觉信息，具体可包括肌肉、肌腱、关节、皮肤及前庭、视器、听器等处的信息，这些传入信息是小脑作为运动调节中枢的基础。小脑的传出纤维通过丘脑皮质主要投射到大脑皮质的运动区及躯体感觉区。因此，小脑的传入、传出联系主要接受大脑皮质运动区、前庭器官及本体感觉传来的冲动，并又随时发出冲动到达大脑皮质运动区、脑干网状结构，经网状脊髓束到达脊髓，组成锥体外系的大脑皮质－小脑途径。这一途径在调节肌紧张及随意运动中起重要作用。当小脑不同部位发生伤病时，即可出现协调运动障碍。这种障碍主要表现为小脑性共济失调。

（2）基底节伤病：基底节包括尾状核、豆状核和苍白球3个主要的核团。基底节的作用为控制初始粗大的规律性随意运动（如翻身、行走），通过学习建立不随意运动技能及姿势的调整。基底节在维持正常肌张力方面也起重要作用，表现在其对皮质运动中枢与皮质下中枢的抑制作用。基底节伤病后可因伤病部位的不同而相应发生齿轮样或铅管样肌张力增高、静止性震颤（如帕金森病）、手足徐动及运动不能等障碍表现。

（3）脊髓后索伤病：脊髓后索的功能是本体感觉信息的传入和传出通道，包括姿势觉和运动觉。脊髓后索病变的特征为同侧精细触觉和深感觉减退或消失，而痛觉、温觉保存，因而发生感觉性共济失调。

3. 协调功能的发育和衰退过程

（1）协调功能的发育过程：随着小儿出生后大脑的发育、神经系统的成熟，一些原始反射的消退使得小儿随意运动、协调运动发育逐渐完善，而且这种发育完善与视觉、感知觉的发育完善密切相关。一般小儿在7岁左右平衡、精细动作、粗大运动的协调发育基本成熟。

（2）协调功能的衰退过程：老年人随着年龄的增长，可因肌力减退、运动反应时间减慢、关节柔韧性消失、姿势缺陷和平衡障碍等负面因素逐渐增多，而出现原发性或继发性的协调运动障碍。

二、常见协调障碍

1. 共济失调

表现为随意运动无法平稳执行，动作速度、范围、力量及持续时间均出现异常。

（1）上肢摇摆：完成穿衣、扣纽扣、端水、写字等困难。

（2）醉汉步态：步行跨步大，足着地轻重不等，不稳定；足间距离大而摇动。

（3）震颤：完成有目的的动作时主动肌和拮抗肌不协调，包括意向性震颤、姿势性震颤、静止性震颤。

（4）轮替运动障碍：完成快速交替动作有困难，笨拙、缓慢。

（5）辨距不良：对运动的距离、速度、力量和范围判断失误，达不到目标或超过目标。

（6）肌张力低下：肢体被动抬起后，突然撤除支持时，肢体发生坠落。

（7）书写障碍：患者在书写中不能适时停止，往往出现过线，画线试验（+）。

（8）运动转换障碍：模仿画线异常。

（9）协同运动障碍：包括起身试验、立位后仰试验（+）。

（10）其他：包括眼球震颤、构音障碍。

2. 不随意运动

（1）震颤：肢体维持固定姿势时震颤明显，随意运动时震颤可暂时抑制，但肢体重新固定于新的位置时又出现震颤。精神紧张时加重，睡眠时消失。可发生于上肢、头部、下颌和下肢。

（2）舞蹈样运动：为无目的、无规则、无节律的、可突然出现的动作。

（3）手足徐动：为间歇性的、缓慢的、不规则的手足扭转运动，肌张力忽高忽低，交替出现于相互对抗的肌群。

（4）偏身投掷症：突然发生反射性、痉挛性、有力的、大范围的一侧或一个肢体无目的的鞭打样动作。

（5）舞蹈样徐动症：介于舞蹈样运动和手足徐动之间。

（6）肌痉挛：为个别肌肉或肌群的短暂、快速、不规则、幅度不一的收缩，局限于身体一部分或数处同步或不同步出现。

3. 其他

（1）运动徐缓：运动缓慢、能力减低。

（2）强直：被动活动时肌肉张力明显增高，呈齿轮样或铅管样改变。

三、临床应用

1. 适应证

①小脑性共济失调：小脑疾患、乙醇中毒或巴比妥中毒。②感觉性共济失调：脊髓疾病。③前庭功能障碍。④各种以震颤为主要症状的疾病：帕金森病、老年动脉硬化、慢性肝病、甲状腺功能亢进。⑤舞蹈样运动：儿童的脑风湿病变。⑥手足徐动：脑性瘫痪、肝豆状核变性、脑基底核变性（脑炎或中毒）等。⑦手足搐搦：低钙血症和碱中毒。⑧运动徐缓：进行性肌营养不良症。

2. 禁忌证

①严重的心血管疾病。②不能主动合作者。

第三章 神经电生理学

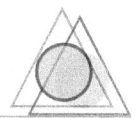

第一节 脑电生理检查

一、概述

（一）定义

脑电图（electroencephalography，EEG）是关于脑生物电活动的检查技术，该检查应用电子放大技术将脑部自发的有节律的生物电流放大100万倍，通过头皮上两点间电位差，或头皮和无关电极或特殊电极之间的电位差，描记出脑电波图形，以了解脑功能状态。脑电图的检查可以客观反映大脑皮层功能，对区别脑部器质性或功能性病变、弥漫性或局限性损害，对于癫痫的诊断及病灶定位、脑炎的诊断、中毒性和代谢性等各种原因引起的脑病等的诊断均具有辅助价值，为多种疾病的病情及预后的判断提供依据。

（二）脑电图描记的基本技术

记录脑电图（EEG）需要：①电极：收集脑电活动，并通过电极线与脑电图机相连。②放大器：因为脑电节律的波幅仅属微伏级。③滤波器：很慢或很快的（伪迹）节律需要从脑电图描记中滤出。④描记单位：将脑电节律描记在记录纸上，走纸速度通常为30 mm/s（也可为15 mm/s或60 mm/s）。

二、脑电图的基本内容

脑电图是通过头皮上的2个电极间脑细胞群电位差的综合记录。一个电位差称之为"波"，接连2个同样的电波谓之"活动"，3个电波以上、形状一样的称为"节律"。在1 s内重复出现的次数称频率。以纵坐标反映其波幅（电压）的高度，横坐标反映其电位活动时间的长短，电位活动间的关系称之为位相。这些时间、波幅和位相等构成脑波的基本要素。

1. 周期

一个波从它离开基线到返回基线所需要的时间（从波底到下一个波底）称为周期，其单位通常用毫秒（ms）来表示。

2. 频率

每秒出现的周期数。常见的有下列几种频率带：δ波：0.5～3 Hz，θ波：4～7 Hz，α波：8～13 Hz，β波：14～30 Hz（图3-1）。

3. 波幅

波幅代表脑电活动的大小，系指波峰到波底间垂直高度，用微伏（μV）表示。按波幅的高度，将脑波分4类：低波幅：<25 μV，中等波幅：25～75 μV，高波幅：75～100 μV，极高波幅：>150 μV。

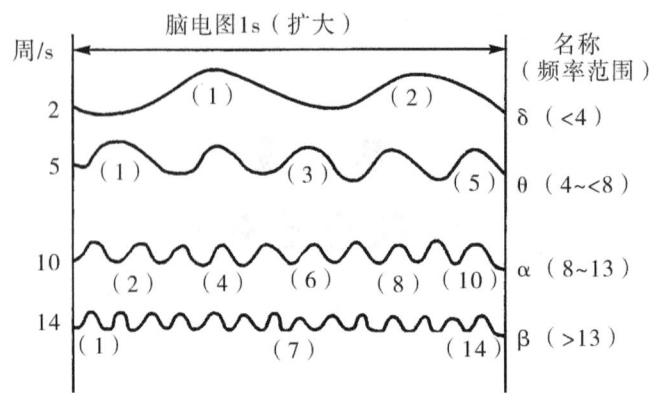

图 3-1 脑电图各种背景节律

4. 位相

位相是指同一部位在同一导程中不同时间里，或不同部位在同一时间（某一瞬间）里，所导出的脑波的位置关系，即时间关系。脑波以基线为标准，波峰朝上的波称为负相波（阴性波），波峰朝下的波称为正相波（阳性波）。观察同一半球不同部位和双侧半球对称部位在同一纸速下，其波峰之间有时可有时间性错位，称位相差。当两个波的位相差为 180° 时称为位相倒置，当位相差为 0 时，则两个波的极性（波峰的方向）和周期长短完全一致时，称同位相。

5. 正常背景节律

不同年龄的患者以及不同的情况之下有不同的脑电节律。一般来说，每次记录均有一个优势频率，就是在记录中最为突出和明显的节律，这就叫"背景节律"。

背景节律可以认为是中枢神经系统兴奋性的总体指标，其频率随年龄增大（至成人期）而加快，睡眠时，尤其是深睡时减慢。

（1）清醒时的背景节律：婴儿 =4～5 周/s（δ 和 θ 波）；儿童 =5～8 周/s（θ 波）；成人 =8～10 周/s（α 波）。

（2）睡眠时的背景节律：浅睡 =5～6 周/s（θ 波）；深睡 =2～3 周/s（δ 波）。

6. 异常波形

也称病理波，是指在生理条件下不应出现的波。可表现为频率、波幅、波形、时相、出现方式与出现部位等方面的异常。

（1）棘波：是一种典型的突发性异常波。波的上升支及下降支均极陡峭，周期为 20～70 ms。棘波是由于大脑皮质神经元超同步放电的结果，是癫痫的一种特异性放电，尤以颞叶癫痫多见。多棘波出现常与肌阵挛直接有关，有规律的棘节律常见于癫痫大发作。14 Hz 及 6 Hz 正相棘节律见于间脑癫痫，也可见于其他神经精神病患者和正常人。

（2）尖波：外形似棘波，但周期较长，为 70～200 ms，波幅常在 200μV 以上，波峰较钝，上升支较陡直，下降支较缓慢。尖波出现的临床意义与棘波大致相同，是神经元癫痫性同步放电结果。其发生原理可能与神经元放电的同步化时间延长有关；另一方面可能因癫痫病灶较深（位于皮质下灰质团或位于对侧半球），其神经元放电传到相应皮质的时间有所延搁所致。

（3）棘-慢综合波：是由一个周期短于 70 ms 的棘波之后跟随一个 200～500 ms 的慢波或在慢波上升支上重有棘波，称为棘-慢综合波。一般认为棘波代表皮质兴奋，慢波代表皮质或皮质下的抑制过程。此波以 3 Hz、对称、同步性有规律地反复出现者，为失神小发作的典型脑电图表现。

（4）多棘-慢综合波：是由 2 个以上的棘波之后跟随一个慢波组成的综合波。见于肌阵挛性小发作、肌阵挛性癫痫。

（5）尖-慢综合波：是由一个尖波和一个慢波组成的复合波，尖波的周期在 70～200 ms，慢波的周期在 500～1 000 ms，见于局限性癫痫和失神性小发作。

（6）三相波：一种在基线相反的方向偏转 3 次的慢波，周期第 3 个波最长，第 2 波波幅最高。在浅昏迷或中昏迷时出现，其背景脑波为慢活动，多见于肝昏迷等疾病。

（7）高度失律又称高幅节律异常：是以不规则的多发性高波幅慢波和棘波及或（尖）波混合组成的一种波形，有多发性特点，见于婴儿痉挛症。

（8）懒波：是指正常脑电图中应该出现的脑波被抑制或减弱，是脑功能降低的一种表现。如 α 波节律变慢（>13 Hz）；α 波节律减弱（指数减少、波幅降低）或消失；β 波减弱或消失；睡眠纺锤波、K- 综合波减弱或消失；正常诱发反应减弱或消失。

（9）爆发性抑制活动：在平坦活动的背景上，突然出现高波幅慢活动，可合并尖波和伴随抽搐，是大脑皮质和皮质下广泛性损害的表现，见于婴儿痉挛、恶性胶质瘤、脑炎极期或麻醉过深者。

（10）平坦活动：又称电沉默现象，为各种频率电活动受到严重抑制，见于大脑严重损害或各种原因所致极度昏迷者以及表浅肿瘤。

三、常见脑部疾患的脑电图表现

（一）颅脑外伤

1. 脑震荡

受伤当时记录脑电图为没有节律的低幅平坦波，数分钟后患者仍在昏迷状态时则出现广泛性 δ 波和 θ 波，这可能与中脑网状结构功能低下有关。患者开始清醒后，δ 波和 θ 波减少，α 波逐渐恢复。24 h 内记录有如下 4 种类型：①正常脑电图：占 70%，患者在伤后 3~7 天出现一侧或双侧散在性 θ 波或短暂性 θ 波，经 2~3 周消失，可能与脑水肿有关。②广泛性 α 波：占 15%，频率为 8~9 Hz，无明显调幅，额颞导联 α 波明显增多、增高，伤后 3~7 天好转。③广泛性高幅快波：占 5%，表明大脑皮质兴奋性增高，3 天后好转。④去同步化脑电图：占 10%，脑电图呈广泛性低幅快波，混有少量低幅 θ 波或 α 波。患者因脑震荡致脑干功能低下，清醒后中脑网状结构处于兴奋状态，故呈广泛性低幅快波，称去同步化脑电图，过度换气不恢复 α 波节律为脑震荡特征。

2. 脑挫伤

因轻、中、重度脑挫伤不同，脑电图可有不同表现。

（1）轻度脑挫伤：若伤后立即进行脑电图描记，多呈现低幅的平坦波，α 波显著减少或完全被抑制，随后转变为慢波。随着意识的恢复，慢波减少，α 波节律逐渐恢复，一般在几小时或 1~2 天内恢复正常。有时遗有某些轻度的普遍性或局限性异常，如散在性低幅慢波、α 波节律调节及／或调幅不佳、两侧波幅不对称等，亦在 1~2 周内完全恢复。脑电图迅速恢复，表示伤情较轻，亦为预后良好之征象。

（2）中度脑挫伤：伤后记录到的脑电图有广泛性和局限性慢波 2 种。广泛性慢波常出现在伤后 1 个月内，经广泛性慢波过渡到正常脑电图。若临床上有好转而脑电图上异常波仍然存在，为预后不良征象。局限性慢波多数是一过性出现在伤后急性期，外伤后 1 周逐渐消退，1~2 个月内即恢复正常，如不恢复者应考虑有硬膜下血肿或脑软化灶存在的可能。

（3）重度脑挫伤：受伤初期通常处于严重抑制状态，为完全没有基本节律的平坦波；若伤情好转，则脑波波幅增高，脑挫伤急性期脑电图表现为广泛性慢波，基本节律慢至 2~4 次／s 以下，α 波节律完全消失。其夜间脑电图若为较正常的睡眠波，则预后较好，反之则预后差。伤后 1 周左右有异常波增多，应考虑并发症的可能；恢复期则由广泛性异常过渡到局限性异常，一般要 6~12 个月才能恢复正常。若 3 个月还未出现 α 波，则预后不良。若 6 个月后仍有局限性、阵发性高幅慢波或棘波、棘-慢综合波等病理波，提示有癫痫的可能。

3. 脑内血肿

在血肿部位出现高波幅局限性、多形性活动，α 波节律减弱，与大脑半球肿瘤相似，但结合外伤史不难鉴别。

4. 硬膜下血肿

其脑电图改变有 3 种形式：①局限性高幅慢波（占 50%）单个或数个连续出现，病侧 α 波频率变慢或快波减慢。②局限性低波幅（25%）多见于急性期，血肿侧或血肿部位波幅均降低或成为平坦波。③以局限性双侧性中等波幅θ波和慢波为主（25%）。

（二）癫痫

癫痫是神经系统常见病，是多种病因引起的一组综合征，临床表现为发作性意识障碍及各种精神、运动、感觉、自主神经症状，呈反复性、周期性、突发性发作。脑电图表现为阵发性高波幅电活动，称痫样放电。其波形有散发性棘波、尖波、棘－慢波或尖－慢波或这些波的综合。但临床无癫痫症状，脑电图虽出现痫样放电并不能诊断为癫痫。

1. 与部位有关的（局灶性、部分性）癫痫

（1）良性儿童期中央－颞区棘波灶癫痫：中央－颞区呈钝性高幅棘波，经常继发出现慢波，这些异常可用睡眠激发，并有由一侧向另一侧扩展和偏移之倾向。

（2）儿童期枕叶阵发癫痫：发作间期在闭眼时，一侧或两侧枕区或后颞区，反复而有节律地出现阵发性高幅棘－慢波或尖波。发作时枕区放电可向中央区或颞区扩展。

（3）儿童期慢性进行性部分性癫痫持续状态：脑波在正常背景上出现局灶性阵发性棘波或慢波。

（4）颞叶癫痫：常有单侧或双侧之颞叶棘波，亦可见单侧或双侧背景活动中断，颞叶或多脑叶低幅快活动，节律性棘波或节律性慢波。

（5）额叶癫痫：脑波可呈背景不对称，前额区出现棘（尖）波或慢波。少数在临床发作前，在额叶或多脑叶（通常双侧性）出现低波幅快活动、混合的棘波、节律性棘波、节律性慢波，或者双侧高幅单个尖波，随后是弥漫性扁平波。

（6）枕叶癫痫：痫样放电于颞顶枕区连接部，可向其他部位扩展，诱发一侧后颞部、海马、杏仁核放电。

2. 全身癫痫综合征

（1）良性婴儿期肌阵挛癫痫：睡眠早期有短暂的广泛性棘－慢波爆发。

（2）儿童期失神癫痫（小发作）：脑电图在正常背景上出现双侧同步对称性 3 Hz 棘－慢波，过度呼吸易被诱发出来。

（3）少年期失神癫痫：脑电图有小于 3 Hz 之棘－慢波。

（4）少年期肌阵挛癫痫：脑电图有快速广泛但常是不规则的尖－慢波和多棘波，棘波与临床之抽动无关联。

（5）觉醒时全身性强直－阵挛发作性癫痫：即通常所说的大发作，分为 4 期。

先兆期：患者有奇异的感觉、情感、观念，历时数秒。脑电图出现基本节律波幅下降，出现低幅快波和散在性慢波、棘波及不规则棘－慢波。

强直期：患者突然尖叫一声，意识丧失而跌倒，全身肌肉强直，呼吸暂停，持续 10～20 s。脑电图表现为额区、中央区呈广泛性高幅 20～50 Hz 棘节律，随后棘波频率渐慢，波幅逐渐增高。

阵挛期：肌肉呈阵挛性抽搐，幅度由小逐渐增大，频率渐慢，伴心率增快、血压上升、瞳孔散大，历时约 20～40 s。脑电图表现为连续性棘节律消失，阵挛性肌肉收缩一次，随之出现一阵棘波，肌肉松弛又出现一阵节律性慢波或间歇性电静息。在最末一次阵挛后棘波也消失。

恢复期：强直痉挛逐渐停止，呼吸恢复正常，此时口吐白沫、肌肉松弛，持续约 3 min。此时脑电图表现为电静息或低幅慢波。若进入睡眠，可出现睡眠波。随着患者的意识逐渐恢复，δ 波增高变快转为 θ、α 节律。直至清醒后才恢复到发病前的脑波水平。

70%～80% 发作间歇期患者可有不同程度的异常：①发作性异常波：棘（尖）波、棘（尖）－慢波综合或爆发性高幅慢波发作。②非发作性异常波：见于不同程度的基本节律的慢化和不规则化。原发性癫痫背景脑波多属正常，继发性癫痫脑电图背景多为异常或呈局限行性改变，两侧脑波不对称不同步。

（6）West 综合征（婴儿痉挛症）：呈高幅失律脑波。

（7）Lennox-Gastaut 综合征：脑电图有异常的背景活动，＜3 Hz 棘－慢波，常有很多灶性异常，睡眠时见快节律爆发。

3. 不能确定为局灶性或全身性的癫痫和综合征

①以新生儿发作：脑电图常出现抑制爆发活动。②婴儿期重度肌阵挛癫痫：脑电图呈广泛性棘-慢波和多棘-慢波，有光敏感性和局灶异常。③慢波睡眠相持续性棘-慢波癫痫：慢波睡眠时出现持续性弥漫性棘-慢波。④获得性癫痫失语症（Landau-Kleffner综合征）：脑电图见多灶性棘波，以及棘波和慢波发放结合在一起。

四、脑电图在康复功能评定中的应用

脑电图检查是康复评定的其中一项评定方法，对患者的功能状况（包括性质、程度及其影响）及潜在能力做出评估和分析，应贯穿整个康复的始终。①能客观地反映大脑皮层功能，对病情及康复过程中的预后的判断提供依据。②有助于判断病变的部位、指示病变范围，从而使康复治疗措施更加准确、有效。③对癫痫的诊断，尤其是外伤后癫痫的判定有重要的价值。

第二节 肌电生理检查

神经肌肉电诊断是应用先进的探测和记录肌肉、神经生物电活动的一种技术。它以定量的电流刺激来观察神经和肌肉的兴奋性或观察肌肉在松弛和收缩时生物电活动变化以及用特定的外界刺激（包括体感、视觉、听觉）来了解中枢神经系统应答过程中产生的生物电活动。它遵循神经系统的生理特性和解剖学原则，临床上利用它诊断中枢神经系统和周围神经系统的运动及感觉的功能障碍，进行定性、定位、定量的分析。它是康复医学中重要的客观的功能检查和疗效评定的方法之一，在制定康复治疗措施时也是一个重要客观依据。

一、肌电图

（一）概述

1. 定义

肌电图（electromyography，EMG）是一种探测和记录肌肉的生物电活动检查技术，通过这种检查技术取得的资料，有助于分析肌肉松弛和收缩时各种正常和异常的表现。临床上利用它诊断和鉴别诊断中枢性和周围性神经系统疾病和损害，包括运动终板疾病和肌肉疾病。

运动单位是肌肉功能的生物学单位，它由脊髓前角细胞及轴突、终板以及受其支配的肌纤维所组成。运动单位的大小因其所支配的肌纤维数目的多少和不同的肌肉而各异，其支配的肌纤维数目由几条至2 000条不等，范围直径约5~10 mm，各运动单位支配的范围有重叠。一般来说，肌肉越大，运动单位也比较大，数目也比较多（图3-2）。

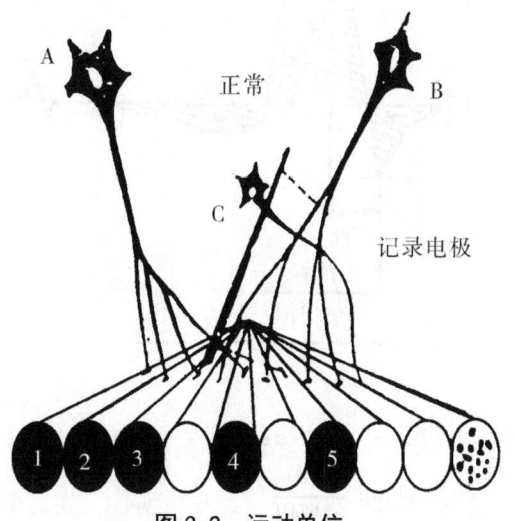

图3-2 运动单位

肌电图主要反映运动单位的电活动,它的基础是一条条肌纤维的电活动。正常肌纤维在静止松弛状态下肌纤维外没有电活动,但在肌纤维内(膜内)与肌纤维(膜外)存在着一个电位差,称静息电位(膜电位)。当肌纤维兴奋时,由于极化膜的崩溃和电位的消失(即去极化)产生可传播的电活动,称为动作电位。

2. 肌电图检测内容

在临床肌电图检测中,所记录的不仅是一条肌纤维的电活动,而是数十条肌纤维的电活动。因此,肌电图检测技术从4个方面检测进行:①插入电活动:是针电极插入肌肉时,肌纤维被电极移动时的机械刺激的结果。②静息期:当肌肉完全松弛时无异常自发电位。③肌肉随意收缩时运动单位动作电位的特征性表现(如波幅、时限、波形、电位数等)。④肌肉最大用力收缩时募集电位的情况。

(二)正常肌电图

1. 肌肉松弛时肌电图的表现

肌肉在完全放松状态下所采集到的肌电信号。

(1)插入电活动(insertion activity):插入电活动的产生是由于针电极插入肌肉时,正常会引起短暂的电位发放,每次移动针电极都会产生,持续一般在1 000 ms内。但在失神经支配的肌肉及某些疾病(如肌强直、多发性肌炎等)容易激惹起插入电活动活跃和延长,其起始波常为负波。

(2)电静息(electrical silence):当健康的肌肉完全松弛时,肌纤维没有收缩,因此肌肉电极记录不到电活动,这种征象叫作电静息。电静息是一种正常表现,荧光屏上表现为一条近似平直的基线。

(3)自发电活动(spontaneous activity):在正常情况下,肌肉完全松弛时,如果针电极在终板区可录取出终板电位(end plate potentials),它是小的单相或双相电位,开始均为负相。

2. 随意收缩时肌电图的表现

肌肉在主动收缩时所采集到的肌电仪号。

(1)正常运动单位动作电位(normal motor unit action potential):当正常肌肉随意收缩时,出现正常运动单位动作电位,它是由一个前角细胞所支配的一组肌纤维组成,几乎但非完全同步收缩所形成的综合电位。其解剖和生理特性基于其神经支配比例,肌纤维密度、传导速度以及神经接头传递功能的不同亦有差异。但在正常情况下,综合电位有其特征性表现。其基本参数如下(图3-3)。

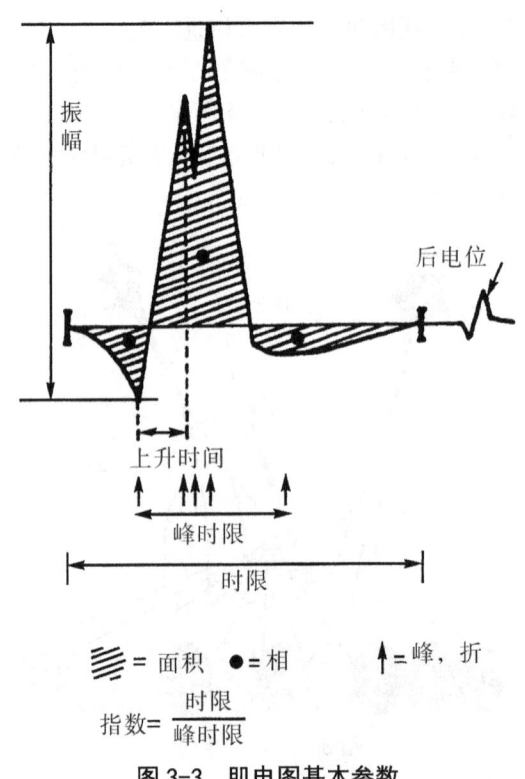

图3-3 肌电图基本参数

①波幅：指电位的峰值，又称振幅。正常运动单位动作电位的波幅为 300～2 000μV。

②时限：指电位的变化从离开基线至回到基线的持续时间，是一个非常重要的数据，针电极的移动对它的影响较波幅小得多，其正常范围一般在 5～12 ms。

③相位：是指一个运动单位动作电位的综合电位，从离开基线再回到基线的次数再加 1 而得。它可以是单相、双相或三相、四相。如果多于四相，称为多相电位。这是同步化不好或有肌纤维脱失的表现。正常肌肉的综合电位一般为双相或三相，多相电位 < 15%，> 30% 肯定存在异常，考虑多相波时应注意不同的肌肉。

（2）干扰相（interference pattern）：当肌肉轻用力随意收缩时，运动单位动作电位互相之间可清晰地分开，电位的时限和形状可被分辨。如果肌肉收缩的力量增加，更多的运动单位被动员参与，当肌肉最大用力收缩时，许多运动单位动作电位彼此相互重叠波形，叫作"干扰相"。干扰相是健康肌肉在最大用力收缩时的正常特征性表现。

（三）异常肌电图

肌电图学所研究的是细胞外的肌电活动。在肌源性和神经源性病损中会出现异常自发电位和运动单位动作电位的变化，它是临床检查的延伸，必须结合病史以及其他临床检查共同分析，才能更好地解决临床上的问题。

1. 肌肉松弛时肌电图的表现

常见异常表现主要有以下几种。

（1）纤颤电位（fibrillation potential）：纤颤电位是短时限低波幅的自发小电位，其时限范围是 0.5～2 ms，波幅为 30～150 μV，频率每秒 2～10 次。它的波形为双相，即开始为正相，后随一个负向（图 3-4B）。纤颤电位是由单个肌纤维自发收缩所引起。典型的纤颤电位是频率规则的发放，而频率不规则的纤颤电位，是多个肌纤维发放的结果。

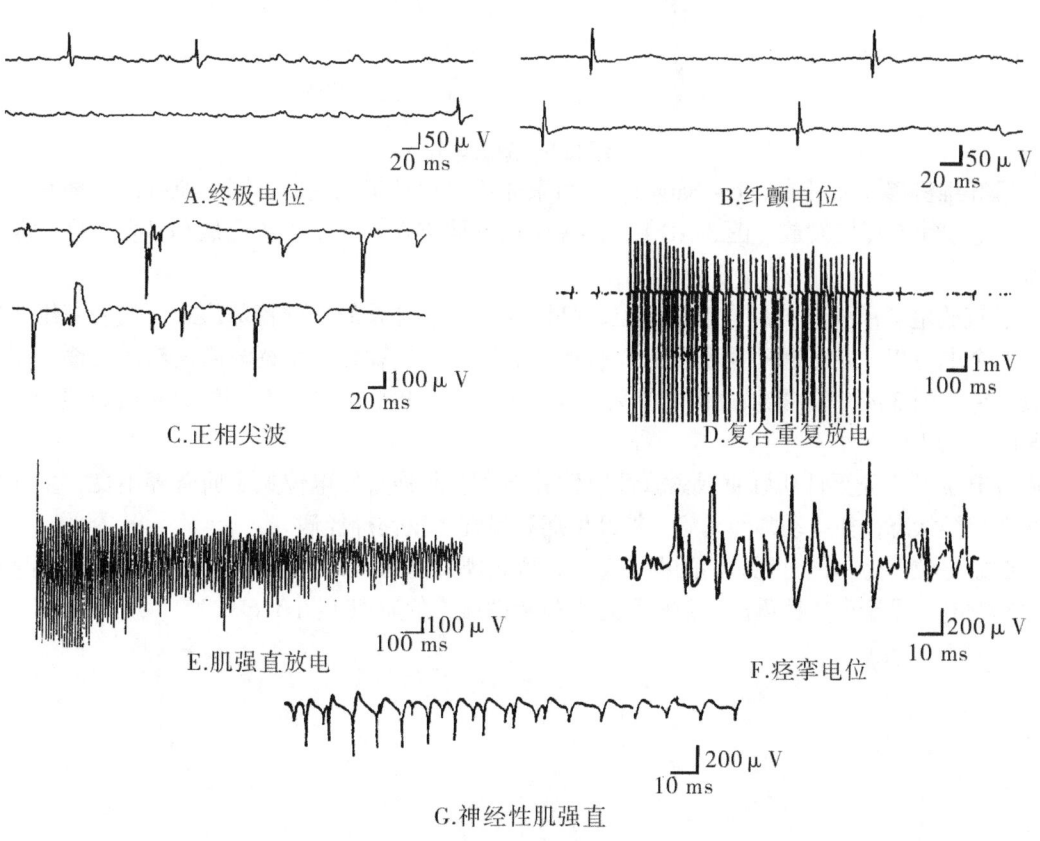

图 3-4 部分异常肌电图波形

对下运动神经元疾病，纤颤电位是肌纤维失神经支配的有价值的指征，一般失神经支配2～3周后才出现。在肌肉疾病如肌营养不良、皮肌炎和多发性肌炎，也很常见。这可能是继发性神经纤维炎或退行性变和神经末梢逆行变性产生。

（2）正相尖波（positive sharp wave）：正相尖波是肌肉失神经支配时出现的另一种自发性电活动。正相尖波的时限比纤颤电位长，但波幅差不多。它的波形包括一个开始的正相尖峰，跟着一个缓慢低平的负相，总的持续时间可 > 10 ms（图3-4C）。正相尖波的起因是单个肌纤维的放电。

（3）束颤（fasciculation）：束颤是一群肌纤维的自发性收缩，典型的束颤可在前角细胞病变时出现。但在神经根病、嵌压神经病以及肌肉-痛性束颤综合征中也可出现，可分为良性束颤和病理性束颤或称为复合性束颤（图3-5）。

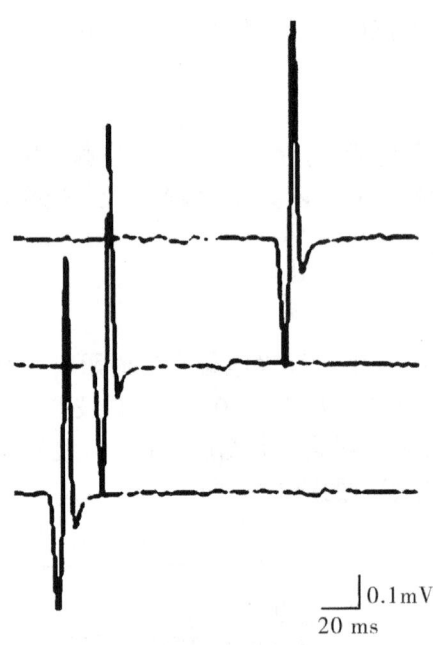

图3-5　束颤电位

（4）肌纤维颤搐（myokymic discharges）：与束颤单个运动单元发放不同，肌纤维颤搐是一个复合的重复发放，呈规律性爆发发放（图3-4D）。多见于面部肌肉病损、脑干胶质瘤和多发性硬化及周围性脱髓鞘病损。

（5）强直放电：肌强直与肌强直样电位，是插入电活动延长的一种特殊形式，代表一组肌纤维的同步放电，整个电位以一定的频率重复发放。肌强直电位其波幅和频率呈逐渐增大然后又逐渐减少，持续数秒或数分钟（图3-4E）。肌强直样电位又称怪异形高频放电，其特点是突发突止或突然变形，波幅和频率无渐增渐减变化。

肌强直电位见于先天性肌强直或紧张性肌营养不良。肌强直样电位见于肌营养不良、多发性肌炎和多种慢性失神经状态，如运动神经元病、神经根病和慢性多发性神经病。

（6）群放电位：是一种时现时消的群放电位，若是规则性的多见于帕金森病、舞蹈病、痉挛性斜颈。不规则的群放电位见于姿势性震颤、脑血管意外痉挛性瘫痪的肌肉（图3-6）。

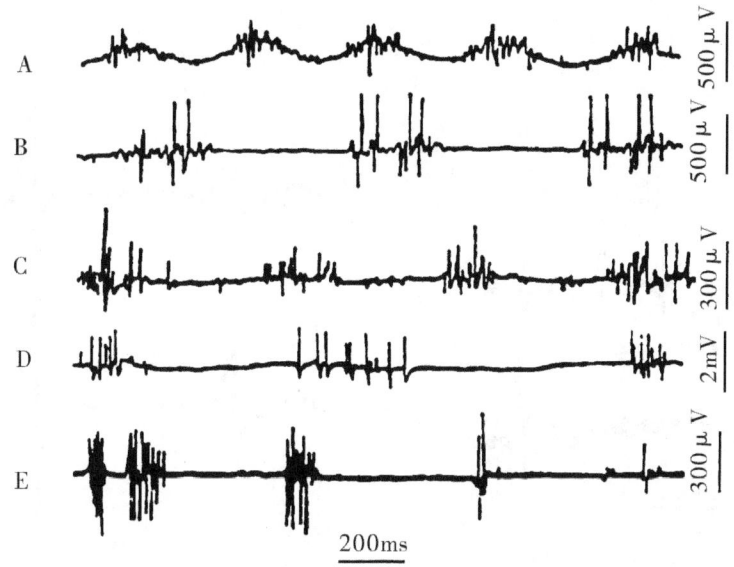

A. 局性癫痫；B、C. 帕金森综合征；D. 神经官能症；E. 半侧面肌抽搐症

图 3-6　群放电位

2. 随意收缩时肌电图表现

常见异常表现有以下几种。

（1）运动单位动作电位的变化：运动单位动作电位的相位超过四相以上，叫作多相电位。多相电位常在病理情况下出现，如神经变性、神经再生以及肌肉疾病时出现多相电位，分别称为群多相电位和短棘波多相电位（图3-7）。

神经再生电位（regeneration potential）：在周围神经病损后常发生神经病变，并随后神经再生，神经纤维的传导功能、传导冲动的速度均较健康神经纤维慢，受损神经所支配的肌纤维一部分获得再生的神经轴突分支支配。而另一部分肌纤维尚未获得神经再支配，因此运动单位动作电位变为时限延长的多相电位，叫作"神经再生电位"。它是高波幅长时限的多相电位，又称作群多相电位（图3-7A）。

巨大运动单位电位（giant motor unit potential）：多见脊髓前角细胞病变，其变化是一部分前角细胞完整无损，而一部分前角细胞受损变性。这时尚存在的前角细胞的轴突发出分支去支配失去神经的肌纤维。这样肌肉内运动单位的总数减少，但剩下的运动单位的范围却扩大了。这些扩大了的运动单位动作电位，其时限延长超过12 ms，波幅升高超过3 000 μV以上，甚至高达1 000 μV（10 mV），但相位单纯，由于同步性加强，一般二相或三相，而且是同一相似的电位。这种电位称作"巨大运动单位电位"。

肌病电位（myopathy potential）：肌病时肌纤维受损，运动神经元是不减少的，只是组成运动单位的很多纤维却遭受变性，因此运动单位内包含的肌纤维数目减少，致使动作电位的平均时限缩短，电位的波幅也降低，收缩时由于变性程度不一，所以很不同步，而呈现多相电位。这种多相电位是低波幅短时限的多相电位，即肌病电位，又称棘状波多相电位（图3-7B）。

同步电位：在同一肌肉上，用两根针电极在间距大于20 mm沿肌纤维走行直角垂直插入同时引出动作电位时，如两者同时出现称为同步电位。如同步达80%以上称为完全同步电位（图3-8）。同步电位是脊髓前角细胞病变的特征性电位，也是肌源性和周围神经疾病的鉴别指标。脊髓的其他疾病，神经根和神经丛的疾病，如果累及脊髓前角均可出现同步电位。

（2）干扰相的变化：健康肌肉在最大用力随意收缩时，肌电图表现为干扰相。当由于各种病损影响到肌肉的神经支配时，肌肉最大用力随意收缩时没有足够的运动单位参与活动，因此运动单位动作电位减少，在肌电图上不出现干扰相，而表现干扰相减少称为干扰波减少。如周围神经病损时，其干扰波减少的程度取决于肌肉的失去神经支配的程度。完全失神经支配的肌肉，当试图用力收缩时，完全没有动作电位出现，这种现象叫作"病理性电静息"。如前角细胞病变时，某一肌肉所支配的前角细胞完全变性时，则该肌肉呈软瘫状态，少许前角细胞变性时，在用力收缩时呈现稀疏的巨大电位，则可称为单纯相。

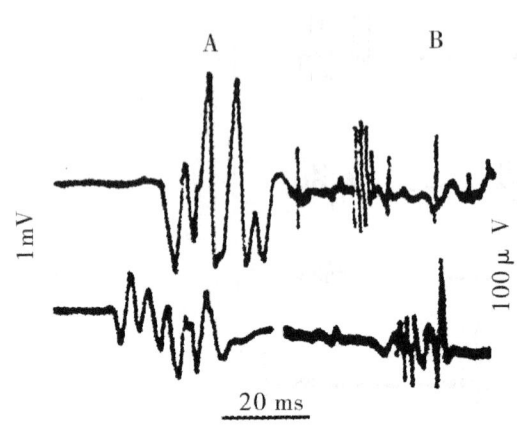

A.群多相电位； B.棘状波多相电位

图 3-7 多相电位　　　　　　图 3-8 同步电位

通过对最大用力收缩时运动单位动作电位的数目来划分肌肉的肌力等级，这比徒手肌力测定更具客观性和准确性以及可比性。在肌肉疾病中，虽有程度不同的肌纤维变性缺失，但神经元没有变性，一般尚有足够的运动单位参与活动，因此当肌肉最大用力时仍呈干扰相，但这种干扰相由棘状波多相电位组成，它与正常肌肉的干扰相不同，叫作"病理性干扰相"。

（四）肌肉瘫痪时肌电图的评定价值

肌电图不论在中枢性瘫痪、周围性瘫痪及肌肉疾病所致的躯干与肢体功能障碍的诊断、评定上，还是在预后的分析上都具有非常客观的指标。

1. 中枢性瘫痪的肌电图评定

中枢性瘫痪的急性期，肢体功能障碍的早期多数呈软瘫状态。这时肌电图表现为患侧肢体的近端、远端的屈伸肌均呈现病理电静息，此时肌纤维不能有效地收缩，故不会产生动作电位。实则是脊髓处于一种失控状态，称为脊髓休克（但非本身病损所致），此期一个月左右。随后患侧肢体进入共同运动期，此时肌痉挛的肌电图表现为动作电位持续，意识支配痉挛肌松弛或在医护人员指导帮助下可以达到电静息状态。此时是康复治疗、功能训练的最佳时期。如果肌电图显示患侧肢体痉挛肌呈强烈持续状态，并且多个同一功能的肌肉均同样表现，任何指导和帮助均不能做到肌肉松弛。肌电不能显示电静息，则为进入强化共同运动期。这是康复治疗和训练最难度过的一期。如果患侧肢体的伸肌、屈肌也即痉挛肌和它的拮抗肌同时进行功能活动，肌电图同时显示动作电位，这时已达到分离运动期。通过肌电图检测客观地评定中枢性瘫痪处于哪一阶段，可作为初期、中期、后期的康复效果评定的指标。

2. 周围性瘫痪的肌电图表现

周围性神经损害，表现为迟缓性瘫痪，严重时表现为病理性电静息，通过运动单位动作电位的数量，肌电图可进行肌力的量化分级。这比徒手肌力测定更客观、更准确。也可依据异常自发电位、运动单位动作电位的表现，进行定性（是神经源性或是肌源性）、定位（神经受损水平是哪一节段的神经或是哪一水平的脊髓损害）、定量（严重程度）的评定。同时根据上述损害程度、范围可估计预后情况和指导制定康复治疗计划。

二、神经传导速度测定

（一）概述

神经传导速度（nerve conduction velocity）测定是测定周围神经功能的一种检查方法。它是利用电流刺激引起激发电位，从中计算兴奋冲动沿神经传导的速度。所以神经传导速度测定是电流刺激检查方法与肌电图记录检查方法的联合应用。神经传导速度测定，分为运动神经传导速度测定和感觉神经传导速度测定。

国内外常测定的神经，上肢是正中神经、尺神经、桡神经、肌皮神经和腋神经，下肢是股神经、腓神经、胫神经和坐骨神经，也可以测定的神经有副神经、隐神经及股外侧皮神经以及面神经和三叉神经等，也可通过F波测定F波传导速度、H反射以及诱发电位来测定神经近端的损害。

（二）运动神经传导速度测定

1. 测定和计算方法

在一条神经的经路上，选定两个刺激点，一个远端一个近端。负极置于神经的远端，其刺激引起神经去极化，先经刺激找出最佳反应刺激点，然后加大刺激强度以至超强，引出最大肌肉动作电位，即M波。以M波始点不随刺激量增加为完全，记录电极均置于神经支配的远端肌肉，计算传导速度需要测定神经通道上的两个点。在远端点刺激所得的潜伏时，称末梢潜伏时。近端点刺激的传导时间为近端潜伏时，其减去末梢潜伏时，称为传导时间（即远端和近端刺激点之间的传导时间），两刺激点之间距离传导时间除以即为该神经的运动神经传导速度（图3-9）。

测定时避免引起误差，首先刺激反应肌肉动作电位应相似，刺激强度和放大倍数一致。

2. 异常情况

可见于以下两种情况。

（1）神经失用：跨病灶的肌肉动作较病灶远端的肌肉动作波幅低平。若是轴索断伤，则在病灶近端只能引出波幅明显低平的肌肉动作电位。

（2）髓鞘脱失：在病变部位近端刺激时，传导减慢而波幅相对正常，则提示节段性髓鞘脱失。若是轴索变性，潜伏期延长或传导速度减慢，但波幅明显低平。

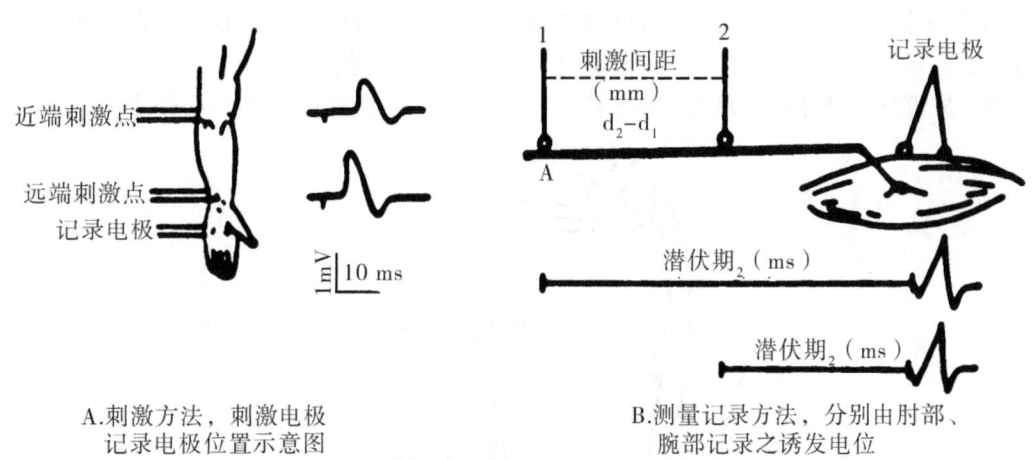

图3-9 运动神经传导速度测定

（三）感觉神经传导速度测定

1. 测定和计算方法

测定感觉神经传导速度时，刺激和记录电极的位置与运动神经传导速度不同。即以电流刺激神经的远端，多数是手指或足趾的末梢神经，顺向地在近端两个点记录激发电位，再除两记录点之间的距离便得出感觉神经传导速度。

2. 异常所见

由于感觉动作电位微小，潜伏期是从伪差到动作电位正峰起始时间。其异常与运动神经传导相似。①明显的神经传导速度减慢有利于髓鞘脱失的诊断。②轴索断伤时波幅明显低平。

（四）F波传导速度测定

F波既可以作为运动神经传导速度的一个部分，也可以作为一个单独的测量项目。它弥补了近端神经传导功能检测的不足。F波是经过运动纤维近端的传导又由前角细胞兴奋后返回的电位，这样便可以组成一份完整的报告,使周围神经病的定位诊断更为准确和全面。目前已在周围神经病损中被广泛应用,也被认为是有价值的测定方法。

1. F波的生理基础

以超强刺激作用于某一神经,可以在其远端记录到一个晚期肌肉电位,这个兴奋首先逆向传导至脊髓前角细胞,前角细胞被刺激,兴奋再顺向引起相应肌肉的动作电位,其潜伏期和波形多变而且易缺失。其原因是回返放电只发生在一小部分的运动神经元,而非全部。另外也可因远端轴索在有髓鞘脱失的节段上被阻滞,而F波不能引出。

2. F波的潜伏时和波幅

F波由于组织电生理的原因,其出现很不规则、潜伏时有长短之差,其差值约为几个毫秒。波幅的变异也很明显,从相位、峰值和面积、形态都是多样的。它们是否存在一定的规律及临床意义,将有待进一步研讨。

3. F波传导速度测定

F波传导速度的测定也可分为远端和近端。上肢和下肢的测量稍有不同(图3-10),但原则都一样。即远段F波传导时间F腕(踝)减去运动神经传导速度测定时的M腕(踝)潜伏时,再减去在前角细胞转换时耽搁的1.0 ms,由于F波潜伏时是一个来回地传导时间,所以应除以2,得出的结果才代表远段的F波潜伏时。距离的测量是上肢腕至肘,肘至颈7棘突的和。下肢是踝至腘,腘至大转子、大转子至腰1棘突的和。因此F传导速度(FWCV)计算公式如下:

$$FWCV = \frac{距离相加的和(mm)}{肘-C7(L1)(F肘-, M肘-1)/2(ms)} = \cdots (m/s)$$

4. 临床应用

吉兰-巴雷综合征是较常见的多发性周围神经病,它的损害可以在根、神经近端和远端。如果急性期在根和近端有病灶,F波就可以消失,而恢复期又复现。F波的延长提示近端有脱髓鞘改变。其他如糖尿病性神经病、尿毒症性神经病、臂丛和根性神经病损、脊肌萎缩症等,F波均有较明显的延长。

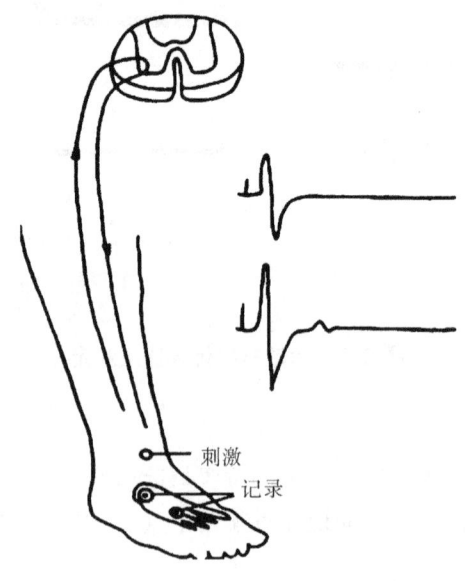

图3-10 F波及其检查

(五)H反射

电刺激胫神经,在M波位置之后出现的激发电位称之为H反射。它在1岁以前的新生儿中可在许多神经中引出,但到了成人期,则只在胫神经出现。在进行胫神经运动神经传导速度检测时,当刺激量轻微或M波刚出现时,H波即明显出现,随着刺激强度的加强,H波减少,M波逐渐加大,M波最大时H波消失。H反射原理如图3-11所示。

1. H 波正常值

潜伏时 30 ~ 35 ms,两侧之间差 < 1.4 ms,波幅 H/M 比值 < 64%。

2. H 波临床意义

由于正常反射也由网状结构下行纤维所抑制,当上运动神经元病损害了这些纤维时,抑制减弱,出现了 H 反射亢进,表现为潜伏时短,波幅增高,波形多相,H/M 比值 > 64%。所以 H 反射的变化反映了上运动神经元病变。H 反射可因腰骶根的损害而有改变,如 S_1 根受损其表现多为 H 反射消失或者潜伏期延长。

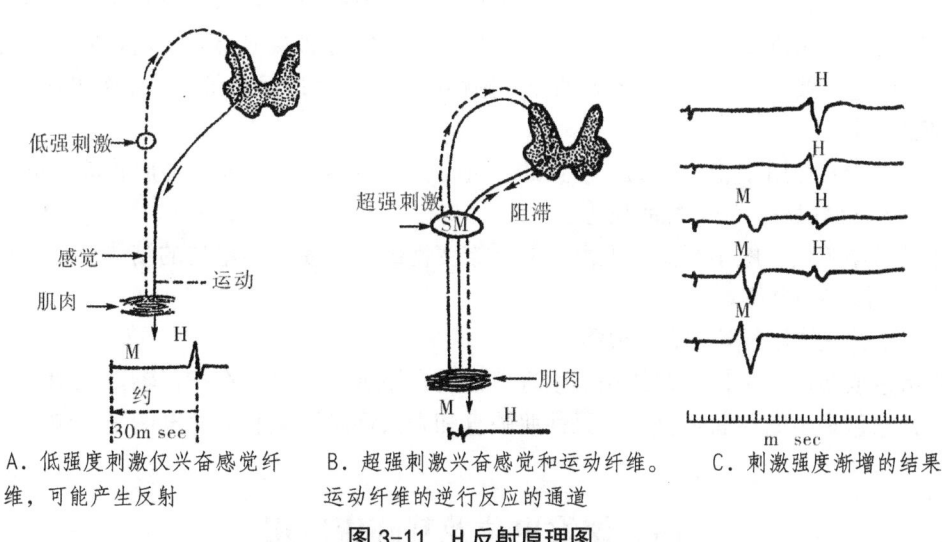

图 3-11 H 反射原理图

三、肌电图及神经电图的临床意义

从脊髓前角细胞至肌纤维,即沿运动单位通道的 4 个解剖位置上(前角细胞、轴突、运动终板及肌纤维)任何一个部位发生病理改变,都可能引起肌电图及神经电图上的异常变化。

(一)脊髓前角细胞病变

脊髓前角细胞病变包括脊髓灰质炎、进行性变性的运动神经元疾病(包括进行性脊髓性萎缩症、进行性延髓麻痹、原发性侧索硬化、肌萎缩性侧索硬化、进行性脊肌萎缩症)、婴儿型脊髓性肌萎缩、脊髓压迫(指腰痛、椎间盘移位或脊椎骨质增生等压迫前角)、脊髓空洞(指病变侵犯至前角),另外还可以包括神经型肌萎缩。还有如帕金森病也可表现为失神经的肌电图异常,可检出典型的前角细胞损害的巨大电位。若病变累及周围神经,F 波传导速度、运动神经传导速度均会减慢。脊髓灰质炎后遗症的肌电图也将为手术评定及手术后功能训练提供指标。

(二)前根病变

任何引起神经根受压的原因,均可引起神经根压迫综合征。在临床此类病损不少见,它可以单独影响到运动或感觉纤维,也可同时累及,如肿瘤、血管异常、囊肿、脊椎骨折、脊髓周围脓肿、骨关节增生、椎间盘脱出等均可引起本病,可表现为肌无力、肌萎缩、腱反射低下或消失、痛性痉挛和肌肉束颤。肌电图检测运动单位动作电位在急性期减少,而更主要的是 2 ~ 3 周后将出现大量的纤颤电位和正相尖波。传导速度检测也很有意义。

肌电图可作为神经根受压的诊断及定位诊断的检查方法,按照不同肌肉的神经节段支配去判断受压的部位,肌电图对神经受压的诊断准确性可高达 90%。

(三)周围神经病

多发性周围神经病的发生不拘年龄和性别,一般呈慢性发展过程,如吉兰-巴雷综合征、糖尿病性周围神经病、砷中毒、尿毒症合并周围神经炎、非神经炎等。在肌电图上均表现为传导速度的减慢,F 波传导速度更敏感和全面。下运动神经元的病和肌肉疾病往往必须依赖肌电图和神经电图来进行鉴别诊断。

(四)周围神经损伤

神经损伤分3类,即神经失用、轴突断伤、神经离断。根据出现纤颤电位、正相电位的多少、随意收缩时干扰相的变化,可间接判断伤情,为临床是否行手术探查提供参数。

(五)运动终板疾病

临床上遇到肌无力的患者均应想到原发性的重症肌无力、肌无力综合征、肉毒中毒等,还应想到继发于运动神经元病以及某些神经病的神经肌肉接头障碍。典型的肌电图特征是当病变肌肉重复一系列同样动作时,运动单位电位出现"衰减现象",即电位的振幅迅速地递减和电位刺激更简便易行,即低频刺激时呈现递减现象,递减最大不超过15%,频率提高后开始可递减但继而递增。同时还可做依酚氯铵试验,注射后,再进行重复电刺激或一系列动作,振幅可见升高及推迟了肌肉的疲劳出现。

(六)肌肉疾病

肌病是指原发于骨骼肌细胞的疾病,常见的是进行性肌营养不良、先天性肌营养不良和获得性肌病(多发性肌炎、甲亢性肌病、激素性肌病等)。

肌肉疾病其运动单位一般不减少,但由于肌纤维变性缺失,使运动单位的结构改变,其特征是低波幅、短时限的棘状波多相电位。

(七)肌肉兴奋性异常的神经肌肉疾病

这种疾病组造成肌肉兴奋性异常的病理生理可以是在肌膜,也可以在神经轴索末梢、周围神经干或中枢神经系统,它包括萎缩性肌强直、先天性肌强直和先天性副肌强直。肌电图呈高频重复放电并渐见减弱至平静。

四、诱发电位及其临床应用

诱发电位(evoked potential,EP)是神经电生理研究中的新发现。神经系统接受多次感觉刺激时生物电活动发生改变,通过平均叠加记录下来称为诱发电位。

(一)概述

1. 诱发电位的产生

诱发电位的结构基础是神经元,神经元是神经系统的基本组成核心,它能产生、扩布神经冲动并将神经冲动传递给其他神经元或效应细胞。但神经元种类繁多,形状各异,而其结构包含胞体、树突和轴突3个细胞区。树突在胞体附近反复分支,为神经元提供接受传入信号的网络。轴突从胞体向远处延伸,引导兴奋朝远处延伸,为神经冲动传导提供通路。

诱发电位的产生与神经瞬时电信号沿神经纤维的传导有关。无髓鞘轴突传导通过已兴奋区(活动区)和未兴奋区(静息区)之间的电紧张性扩散和局部电流实现。一旦未兴奋区的去极化达到阈值,该区即可产生自发再生,由被动去极化转为主动去极化,依次向邻近的区域发展产生兴奋冲动的传导。有髓鞘轴突的传导方式也是如此,不同的是传导的方式是从一个郎飞氏结跳到另一个郎飞氏结,故其传导兴奋的速度较无髓鞘快速。

2. 诱发电位的分类

诱发电位可分为周围神经系统诱发电位和中枢神经系统诱发电位,后者又可分为脊髓、脑干和皮层3种,以刺激性质的不同分听觉诱发电位、视觉诱发电位和体感诱发电位等,以神经传导的方向分为感觉性诱发电位和运动性诱发电位,也可按潜伏期长短等来分类。

3. 诱发电位命名法

按诱发电位出现的先后顺序与极性来命名。以P表示正向波,N表示负向波,如P_1N_1、P_2N_2等表示,第一个出现的正相波即称P_1波,视觉诱发电位常以此命名(图3-12)。

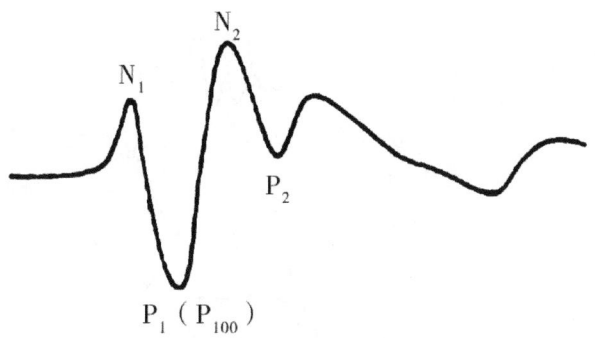

图 3-12　视觉诱发电位

按诱发电位的极性和平均潜伏时来命名。如 $N_9N_{20}P_{15}P_{40}$ 等，N_9 即是在平均潜伏时 9 ms 出现的负向波，躯体感觉诱发电位常以此命名（图 3-13A）。

按记录部位命名如马尾电位、腰髓电位、颈髓电位等（图 3-13B）。按各诱发电位出现的先后以罗马字顺序命名即：Ⅰ、Ⅱ、Ⅲ、Ⅳ、Ⅴ等，脑干听觉诱发电位常以此命名（图 3-14）。

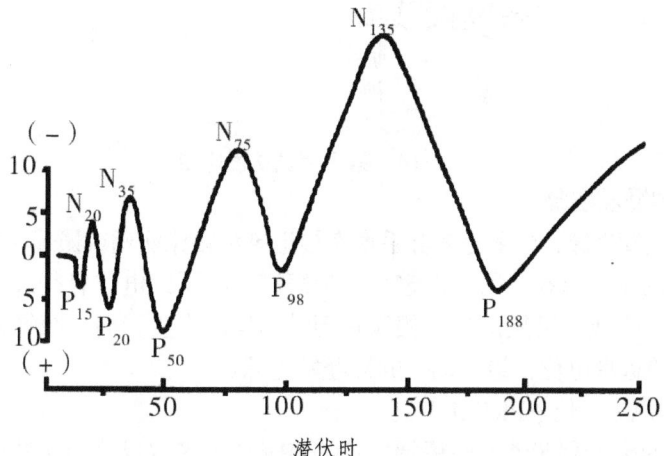

A. 按诱发电位的极性和平均潜伏时命名

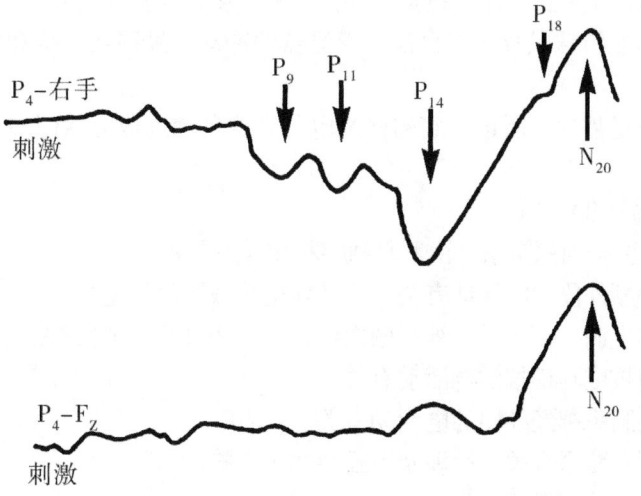

B. 按记录部位命名

图 3-13　躯体感觉诱发电位

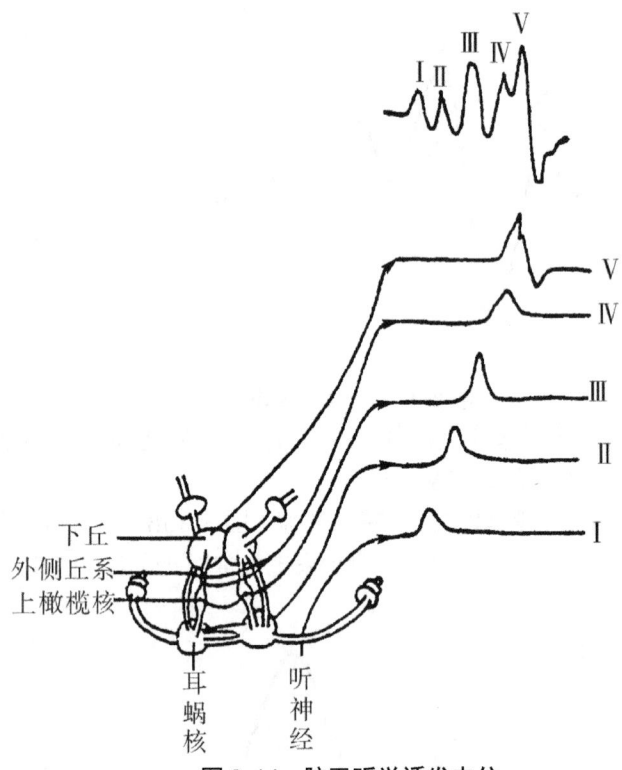

图 3-14 脑干听觉诱发电位

(二) 诱发电位的神经发生源

人类诱发电位的神经发生源,更多的来自手术直接记录和临床病理或影像学相关研究。到目前为止,多数诱发电位的解剖学的发生源都尚未能肯定,只是短潜伏时诱发电位有些成分的主要解剖发生源相对明确。但需要记住,每一个成分可能由几个相邻解剖学结构所产生,而一个结构也可与几个波成分产生关系,尤其是头部记录的远场电位,绝非单一的神经发生源。

1. 模式翻转诱发的视觉电位(PRVEP)

从后枕头皮记录到的模式翻转诱发的视觉电位(PRVEP)多数成分为枕叶皮层起源。它含有两种来源不同的成分。

(1) 原始成分:即起自视觉感受器的视觉冲动,经外侧膝状体换元后直接达枕叶。

(2) 辅助成分:亦称非特殊成分,起自视觉感受器的冲动,经网状结构和丘脑弥散性投射系统而达枕叶。

电极放置于枕叶外粗隆越远,所记录到的诱发电位含这种辅助成分就越多,所以准确安放电极可使这种辅助成分大为减少。

2. 脑干听觉诱发电位(BAEP)

各波的发生源主要在脑干同侧听系,由罗马数字标定Ⅰ~Ⅶ波。

(1) Ⅰ波:与听神经颅外段的电活动有关,是动作电位或突触后电位。

(2) Ⅱ波:有两个发生源,一个是听神经颅内段,另一为耳蜗核的突触后电位。

(3) Ⅲ波:与上橄榄核或耳蜗核的电活动有关。

(4) Ⅳ波:与外侧丘脑系神经核团的电活动有关。

(5) Ⅴ波:除与外侧丘脑系有关,尚涉及下丘核的中央核团。

(6) Ⅵ波:为内侧膝状体突触后电位。

(7) Ⅶ波:涉及听放射和原始皮层。

3. 短潜伏期体感诱发电位

体感诱发电位(SLSEP)是因反复刺激皮肤,多由中枢神经系统的体表投射部位记录而得,其成分分别代表脊髓、脑干和大脑皮层等部位，故可作为中枢神经系统主要诊断手段之一。它有上、下肢 SLSEP 之分。

（1）上肢 SLSEP：N_9 为臂丛，电位，用非头参考颈$_7$记录时，N_{11} 为颈髓后索远场电位，N_{20} 为体感皮层一级原发反应，是刺激对侧中央后回记录，在中央前回记录的 P_{22} 和 N_{30} 可能起源于4区域、6区域及9区域。

（2）下肢 SLSEP：马尾电位为周围神经监护电位，其作用与上肢 N_9 类同，腰髓电位则起源于腰髓后角突触后电位，刺激胫后神经时对侧中央后回记录为 P_{40}，是一级体感皮层的原发反应。

五、诱发电位在临床上的应用价值

诱发电位是继脑电图和肌电图之后临床电生理学的第三大进展。临床上，诱发电位可用来协助确定中枢神经系统可疑病变，帮助病损定位，监护感觉、运动系统的功能状态，为预后和康复治疗提供确切指标，因此它是神经内科、神经外科、康复科等的有力工具，能为临床医疗、科研提供有价值的资料。

（一）视觉诱发电位的临床应用

1. 视神经炎和球后视神经炎

PRVEP 对视神经的脱髓鞘疾病很敏感，约90%以上的患者都有 PRVEP 异常。

2. 多发性硬化

多发性硬化是中枢神经系统的脱髓鞘疾病，临床表现为四肢无力甚至瘫痪，智力意识均有不同程度下降迟钝，有学者提示95%以上的患者 PRVEP 异常，而且异常变化显著，P_{100} 延长达 30 ms 以上。

3. 弥散性神经系统病变

包括：①脊髓小脑变性；②肾上腺白质营养不良；③进行性神经性腓骨肌萎缩症；④帕金森病；⑤慢性遗传性舞蹈病；⑥恶性贫血；⑦慢性肾病；⑧脊髓病，尤其是慢性病变患者；⑨脑肿瘤和脑梗死等。以往对这些疾病不了解其有视觉系统的损害，但经检测都发现有 PRVEP 异常，无疑给这些疾病提供了又一个临床客观指标，同时给治疗方案也提出了新的要求。

（二）听觉诱发电位的临床应用

脑干听觉诱发电位 BAEP 可以提供听力学和神经学两方面的资料，常用于下列神经系统疾病的检测。

1. 听神经痛

听神经痛是 BAEP 最敏感的检测的病变。

2. 小脑脑桥脚肿瘤

如果已出现脑干和颅神经症状，这时不难诊断，如果肿瘤较小时，则 BAEP 便会帮助早期发现。

3. 脑干髓内肿瘤

BAEP 的阳性率很高。

4. 脑干血管病

脑干出血，脑干梗死，BAEP 异常率更高。另外，过性脑缺血发作或可逆性卒中发作，阳性表现文献报告不一致，但可提供异常变化指标。

5. 脑死亡

BAEP 各波均不能引出或Ⅰ波可见，此时可判定脑死亡。

6. 其他

多发性硬化、脑桥中央髓鞘溶解症、白质营养不良。

（三）体感诱发电位的临床应用

体感诱发电位在临床上应用很广泛，亦即从皮层到末梢的神经功能均可通过调整记录电极，精确地检测不同节段部位的情况，给临床一个明确的指标和解释。

当周围神经、神经丛、神经根、脊髓前角和后索、脑干以及皮层受损时，从不同部位记录相应的改变。尤其是大脑皮层和皮层下神经元受损时，SEP晚成分会有异常改变，它比脑电图更敏感，更易于比较和分析。因此，临床上对如下疾病均可进行SEP检测：①各种周围感觉、运动神经病损；②各种原因所致神经根和脊髓受损疾患；③各系统的脱髓鞘疾病；④颅脑疾病和损伤（包括脑血管意外疾病）；⑤各种中毒和中枢神经系统损害、癫痫、精神疾病及心理研究等；⑥昏迷及死亡等。

第四章 认知功能障碍评定与康复治疗

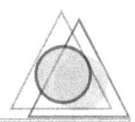

第一节 概述

脑卒中是一种发病率、致残率和死亡率较高的疾病，位于人口死因的第三位。脑卒中后很多患者在运动功能受损的同时伴有感觉障碍的出现。感觉功能出现感觉丧失、迟钝、过敏等障碍，严重影响偏瘫肢体运动功能的恢复。感觉障碍是脑卒中后的常见症状，其发生率约为60%。由于感觉障碍与运动障碍并存，且运动障碍对肢体功能的影响更为突出，因而导致人们更着重于对脑卒中后运动障碍的研究，而忽视了对患者存在的感觉障碍的研究。现代康复对卒中康复的研究已提出康复训练不仅包括运动控制还需包括浅感觉和深感觉训练。通过康复干预，浅感觉恢复率62.79%，深感觉不同程度的恢复有待进一步探讨。

认知是指人在对客观事物的认识过程中对感觉输入信息的获取、编码、操作、提取和使用的过程，是输入和输出之间发生的内部心理过程，这一过程包括知觉、注意、记忆、思维和语言等。

认知功能障碍是脑卒中、脑外伤以及各类痴呆患者常见的神经心理学症状。在脑损伤患者的康复过程中，认知功能损害是阻碍患者肢体功能与日常生活活动能力改善与提高的重要因素。大量临床观察已表明，各种原因引起的脑损伤所导致的不同形式和程度的认知功能障碍，将影响患者日常生活活动能力以及自理程度，如注意障碍患者不能执行指令，记忆障碍患者学习效率下降；失算症患者不能进行心算而无法上街购物等。甚至有时认知障碍对日常生活活动能力的影响要大于躯体功能障碍对它的影响。严重认知障碍的患者在生活上将需要依赖他人并需要更多的专业护理。因此，若能及时发现脑病损或损伤患者存在的认知障碍，可以制订正确的治疗方案和出院计划，不但有利于认知功能障碍的康复，对于促进肢体功能障碍的康复和提高日常生活的独立性均具有积极的现实意义。及时发现和诊断认知障碍也有助于制订正确的康复和护理计划并预测患者的残疾状况，有助于缩短脑损伤患者的康复疗程，促进脑损伤的康复。

一、感觉传导的相关解剖

周围感受器接受内外环境的各种刺激，并将其转变成神经冲动，沿着传入神经元传递至中枢神经系统，最后至大脑皮层，产生感觉。另一方面，大脑皮质将这些感觉信息整合后，发出指令，沿传出纤维，经脑干和脊髓的运动神经元到达躯体和内脏效应器，引起效应。因此，神经系统内存在着两大类传导通路：感觉（上行）传导通路和运动（下行）传导通路。从总体上说，它们分别是反射弧组成中的传入和传出部分，但只有不经过大脑皮质的上、下行传导通路才称为反射通路。

1. 本体感觉传导通路

所谓本体感觉是指肌、腱、关节等运动器官本身在不同状态（运动或静止）时产生的感觉，又称深感觉，包括位置觉、运动觉和振动觉；该传导通路还传导皮肤的精细触觉（如辨别纹理粗细等）。此处主要述及躯干和四肢的本体感觉传导通路（因头面部尚不十分明了），有两条，一条是传至大脑皮层，产生意识性感觉；另一条是传至小脑，不产生意识性感觉。

（1）躯干和四肢意识性本体感觉和精细触觉传导通路：由3级神经元组成。第1级神经元为脊神经节细胞，其周围突分布于肌、腱、关节等处的本体觉感受器和皮肤的精细触觉感受器，中枢突经脊神经后根的内侧部进入脊髓后索，分为长的升支和短的降支。其中，来自第5胸节以下的升支行于后索的内侧部，形成薄束；来自第4胸节以上的升支行于后索的外侧部，形成楔束。两束上行，分别止于延髓的薄束核和楔束核。第2级神经元的胞体在薄、楔束核内，由此二核发出的纤维向前绕过中央灰质的腹侧，在中线上与对侧交叉，称内侧丘系交叉，交叉后的纤维在椎体束的背方呈前后方向排列，行于延髓中线两侧，再转折向上，称内侧丘系。内侧丘系在脑桥呈横位居被盖的前缘，在中脑被盖则居红核的外侧，最后止于背侧丘脑的腹后外侧核。第3级神经元的胞体在腹后外侧核，发出纤维经内囊后肢主要投射至中央后回的中、上部和中央旁小叶后部，部分纤维投射至中央前回。此通路若在内侧丘系交叉的下方或上方的不同部位损伤时，则患者在闭眼时不能确定损伤同侧（交叉下方损伤）和损伤对侧（交叉上方损伤）关节的位置和运动方向。

（2）躯干和四肢非意识性本体感觉传导通路：非意识性本体感觉传导通路实际上是反射通路的上行部分，为传入至小脑的本体感觉，由2级神经元组成。第1级神经元为脊神经节细胞，其周围突分布于肌、腱、关节的本体感受器，中枢突经脊神经后根的内侧部进入脊髓，终止于$C_8 \sim L_2$节段胸核和腰骶膨大第Ⅴ～Ⅶ层外侧部。由胸核发出的2级纤维在同侧侧索组成脊髓小脑后束，向上经过小脑下脚进入旧小脑皮质；由腰骶膨大第Ⅴ～Ⅶ层外侧部发出的第2级纤维组成对侧和同侧的脊髓小脑前束，经小脑上脚止于旧小脑皮质。以上第2级神经元传导躯干（除颈部外）和下肢的本体感觉。传导上肢和颈部的本体感觉的第2级神经元胞体在颈膨大部第Ⅵ、Ⅶ层和延髓的楔束副核，这两处神经元发出的第2级纤维也经过小脑下脚进入小脑皮质。

2. 痛温觉和粗触觉压觉传导通路

该通路又称浅感觉传导通路，由3级神经元组成。

（1）躯干和四肢的痛温觉和粗触觉压觉传导通路：第1级神经元为脊神经节细胞，其周围突分布于躯干和四肢皮肤内的感受器；中枢突经后根进入脊髓。其中，传导痛温觉的纤维（细纤维）在后根的外侧部入脊髓经背外侧束再终止于第2级神经元；传导粗触觉压觉地纤维（粗纤维）经后根内侧部进入脊髓后索，再终止于第2级神经元。第2级神经元胞体主要位于第Ⅰ、Ⅳ、Ⅶ层，它们发出纤维上升1～2个节段经白质前连合到对侧的外侧索和前索内上行，组成脊髓丘脑侧束和脊髓丘脑前束（侧束传导痛温觉，前束传导粗触觉压觉）。脊髓丘脑束上行，经延髓下橄榄核的背外侧，脑桥和中脑内侧丘系的外侧，终止于背侧丘脑的腹后外侧核。第3级神经元的胞体在背侧丘脑的腹后外侧核，它们发出纤维称丘脑中央辐射，经内囊后肢投射到中央后回中、上部和中央旁小叶后部。在脊髓内，脊髓丘脑束纤维的排列有一定顺序：自外向内，由浅入深，依次排列着来自骶、腰、胸、颈部的纤维。

（2）头面部的痛温觉和触压觉传导通路：第1级神经元为三叉神经节细胞，其周围突经三叉神经分支分布于头面部皮肤及口鼻黏膜的相关感受器；中枢突经三叉神经根入脑桥，传导痛温觉地纤维再下降为三叉神经脊束，止于三叉神经脊束核；传导触压觉地纤维终止于三叉神经脑桥核。第2级神经元的胞体在三叉神经脊束核和三叉神经脑桥核内，它们发出纤维交叉到对侧，组成三叉丘系，止于背侧丘脑的腹后内侧核内。第3级神经元的胞体在背侧丘脑的腹后内侧核，发出纤维经内囊后肢，投射到中央后回下部。在此通路中，若三叉丘系以上受损，则导致对侧头面部痛温觉和触压觉障碍；若三叉丘系以下受损，则同侧头面部痛温觉和触压觉发生障碍。

二、脑卒中后感觉障碍的病因

深浅感觉的传导路径不一样，但都经脑干、丘脑、内囊上至大脑皮层中央后回的不同部位而产生不同的感觉刺激。因卒中后使正常的感觉传导通路受到破坏引起不同的感觉障碍。脑卒中后感觉通路任何部位的损伤都会引起各种不同类型的感觉障碍。感觉障碍经常发生在丘脑、脑桥或内囊的损伤。目前还没有充分的临床影像学证据证明：大脑皮层的损伤罕有纯感觉性卒中或以感觉症状为主的障碍。关于疼痛和感觉异常是感觉卒中的后遗症这一结论，目前仍存在争论。脑卒中后顶叶皮质的损伤包括中央后回的感觉初级皮层SⅠ区会引起皮质型的感觉障碍。应用PET研究表明热刺激前臂皮肤可以记录到顶盖的局部脑血流量的增加。因此，脑岛和顶盖区的皮质被认为是感觉的次级中枢SⅡ区。此区的功能可能是调节疼痛或热的感觉。有研究表明皮肤和肌肉的不愉快的感觉与双侧岛叶的激活有关。另一项研究表明顶盖部皮质与确定如痛觉有关，然而对伤害性刺激的所激发的情感反应与岛叶皮质有关。手的躯体皮层定位一般位于中央后回（SⅠ区），拇指的代表区要比其余四指的大些。因此，不同部位的感觉障碍由躯体皮层定位的不同和躯体不同部位的敏感性不同所致。

即使感觉功能的皮层投射在人类基本相同，但也存在一定的差异，其原因是神经功能的可塑性。此外，感觉的投射地图形成也依赖于后天的对感觉经验的积累及认知功能。然而，由于先天因素的限制，可以解释有些脑卒中后存在感觉障碍的患者无法完全恢复其感觉功能。

三、感觉障碍的临床表现

脑卒中患者根据病变的性质、部位和范围，可伴有不同程度的感觉障碍。感觉障碍的临床分类依其病变性质可分为刺激性症状和抑制性症状两类。刺激性症状：感觉径路刺激性病变可引起感觉过敏（量变），也可引起感觉障碍如感觉倒错、感觉过度、感觉异常及疼痛等（质变）。感觉过敏是指轻微的刺激引起强烈的感觉，大多由于外界的刺激（如检查时的刺激）和病理过程的刺激相加所致。感觉倒错指刺激的认识完全倒错，如非疼痛刺激却诱发疼痛感觉。感觉过度一般发生在感觉障碍的基础上，感觉刺激阈增高，达到阈值时可产生一种强烈的定位不明确的不适感，且持续一段时间才消失，见于丘脑和周围神经损害。感觉异常是指无外界刺激而自发的感觉，如麻木感、肿胀感、沉重感、痒感、蚁走感、针刺感、电击感、束带感和冷热感等。另一刺激性症状为疼痛，国际疼痛研究协会将之定义为由于真正潜在组织损伤而引起的或用损伤来描述的一种不愉快的感觉或情绪。从感受器到中枢的整个传导通路的任何病灶刺激都可引发疼痛，没有外界刺激而感觉到疼痛者，称为自发性疼痛。抑制性症状：感觉通路受到破坏时出现的感觉减退或缺失。同一部位各种感觉均缺失称为完全性感觉缺失，同一部位仅某种感觉缺失而其他感觉保存称为分离型感觉障碍。除特殊感觉如视觉的偏盲、听觉的听力理解障碍之外，以偏身感觉障碍最为常见，其中包括一般感觉的感觉障碍如浅感觉的痛、温、触觉和深感觉的关节位置觉、振动觉、运动觉和压觉以及高级中枢——大脑皮质的复合感觉如实体觉、定位觉、两点辨别觉和图形觉等障碍。根据感觉障碍出现的部位不同，可将偏瘫感觉障碍分为如下几种。

①偏身感觉障碍为最常见的表现形式，如丘脑病变时，以深部感觉障碍为主，引起对侧半身全部感觉障碍，且伴有自发痛及痛觉过敏现象。②假性神经根型感觉障碍：在半身感觉障碍中有时伴有假性神经根型感觉障碍，多见于上肢，在上肢的桡侧或上肢尺侧呈条带头分布，可见于顶叶病变和丘脑病变。③手掌、口综合征：围绕口周围的半侧部分和同侧手掌同时存在的感觉障碍称为手掌、口综合征，提示在顶叶中央后回下部和丘脑腹后侧核有局限性病变。④交叉性感觉障碍：延髓外侧病变损害了脊髓丘脑侧束及三叉神经脊束、脊束核，产生交叉性的感觉障碍，即同侧面部和对侧半身痛觉、温度觉缺失，如延髓外侧综合征，小脑下后动脉血栓引起的病变。⑤同侧性感觉障碍：即表现为病灶同侧肢体运动、感觉障碍，这可能是由于人体传导路不交叉引起的，比较少见。⑥皮质型：大脑皮质感觉中枢在中央后回及旁中央小叶附近（第3、1、2区）。它们支配躯体的关系与中央前回运动区类似，也是自下而上依次排列，即口、面、手臂、躯干、大腿以及小腿和会阴部的感觉支配位于半球内侧面。因皮质感觉区范围广，病变只损害其中一部分，因此感觉障碍只局限于对侧的一个上肢或一个下肢分布的感觉减退或缺失，称单肢感觉减退或缺失。皮质型感觉障碍的特点是出现精细性感觉（复合感觉）的障碍，如实体觉、图形觉、两点辨别觉、定位觉、对各种感觉强度的比较等。皮质感觉中枢的刺激性病灶可引起感觉型癫痫发作。

第二节 感觉障碍的评定与影响

一、感觉障碍的评定

Bobath 在 1978 年提出,康复治疗要依赖感觉功能来促进正常的运动,抑制异常的姿势。Reding 和 Potes 在 1988 年的一项临床研究也表明,95 例脑卒中后偏瘫患者,同时存在感觉及运动功能障碍的患者的康复效果要差于只有运动功能障碍的患者。存在感觉功能障碍能够解释一些脑卒中患者为什么动作笨拙,给予感觉功能的训练,会使运动功能取得巨大的进步。如果我们对感觉功能障碍不能很好地认识和评定,就无法训练感觉功能及监测其进步。更为重要的是,在制订康复训练计划时不能够满足患者的真正需要,因此而无法取得最好的治疗效果。物理治疗师、作业治疗师及康复医师已经达成共识,感觉功能的评定为康复预后的判断和患者的住院康复时间的确定提供重要的信息。长期以来,康复治疗工作者往往忽略患者的感觉障碍,其中一个可能的原因为缺乏感觉障碍的神经功能的可靠客观的评定方法。

1. 浅感觉障碍的评价

痛觉检查:充分暴露检查部位,在其两侧对称部位用大头针力量均匀地轻刺患者皮肤,并请患者回答"痛"还是"不痛",如痛觉有障碍再上下对比,查出痛觉障碍的范围;温觉检查:分别用凉水(5~10℃)试管和热水(40~50℃)试管,轮流接触患者皮肤,观察其能否辨别冷热。如不能辨别即为温觉障碍。正常人能辨别出相差 10℃的温度。触觉和压觉检查:检查触觉可用棉签或软纸片,患者回答"有""无"或"报数"。能够感受触觉的患者,应进一步让其说出所触的皮肤部位,此即定位觉。触觉正常的患者,定位觉可以正常也可以不正常。定位觉正常误差手上 < 3 cm,其他部位 < 10 cm。在偏瘫患者,测定定位觉更重要。压觉检查是用手指或钝物如笔杆交替地轻触和下压皮肤,请患者分辨压迫的轻重。

2. 深感觉的评价

位置觉和运动觉:这两项感觉是检查关节被动运动的能力的,位置觉能感知某个关节或肢体的位置,运动觉能感知各关节被动运动的方向,这两项深感觉常同时测量。患者闭眼情况下检查者被动活动患者肢体各个部位,如轻轻移动患者的手指及脚趾,让患者说出移动的方向、关节处的位置,移动幅度约 5°,移动时检查者的手指放在移动方向的两侧,用力宜轻,以免压觉地干扰,当发现有障碍时可加大幅度,倘患者仍无感受,再试验较大的关节,最后做出记录。这种检测可先在患者睁眼的情况下进行,以便让患者了解检查的目的和熟悉检查的要求,然后再在闭目的情况进行检测。此外尚可以用以下方法检查:①拇指试验:患者闭眼,检查者把持患者前臂,让患者拇指伸直,并使患者作腕关节伸屈活动 2~3 次后而停止于某一位置,此时让患者用其健手寻找患肢的拇指,当有位置觉障碍时,则手指方向偏误,手指进行不能呈直线。②合掌试验:患者闭目,让患者两手合掌,左右手指交互合掌。一侧有深层感觉障碍时,当作手指交互合掌时该侧手两指并合而不感知。振动觉:把振动的音叉置于骨突出部位,请患者回答有无振动的感觉。

3. 复合感觉的评价

两点辨别觉:用双脚规以一或两点交替接触皮肤,让患者说出是一点或两点,至能回答两点最小距离为止。正常身体各部位辨别两点能力不一,指尖为 3~8 mm,手掌 8~12 mm,手背 20~30 mm,上臂和大腿 60~70 mm,前胸 40 mm,背部 40~70 mm。实体觉:是了解患者用手触摸来判别物体名称的能力。有人认为实体觉丧失是属于失认症的一种。检查时将患者熟悉的物品放其手中,让他闭目充分触摸,说出物品的名称或特性(大小、形状、软硬、原料等)。正常人可识别出拿在手里的物品,但偏瘫患者往往不能识别,该方法是评价脑卒中患者的重要内容。重量觉用重量相差至少 1 倍的两物体先后放入一侧手中,让患者区别。感觉检查很烦琐又容易发生误差,注意选择患者的精神状态良好,意识清楚时检查。检查前让其了解检查的方法和意义,争取患者充分合作。检查时均请患者闭目或遮住检查部位,注意左右相应部位和远近端的对比。检查顺序一般从感觉障碍区至正常区。过度疲劳可使患者感觉阈增高，可分几次完成。

4. 相关量表的评价

Fugl-Meyer感觉评价量表应用检查者的手指触摸被检查者的手臂、腿部、手掌和足底的皮肤来评价轻触觉。应用上肢肩关节、肘关节、腕关节、拇指的运动位置，应用下肢髋关节、膝关节、踝关节和足母趾的运动位置来评价位置觉。因此，即使按照此量表逐项记录了评分，也无法细致地反映感觉功能的真实水平。一项关于此量表的研究表明，其信度、效度及敏感度均较低，并不适用于脑卒中患者感觉功能的临床评价。River-mead躯体感觉评定量表（RASP）是由Winward发明的相对较新的临床评定量表，测量了五种初级感觉，包括针刺觉、表面压力觉、触觉位置觉、温度觉及关节运动觉。两种次级感觉（精细触觉和两点辨别觉）。为了增加测量的可信度，设计了一种电针仪来提供均匀一致的压力刺激；一种装置提供精确的温度，以保证一致性；定做了四角规来测量指垫的两点辨别觉。Winward研究了RASP的可信度，结果表明此量表具有很好的评定者内及评定者间信度。Carey 1993年发明了触觉检查方法，在1997年又做了轻微的修改，目的在于发展量化和标准化的检查方法。用于临床上检测脑卒中患者的主动触觉敏感性。测试主要为在塑料的表面分隔等距离的边缘，由患者主动用手去触摸这些凸凹不平的边，如果患者上肢功能很差，无主动运动，则由评定者辅助患者完成触摸动作。此测量方法的优点在于量化较好、较规范可靠，而且有标准的指导语。然而在测量所需要的时间方面仍存在问题，其局限性在于只能测量手部的触觉。Dannenbaum发明了一种测量动态的和静止的触压觉地方法。具体的方法为：测量动态的触压觉是通过不同质地的毛刷在受试者示指的末节手指上刷擦，让受试者指出用的是哪一把毛刷。测量静止的触压觉是通过用绳子吊起不同质量的球，在受试者的小鱼际上反复施加压力，让受试者用手主动握住球来感觉。球和手接触的频率应是20秒内不少于5次，否则会产生感觉的遗忘。经研究证明此方法具有较好的信度及效度。研究认为此方法评价的是高级皮层感觉的实体觉。此方法的局限性为只是测量了手部的触压觉。Kim与Choi-Kwon应用圆盘刺激器来测量拇指、中指和小指末端的两点辨别觉。刺激器两个点的距离分别为2～8 mm不等的可调范围。应用此刺激器的缺点为刺激的压力和速度的不同，导致了结果的主观和不可靠。Carey研究发现测量手的两点辨别觉并不可靠，因为许多脑卒中后的患者健侧手和患侧手的两点辨别觉没有差别。诺丁汉感觉评价量表（NSA）由Lincoln在1991年正式提出，用于临床上检测感觉功能障碍。其内容包括轻触觉、压觉、针刺觉、温度觉、触觉定位觉、本体感觉、两点辨别觉及实体觉。

5. 评价感觉功能损伤的客观方法

它是躯体感觉诱发电位（SEPs），诱发电位的产生是神经系统对感觉刺激产生的电信号反应。躯体感觉诱发电位（SEPs）检查的意义在于检查由大脑的感觉中枢至周围神经的感觉传导通路是否完整。其检查结果与临床检查得到的结果具有一致性，尤其是关节位置觉。脊髓病损时SEP的共同点是：凡引起深感觉障碍者，其相应SEP为异常；仅有浅感觉障碍时其相应SEP多属正常，如脊髓丘脑束切断术对SEP无任何影响。脑干局灶性梗死或腔隙性梗死时SEP的检测结果主要取决于病灶是否累及内侧丘系。病灶略大则内侧丘系受累的概率较大，若累及内囊的体感传导通路，N20可能缺如。脑干或丘脑出血性脑血管病时除N13正常外，其后各波多为异常或消失。脑干或丘脑血管病的恢复期N13～N20和N13～P25峰间潜伏期（IPL）的改善多与临床病情好转相一致。大脑半球的病损包括大脑皮层、皮层下白质和灰质病损，其体感诱发电位的特征为：临床感觉障碍与一级体感皮层原发反应异常的相关性较差，如大脑血管病有各种不同程度的感觉障碍者40例，其中27例SEP异常；无感觉障碍者34例，其中25例SEP异常。而深感觉障碍与N20、P25异常有一定的相关性，与痛、温觉障碍程度无关；其后皮层早成分异常则与各种感觉障碍严重程度相关。SEP异常反应形式主要为病例各成分波幅降低或增高，潜伏期变化少见。通常有深感觉障碍者SEP早成分均受累，有痛觉和温度觉障碍者，多选择性地影响N35和P45，各种皮层病损时P45和N65最易受累。临床病情与SEP相关性：病情加重时原先异常SEP的异常程度加重，但病情好转时则SEP改变不一，有的SEP结果随之改善或恢复到正常范围，有的SEP则无任何改变，这可能与引起SEP改变的病变性质和部位等多种因素有关。机械刺激法SEP结果与感觉障碍相关，大脑半球病损时用机械性刺激法检测SEP，其结果有感觉障碍者18例，其中15例SEP异常；

9例无感觉障碍者，SEP均为正常，似乎这种检测法其SEP结果与临床感觉障碍相关性较好。病灶大小与一级体感皮层原发反应变化：有研究表明50例急性脑梗死患者的SEP结果，发现病灶大小与N20的关系为：①中央后回小梗死灶，N20保存（有或无形态改变）。②中央后回及其下方白质大梗死灶，N20完全消失。③累及丘脑者，N20亦缺失。④皮层病灶急性期N20尚保存，恢复期N20可消失。⑤急性期N20可较早地提示感觉功能的预后。早期N20完全消失者，恢复期无1例感觉功能有改善。病灶部位与体感诱发电位变化：据22例基底节以上单个局灶性病损者的SEP研究报道（定位由临床体征和影像学检查确定，SEP以耳垂为参考，以受检者自身健侧为对照），其结果如下：①额前区病灶共5例，SEP均正常（包括中央前区，P22～N20和中央后区N20～P25～P45）。②中央前区病灶共4例，中央前区P22～N30波幅降低或消失，而中央后区N20～P25～P45保存。③中央后区（顶叶）病灶共7例，中央前区P22～N30保存，中央后区N20～P25～P45减弱或消失，或为P25、P45异常。④顶叶小病灶共2例，临床仅有实体觉与图形觉丧失，N20～P25减弱或消失，而中央前区P22～N30正常。由此可见，半球病变时SEP检测以耳垂为参考对中央沟前、后部病变定位有其价值。Pereon研究表明：卒中后一周测量躯体感觉诱发电位（SEPs），其结果对感觉功能的恢复预后有十分重要的意义。Feys研究表明，运动任务完成情况的检查与SEP检查相结合能够准确地预测上肢运动功能的恢复。临床上，感觉障碍评定较粗，且主观成分多，缺乏量化、客观、全面的指标。动物实验方面，还没有检索到评价脑卒中后感觉障碍的方法及可靠公认的动物模型。

二、感觉障碍对康复的影响

感觉功能与运动功能密切相关，在低等动物，中枢神经系统处理整合的能力有限，仅能够根据感觉引起自发的运动反应，无论这种反应对自身有利或是有害。在高等动物，如人类，中枢神经系统十分发达，即使相同的感觉输入也会引发不同的运动反应。例如，同是由受伤引发的疼痛的感觉输入，人们在战场和运动场会有不同的运动反应。我们能够预测运动的结果，所以人们不会为了使自己痒而自己搔抓自己。运动的功能与感觉损伤的程度呈负相关。Musa在1986年及DeSouza在1983年分别证明了灵长类即使运动功能完整，如果感觉功能缺失也无法活动肢体。如果没有感觉系统提供运动的初始位置和运动时外界环境变化的反馈，就无法形成有效及协调的运动。肌肉和关节的运动是对预先运动计划的执行，是对感觉输入信息的反应。这一过程通过感觉皮层收集来自周围神经的感觉信息，将这些信息编码后发送至相关大脑皮层解释，在这些信息到达运动皮层之前，基底节和小脑负责处理这些信息。小脑需要持续的感觉反馈才能够调节动作的目的性和准确性。因此，一旦感觉输入中断，输出的运动也会受损。Nudo一项在2000年的研究表明，由于大脑运动皮质损伤引起的运动功能障碍，其中一部分原因是感觉皮层或感觉皮层与运动皮层的联系纤维受损所致。在上肢与手的灵活性运动中，需要小肌肉的有目的精确的收缩，感觉功能的反馈尤其重要，感觉功能训练的目的就是通过感觉反馈和既往体验的积累来提高运动控制能力。完整的感觉输入是感觉与运动相互作用的基础，监测及评定感觉功能是脑卒中患者康复训练过程中和评定功能恢复程度中的重要内容。

感觉是运动的动力，正常的感觉系统对正常肌力的维持是很重要的。与运动功能直接有关的感觉障碍有偏盲、关节位置觉和运动觉的丧失以及疼痛等。内囊后肢的视放射和枕叶视觉中枢的病变可引起对侧同向偏盲和对侧象限盲，产生视野缺损，患者看不见患侧整个或部分的物体，进而产生姿势异常和步态异常。患者为了弥补患侧视野缺损总是把头转向患侧来观察该方向的物体，以避免碰撞或摔倒。走路时非常紧张，协调性差，并且由于头部转动带动躯体向患侧转，进而导致偏瘫步态加重。关节位置觉和运动觉的丧失可产生感觉性共济失调的运动障碍，即患者丧失了对身体某些部分的空间定位感觉，丧失了对运动方向和范围的感觉，特别当没有视觉控制时更为明显，出现动作不准确，静态或动态的平衡障碍以及姿势异常。这类患者在运动中由于关节位置的反馈信号的传递和接收异常往往需要以视觉来补偿，走路时不但要看前面而且要看自己在什么位置以调整平衡和姿势。偏瘫患者有否压觉障碍直接影响其站立功能及软瘫期肌张力的提高。疼痛影响患者运动的能力和兴趣，疼痛可以限制被动和主动的活动，使关节活动度减少，痉挛加重。常见的肩关节疼痛往往是妨碍上肢功能活动的主要原因，由于疼痛限制，可使日常生活动作不能完成，而且疼痛可以加重患侧上肢的水肿，进而影响手的功能。由于疼痛患者不愿主动训练患肢，甚至拒绝治疗，一旦形成肩关节已固定或半固定则更不利于疼痛的缓解。总之，一般来说，有严重、持久感觉障碍的偏瘫患者，其运动功能的恢复是很差的。

有报道认为患侧下肢的感觉功能障碍可以引起立位静态平衡的受损、步速的异常、动态平衡的受损和步态不协调。如果不对感觉障碍进行干预，症状会在发病后3个月内好转，但也会遗留一定程度的感觉障碍症状。有两项研究证实了评价感觉训练对脑卒中后下肢功能的影响，Morioka和Yagi在脑卒中患者的康复期中对硬度的辨别觉进行训练，结果患者的姿势控制能力显著改善，但是两点辨别能力无明显提高。由于硬度的辨别训练需要在立位进行，所以对姿势控制的改善也许与立位保持时间延长促进了姿势控制有关。Hillier和Dunsford对脑卒中后遗症期（病程大于2年）的3例患者进行2周的感觉功能训练。结果发现2例患者轻触觉改善明显，但是本体感觉无明显改善，姿势控制能力亦无明显改善。其余1例患者在单肢支撑姿势控制能力方面明显改善。需辨别能力的感觉如本体感觉和实体觉经常受损，而轻触觉、针刺觉、痛觉和温度觉往往保持完整。本体感觉功能对运动计划的理解和控制及发起运动十分重要，严重的感觉缺失可以影响患侧手的运动，即使随意肌出现运动，手部动作也不能完成。这种行为的异常与习得性失用有关，也可以在灵长类动物的感觉消失传入时看到，这种行为异常会使运动行为进一步损伤。因此，感觉功能的恢复，尤其是本体感觉，对脑卒中后躯体功能的恢复有十分重要的意义。脑卒中后感觉障碍的严重性依次为本体觉、触觉、痛觉和温度觉，皮质盲或视野缺损，可导致患者触摸困难，持物不稳，站立和行走困难以及技巧性运动不协调，皮质盲者影响阅读及文字交流，身边工作不能完成致使生活质量下降。

躯体感觉系统完整不仅对于运动的协调性和准确性十分重要，同样也对自身与周围环境的相互作用有积极的作用。它有助于我们了解周围的环境，提示哪里有危险，哪些姿势不舒服，避免皮肤的压疮和摩擦伤，提供与他人交流的方法，也是体象感觉的重要组成部分。感觉功能的障碍对脑卒中患者的护理十分不利，降低日常生活自理能力。

第三节　感觉障碍的康复治疗

1. 感觉障碍的恢复

一些临床和基础的研究均表明，通过改变感觉输入可以改变大脑感觉皮层的躯体定位图，如果感觉皮层周围卒中，会引起皮层的神经功能重组。Wikstrom在2000年应用脑磁波描记技术（magnetoencephalography，MEG）发现，轻触觉和两点辨别觉在脑卒中后2~3个月的回复过程与躯体感觉区诱发记录到的磁场范围的增加相平行，提示在初级躯体感觉皮质周围存在功能的重建。此项研究的局限性在于只对初级感觉皮质进行了观察，而且MEG的空间分辨率也不及fMRI。Carey在1997年研究1例脑卒中患者，通过触觉分辨测验（Tactile Discrimination Test）诊断为触觉障碍，分别在卒中的2周、3个月及6个月行全脑的fMRI检查，感觉区的再次激活发生在卒中后的3个月，表明了此时期出现感觉功能的恢复，并且一直持续到卒中后6个月。而感觉功能障碍较重的2周时，没有记录到功能区的激活。

Julknen和他的同事们观察了5例急性脑卒中伴有感觉障碍的患者，分别在卒中后的1周、3个月和12个月做了SEPs检查，同时应用量化的感觉检查量表检查，项目包括触觉、两点辨别觉、皮肤定位觉、运动觉、皮肤书写觉、关节位置觉、实体觉、重量辨别觉、大小辨别觉、质地觉、温度觉和振动觉，同时对患者的主观感受进行记录。观察结果发现，存在感觉障碍症状但SEPs结果正常的患者，其感觉功能较容易恢复；而未能引出SEPs波形的患者并不意味着感觉功能无法恢复。发现大多数感觉功能的恢复在卒中后的前3个月较为容易，而温度觉、振动觉和两点辨别觉在卒中后的3~12个月间都有提高恢复的空间。主观感觉恢复的评定结果与客观检查的结果相一致。皮肤书写觉是脑卒中后判断感觉障碍最敏感的指标，检查部位应选择上臂、前臂和大小鱼际，在每个部位画3个不同的图形，所画图形应为小而简单的图形，如果患者能够答对50%则记为有效。Smith在1979年研究了老年脑卒中患者辨别性感觉的恢复，发现最显著的恢复发生在卒中后的3个月内，感觉功能的障碍会影响脑卒中的预后并且延长住院时间。然而，此项研究也有其自身的局限性，入组了31例患者，纳入标准和排除标准都不十分明确具体，此项研究排除了存在言语交流障碍和认知障碍的患者，但是没有说明评定这两种障碍的具体方法。综上所述，此项研究结果的可信度还有待验证。感觉障碍的恢复特点与脑卒中后的其他障碍相同，最主要的恢复发生在前3个月，但是对于身体各部位的具体恢复过程鲜有研究。

2. 感觉障碍的治疗

研究表明，感觉功能在卒中后通过康复训练治疗会有一定的恢复，其理论基础在于感觉皮层的代表区是依赖经验所形成的，脑的可塑性理论也为感觉训练提供了理论基础，常常是与认知和运动功能同时进行，其目标是通过综合措施，促进患肢功能恢复，充分发挥残余功能，调整心理状态，学习使用辅助器具，指导家庭生活，以争取达到生活自理，回归社会。Ruch等早在1938年就研究指出存在感觉障碍的人与灵长类经过感觉功能训练，其感觉功能可以得到一定的恢复。近几年相关方面的研究也都得出了积极的结果，大多数的文献都将重点放在上肢的感觉训练。临床上的感觉功能的重组与动物实验相一致，都是建立在感觉通路及解剖结构相对完整的基础上。一些研究结果表明：脑卒中后针对上肢的感觉训练，取得了积极有效的结果，这4项研究中的3项发生于脑卒中恢复的慢性期，只有一项发生于康复初期。感觉训练使患者集中暴露于各种感觉刺激中，以提高感觉的功能。如辨别物体的质地、形状和重量，训练关节位置觉，物体辨别能力，触觉训练和对感觉缺失的教育。Smania等在2003年做了关于感觉运动训练的研究，具体方法为患者坐在摇椅上，偏瘫侧的上肢带上充气的夹板，摇动摇椅的过程中通过间断的空气的压迫来刺激感觉和运动功能的恢复，每次治疗30分钟。

Chen等在2005年通过观察46例急性脑卒中患者为研究对象，研究了通过以温度为干预方法促进感觉和运动功能的恢复。具体方法为，应用冷热两个毛巾片，热的温度为75℃，冷的温度为小于0℃，将偏瘫侧的手和腕关节盖上15~30秒，鼓励患者在感到不舒服时主动将患侧手从刺激物上面移开，每日训练两次，冷热各一次每周训练5天，训练6个星期。实验对象有37%脱落，感觉功能检查应用Semmes-Weinstein单丝（Semmes-Weinstein monofilament）检查法进行评定，运动功能应用Brunnstrom分期进行评定，结果患侧上肢腕关节的主动活动范围和感觉功能在训练后均有较大提高。观察到在实验组肢体其他部位的运动功能提高也高于对照组，然而较高的病例脱落率和观察例数相对过少影响了结果的可信性。Yekutiel和Guttman在1993年评价了20例脑卒中后2~3年恢复期患者的手部的感觉功能并进行了康复训练。训练的具体措施包括对32例患者制订了个体化的训练方法，根据感觉缺失的具体情况，重点在患者可完成能力范围内的感觉任务训练，设对照组19例。利用视觉和健侧手的帮助来学习训练方法，要频繁更改训练内容以帮助提高患者的注意力。每节训练课45分钟，每周3次，持续6周。排除标准为患者有交流障碍、严重的认知和情感障碍等，但是具体这些障碍的评价标准并没有注明。对其感觉障碍具体的项目如触觉、定位觉、关节位置觉、两点辨别和实体觉，评价的方法也不严格。在训练前后检查患者的正答率，结果实验组在所有的感觉检查项目中均有较大提高，而对照组则没有变化。该项研究之所以选择脑卒中后2~3年的患者，其原因为去除自然恢复的影响。

另一项研究调查了感觉训练的有效性，研究对象为21例脑卒中后病程6个月~7年的患者，入选标准对上肢的运动功能和步行能力做了规定，如独立步行不少于100步。对符合标准的实验对象随机分为A组和B组，A组先进行4周感觉训练，再进行4周运动训练，B组先进行4周运动训练再进行4周感觉训练，训练内容根据每个患者的具体功能、注意能力及对动作的重复能力来决定。感觉训练的具体内容为将手伸入到一个不透光的盒子中，盒内装有大米、豆类等物品，训练的任务是根据命令取出相对应的物品。感觉训练的目的是提高感觉分辨的准确性和速度，同时感觉运动的反馈也是提高运动控制能力的基础。运动训练的具体内容为动作的任务性训练，如捡起卡片和钉子等小的物品。因此无论是感觉训练还是运动训练都需要感觉系统和运动系统间的功能整合。结果表明两组超过20%的患者在功能的独立性和上肢的功能均有提高，在训练8周后两组的感觉功能检查结果无显著性差异，B组在运动动作的控制方面结果好于A组。Feys在1998年进行了一项单盲、多中心的研究，对脑卒中后病程2~5周的100例患者评价感觉运动训练的有效性。分为实验组和对照组，具体的干预方法为患者坐在摇椅上，偏瘫侧上肢戴有充气夹板，用偏瘫侧上肢用力保持摇椅摇晃30分钟，行短波透热电疗法。对照组也坐在摇椅上摇晃相同的时间，但是偏瘫侧上肢放在膝盖上不给予干预，每周训练5天，训练6周。结果表明，实验组的运动功能经Fugl-Mever评分，在训练6～12个月与对照组相比有显著性差异。因感觉功能评价方法的限制，该研究并未对感觉功能的恢复进行评价，经过上肢功能评定和Barthel指数评定结果表明两组在残疾水平上无显著差异。因此，虽然这项研究的目的是研究感觉运动训练方法的有效性，但是对感觉功能恢复的训练指导意义并不大。Cambier在2003年进行了一项初步的研究，具体内容为实验对象是脑卒中后病程不超过一年的患者，纳入标准为对言语的听理解可达简单口头指令水平，无认知功能障碍。实验组和对照组均为11例，实验组的干预手段为偏瘫侧上肢间断用血压计袖带充气，每次3分钟，每天10个循环，峰值为40 mmHg，对照组行每天假偏瘫侧肩部理疗30分钟。应用修订的Nottingham感觉量表对感觉功能进行评分，具体项目为触觉（脸部、躯干、上肢），本体感觉、实体觉等。经过一段时间的训练，实验组和对照组的躯体感觉功能均有所提高，但是实验组提高得更显著。该研究的不足之处在于样本例数过少，从而影响了其结果的可信性。Smania在2003年的一项关于纯感觉卒中患者感觉功能恢复的研究得到了阳性的结果，内容为4例个案报道，患者为脑卒中后病程6～20个月，都存在偏瘫侧手的感觉和运动控制功能障碍，干预的训练为针对刺激感觉和运动功能，每次50分钟，30次为一个疗程。训练具体分为：触觉分辨、物体识别、关节位置觉、重量辨别觉、运动觉。所有的患者感觉功能均有不同程度的改善，其中3例据报道患侧上肢的日常生活活动能力提高，但是这种评价的依据是患者的主观感觉，因此结果并不可信。

近年来，有关于专门恢复本体感觉疗法的报道，而这种疗法需要先利用反馈的方法对感觉障碍的程度进行评估分级。在过去，有学者研究认为干预后感觉功能的恢复是"感觉冲击"的结果，"感觉冲击"就是将受累肢体被动的暴露在各种不同的感觉刺激的条件下，刺激包括强有力的摩擦、拍打、压迫、振动和冰刺激。虽然将冰刺激应用在"感觉冲击"的治疗中，但是目前没有足够的证据说明单用冰刺激可以干预本体感觉。冰刺激是一种强烈的温度刺激，可以启动冷受体细胞的动作电位的高频释放。信号上升传导至初级躯体感觉皮质，该皮质代表区尤以手和手指代表面积为大。即使脑卒中使部分代表区遭到损伤，其他未受损的区域仍能对周围传来的刺激做出反应，这也是手部感觉恢复训练的理论基础。此外，应用一种刺激（如冷刺激）可以促进其他各种感觉的恢复（如触觉和本体感觉），其原因是感觉神经元在次级躯体感觉皮质和后顶叶皮层是聚合在一起的。

针灸对中枢神经的影响是多层次的，其效应的产生可能是各级中枢整合和相互作用的结果。针灸对运动功能影响的报道较多，但对单纯感觉障碍的治疗作用较少。针灸能促进中枢神经的侧支长芽以形成新的突触，使卒中后偏瘫患者的感觉功能得以恢复。有关资料表明针灸医学与康复医学在治疗适应证上有着相同的疾病谱，在治疗方法和科学理论上有极强的互补性。针灸对卒中患者受损功能的恢复有积极的作用，但其对于卒中后感觉障碍的恢复影响程度有待进一步的临床疗效研究。

感觉功能的再训练有浅感觉训练法和功能性电刺激法，但一般多进行与运动功能有着密切关系的深感觉及复合觉功能的训练。如用触觉训练板进行的素材识别训练及触摸各种道具的（平时熟悉的物品）触摸训练即为一种实体觉训练法；日常生活动作如穿脱衣服、进食用餐，可以使用患肢进行反复训练，以提高患者自理生活的能力。感觉性共济失调时引起的协调性障碍的训练，对于患者控制主动运动，提高动作质量即建立正确的运动模式有着重要的作用，如钉钉操作、黏土造型操作、纺织作业等作业疗法，即为训练协调性和改善手功能的最佳方法（由于上肢和手功能对于生活自理和劳动至关重要，而手部功能恢复又较慢，故需对上肢进行强化训练，重点是训练手部动作的精确性、完成速度和节奏性）。Rood法、Bobath法、Brun-strom法以及神经肌肉本体易化法为运动疗法中的易化技术，但均强调了感觉对运动的重要性。

综上所述，目前对于感觉障碍的研究不是很深入，没有一套完善的检查及规范程序。在动物实验方面，尚没有公认的脑卒中后深浅感觉障碍模型及筛查方法。治疗方面主要是通过作业治疗，增强多种感觉输入，使患者逐步提高感觉能力，并且与运动训练相结合，而且病程越长越难恢复。因此要早期训练，使其能够得到完善，进一步提高生活质量。影响偏瘫预后的因素，不仅要考虑偏瘫本身的严重程度，重视感觉障碍的有无及感觉功能的再训练也是非常重要的影响因素。

第四节 注意障碍

一、基本概念

注意（attention）是心理活动指向一个符合当前活动需要的特定刺激，同时忽略或抑制无关刺激的能力。注意是记忆的基础，也是一切意识活动的基础。许多脑卒中偏瘫患者不能在康复治疗过程中保持注意状态。存在注意障碍的患者在加工和接收新信息或技术时将面临困难。

二、注意障碍的临床表现

脑卒中患者的注意障碍体现在注意的觉警程度、广度、持久性、选择性、转移性和分配性等多个方面。因损伤部位不同，临床表现的侧重点亦有所区别。

觉警程度下降表现为患者对于刺激的反应能力和兴奋性下降，表现为注意迟钝、缓慢。患者的注意范围显著缩小，主动注意减弱。注意维持出现障碍时患者在进行持续和重复性的活动时缺乏持久性、注意力涣散、随境转移，易受干扰，不能抑制不合时宜的反应。因此，患者不能完成阅读书报、听课任务；在康复训练时由于患者不能将注意力长时间保持在所进行的活动上而影响康复治疗效果。选择性注意障碍的患者不能有目的地注意符合当前需要的特定刺激及剔除无关刺激，很容易受自身或外部环境因素的影响而使注意力不能集中，如不能在较嘈杂的环境中与他人进行谈话，丧失了从复杂或嘈杂背景环境中选择一定刺激的控制能力。当注意的转移出现困难时，患者不能根据需要及时地从当前的注意对象中脱离并及时转向新的对象，因而不能跟踪事件发展。在进行康复训练时，患者在指令下从一个动作转换到另一个动作会出现困难。注意的分配障碍患者常常不能同时利用所有有用的信息，表现为不能在同一时间做两件事，如一边做饭一边听收音机。

上述注意障碍种种表现的存在会对语言加工、工作记忆、计算等产生负面影响。

三、评定

1. 反应时检查

反应时检查指刺激作用于机体后到明显的反应开始时所需要的时间，即刺激与反应之间的时距。检查测量时，给被试者以单一的刺激，要求其在感受到刺激时尽可能快地对刺激做出反应。可分别进行听觉反应时间和视觉反应时间的测定。反应时检查需要使用专用设备。

2. 注意广度的检查

注意广度的检查包括视觉和听觉注意广度。视觉注意广度是以一定速度呈现黑色圆点，记录被试在规定时间内能清楚把握注意对象的数量。数字距尤其是倒背数字距，是检查听觉注意广度的常用检查方法。被试根据检查者的要求正向复述（顺背）或逆向复述（倒背）逐渐延长的数字串。

正常人顺背数字距为 7 ± 2，数字距为 4 时则提示患者处于临界状态或异常；数字距等于 3 时，可确定障碍存在。倒背数字距通常比正数少二位，即倒背数字距为 6 ± 2；数字距为 3 时提示患者为临界状态或异常，而数字距等于 2 时则可确诊异常。

3. 注意维持的检查

注意维持的检查包括连续作业测验（continuous performance test，CPT）和连续减 7。100-7 是临床中常用的检查方法。连续减 7 的任务需要被试将注意保持在减法的结果上才得以正确地完成连减的任务。对于失算症患者或正常老年人在做连续减 7 的算数题时会出现错误，此时可用倒数 12 个月份替代。如患者仍不能做，可让患者倒数 1 个星期的 7 天。

4. 注意选择的检查

Stroop 字色测验为经典的视觉选择性注意测验方法，又称颜色与文字的冲突实验（color word conflict test），用来评价抑制习惯性行为的能力。传统的 Stroop 测验是在有字义干扰的状况下测定对颜色的识别速度。当字义和文字的颜色不一致时，被试的读取速度变慢。在命名字的颜色时，如果字义本身与颜色不符（如用绿色墨水书写"红"字时）即字色发生冲突时，颜色命名时间要长于词义与颜色一致时或其他中性条件（如用绿色墨水书写一个与颜色无关的匹配字）。这之间的差异就是字义对颜色命名的干扰量。该项测验需要采用专用设备进行。

5. 注意转移的检查

采用连线测验进行检查。连线测验分 A、B 两套。A 套：在一张纸上印有分散的 25 个数字，要求被试尽快地按数字次序用笔画线连接起来，记录时间；B 套：在纸上印有数字（1~13）和字母（A~L），要求将数字和字母按 1-A-2-B 顺序交替连接，记录时间。连线测验 B 可检查两个概念之间交替转换的能力。

6. 注意分配的检查

采用视觉和听觉双任务或双耳分听任务进行测验。

7. 划销测验

测验可采用数字、字母或图形，指定目标分布其中。要求被试以最快的速度准确地划去指定目标刺激。根据考察目的不同（注意广度、选择性和分配性等），划销任务可有多种设计。

由于注意测验呈现刺激的时间和刺激间隔时间是严格设定的，检查结果均以测量反应时间等指标来反映，因此采用计算机辅助的专用评价软件进行上述注意评定应作为首选。与传统的纸笔测验比较，计算机辅助评定注意时，范式设计和结果计时都更加精确。中国康复研究中心研究并发表的注意成套测验，包含上述五个维度的评定，建立了正常标准常模，具有较好的信度，是临床开展注意评定的必备工具。

第五节　记忆障碍

一、基本概念

记忆是指获得的信息或经验在脑内储存和提取的神经过程，是有意义地追忆经历。记忆包含 3 个基本过程：①识记：是感知外界事物或接受外界信息的阶段，也就是通过各种感觉系统向脑内输入信号的阶段，是接收信息的过程。②巩固：是所接收的信息在脑内编码、储存和保持的阶段。③提取：是将储存于脑内的信息再现于意识中的过程，提取有再现和再认两种回忆方式。记忆随年龄增长会有所减退，当各种原因的损伤累及记忆相关的神经结构（如脑外伤、脑卒中）或神经递质（如老年性痴呆）时可以出现永久性的记忆障碍。

二、临床表现

不同种类的记忆损害表现各异。记忆功能低于正常时仅表现为记忆减退，患者在识记、巩固、再现和再认方面功能全面减退，对日期、年代、专有名词、术语等的回忆发生困难。记忆减退是痴呆患者早期出现的特征性表现，也见于正常老年人。遗忘为记住新知识即近事的缺陷。进行性的记忆损害是血管性痴呆的主要特征，先有近期记忆受损，随之远期记忆也受损。错构是对过去实际经历过的事物，在其发生的时间、地点、情节上，有回忆的错误。往往将日常生活经历中的远事近移，并坚信是事实。多见于老年性和动脉硬化性精神病患者。虚构也是一种记忆错误。患者以从未发生的经历回答提问，回答不仅不真实且奇特、古怪，或者以既往的经历回答当前的提问。脑卒中患者的记忆障碍常常表现为近期记忆障碍，它将干扰和影响偏瘫患者的运动再学习（特别是在学习新的、不熟悉的技术时），进而影响康复疗效。

三、评定

（一）瞬时记忆

信息保留的时间最长 1～2 秒，又称感觉记忆。言语瞬时记忆的常用检查方法为数字顺背和倒背测验，即数字广度测验。一次重复的数字长度在 7+2 为正常，低于 5 为瞬时记忆缺陷。非言语记忆可用画图来检查，如同时出示四张几何图卡，让患者看 30 秒钟后将图卡收起或遮盖，立即要求患者将所看到的图案默画出。不能再现图案，或再现的图案部分缺失、歪曲或不紧凑均为异常。

（二）短时记忆

信息保留的时间在 1 分钟以内，又称工作记忆。短时记忆可以从再现和再认两方面进行评定。内容包括记住和回忆言语、图形、人像等内容。

（三）长时记忆评定

保留信息的时间在 1 分钟以上，包括数日、数年直至终生。情节记忆是长时记忆的主要检查的内容。

情节记忆指与个人亲身经历有关的事件及重大公众事件的信息的记忆，涉及事件的时间、地点及活动内容。情节性记忆障碍是长时记忆障碍的最常见表现。情节性记忆障碍包括逆行性遗忘和顺行性遗忘两种类型。前者包括自传性记忆、著名事件以及著名人物记忆。根据被试者年龄及文化水平可采用问卷式提问，对成长的不同时期（如儿童期、青壮年期以及近期）的个人经历和伤前发生的重大历史事件（如抗日战争、香港回归等）进行回顾。患者不能回忆病前某一段时间的经历或公众事件，遗忘可能是完全的或部分的；后者指表现为病后不能学习新信息，也不能回忆近期本人所经历过的事情，例如对如何受伤、如何住院等回忆不起来，不能回忆当天早些时候的对话等。逆行性遗忘和顺行性遗忘是器质性脑损伤的结果。脑卒中患者近期记忆出现障碍时，由于不能学习新知识而影响康复进程和疗效。老年性痴呆患者顺行性和逆行性记忆障碍并存，既识记新知识能力受损又有回忆远期知识困难。

此外，各种延迟回忆也属于长时记忆评定范畴。

（四）标准化成套测验

临床常用的有临床记忆量表、韦氏成人记忆量表、Rivermead 行为记忆测验等。

1. 临床记忆量表

临床记忆量表是 1984 年中国科学院心理研究所设计编制。该量表包括语文记忆和非语文记忆两个方面的内容，包括五项分测验：联想学习、指向记忆、无意义图形再认、图像自由回忆和人像特点联系回忆。备有性质相同、难度相当的甲、乙两套材料，可供前后比较用。临床记忆量表的 5 个分量表得出的分数均为原始分。根据这些原始分，换算量表分的等价值表，查出各分量表的量表分，计算出总量表分。然后按照不同的年龄组的总量表分的等值记忆商数换算表，即可查得记忆商数（MQ）。记忆商 ≥ 90 为正常，80～89 分为中下，70～79 分为差，≤ 69 分为很差。

2. 韦氏成人记忆量表

韦氏成人记忆量表包括 7 个分测验。①个人的和日常的知识：如"你是哪年生的？""你们国家的总理是谁？"②定向力：时间和地点的定向能力。如"这是几月份？""这是什么地方？"③计数：主要检查注意力，如从 20 倒数到 1，从 1 连续加 3 到 40。④逻辑记忆：立即回忆主试者朗读的两段故事。⑤数字广度：顺背和倒背数字。⑥视觉记忆：用纸笔立即回忆所呈现的简单图案。⑦成对联想学习：包括意义关联强的词对（如婴儿 - 啼哭）和无意义关联的词对（如服从 - 英寸）。要求被试者先学习，随后做即时回忆，根据正确回忆次数评分。综合上述 7 个项目的记分，得出记忆商（MQ），即记忆的总水平。

3. Rivermead 行为记忆测验

Rivermead 行为记忆测验（The Rivermead behavioural memory test, RBMT, second edition）由英国

Rivermead 康复中心设计，首次发表于 1985 年，1999 年发表了 Rivermead 行为记忆测验扩展版。2003 年，更新发表了 RBMT-Ⅱ。RBMT-Ⅱ包括 12 个项目：记姓和名、记所藏物品、记约定、图片再认、故事即时回忆、故事延迟回忆、脸部再认、路线即时回忆、信件即时回忆、定向和日期、路线延迟回忆、信件延迟回忆。每一项都经由初步积分换算成筛选分数和标准分数，之后计算总分。22～24 分为正常，17～21 分为记忆轻度障碍，10～16 分为记忆中度障碍，0～9 分为记忆重度障碍。

第五章 周围神经系统疾病的康复

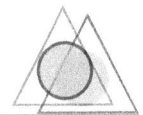

第一节 概述

一、临床解剖及生理

周围神经的基本组成单位为神经纤维，许多神经纤维构成神经束，若干神经束组成神经干，神经干内有大量间质组织，如胶原纤维、脂肪组织以及营养血管、淋巴管等。神经纤维的中央是神经细胞的轴突，外周有鞘膜（髓鞘和神经膜）。施万细胞产生鞘膜，由于细胞的旋转，施万细胞膜相互贴合形成了围绕轴索的同心圆板层，即髓鞘。而在外面的施万细胞膜和胞质则成为神经膜。无髓鞘纤维为一个施万细胞包裹数条轴突，而每条轴突各有系膜，且不发生旋转，故不形成髓鞘，也无郎飞（Ranvier）结。有髓鞘纤维的髓鞘相隔一定的距离有郎飞结隔开，结间的距离与纤维的直径成正比，神经冲动的传导速度与有髓鞘纤维的外径成正比。神经冲动的传导在无髓鞘纤维是沿着神经纤维连续依次推进，而有髓鞘纤维是由一个郎飞结到另一个郎飞结跳跃式前进的。因此有髓鞘纤维发生脱髓鞘变性或恢复后，施万细胞增殖而郎飞细胞增多，都可使传导速度减慢。

周围神经干内有许多神经束，后者有众多的神经纤维组成。结缔组织膜位于神经干周围称为神经外膜，在神经束外的神经束膜，进入束内分布于神经纤维之间，成为神经内膜。周围神经的血液供应来自局部动脉，其血液供应丰富，有较多侧支循环，神经干有较粗大血管伴行，由1个动脉和2个静脉组成血管束，通过沿途分出的节段血管进入神经，节段血管进入神经外膜后即分为升支和降支，延续为神经外膜血管，互相吻合，神经外膜血管的分支延续形成神经束间血管网，束间血管网的分支斜行穿过束膜进入神经束内，形成纵行排列的以毛细血管为主的微血管网，由于以上的解剖特点，除非广泛的大动脉病变，很难引起周围神经的梗死。

二、基本病理改变

病理学上有几种独特的病变过程，但是他们并非疾病特异性的，这些过程在任何一个特定病人以不同的结合方式出现。主要有节段性脱髓鞘、沃勒变性（Wallerian degeneration）及轴索变性。

髓鞘是神经纤维最易受损的成分，因为它可能作为施万细胞原发病变的一部分而崩解，或累及轴索的病变使其产生继发性改变。髓鞘局部变性而轴索无受累称为髓鞘轴索型（medullary-axonic），可发生在轴索断裂处的最近端（根性）或远端（沃勒变性）或作为全身性代谢性多发性神经病（轴索变性）的逆返性死亡（dying-back）现象。轴突变性时，周围神经轴索远端受到累及。

节段性脱髓鞘时因轴索完好，所以裸露的轴索只需获得髓鞘，功能就会恢复很快。新形成的Ranvier结之间的节段较正常的薄而且长度不等。相反，沃勒变性和轴索变性时恢复较慢，常需数月或1年甚至更长时间，因功能恢复之前轴索必须先再生，然后再与肌肉、感觉器官、血管等再连接。

节段性脱髓鞘：特点是个别施万细胞变性使所需节段的髓鞘脱失。其原发的损害在髓鞘，沿神经纤维有长短不等的节段性脱髓鞘破坏，轴索正常，因此肌肉较少萎缩，但严重的节段性脱髓鞘，也可继发轴突变性而致肌萎缩。节段性脱髓鞘可见于 Guillain-Barre 综合征、白喉等某些炎症以及某些遗传性或后天代谢障碍性疾病。

沃勒变性：见于各种创伤、牵拉、缺血、高低温、电击等，直接使神经纤维受损中断后发生的变性，称为沃勒变性。病变发生后其断端远侧的轴索和髓鞘很快自近端向远端发生变性、碎裂，由施万细胞或巨噬细胞吞噬，断端近侧的轴突和髓鞘可有同样的变化，但一般只到最近的 1~2 个郎飞结而不再继续。若断端离细胞体太近，则细胞体也可以发生变性解体。

轴索变性：可源发于轴索或细胞体的损害，如维生素缺乏、代谢障碍、中毒、感染等因素，轴索首先发生变性，继发髓鞘崩溃，病变呈多灶性分布，多由末端向近端发展，可影响到胞体的代谢，但胞体多数完好。轴索变性后运动终板也会随之变性，所支配的肌纤维萎缩。

三、周围神经冲动传导

神经纤维对生物信息的传递通过产生动作电位来完成。神经纤维内部含有大量钾离子和尚未明确的阴离子，而在细胞外液含有大量钠和氯离子，细胞内、外液间存在 60~90 mV 的电位差，对细胞外液来说细胞内液相对为负电位，这个电位差称为膜电位或静息电位。静息膜对钾离子通透性高，而钠离子则难于通过。任何原因引起的动作电位的触发，可使钠离子由细胞外液向细胞内液移动，膜电位失去平衡，继之钾离子向细胞外液移动，钠、钾离子向细胞内外液的移动可致细胞膜的除极和复极，致使动作电位完成，钠、钾离子向膜内、外移动的过程由钠泵完成。

神经和肌肉均为不良导体，兴奋和静息的纤维段间存在电位差，有髓鞘的神经纤维并非每段均被兴奋，髓鞘使电阻明显增加，因此其兴奋传导为由一个 Ranvier 结节跳至另一个 Ranvier 结节，故其传导速度快。而无髓鞘纤维的兴奋传导需连续由兴奋段向静息段传导，因而传导速度慢。

四、周围神经纤维的变性与再生

神经纤维受到物理、化学、生物等各种因素的损害所出现的病变统称为变性。当轴突与神经元离断后数小时，即可出现轴突内结构的改变，轴浆分布不均，细胞器肿胀、溶解，最后导致整个轴突的破碎溶解。由于神经纤维的损伤，1 d 后出现髓鞘板层结构的模糊以至消失，1 周后髓鞘物质中较为复杂的髓磷脂降解为简单的类脂，或中性脂肪，髓鞘的变性、崩解和消失过程，一般称为脱髓鞘（demyelination）。

在轴突与髓鞘变性的同时，施万细胞出现增殖，伤后 3 d 至 3 周为增殖高峰，施万细胞可能利用退化的髓鞘物质来重建新的髓鞘。受伤后的胞体出现肿大，胞质尼氏体溶解或消失。

周围神经断伤后，远端的轴突与髓鞘崩解而施万细胞大量增殖，这种增殖为再生的轴突铺路，增生的施万细胞沿神经基膜整齐排列，形成一条实心的细胞带。此带可引导再生轴突支芽向一定的方向生长，直达相应的靶器官。再生髓鞘是由施万细胞逐渐围绕轴突形成的。损伤后 2~3 周出现髓鞘修复，再生髓鞘一般较原有髓鞘薄，郎飞结节间距缩短，传导速度慢于正常的神经纤维。受损纤维可以轴突再生，邻近未受损的纤维也可在郎飞结处长出侧芽向实心的细胞带生长，直达靶器官，这种现象称为侧支发芽。总之，再生神经纤维结构重建取决于近端支芽是否生长旺盛；施万细胞铺路是否完备；再生神经纤维与靶器官是否相适应。三者均不可缺少，否则再生不良。

五、周围神经损伤的分类与特征

1. 周围神经损伤的类型分类与特征

周围神经损伤根据 Seddon 于 1943 年提出的观点，按周围神经损伤的类型分为 3 类：神经失用（neura-praxia）、轴突断裂（axonotmesis）、神经断裂（neu-rotmesis）。三者的特征如表 5-1 所示。

表 5-1　3 种周围神经损伤的特征

	神经断裂	轴突断裂	神经失用
原因	切伤和撕裂伤、枪弹伤、骨折、牵引、注射、手术、缺血等	同左，还有长期压迫、摩擦、冻伤等	枪弹伤、牵引、短暂的压迫、冻伤、手术、缺血等
主要损伤	完全解体	神经纤维断裂，施万鞘保持	较大纤维的选择性脱髓鞘，无轴突变性
解剖的连续性	可丧失	保持	保持
运动瘫痪	完全	完全	完全
肌萎缩	进行性	进行性	很少
感觉障碍	完全	完全	常无
自主神经障碍	完全	完全	常无
变性反应	有	有	无
病灶远端神经传导	无	保存	
运动单位动作电位	无	无	
纤颤电位	有	有	偶见
手术修复	主要	不需要	不需要
恢复速度	修补后每日 1~2 mm	每日 1~2 mm	迅速，数日或数星期
性质	不完全	完全	完全

（1）神经失用（neurapraxia）：为暂时的神经功能传导阻滞，通常多见于机械压迫、牵拉、电击伤、冻伤、缺血等，容易累及臂丛神经、桡神经、尺神经、腓神经等。神经失用不发生沃勒变性，刺激阻滞点的近端可能出现波幅降低，刺激阻滞点的远端波幅正常。不出现失用和营养障碍，一般在 6 周内神经功能可以恢复，目前认为阻滞时间可能会长于 6 周，Wynn-Parry 等见到一例肘部的尺神经压迫，病程达 18 个月，并引起完全的感觉和运动麻痹，而当压迫解除，数日内其功能完全恢复。代谢障碍所致的尺神经阻滞可能有缺血因素参与。

（2）轴突断裂（axonotmesis）：轴突断裂较神经失用损伤更为严重，轴突在鞘内发生断裂，神经鞘膜保存完好，多见于严重的闭合神经挤压伤，如肱骨干骨折所致的桡神经损伤。轴突断裂时，损伤部位以神经支配的远端运动、感觉和自主神经功能全部丧失，并发生沃勒变性。由于神经膜保持完好，轴突再生时一般不会发生迷路，其神经功能恢复接近正常，但在神经被牵拉的部位，尤其臂丛神经，可能由于扭转力的关系，被扭转的神经出现结构瓦解，再生时出现轴索迷路，因而交叉支配会不可避免地发生。轴索再生速度，成年人每天约 1 mm，儿童为 2 mm。其再生能力与损伤部位至效应器间的距离以及成人的年龄等有关。

（3）神经断裂（neurotmesis）：神经断裂指神经束或神经干的断裂，即除了轴索、髓鞘，包括神经膜完全横断，必须经过神经缝合或神经移植，否则功能不能恢复。

2. 周围神经损伤的程度分类与特征

周围神经损伤根据 Sunderland 于 1968 年提出的观点，按周围神经损伤程度分为 5 类。

（1）一度损伤：主要表现在神经损伤处出现暂时性神经传导功能中断，而神经纤维在其胞体与末梢器官之间的连续性仍保持完整，神经损伤的远端不出现沃勒变性，对电刺激的反应正常或稍减慢。其功能可于 3~4 周内很快地获得完全恢复。

（2）二度损伤：主要表现为轴突中断，即轴突在损伤处发生坏死，但轴突周围的结构仍保持完整，损伤的轴突远端出现沃勒变性，但不损伤神经内膜管的完整性。因此出现神经暂时性传导功能障碍，神经支配区感觉消失，运动肌麻痹、萎缩。二度损伤的神经可自行恢复，预后良好，恢复的时间取决于轴突从损伤处至支配区感觉和运动末梢器官的距离，即每日以 1~2 mm 的再生速度向远端生长。

（3）三度损伤：其病理特征不仅包括轴突断裂，损伤的神经纤维远端发生沃勒变性，而且神经内膜管受到损伤、不完整；而神经束膜所受影响很少，所以神经束的连续性仍保持完整。由于神经束内损伤，神经束内部出血、水肿、血液微循环受损，缺血和神经束内的神经内膜管纤维性变，这些因素都可能成为神经再生的障碍。发生三度损伤的神经束，其损伤范围既可以是局限性的，也可以沿着神经束影响到相当长距离。三度损伤的神经退行性变化比二度损伤更为严重，特别是在神经损伤的近端，通常伴有一些神经轴突缺失，因而减少了有利于神经再生的轴突数量。同时发生于神经束内的轴突再生，可能出现与末梢器官错接现象。由于神经内膜发生不同程度的纤维化，影响神经的再生和恢复。因此，三度损伤的神经虽可自行恢复，但神经纤维数量有所减少，导致功能上并不能完全恢复。

（4）四度损伤：神经束遭到严重破坏或发生广泛断裂，神经外膜亦受到破坏，神经束与神经外膜相嵌在一起，二者无明显分界，但神经干的连续性保持完整。神经损伤处变成以结缔组织替代纤维化条索，施万细胞和再生轴突可以扩展，与纤维组织交织在一起形成神经瘤。损伤神经远端仍发生沃勒变性。四度损伤的神经束被破坏程度比三度损伤更为严重，再生轴突在数量上大为减少，再生轴突在神经束内可以自由进入束的间隙，以致许多再生轴突缺失或停止生长，同时也增加了再生轴突误入另一个神经内膜管的机会。由于神经广泛损伤，瘢痕化程度更为严重和广泛，导致更多再生轴突受阻，或走上"迷路"。结果只有很少的轴突能到达神经末梢区域，形成有用的连接。四度损伤的神经，因所有神经束广泛受累，其支配区的运动肌功能和感觉、交感神经功能基本丧失。该度损伤的神经需要进行手术，切除瘢痕段神经，进行神经修复。

（5）五度损伤：整个神经干完全断裂，断裂两端完全分离，或仅以细小的纤维化组织形成瘢痕索条相连。其结果是损伤神经所支配的运动肌、感觉神经和交感神经功能完全丧失。五度神经损伤需通过手术修复。

目前Sunderland分类法更能客观地反映出神经损伤各种程度的变化特点，所以逐渐被从事周围神经损伤治疗的医师所接受。同时也逐渐应用于周围神经病的康复之中。Sunderland分类法与Seddon分类法的主要异同在于Sunderland分类法中的三、四、五度损伤与Seddon分类法中所描述的神经断裂相同，只是程度上的差异。这些差异在指导临床实践中非常重要，如Sunderland三度损伤的治疗，在手术治疗时应以神经内松解为主，而四、五度损伤则以神经缝合或神经移植为主。

六、周围神经疾病的分类

周围神经分布于周身的各个不同的部位，其疾病分类较为复杂，从科研、临床等不同角度有不同的要求，从临床的角度来说，应以实用为原则。

1. 传统分类

传统上把周围神经疾病分为神经痛与神经炎2大类。

（1）神经痛（neuralgia）：受累的感觉神经分布区发生剧痛为主要特征，而神经的传导功能正常，没有感觉及运动障碍，例如原发性三叉神经痛、原发性坐骨神经痛等。

（2）神经炎（neuritis）：过去在临床上任何原因所引起的周围神经损害统称为神经炎，包括了感染、外伤、中毒、压迫、缺血和代谢障碍等，周围神经有变性的病理改变，但并非都是属于炎症性病理改变，所以神经炎已改称为神经病（neuropathy）。但习惯上仍沿用神经炎。

2. 功能分类

（1）感觉性周围神经病：单纯感觉神经受损所致的周围神经病。临床上主要以感觉神经所支配区的感觉系统障碍。

（2）运动性周围神经病：单纯运动神经受损所致的周围神经病。临床上主要以运动神经所支配区的运动功能障碍。

（3）自主神经性周围神经病：单纯自主神经受损所致的周围神经病。临床上主要以自主神经所支配的功能障碍。

（4）混合性周围神经病：单纯性周围神经损伤临床上较少见，混合性周围神经损伤较常见，临床上功能障碍表现多种多样。

3. 解剖学的分类

（1）轴索变性型周围神经病。

（2）脱髓鞘性周围神经病。

4. 受损神经数目的分类

按受损神经的多少分为3种。

（1）单神经炎（单神经病）：指任何单个神经的损害，临床症状和体征完全符合该神经支配的范围，多由局部原因引起。例如：①外伤、挫裂伤、牵引伤、不恰当部位注射引起；②压迫、肿瘤、椎间盘突出、颈肋或机械压迫如石膏固定等；③局部感染；④某些重金属中毒：虽不是局部原因，但也可以单神经损害突出。

（2）多发性神经病：指分布广泛的、双侧对称性四肢远端为主的神经病，表现为手套袜套型感觉障碍、下运动神经损害及自主神经功能障碍。病因通常都是全身性弥漫性作用于周围神经而引起，如中毒、营养缺乏、代谢障碍、感染、遗传等。

（3）多发性单神经炎（单神经病）：同时或先后2个或2个以上的，通常是单独的而非相邻的周围神经干的损害，病变的早期先从单神经病开始，其后数目逐渐增加，使其变为多数性单神经病的表现，如果周围神经广泛受累则与多发性周围神经病很难区分。病因多由全身性及疾病引起，如代谢障碍、营养缺乏、结缔组织疾病、全身的感染、中毒及免疫功能障碍，如慢性炎症性脱髓鞘性复发性神经根神经病等。从单神经病到多发性神经病的进程意味着病变的多灶性及不规则分布。

5. 损害部位分类

按神经受损部位分为5种。

（1）神经根炎：如Guillain-Barre综合征。

（2）神经节炎：如面神经膝状神经节病毒感染所引起的Hunt综合征。

（3）神经丛炎：如臂丛神经炎。

（4）神经干炎：如尺神经、正中神经、桡神经炎等。

（5）末梢神经炎：如多发性神经病。

6. 病因分类

病因明确且有特征的，就以病因命名（如神经纤维瘤、桡骨骨折并发桡神经损伤等）。

（1）遗传性周围神经病。

（2）外伤、嵌压性周围神经病。

（3）炎症性周围神经病。

（4）代谢性周围神经病（糖尿病、维生素缺乏等）。

（5）中毒性周围神经病。

（6）缺血性、血管炎性或周围血管阻塞性周围神经病。

（7）先天性周围神经病。

（8）风湿疾患性、结缔组织病性周围神经病。

（9）酒精中毒性周围神经病。

（10）恶性肿瘤性周围神经病。

（11）其他。

七、周围神经损伤的严重程度分级

根据周围神经损伤的严重程度分为5级。

Ⅰ级：受损局部出现暂时性传导阻滞，纤维完整性无损，无变性，常于3～4周内完全恢复。

Ⅱ级：轴突中断，但轴突周围结构完好，故轴突可以以1～2mm的速度再生。

Ⅲ级：轴突中断，神经内膜管损伤，但神经束膜改变极少，故神经束的连续性尚完整。伴有一些轴突缺失。由于神经内膜有不同程度的纤维化，影响再生和恢复，故虽可自行恢复，但恢复不完全。

Ⅳ级：比Ⅲ级更严重，轴突数量明显减少，所有神经束膜广泛受累，瘢痕化严重，不能自行恢复，需手术切除瘢痕后重新缝接吻合。

Ⅴ级：神经干完全断裂，两端完全分离，需手术才能恢复。

八、康复评定

由于周围神经干是由运动、感觉和自主性神经纤维组成的，因此周围神经损伤后将引起该支配区的运动、感觉和自主性神经功能障碍。周围神经损伤的康复首先是对于损伤状况的评定，正确了解周围神经损伤部位、程度以及一些自然状况。

1. 特殊畸形观察

当周围神经完全损伤时，所支配的肌肉主动功能消失，肌张力消失并呈松弛状态，肌肉逐渐发生萎缩。由于与麻痹肌肉相对的正常肌肉的牵拉作用，使肢体呈现特有畸形。如上臂部桡神经损伤后，因伸腕肌、伸指肌和伸拇肌发生麻痹，而手部受正常的屈腕肌、屈指肌和屈拇肌的牵拉，使手呈现典型的垂腕和垂指畸形。腕部尺神经损伤后，它所支配的小鱼际肌、第三与第四蚓状肌和所有骨间肌发生麻痹，由于手部正常的屈、伸指肌的牵拉，使环指和小指的掌指关节过伸、指间关节屈曲，呈现典型的爪形指畸形。尺神经损伤发生于肘部，因环指和小指的指深屈肌也发生麻痹，手部爪形改变较尺神经在腕部损伤者为轻。

2. 运动评定

神经完全损伤后，肌肉的肌力完全消失，但在运动神经不完全损伤的情况下，多表现为肌力减退。伤病后的神经恢复或手术修复后，肌力可能将逐渐恢复。首先应进行MMT检查，正确地评定肌力，目前临床上仍多采用Lorett 1912年提出的6级评定标准。

0级：肌肉无任何收缩。

Ⅰ级：有肌纤维收缩，但不能产生关节运动。

Ⅱ级：肌肉收缩可产生关节运动，但不能抵抗重力。

Ⅲ级：肌肉收缩可抵抗重力，但不能抵抗阻力。

Ⅳ级：肌肉能对抗部分阻力并带动关节运动，但肌力较正常差。

Ⅴ级：正常肌力。

有些病例可用关节活动度检查（ROM-T）评定关节、肌肉、软组织挛缩程度。肢体麻痹范围广的病例也可行日常生活动作（ADL）测试，确定肢体运动能力。

3. 感觉评定

周围神经损伤后，其分布区的触觉、痛觉、温度觉、振动觉和两点辨别觉可完全丧失或减退。由于各皮肤感觉神经有重叠分布，所以其分布区的皮肤感觉并不是完全丧失，而是局限于某一特定部位，称为单一神经分布区（或称绝对区）。正中神经损伤，开始时为桡侧3个半手指，即拇指、示指、中指和环指桡侧有明显感觉障碍，后来仅有示指和中指末节的感觉完全丧失，即为正中神经单一神经分布区。尺神经损伤后，开始是小指和环指尺侧感觉发生障碍，后来只有小指远端两节感觉完全丧失的尺神经单一神经分布区感觉丧失。桡神经单一神经分布区是在第1、2掌骨间背侧的皮肤。

在神经不全损伤的情况下，神经支配区的感觉（触觉、痛觉、温度觉、振动觉和两点辨别觉）丧失的程度不同。在神经恢复过程中，上述感觉恢复的程度也有所不同。目前临床上测定感觉神经功能多采用英国医学研究会（BMRC）1954年提出的评定标准。

S0：神经支配区感觉完全丧失。

S1：有深部痛觉存在。

S2：有一定的表浅痛觉和触觉。

S3：浅痛触觉存在，但有感觉过敏。

S4：浅痛触觉存在。

S5：除S3外，有两点辨别觉（7～11 mm）。

S6：感觉正常，两点辨别觉≤6 mm，实体觉存在。

感觉检查包括浅感觉（痛、温、触）、深感觉（关节位置、震动、压痛）和复合觉（数字识别、两点辨别、实体），还要根据病例特点询问有无主观感觉异常（异常感觉、感觉错觉等）。

4. 自主神经功能评定

神经损伤后，由交感神经纤维支配的血管舒缩功能、出汗功能和营养性功能发生障碍。开始时出现血管扩张，汗腺停止分泌，因而皮肤温度升高、潮红和干燥。2 周后，血管发生收缩，皮温降低，皮肤变得苍白。其他的营养性变化有皮肤变薄、皮纹变浅、光滑发亮，指甲增厚并出现纵形的嵴、弯曲和变脆，指（趾）腹变扁，由于皮脂分泌减少，皮肤干燥、粗糙，有时皮肤可出现水疱或溃疡。骨骼可发生骨质疏松，幼年患者神经损伤侧肢体可出现生长迟缓。

5. 神经干叩击试验（Tinel 征）

在神经损伤和神经再生的判断方面有一定的临床价值，此方法简单易行。在神经断裂后，其近侧断端出现再生的神经纤维，开始时无髓销，如神经未经修复，即使近端已形成假性神经瘤，叩击神经近侧断端，可出现其分布区放射性疼痛，称为 Tinel 征阳性。通过这一试验可以判定断裂神经近端所处的位置。断裂的神经在经过手术修复以后，神经的纤维生长会沿着神经内膜管向远端延伸，此时沿着神经干缝合处向远端叩击，到达神经轴突再生的前沿时，即出现放射性疼痛，通过这一试验，可以测定神经再生的进度。

对于有些闭合性伤病，特别是不伴有骨折的单纯性神经损伤，如牵拉伤、医源性注射损伤、神经摩擦伤等，在神经损伤的部位、程度和损伤神经修复后其恢复情况的准确判断上，神经电生理学如肌电图、神经传导速度检查等辅助检查手段，可以获得准确的客观依据。

6. 周围神经电生理学评定

对于周围神经损伤的诊断，通过详细地询问病史，准确的临床检查，做出正确的诊断并不困难。但对于神经损伤部位、程度和损伤神经修复后其恢复情况的准确判断，则需要周围神经电生理学检查作为辅助的检查手段，为评定提供更加准确的客观依据。低频电刺激使用电变性检查（RD）很方便。不过为了准确判定操作程度，最好使用 i/t 曲线、时值、肌电和神经传导速度测定等。

（1）古典电诊断：主要根据神经肌肉对直流电、感应电的反应来评定神经肌肉变性反应的程度，其情况如表 5-2 所示。

表 5-2　神经肌肉对直流电、感应电的反应的判断表

		部分变性反应	完全变性反应	绝对变性反应
感应电流	单极刺激运动点	反应弱	无反应	无反应
	双极刺激肌肉	反应弱	无反应	无反应
直流电流	单极刺激运动点	反应弱	无反应	无反应
	双极刺激肌肉	收缩迟缓，可能阳通＞阴通	迟缓反应，可能阳通＞阴通	无反应
预后	恢复所需时间	3～6 个月	1 年以上或不能恢复	不能恢复

注：阳通、阴通分别代表阳极通电时的收缩强度（ACC）和阴极通电时的收缩强度（CCC）。

（2）肌电图检查：周围神经损伤时的肌电图表现大致如下。

①部分失神经损害。a. 松弛时有纤颤电位、正锐波等失神经电位，或出现束颤电位，插入电极可诱发失神经电位，插入电位延长，病变后期插入电位可减弱；b. 轻收缩时多相电位增加，超过总动作电位的 10%；c. 动作电位平均时限延长，＞15 ms；d. 最大收缩时，不出现干扰型而仅出现混合型或单纯型。a～d 4 项中必须有 a、b 2 项方可成立诊断。

②完全失神经损害。a. 松弛时有纤颤电位、正弦波等失神经电位，插入电极时可诱发上述电位，病变后期插入电位可减弱或消失；b. 不能完成最大收缩，即使做意志收缩时也无任何动作电位。

（3）神经传导速度检查：神经传导速度是神经系统周围部分病变的敏感指标，使用得十分广泛。而且它不以受试者的意志为转移，因而较为客观、可靠。运动神经传导速度的检查，多采用两点刺激法，这样可以减少共同误差，提高准确性。

运动神经传导速度（m/s）= 两刺激点间的距离（mm）/ 两刺激点潜伏时之差（ms）

（4）诱发电位检查：周围神经病的常规电生理学检查法是感觉与运动传导速度测定和肌电图。在某些情况下 SEP 有所帮助。

①周围神经：与感觉神经传导速度测定比较起来，SEP 的优点是能查出严重伤病后残存的感觉神经兴奋与传导功能。

②神经丛：SEP 对神经丛损伤的诊断价值主要在于确定是否有神经撕脱，若有 SEP 则表示并无撕脱，不需手术缝合，但不排除神经松解的必要。至于损害的定位诊断，可根据神经根、神经干、神经束的支配范围，选择适当的刺激点以鉴别。有 P13 而无 P13～N20 者为神经根损害而非神经丛损害。

③神经根：常规 SEP 对诊断椎间盘的神经根挤压征无益，因为传导径太长而病变仅数毫米。改进的办法是皮神经刺激、节段刺激和运动点刺激。皮神经刺激的距离太远、节段片区皮肤刺激的 SEP 太小，运动点刺激比较理想。SEP 检查不能代替常规的 EMG，只在感觉症状重而肌电图正常时，异常 SEP 有助于诊断，但正常 SEP 也不能完全排除神经根受压。

④神经节病：其特点是 SEP 和 SCV 均不能测出。

（5）完全离断时神经吻合术后对神经再生的估计：一般于吻合后 4 周出现神经干动作电位，后者出现数周后才可查出诱发电位，诱发电位的出现又早于临床上的功能恢复。

神经吻合后 3 个月，如能测出体感诱发电位（somatosensory evoked potentials，SEP）多表示预后良好。如能测出感觉神经动作电位（sensory nerve active potentials，SNAP）则痛觉、触觉可以完全恢复，反应过渡现象消失。恢复效果良好者 SEP 波幅可恢复到健侧的 65% 左右；MCV 可恢复到健侧的 80% 左右，但术后十几年仍恢复不到 100%。

（6）上肢周围神经损伤后运动功能恢复的分级：英国医学研究委员会（British Medical Research Council）曾将其分级标准化，具体内容如下。

M0：无肌肉收缩。

M1：在近端肌肉中恢复到有可觉察到的肌肉收缩。

M2：在近端与远端的肌肉中均恢复到有可觉察到的肌肉收缩。

M3：无论近端还是远端的肌肉，所有重要的肌肉都恢复到有足够的力量去对抗阻力的程度。

M4：功能恢复如 M3，除此以外，能够进行所有协同的和独立的运动。

M5：完全恢复。

九、康复治疗

有可能自然恢复的周围神经损伤（Sundeland Ⅰ～Ⅲ度）的治疗如下。

（1）药物：除可肌内注射或静脉滴注神经生长因子（NGF）制剂再生外，尚可应用维生素 B_1、维生素 B_{12}、烟酸、ATP、辅酶 A 等神经营养药物以促进再生。

（2）神经肌肉电刺激疗法：神经肌肉电刺激疗法（neuromuscular electrical stimulation，NES）是周围神经损伤后的主要康复治疗。

①NES 的作用和优点：延迟病变肌肉的萎缩，在人和动物身上均证明，电刺激虽不能防止肌萎缩，但确可延迟肌萎缩的发展。其原理尚未彻底阐明，但可能与下列因素有关，即被动的节律性收缩，与正常体育锻炼相仿，可以改善肌肉的血液循环和营养，保留肌肉的正常代谢。有实验证明：电刺激能使正常肌动脉血流增加 86%。保留肌中糖原含量，借此节省肌中蛋白质的消耗。蛋白质消耗少，肌的消瘦即可减轻。规律性的收缩和舒张所产生的"唧筒效应"（收缩时挤压其中的血管和淋巴管，促使其排空，舒张时又使其扩张，促进血和淋巴的流入，有如抽水唧筒一样），可促进静脉和淋巴回流，改善代谢和营养，延缓了萎缩。

防止肌肉大量失水和发生电解质、酶系统和收缩物质的破坏。保留肌中结缔组织的正常功能，防止其挛缩和束间凝集。

抑制肌肉的纤维化：失神经支配后，肌肉有纤维化及硬化的倾向，电刺激可以防止肌肉结缔组织的变厚、变短和硬化。

电刺激延迟肌萎缩的作用是肯定的，而且比按摩有一定的优点，如电刺激能使肌块较重和肌肉较强；另外，电刺激能改善动、静脉和淋巴循环，而按摩主要改善静脉和淋巴回流，另电刺激改善淋巴回流的作用也比按摩强；按摩可防止挛缩，但对延迟萎缩多无效。

由于电刺激有上述优点，而且应用上比按摩节省人力，故在失神经肌肉的治疗上，很有价值。

②NES的时机：失神经后1个月，肌萎缩最快，因此宜及早进行电刺激。当不能肯定但疑及肌肉有失神经支配的情况时，也应尽早进行这种治疗。

失神经后数月，仍有必要施用电刺激治疗，但效果已不肯定。此时虽不一定能延迟萎缩的进程，但对防止纤维化仍有效。

在进行电刺激之前，均应判明肌肉是否有恢复神经支配的可能。如根本不能恢复神经支配，则电刺激的作用就不明显，因一旦电刺激停止，肌肉仍然萎缩。因此，电刺激只是在肌肉仍有恢复神经支配的可能时才真正有用。

③NES中所用的电流波形：由于在活体上，任一肌肉的周围都可能有其他肌肉和感觉神经，因此电刺激不仅可以刺激病肌而且还可能刺激邻近的感觉神经和正常肌，刺激前者可以引起疼痛，刺激后者可使反应灵活的正常肌发生收缩，这就达不到单独刺激病肌的目的。为此人们力图寻找一种能够专门刺激病肌而不致刺激其周围正常肌和感觉神经的具有选择性刺激作用的电流。

理想的电流应具备的条件为能选择性地只刺激病肌而不波及其邻近的正常肌，能只刺激病肌而不引起或少引起感觉性反应。

④电极技术：一般主张用双极法，因双极法能使电流集中于病肌，不致因邻近受刺激而影响电流。但当肌肉过小或需刺激整个肌群时，双极法就不够适宜，这时应采用单极法：用一小的主电极放于小肌运动点上，用另一较大的电极放在腰骶部或肩胛骨处。治疗时电极面积可大些，以免引起疼痛。双极法时可用2个5 cm×6 cm的电极，视肌肉大小而定。

⑤电流极性的选择：单极法时一般选用阴极，如阳极通电收缩大于阴极通电收缩时，可改用阳极作为刺激电极。如用双极法，阴极多放于远处。

⑥每次治疗时肌肉收缩的次数：起初进行治疗时，每次应使每条病肌收缩10~15次，休息10 min，如无条件可休息3~5 min后再使之收缩相同的次数，如此反复4次。在整个治疗时间内每条病肌收缩40~60次是至少应有的数值。

随着病情的好转，以后每次每条病肌收缩20~30次，整个治疗时间总收缩80~120次。

⑦每日治疗的次数：有实验证明，每日治疗4~6次比1~3次好。但在门诊条件下，很难达到多次的治疗。因此，如无条件，应每日至少治疗1次，病情好转，也应每星期治疗3次。

⑧一些加强电刺激效果的方法：使肌肉抗阻力收缩。当肌肉对刺激反应良好时，可逐步给肌肉增加负荷，使它抗阻力收缩，以加强效果。抗阻力不外乎是对抗肢体本身重量、加负载或反向牵引等数种。

抗肢体本身重量：如刺激股四头肌时，让患者坐在床边或椅子上，足部离地，四头肌受刺激时，发生伸膝动作，肌肉需向前上方伸张下垂的小腿，此时小腿的重量就是股四头肌要对抗的阻力。

加负载：在足背加上沙袋，则股四头肌对抗的阻力除小腿重量外还有沙袋，故负荷较大。不加沙袋时，小腿本身的重量是股四头肌要对抗的阻力；加沙袋时，小腿本身的重量及沙袋重量，同为股四头肌要对抗的阻力。

使肌肉等长收缩：等长收缩法是使肌肉收缩时，长度不缩短的方法。此法能增加肌肉的张力。

值得注意的是，不论何种方法，电流引起收缩时，患者应同时尽力试图主动收缩该肌，这样电刺激引起的收缩加上患者主观意向的配合，功能的恢复将更好。

（3）短波或分米波透热：实验证明，分米波的凹槽型辐射器和短波的电缆电极对肌肉的加热最佳，因此可对患肢进行上述的透热,如在 NES 前进行,效果更好。治疗时以患者感到局部有微温的剂量即可。因患者经常伴有感觉迟钝或消失,因此应慎重地控制剂量,治疗每次 10～15 min,每天 1～2 次。

(4)肢体涡流浴:肢体涡流浴(whirlpool bath)是将肢体放入特制的浴槽中,槽内有喷嘴或螺旋桨将水激起旋涡。由于此法综合了温度和机械刺激,对改善病肢血液循环有良好效果,每次治疗 5～20 min,水温调节在 38℃左右。

(5)水中运动疗法:是让患者在水中行 PT,由于水有浮力,可以使患者利用浮力的作用,进行平时难以进行的活动训练;如肢体功能有所恢复,需肢体做抗阻力训练时,又可让肢体作与浮力方向相反的运动。治疗时温度 37.5～38.5℃,每次 10～20 min 不等。

(6)肌电生物反馈治疗:此法是应用特制的肌电图生物反馈仪,通过皮肤电极从肌肉中引出肌电图,再将肌电图的变化变为声音、光亮度和仪表上刻度的变化。这样,在正常情况下患者意识不到的肌电活动就变为看得见和听得到的讯号,患者再设法通过主观意志加强这种讯号(即加强肌电活动),使之向理想方向发展。这种方法在肉眼难以看出肌肉收缩时最有用,因在这种情况下,患者以为自己无法引起随意收缩而常失去信心,其实不是不能引起肌肉收缩,而只不过是收缩太弱,此时虽肉眼看不到肌肉收缩但肌电仍然存在。因此,通过表面电极检出后,通过光、声或仪表指示告知患者,患者可明显地增加信心,而且可依据反馈讯号进行治疗。

(7)关节活动度训练、按摩:由于电刺激的时间不会持续很长,为避免因肌肉失去收缩而致关节僵直,需经常活动瘫痪肢体的关节。在电刺激时间以外,加上按摩可增强疗效。

(8)增强肌力和耐力的训练:增强肌力有 2 个目的:一是增强最大肌力的瞬间爆发力;二是增强肌力的耐久力。一般认为,训练增强最大肌力时用静态肌肉收缩的等长运动较好,而增强肌肉的持久力用动态肌肉收缩的等张运动为佳。

①等长运动:全力或接近全力使肌肉收缩,持续 3～10 s,一般持续 6 s。一次收缩时间并非越长越好,用比最大肌力稍弱的力量收缩肌肉时,可使时间稍长或增加收缩次数,每次中间可休息 2～3 min,做 3 次则每日一遍即可。这是一种最简单而又有效的肌力增强法,特别适用于骨折、关节炎、疼痛等关节不能活动的情况下做肌力增强训练。

②等张运动:可分为向心性等张运动和远心性等张运动。a. 向心性等张运动用最大肌力的 1/2 以上的阻力训练时即起增强肌力作用,2/3 以上的阻力效果最好。1/2 以下的阻力如增加运动次数,可培养肌肉的持久力。b. 远心性等张运动用比最大肌力稍重的重量使收缩中的肌肉一点一点伸展开。在肌力减弱期间徒手进行最适宜。远心性等张运动能增强预备肌力或持久力。c. 肌肉功能的再训练,在麻痹的急性期肌力在 0～2 级时进行肌肉功能再训练,与被动运动方法相似,但强调了下意识地传到中枢里的肌肉运动的感觉。d. 辅助的主动运动,当肌力恢复到除去肢体自身重量而关节能够活动时,即应开始在协助下行主动活动,要随着肌力恢复的程度不断改变协助锻炼的方法。

徒手辅助主动运动时,应随着肌力的细小变化而变化,所给予的协助力要降到最低限度,主动运动稍有恢复就应减去辅助力量;用悬吊协助的主动运动用悬吊装置、悬空架、顶棚上的绳索、悬吊绳等,将运动部位吊起,以减轻自身重力,然后在水平面上运动;滑面上辅助主动运动在光滑的板面上撒上滑石粉减少摩擦阻力,在上面滑动运动;用滑车、重锤协助的主动运动这种方法是在垂直面上的运动,是利用滑车和重锤减轻运动肢体自身重量。这种方法只适用于肩、膝关节等,不能用于指、手、肘、距小腿关节,如拮抗肌没有恢复到可以拉起重锤的肌力时则不能使用这种方法;利用浮力辅助的主动运动(水中运动疗法),利用水对肢体的浮力或加上漂浮物来减轻重力的影响进行辅助的自主运动,通常是在温水槽或水池内实施。

(9)主动运动:肌力恢复到 3 级时即应开始做抗自身重力的主动运动。肌力达到 4 级或 5 级能克服外加阻力的病人,与辅助主动运动相同,可利用徒手、滑车和重锤、弹簧、重物、摩擦力、浮力及流体阻力等进行锻炼。一旦肌肉已恢复到能随意收缩即应尽量多做主动收缩,一旦能抗阻力收缩即应进行增强肌力和耐力的训练。

(10)日常生活活动训练:比复合性基本动作稍晚些或同时开始。下肢用支具、手杖、拐杖、轮椅,上肢用夹板、自助具等防止畸形，充分补偿其失去的功能。上肢更应及早开始。在肌力增强训练期间禁止使用的代偿运动，此时应积极予以鼓励。

（11）作业治疗：无论选用哪种作业方法都会有某些抗阻力的作用，因此尽量应用健康情况下需两侧肢体参加的作业内容为好。随着肌力的恢复，根据恢复程度逐渐增加患侧肢体的操作。

运动疗法的原则是，先做被动运动，然后由自己活动患侧肢体，待肌力多少有些恢复后再一边做被动运动一边在别人的帮助下做自主运动，以后再进入完全的自主运动，最后做抗阻力运动。

在运动神经细胞修复的过程中，适当的治疗性作业不仅能维持和改善肌肉的功能，而且还能改善患肢的血供和增加关节的活动范围。

总的来说，在促进瘫痪恢复的治疗过程中应注意以下几点：①在等待肌肉功能恢复期间不要使用代偿性运动训练；②恢复肌肉功能无望时再发展代偿功能，不过一定要注意不能促成肢体畸形；③伴有感觉障碍时要努力防止皮肤损害；④任何情况下都禁忌做过伸展性动作；⑤如果挛缩的肌肉和短缩的韧带有固定关节作用时，以保持原状为好；⑥作业训练应适度，不可过分疲劳。

第二节　急性炎性脱髓鞘性多发性神经根炎的康复

急性炎性脱髓鞘性多发性神经根炎（acute inflammatory demyelinative polyradiculoneuropathies，AIDP）又称急性感染性脱髓鞘性多神经根神经病，1916年Guillain、Barre和Strohl相继报道神经根炎综合征的病例，本组病例脑脊液蛋白增高，缺少炎细胞反应，称之为Guillain-Barre syndrome（GBS），本病为病因不明的神经系统免疫介导性疾病，急性或亚急性发生的两侧对称性肢体的周围性瘫痪，广泛侵犯脊神经根、脊神经、脑神经，甚或累及脊髓和脑部，脑脊液蛋白细胞分离，病理表现为周围神经的血管周围淋巴细胞浸润以及炎性脱髓鞘。

一、流行病学

GBS是非创伤性急性神经肌肉麻痹的最常见的疾病，我国尚无完整的发病率资料，1985年全国农村流行病学调查，GBS的患病率为16.2/10万，美国为（10～20）/10万，死亡率为10%，重残者为20%（严重运动功能障碍及需要人工呼吸机辅助呼吸1年以上者），每年新发病例约相当脊髓损伤发病的1/2，发病男女性别之比为2∶1。发病年龄以青少年为多，赵葆洵（1978）报道北京地区156例，30岁以下占75.6%，在美国有两个高发年龄段，即16～25岁和45～60岁（Hurwitz，1983），夏秋季为好发季节，赵葆洵报道6～10月份发病者占75.7%。

二、病因

病因不十分明确，约70%患者发病前2～4周有病毒感染史，如上呼吸道、胃肠道等症状，少数患者病前有手术史或疫苗接种史。其他一些感染因子如单孢病毒、带状疱疹病毒、流感A及B病毒、腮腺炎病毒、麻疹病毒、人类免疫缺陷病毒、巨细胞病毒、肺炎支原体病毒及肠弯曲杆菌等。个别患者于患系统性红斑狼疮，霍奇金病及其他淋巴瘤后出现GBS症状。多数学者认为GBS是一种由免疫介导的自身免疫性疾病。其一，疾病发生与感染或前驱症状没有直接关系，多为感染后2～4周发病；其二，用免疫方法注射P2碱性蛋白或半乳糖脑苷脂可造成实验性变态反应性神经炎，它具有与GBS相似的病理、生理、脑脊液改变。

三、病理

主要病理改变为运动、感觉神经根、后根神经节、周围神经、脑神经等单核细胞浸润和节段性脱髓鞘，炎细胞围绕神经内膜及神经外膜的血管周围，形成血管鞘，节段性脱髓鞘是GBS的主要病理改变，早期郎飞结节凹陷，结节附近髓鞘开始破坏，电镜下可见巨噬细胞对髓鞘的吞噬过程，一般不伴轴索变性，重症患者或疾病晚期可并发轴索变性，肌肉出现失神经支配及萎缩。

四、临床表现

半数以上患者发病前2~4周有轻度发热、咽痛、鼻塞或腹泻等呼吸道及消化道症状。继之呈急性或亚急性起病,出现手指、足趾麻木、无力,1d内迅速出现双下肢无力,为双侧对称性,3~4d进展为站立及步行困难。不同程度的双上肢、颜面、咽部肌肉均可受累,肢体麻痹以肩带肌,骨盆带肌为重,10%~30%患者出现呼吸肌麻痹。疼痛常见,多累及双下肢近端姿势肌或背肌。

自主神经功能障碍常见,如心动过速、直立性低血压、高血压或低血压、括约肌功能障碍等。自主神经功能障碍多为非持久性,一般持续1~2周可缓解。

GBS有多种变异类型,给诊断带来一定困难,如Fisher综合征,临床以眼肌麻痹,共济失调,腱反射消失为特点。复发性GBS,可以复发1次至数次不等,复发间隔时间从数周至数年不等。其他如自主神经功能不全(pandysautonoimia)等。

五、实验室检查

1. 脑脊液检查

绝大多数病人脑脊液蛋白含量增高而细胞数正常,脑脊液蛋白增高多于发病后1周出现至第3周最高,而后逐渐下降,一般为1~5 g/L,在后期可达28 g/L,鞘内IgG合成率增高,可发现单克隆球蛋白带,脑脊液细胞数大多正常,一般 $< 10 \times 10^6$/L,少有 $> 50 \times 10^6$/L者,轻度增高的细胞为T淋巴细胞。脑脊液的蛋白细胞分离现象对GBS的诊断有特定意义。

2. 肌电图检查

GBS为神经根的节段性脱髓鞘病变,EMG的检查早期可有F波或H反射反应延长,继之出现传导速度减慢,末端潜伏期延长及波幅降低等。As-bury(1990)提出诊断脱髓鞘病的4条标准,符合其中3条者考虑为髓鞘脱失。

(1)2条以上运动神经的传导速度减慢:①如波幅高于正常下限的80%时,传导速度低于正常下限的80%;②如波幅低于正常下限的80%时,传导速度低于正常下限的70%。

(2)1条或2条运动神经的传导阻滞或异常的一过性离散:腓骨头至踝间的腓神经、肘至腕间的正中神经或尺神经的任何一条均可。部分传导阻滞的标准是近端与远端的时限改变 < 15%及近端与远端的波幅差 > 20%。一过性离散和可能传导阻滞的标准是近端和远端的时限改变 > 15%及近端与远端的波幅差成负波峰值下降 > 20%。

(3)2条以上神经的末端潜伏期延长:①如波幅高于正常下限的80%时,潜伏期延长需超过正常上限的125%;②如波幅低于正常下限的80%时,潜伏期延长需超过正常上限的150%。

(4)F波消失或2条以上运动神经F波轻微的潜伏期延长:①如波幅高于正常下限的80%时,F波潜伏期延长应高于正常上限的120%;②如波幅低于正常下限的80%时,F波潜伏期延长应高于正常上限的150%。

六、诊断标准

As-bury(1990)关于GBS的诊断标准目前广为应用。

1. 肯定诊断

(1)双侧上肢和下肢进行性无力。

(2)腱反射消失。

2. 强力支持诊断

(1)数日至4周进行性的病程。

(2)力弱的相对对称性。

(3)轻度的感觉症状和体征。

(4)脑神经特别是双侧面神经的损害。

（5）病程停止进展后2~4周开始恢复。
（6）自主神经功能障碍。
（7）发病时不伴发热。
（8）脑脊液蛋白增高而细胞数 $< 10 \times 10^6/L$。
（9）典型的电生理改变。

3. 可疑诊断

（1）有可疑肉毒中毒、肌无力、脊髓灰质炎或其他中毒性神经病。
（2）卟啉代谢异常者。
（3）白喉近期感染者。
（4）不伴力弱的纯感觉综合征。

鉴别诊断主要应考虑疾病的临床过程和肌无力的类型，包括压迫性脊髓病、横贯性脊髓炎、重症肌无力、基底动脉闭塞、癌性脑膜炎、癌性神经病等。此外尚需与低磷酸盐血症、重金属中毒、含有神经毒素的鱼中毒、肉毒中毒、蜱麻痹等进行鉴别。

七、治疗

GBS 进行性发病的特点及其严重的临床表现（如呼吸麻痹）决定了早诊断、早治疗的重要性，因为发病原因不十分清楚，对某些治疗方法尚有不同意见。

1. 综合治疗

保持呼吸道通畅、注意排痰，必要时气管切开或人工呼吸机辅助呼吸。定时翻身防止压疮，关节被动活动防止关节挛缩，保证营养及液体入量。

2. 血浆交换和免疫球蛋白静脉注射

20世纪80年代早期开始在美国和法国应用血浆交换治疗GBS，认为该法可以缩短病程，改善患者的运动功能，增加患者在6个月内恢复的概率，近年来用免疫球蛋白静脉注射（IVIG），Dutch对100例GBS用IVIG治疗并与血浆交换方法进行对照，认为IVIG效果更好，但有时容易复发。应用血浆交换和IVIG可以缩短呼吸机的使用时间，可使之减少50%的时间。

3. 皮质类固醇的应用

关于皮质类固醇的治疗尚有争议，对实验性动物模型的应用有良好效果，临床上用于早期重症患者也有一定益处，但对改善预后，缩短病程无任何帮助。鉴于血浆交换与IVIG治疗的条件所限与昂贵的价格，大量甲泼尼龙的冲击治疗尚不失为可以考虑的治疗方法。

4. 药物治疗

大量神经营养药物，能量合剂等应使用较长时间，如B族维生素类、ATP、辅酶A等。根据病情辨证施治中医中药治疗以及针灸治疗均可获良好效果。

八、病程

GBS病程与年龄密切相关，成年人尤其老年人较儿童病程长。北美做过预后相关因素的研究，认为下列情况预后差。老龄、病程中需要呼吸机辅助呼吸、病情进展快、电生理指标异常、未进行血浆交换等。GBS的恢复与性别、职业、有无糖尿病，以及既往是否用过皮质类固醇或其他免疫治疗尚不十分清楚。

GBS发病至出现严重神经功能缺损的时间平均为8 d，若在此时间前进行血浆交换或IVIG治疗可以缩短病程，但不能改变疾病的预后，对于复发病例，做血浆交换或IVIG治疗，多可达到巩固病情减少复发的目的。

粗略统计，急性GBS大约40%患者需住院康复，在疾病的发展与恢复过程中出现的多种并发症、严重地影响病程和预后，以致导致重度神经功能缺失。

1. 辅助呼吸器的应用

重症病人由于呼吸肌受累，需使用呼吸机辅助呼吸，据流行病学研究，GBS 患者 10%～30% 需呼吸机辅助呼吸，5%～10% 遗留严重残疾，3%～8% 死亡。当肺活量下降至 < 18 mL/kg 需气管插管，呼吸机的使用延长了病人住院时间，其步行能力的恢复也相应延迟。

GBS 病程的前 12 周，约 30% 患者可出现呼吸衰竭或肺部感染，但多数均可获得呼吸功能适当的恢复，25% 可能发展为肺炎，由于肺炎后的瘢痕形成或由于长期气管插管呼吸功能不充分而导致限制性肺部疾患及气管炎。

2. 深静脉血栓（deep venous thrombosis，DVT）

深静脉血栓为 GBS 常见并发症，其发生率我国尚无详细资料，未曾有系统研究。国外一项早期研究指出，GBS 并发的 DVT 其栓子大约 1/3 会走向肺部，使病情严重，与长期卧床等有关。虽然 DVT 发生的危险因素不十分清楚，但注意早期被动活动肢体，勤翻身不失为预防 DVT 的上策。

3. 自主神经功能障碍（dysau-tonomia）

GBS 的自主神经功能障碍常见有直立性低血压、血压不稳定或心律失常。近年来已将自主神经功能障碍的概念扩大为包括膀胱与直肠的功能障碍。不伴有膀胱与直肠障碍的自主神经功能障碍可能与呼吸器的使用有关，在过去的流行病学调查中发现急性期出现自主神经功能障碍预示心律失常的发生，膀胱障碍多在疾病的早期出现，但多可有较好恢复，少数男性病人可遗留排尿乏力，不同作者报道了关于自主神经功能障碍与心律失常、心血管功能障碍甚或死亡的关系，100 例 GBS 患者中有 11 例涉及循环系统障碍，其中 7 例死亡，均为严重心律失常，关于自主神经功能障碍的发病率及病死率目前尚无详尽的研究。

4. 疼痛和感觉异常

多数学者认为疼痛为 GBS 诊断的主要临床指征，个别病人甚至是该病早期的唯一症状，疼痛类型包括：感觉异常、感觉迟钝、胸背痛、神经根痛、肌痛、关节痛、内脏不适以及虚性脑膜炎性头痛。一组临床病例报道指出，疾病早期甚至有 55% 的患者均有不同程度、不同性质的疼痛，甚至 70% 左右的病人疼痛症状可持续整个病程，影响预后。GBS 发病后轻度的抑郁及对疾病恢复失去信心的精神衰竭，更加重了疼痛的持续。

5. 制动（immobilization）

GBS 患者早期表现为四肢肌张力低下或软瘫，由于肢体无随意运动如同被固定一样，长期制动容易并发压疮、肌腱短缩和关节挛缩，双足下垂的临床表现相似于腓神经麻痹。早期治疗方法与上运动神经元损伤而致的脊髓损伤、脑外伤相似。以上并发症对功能缺损的影响尚为未知数。

骨的钙代谢障碍和异位骨化均可发生，重症 GBS 由于制动引起的高钙血症已时有报道，尽管关于高钙血症与异位骨化在 GBS 的发生尚无满意的解释，但普遍认为与长期制动有关。

6. 贫血

在住院康复的 GBS 患者中贫血发生的概率较脊髓损伤为多，可能与制动有关，根据回顾性研究，急性 GBS 住院康复病人中，79% 患者的血细胞比容和血红蛋白均低于正常平均值，若曾接受过血浆交换治疗，以上两项均值可高于正常平均值。一项研究指出制动对于健康男人的影响。即被限制卧床休息时红细胞及网织红细胞均缓慢下降持续超过 5 周，血浆交换可以降低炎性免疫球蛋白对骨髓前体的影响，因此利于纠正贫血，对贫血的干预，利于纠正直立性低血压。贫血不影响 GBS 的预后。

7. 脑神经损害

脑神经损害多见于急性重症病人或较长时间住院康复的病人，既往研究认为脑神经损害出现于 GBS 发展的高峰期，而脑神经损害与肢体的运动功能缺损无相关性，脑神经损害可引起一侧或双侧颜面麻痹，咽下困难，声音嘶哑，视神经炎及听力缺失。

九、康复治疗

据估计，GBS 住院治疗患者中，40% 需住院康复，其中需要呼吸机辅助呼吸者，住院康复时间会更长，如果伴发自主神经功能障碍，脑神经损害以及其他临床并发症均会影响康复进程和预后。因此GBS的康复过程是长期而艰巨的，其复杂和艰巨性相似于脊髓损伤和脊髓灰质炎。

一项研究指出，住院康复患者中有54%为持续性的一个肢体至四肢麻痹，但关于这些病人的康复预后尚缺乏系统的资料。

GBS的复发推迟康复进程，深感觉尤其关节位置觉的障碍延长患者康复及住院时间。

评估内容包括：全身功能状态，即心肺功能状况，是否使用呼吸机，有无各种并发症，有无复发等。

ADL用功能自立度（functional independence measure，FIM）方法评估。

残疾评定用6分功能量表（6-point functional scale）。

0：健康。

1：有轻微症状和体征。

2：不需辅助可步行5 m。

3：需辅助步行5 m。

4：轮椅或卧床生活，需束缚保护。

5：白天或夜间部分时间需呼吸机辅助呼吸。

6：死亡。

此量表评估GBS 6～12个月病程的病人，但GBS的恢复至少可为18个月，故此量表有一定局限性。

GBS的肌肉麻痹为一组肌群，很少为单个肌肉，故康复结局评定多用ADL及残疾评估的方法而不用MMT方法来评估某一块肌肉的力量恢复的程度。康复程序如下：

1. 维持和扩大关节活动范围

GBS病人可能出现一侧上肢、下肢或四肢的力弱或完全麻痹，自急性期开始，由于关节的制动，使其周围皮肤、皮下组织、肌肉等的粘连极易导致关节的疼痛、肌肉短缩、关节挛缩，为了预防以上并发症的出现，被动运动具有重要作用，视患者肢体麻痹程度而决定做被动运动、辅助下的主动运动或主动运动。

2. 增强肌力的训练

根据瘫痪肌肉的肌力情况决定增强肌力训练的模式，如为了训练最大肌力需做等张收缩训练，而等长收缩可训练肌肉的耐久力。

3. 综合基本动作及ADL训练

在以上训练基础上，训练病人翻身、起坐、坐位平衡、爬行位保持平衡、扶棒站立、平行棒内步行、扶杖步行等。ADL的训练应始于疾病之初，可以使用自助具或支具来补偿上下肢丧失的功能，除极重症GBS外，一般均可达到ADL自立。

4. 支具及夹板的应用

由于肢体长期的弛缓性瘫痪，早期若不置诸关节于功能位，极易发生关节挛缩变形，若将关节置于中间位，肌萎缩及关节囊的挛缩、粘连可降低至最小限度。应将关节取最利于日常生活的角度以夹板固定，以髋关节为例，应取屈曲20°、外展10°、外旋10°的功能位，即使发生关节僵直，也能步行或取坐位。若挛缩变形发生在比较重的外展或内收位，无论步行或坐位均有困难，夹板的应用，除在功能训练时脱下，原则上卧床或休息时均应使用。

5. 温热疗法及其他物理治疗

对于促进随意运动的恢复，缓解疼痛，防治关节挛缩等均有补益，适当时机择用生物反馈或肌电生物反馈亦为行之有效的方法。由于多数患者存在感觉障碍，治疗时应避免烫伤。

6. GBS并发症及有关问题处理

（1）疼痛和感觉障碍：对GBS疼痛的处理近年来为大家重视，疼痛多为肢体或轴位（如脊柱、腰背等），已有作者报道因疼痛而致关节活动障碍，且认为此组病人可能为对于疼痛的耐受性低下。应用三环类抗抑郁药和辣椒碱可收到较好效果，某些抗抽搐药如卡马西平、加巴喷丁对神经源性疼痛也有效。对于严重持续性疼痛可应用曲马朵以及某些麻醉药可收到有益效果。关于神经干阻滞法止痛尚无有关资料报道。经皮电刺激和脱敏治疗均有一定效果。

一些病人深感觉受累，表现音叉震动觉与关节位置觉减退或消失，临床表现为协调障碍和感觉性共济失调，对其治疗重点为反复的协调功能训练和感觉再整合功能（sensory reintegration）训练，负重训练和传统的Frenkel训练法为行之有效的方法，通过这些康复治疗技术的实施，可以发展运动印迹，从而改善感知觉。

（2）自主神经功能障碍：认为自主神经功能障碍不常见，因而在临床上无足轻重，这种看法是不全面的，尽管一些住院康复病人未曾出现心律失常，但可能有直立性低血压、高血压、交感神经功能亢进或膀胱、直肠障碍，重症GBS患者19%~50%并发直立性低血压交感神经功能障碍者，对血管活性药物非常敏感，容易在吸气时出现低血压或高血压的发作，仰卧位时易发生心律失常，适当饮水，穿弹力袜，腹部绷带可预防发作。

膀胱与直肠功能障碍多在GBS的早期出现，膀胱障碍时其管理的主要原则为避免膀胱过度膨胀，必要时间歇导尿，给膀胱以充盈、排空机会可防止感染发生，大约30%的患者出现泌尿系统感染。一般多数病人膀胱功能障碍可完全恢复。

（3）呼吸系统并发症：GBS病程的前12周约30%患者可出现呼吸衰竭和肺部感染。由于呼吸肌受累或延髓麻痹而致吸入性感染。呼吸机停止使用后，限制性肺部功能障碍可能持续相当的时间，限制性肺在正常人睡眠时快动眼（REM）相也可出现，此时中枢神经系统对于高碳酸血症及低氧血症的反应降至最低点，氨茶碱用于限制性肺的治疗，可减轻夜间病人低碳酸血症及低氧血症，从而改善了呼吸中枢的控制且可调节血气的变化。减少分泌物及使呼吸道引流通畅对改善呼吸功能非常重要，应告之病人做阻抗吸气训练，对于已做气管切开的气管套管应视时机做定期定时的关闭，以训练其呼吸肌，但应注意勿引起呼吸肌过度疲劳，否则易诱发呼吸衰竭。

（4）失用综合征：已如前述，由于长期制动引起的深静脉血栓、高钙血症、贫血、血细胞比容降低以及体重减轻均可发生，应早期开始被动运动，早期下地负重，条件允许时及早做抗阻力运动。

（5）心理障碍：心理状态影响康复预后，GBS可引起长时间中等程度的抑郁甚或精神衰竭，尤其常见于呼吸机辅助呼吸者，有作者报道长期使用呼吸机影响认知功能。GBS的心理和社会问题相似于脊髓损伤，有条件的医疗机构、心理和社会工作者应尽早介入。

第三节　缺血性周围神经病

缺血性周围神经病是多发性神经病中的常见类型，其病因以动脉硬化、血管炎等最为常见。糖尿病的细小血管病变伴有的缺血性多发性神经病是近年非常受重视的疾病之一，早期发现、及时治疗，对减少致残率、恢复劳动至关重要。

一、缺血性周围神经病的常见类型

1. 糖尿病周围神经病

为远端对称性多发性神经病，糖尿病病程经过中出现四肢远端多发性神经病十分常见。其发病与代谢、血管障碍等多种因素有关。近来强调本病与神经束膜或神经内膜上的细小动脉、毛细血管、细小静脉的微血管病变有关，即基膜肥厚，内皮细胞增生，血管闭塞致周围神经氧分压低下，是糖尿病性多发性神经病的发病基础。然而，神经活检中所能看到的毛细血管闭塞和基膜肥厚程度，有时与临床症状轻重不完全成正相关。糖尿病性多发性神经病基本病理改变为原发性髓鞘脱失，细径有髓纤维与无髓纤维高度脱失，偶有洋葱球形成，血管炎改变并非必定发生。

2. 灶性多发性周围神经病

糖尿病病程中往往有脑神经麻痹，尤其是动眼神经麻痹。外展神经偶有损伤，也可以有躯干几个节段或肢体近位端运动性神经病等。糖尿病神经病常见类型有远端对称性原发性感觉性周围神经病；自主神经周围神经病；近端非对称性痛性原发性运动性周围神经病；脑神经周围神经病。

3. 不伴有糖尿病的动脉硬化性周围神经病

有人在间歇性跛行的病人中，发现有感觉性周围神经病。还有人在下肢有严重性溃疡的病人中，发现腓肠神经有轴索变性，提示周围神经缺血为动脉硬化引起。

4. 淀粉样变性周围神经病

不论是原发性淀粉样变性，还是家族性淀粉样变性病，均可在周围神经系统，特别是神经丛、神经干近位端、血管周围等部位，广泛存在着淀粉样物质沉着。周围神经损伤的机制：神经束膜大量淀粉样物质沉积，造成压迫性周围神经病，例如腕管综合征；神经内膜内弥漫性淀粉样物质沉积，直接引起周围神经病；血管壁淀粉样物质沉积，影响神经纤维的血液供应，产生缺血性周围神经病。

本病多发生于 20～40 岁，往往以下肢感觉异常和自主神经症状，如腹泻、便秘、阳痿等开始，病情缓慢进展。早期痛觉及温觉损害较重，而触觉及深感觉正常，即解离性感觉障碍，提示本病以细径有髓纤维和无髓纤维改变为主。目前对本病分子生物学研究十分活跃，由于无特异治疗方法，病人多于发病后 10 年左右死亡。

神经活检对本病的诊断具有决定意义。通过刚果红染色，可以在血管壁或神经外膜发现红色着染的淀粉样物质，此为特征性改变。以甲苯胺蓝染色也可在前述部位发现无结构的蓝色淡染物质。电镜下于神经内膜或神经外膜上发现长 8～15 mm 无分支交互存在的淀粉样纤维。

二、缺血性周围神经病的基本病理改变

基本病理改变有两种，一种是神经外膜的血管炎，另一种是神经纤维的瓦勒变性，其根本的原因是神经血管狭窄或闭塞所致。

三、血管炎并发缺血性周围神经病的诊断与治疗

本症多急性发病，往往表现为肢体远端对称性或非对称性运动感觉障碍，部分病例也可以是纯感觉性多发性神经病。脑脊液无改变。神经传导速度正常或轻度障碍，偶可见波幅低下。由于该病以轴索改变为主，伴继发性脱髓鞘，故近年强调电生理检查时可出现一过性传导阻滞。准确诊断需依靠周围神经活检发现血管炎与瓦勒变性。

急性期应用免疫抑制药可使症状得到改善。而在慢性期和瘢痕期不要大量应用肾上腺皮质激素，应予血管扩张药和抗凝药。有全身性血管炎并发多发性神经病的预后较差，5～6 年生存率为 37%～70%，高龄、心、肾、肺功能不全者预后更差。

第四节　外伤性周围神经病的康复

一、临床表现

1. 腋神经损伤

多由于肩关节骨折脱位造成，肩后部的撞伤及腋拐使用不当也可以致腋神经损伤。主要表现为三角肌麻痹、萎缩，肩外展受限，三角肌皮肤中央部位可有直径 2 cm 左右的感觉减退区。

2. 正中神经损伤

多发生在前臂，以切割伤多见，肱骨下段骨折也为常见的正中神经损伤原因，损伤若发生在肘关节以上时出现桡侧屈腕肌、掌长肌、旋前圆肌、旋前方肌、拇长屈肌、指浅屈肌及指深屈肌的桡侧一半的麻痹，手掌部拇指对掌肌、拇短展肌、拇短屈肌及第 1、2 蚓状肌均可麻痹，并有以上肌萎缩。表现为桡侧屈腕受限，拇指外展及第 1～3 指远端指间关节屈曲不能。同时桡侧 3 个半手指掌面感觉减退或消失。

3. 尺神经损伤

常见于前臂切割伤及肱骨内上髁骨折，引起尺侧腕屈肌、指深屈肌、小鱼际肌、拇短屈肌、骨间肌及第3、4蚓状肌麻痹。尺侧屈腕受限，骨间肌萎缩，第4、5指掌指关节，指间关节半屈曲状，第2、3指间关节不能完全伸展，拇指间关节半屈曲，呈"爪形手"，可能出现第4、5指感觉消失。

4. 桡神经损伤

肱骨干骨折、肘关节附近骨折脱位以及切割伤可引起桡神经损伤。致肱三头肌、肱桡肌、桡侧腕长伸肌、指总伸肌、尺侧腕伸肌、拇长伸肌、示指伸肌、拇长展肌、拇短屈肌麻痹。主要为垂腕，感觉障碍不明显，可能有第1骨间肌背面皮肤感觉减退区。

5. 臂丛损伤

臂丛由 $C_{5\sim 8}$、T_1 组成，可由暴力、车祸、产伤各种原因外伤所致的臂丛受到牵拉而致损伤。上臂丛（$C_{5\sim 7}$）损伤时三角肌、肱二头肌、肱肌、肩胛下肌、冈上下肌、大圆肌、肩胛提肌、大小菱形肌、桡侧腕屈肌、肱桡肌、旋前圆肌、旋后肌麻痹，表现为肩不能外展上举，肘关节不能屈曲而能伸展，上肢伸侧感觉大部分缺失。下臂丛（C_8、T_1）损伤时尺侧腕屈肌、指屈肌、大小鱼际肌、蚓状肌、骨间肌麻痹，手的功能几乎全部丧失，手小肌萎缩明显可呈爪形手或猿手，前臂及手的尺侧感觉缺失。

6. 下肢神经损伤

坐骨神经、胫后神经、腓总神经的损伤常见于牵拉、压迫、切割及火器伤，肌内注射部位不当也常致坐骨神经损伤。坐骨神经支配股屈侧肌群、小腿前侧肌群及外侧肌群以及足部肌肉，损伤时小腿不能屈曲，足与足趾运动丧失，足下垂，小腿外侧感觉缺失。胫神经支配小腿屈肌及足底肌，损伤时屈膝无力，足不能跖屈、内翻，小腿肌萎缩，小腿后侧及足外侧感觉障碍。腓总神经支配小腿伸肌，足背肌，损伤时足不能背屈及外翻，呈下垂内翻足。小腿前外侧及足背感觉缺失。

7. 面神经损伤

常见为 Bell 麻痹，多波及一侧颜面，为神经失用（neurapraxia），发病 5～10 d 内 EMG 的检查多正常，18 d 内也少有自发纤颤电位的出现，对于完全麻痹者由于阻滞不能引出运动单元电位。若变性反应不严重，在茎乳突外侧刺激面神经可获得正常的动作电位潜伏期。

Wynn Parry（1977）做了大量 Bell 麻痹病人观察，凡能获得正常神经传导者，5 d 内均可完全恢复，部分病人 10 d 后出现失神经支配，对这些病人至少做了 3 周的神经传导定性及定量的观察，确实显示了有变性反应。某些作者认为积极地做面神经减压术，在 4 周内多可有较好恢复，若继续保守治疗，预后很差，对于重症变性反应者，肌肉的电刺激于事无补。用支具将麻痹侧口角向上提起，为了美容可能有一定效果。

二、治疗原则

神经断伤后，病人情况允许，应争取一期手术，有神经缺损不能直接缝合时做神经移植术，神经远端缺损严重无法缝合可做神经植入术，非一期手术者必要时做神经松解术。手术时机及种类应由骨科或矫形外科医师决定。

支具是暂时或长期用于支持、矫正或辅助患肢以利于发挥功能，早期保持患肢功能位，防止关节挛缩或承担身体重量等作用，为周围神经损伤的重要治疗与康复原则。

三、康复治疗

1. 运动再学习

外伤后等待神经移植时期，应及早开始每日做关节的被动活动，如果没有疼痛，关节活动范围应在最大有效活动范围之内，休息时应辅以适当的生活支具，以保留其最大的功能。使用支具时要经常检查被支撑的关节的活动情况，避免使用支具不当造成新的麻烦。对于因神经变性所致的肌萎缩，即使每天做电刺激等也未见有何效果，可用肌容积描记的方法记录受伤当时的肌肉容积。某作者报道 800 例周围神经损伤，当神经移植术成功后，在病程中未曾经过电刺激，肌肉的力量和容积可以恢复至正常。当肌力开始恢复，患者需做强化运动训练数月,肌力恢复至Ⅲ级时应尽快去除支具,选择适当作业恢复功能。如家务或患者有兴趣的作业,即编织、绘画、打字、缝纫、棋艺、手工艺等。游戏类作业更受欢迎,如肘球、体操活动、骑自行车、步行,甚或足球比赛,对下肢神经损伤者均为有效的运动功能再学习方法。

2. 感觉再训练

周围神经外伤后当即出现肌肉麻痹以及其支配区域内的麻木感,伤后邻近的正常神经组织向变性区域广泛生长,如当正中神经损伤时,拇指及示指桡侧的感觉由桡神经支配可见于临床。麻木区会出现神经营养障碍,尤其正中神经及坐骨神经损伤时为最,为了防止麻痹肢体被伤害应避免吸烟、使用炉灶时烫伤以及天冷外出、使用冰箱等时的冻伤,外出时戴手套或穿厚袜子。

从功能上讲正中神经是主要的感觉神经,它支配上肢的痛温觉、触觉、压觉等。Cnne(1962)提出以两点辨别觉恢复的情况为判断正中神经外伤后功能恢复的指标,称作感觉恢复指数。成年人正中神经断伤缝合后两点辨别觉可能极少 < 20 ram,而儿童两点辨别觉多可恢复正常(即 < 20 ram);此点意味着正中神经损伤缝合后运动功能的恢复较好,而感觉恢复较差。对于一些从事技术性工作,尤其用手操作者应尽快开始对指端感觉的训练,用毛巾蒙住患者双眼,用薄布将具有不正常感觉的手指包起来,给患者出示各种形状的木块(如正方形、三角形、长方形等)令其触摸说明其形状,若不正确可睁眼观察其形状,而后再蒙上双眼反复训练直至能正确触摸。然后可对不同性质、不同形状的物体(木制、金属、橡胶、棉、丝等)混合放置反复进行触摸训练,均可取得良好效果,可每天训练数次,每次 20 min,一般 3 周可以完成作业,训练中应避免疲劳,触摸物体时由大到小。感觉过敏给实体觉恢复带来困难,对这些患者可以做支配神经近端的经皮电刺激,可达抑制感觉过敏从而利于实体觉的恢复。

3. 疼痛

周围神经损伤多有疼痛。包括神经瘤痛、灼性神经痛、残肢痛和神经丛性痛等。最佳的神经缝合技术也难以避免神经瘤的发生,瘤的早期症状可为沿缝合部位的疼痛或感觉过敏,压迫或触摸可使疼痛加重。对于轻症神经瘤痛,用腕部绷带将瘤的顶部包住可减轻症状,重症者自发性疼痛显著,可用受累神经近端经皮电刺激,自发痛多可抑制,可能阻断了后角的传入冲动。根据不同效果可调节电刺激面积的大小,电刺激每日 2 次,每次 40 min,但有少数患者终日需用刺激器维持使用数周。

据报道,65% 病人有神经瘤性痛,痛性感觉异常为神经根的刺激症状,常见于坐骨神经损伤,疼痛分布范围与神经根功能支配相符合,疼痛给病人带来很大痛苦,经皮电刺激与神经传入阻滞可收到戏剧性效果。

灼性神经痛常见于正中神经与坐骨神经的部分性弹片伤,为手、足烧灼性疼痛,声音刺激、强光、震动、干燥均可使疼痛加重,病人多以湿毛巾包敷伤肢,步行时穿上厚靴减少外界刺激及震动。其发生机制为交感神经功能异常,伤后的侧支发芽对去甲肾上腺素敏感,发生伤害性冲动,这些冲动传入脊髓侧角细胞而产生各种交感神经症状。静脉注射胍乙啶及星状神经节封闭阻断交感神经,可收到满意效果,但容易复发。交感神经切断术可从根本上解除疼痛,但术前应反复多次做交感神经节阻断,观察效果能否持久而后再手术切断。此外经皮电刺激、针灸、强化康复训练均可收到一定效果。

神经根的撕脱通常引起疼痛,可立即发生,也可能在伤后 2~3 周,为烧灼痛、撕扯痛、紧缩痛,更常见者为皮肤的闪电样刺痛。可有 2 种以上形式的疼痛同时存在,少数为持续性,多数为发作性痛,每次数分钟或数秒钟,发作时由于灼痛必须中止活动或谈话而独处,甚者需用催眠术解除疼痛,一些患者用吗啡制剂缓解疼痛,多导致成瘾,不足为取。卡马西平(酰胺咪嗪)有临床应用价值,应从小剂量开始而逐渐加量。

鼓励患者参与社会,坚持工作,坚持交流,有业余爱好及参加体育活动多可减轻疼痛,对某些病人甚至是唯一的方法,反之完全休息或放松,会带来很多麻烦和心理问题。

经皮神经电刺激可使 50%~52% 根性痛患者减轻疼痛,因其调节了传入冲动,一位患者 C_6~T_1 完全性神经根撕脱,C_5 经皮电刺激 3 个月后疼痛缓解并开始康复训练,一般治疗为每日 2 次,每次 2 小时,对缓解神经节后损害所致疼痛效果较佳。

完全性脊髓节段性传入阻滞可以缓解脊髓后角Ⅰ~Ⅴ层细胞的自发放电,适用于中枢性的疼痛。

经以上处理疼痛仍不能缓解，可考虑行后根进入脊髓水平的热凝固术（thermocoagulation），此手术在 1979 年经 Nashold 修改并推广普及。Thomas（1988）发现 2/3 患者术后可持续缓解疼痛，1/3 手术后 1 年疼痛复现，约 10% 患者可出现持久的不良反应。

第六章 脑血管病的康复治疗

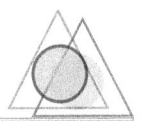

脑血管病后期约占80%的患者留下各种不同程度的后遗症，如偏瘫、感觉障碍、失语、构音障碍、认知障碍、精神心理异常等。这些功能障碍妨碍了患者生活自理、重返家庭和社会，降低了生存质量。为此采用康复医学的治疗方法，可以使80%的偏瘫患者重新步行和生活自理，其中约1/3的人可以恢复工作，而且使50%的幸存者寿命延长7~10年或者更长时间。所谓康复治疗是指从医学的角度上，采取一切有力措施预防残疾的发生和减轻残疾的影响，以便患者重返正常的社会生活中。

第一节 脑卒中功能恢复的机制

20世纪初研究发现，成年哺乳动物神经元损伤后不可能再生。至今这对脑血管病功能恢复仍是最大的理论挑战。尽管如此，仍有大量脑血管病患者的运动、语言和认知功能得到显著恢复，已无可争议。一般认为，偏瘫功能恢复从发病后第1~7周开始，一直持续到3个半月左右，以后神经功能改善微乎其微。但许多临床研究发现，即使进入慢性期或发病半年以上，经过科学严格的强化训练，也会有不同程度的功能改善。如手功能恢复时间更长，个别患者可达一年以上。一般比较而言，下肢恢复率高些，其次上肢，最难的是手。20世纪60—70年代挪威神经解剖学家Alf Brodal认为"虽然没有确切的证据表明哺乳动物轴索横贯性破坏后的再生，但是多数情况下，是没受到损伤的神经纤维替代了受损的部分"。随着偏瘫功能恢复的神经病理生理研究的深入，提出了中枢神经系统可塑性（plasticity）的基本概念。中枢神经系统可塑性是指神经的修饰或适应能力，主要表现神经突触发芽、失神经超敏感、潜伏通路启用、异位皮质区替代、长时程增强等神经元突触水平变化方面，Hebb认为脑的可塑性实际是突触的可塑性，突触连接变化决定行为改变。突触变化包括突触短期的功能改变和长期的结构变化，许多研究证实这种变化机制是多样的，是在内外环境因素作用下而产生的。90年代科学家们利用经颅磁刺激（TMS）、fMRI、PET-CT等技术研究表明：大脑的功能可以增减、转移，这种变化是"使用"的结果，其与重复的量、有效率的学习、知识扩充及自动学习有关。人类新技巧的习得，可以使脑结构发生变化以适应新技巧。中枢神经损伤可以诱导可塑性的变化，而导致行为改变。同样，脑损伤后的康复训练也可能影响着可塑性机制，而使突触功能和结构发生变化。尽管脑组织损伤后恢复机制十分复杂，但是许多基础性探索研究已为康复治疗带来希望。

一、急性期恢复机制

脑卒中急性期多为第一周，一般称为"自然恢复"期或"自然治愈"期。患者主要在神经内科或脑外科救治，为了减少后遗症，康复训练也应尽早开始，如被动运动、体位变换、良性肢位的保持等。因为多数患者的每次训练时间很短，不是诱导恢复，不贻误"自然恢复"的方向，主要是起着促进恢复的辅助作用。对于自然恢复的机制的认识主要有如下方面。

（1）脑循环、脑水肿的改善（含损伤部位、周边和远处）。

（2）血肿的吸收。

（3）损伤神经组织的变化、吸收消失。

（4）脑代谢的改善。

（5）血-脑屏障的修复和改善。

（6）脑脊液循环的改善。

二、恢复期功能改善的机制

一旦急性期过后，"自然恢复"的速度逐渐减慢，而神经可塑性的恢复比例增加起来。据报道：一般在发病后3个月内为"最佳恢复期"，第6个月后功能改善速度开始变慢。运动学习和心理调整此时显得尤为重要。综上所述，应该抓住脑功能改善的有利时期，经过最初1~2个月的康复治疗，多应达到预期的目标；也有的要经过长期康复治疗，神经功能才得以改善，揭示了长期的积极康复治疗也是十分必要的，因此有人提出：脑血管病的康复治疗是个终身的过程。有的患病数月后，因何种原因没有或不再接受康复训练，可能会缺少"神经学性"的改善，但是肌萎缩、关节僵直、躯干肌力低下等失用综合征却成为主要问题，通过改善失用综合征，实现日常生活动作能力提高的例子也不少。据资料统计，病后6个月内，70%~90%的患者能行走，1/3的能恢复实用手，约1/2的可以生活自理，1/3的还可以从事轻微的工作。这种效果和康复治疗的积极介入有关。

既然中枢神经损伤后神经元不能再生，为什么功能却得以恢复或改善呢？关于这个阶段功能障碍恢复机制的研究，1973年挪威神经学家Alf Brodal推论：尽管没有确切证据表明哺乳动物轴索横贯性损伤后的再生，但多数情况下是未受损神经纤维代替了受损的部分。随后大量动物实验和临床观察，又相继提出了许多证据和类似观点，如残存部分的代偿机制学说、损伤周边恢复的晕影学说（半暗带区）以及结论，使人们对康复治疗能改善功能障碍的认识进一步提高。尤其近年通过fMRI、PET、经颅磁刺激（TMS）和脑电描记器（MEG）等应用，大量证据支持成熟的中枢神经系统在受损后，具有一定程度的自我修复和重组的能力，包括神经元之间变化的潜在性和重组自我修复性的所有机制。尽管对个体研究结论存在差异，但是脑功能重组的可塑性机制初步成为共识。可塑现象可能是学习和损伤修补的基础。如反复的技巧训练使大脑皮质永久或短暂产生记忆，掌握动作。脑血管病后出现偏瘫，经过康复训练，偏瘫症状得到改善甚至消失，也可视为是脑可塑性的典型表现。脑损伤后功能的修复涉及相关脑区域或核团，神经元内结构和突触水平的改变。所谓"功能修复"主要表现在"替代"和"重获"的含义上。"替代"是指神经系统利用其他的感觉传入或运动模式替换已损坏的部分，而使功能得到恢复。"重获"是指通过启用解剖上潜伏的神经结构，再次获得已丧失的功能。

（一）脑可塑性机制

1. 神经发芽

神经发芽包括再生性发芽（regenerating sprouting）、侧支发芽（lateral sprouting）两种形态结构变化。再生发芽是消失的神经突触本身的真正再生或形成，在中枢神经系统中较少见到，常见到侧支发芽，主要是从未受损伤的神经细胞的树突或轴突中向受损伤的神经细胞生长新芽，它构成了中枢性损伤功能恢复的形态学变化，反映了功能代偿或重组的解剖学基础。

突触发芽的类型可能有如下3种：①旁侧发芽（collateral sprouting）：在神经纤维上生成新的轴索支，并且末端与另外的神经元形成新的突触。②终端发芽（paraterminal sprouting）：现存突触的终末端某部分膨出，又形成新的突触。③突触性发芽（synaptic sprouting）：仅出现突触终末的接触面扩大，突触的接触点增多。

2. 突触效率的可塑性

突触的可塑性是建立在分子水平可塑性的基础上的，它涉及神经末梢去极化、突触的运动频率、突触前膜内钙离子浓度以及外在因素的调节等。突触可塑性包括两种类型：①突触后结构上的突触接触位点数量的改变，如失神经过敏。②已有突触的功能活性变化，如在电生理学上表现为长时程增强（LTP）、长时程压抑（LTD）和失神经过敏。

(1)长时程增强(long-term potentiation,LTP):这种现象在正常生理状况下,与学习、记忆相关。所谓LTP是指中枢神经受到一定条件刺激后,可引发突触后电位(EPSP)叠加,幅度增大,保持长时间的兴奋状态现象。它可保持十几个小时,甚至几天。当突触后膜上的NMDA通道受刺激时或与神经递质结合,则平素阻挡Ca^{2+}内流的Mg^{2+}让位,Ca^{2+}内流的浓度增加,导致了LTP。动物训练发现:动作技能获得程度与LTP呈正相关,影响LTP的因素也影响运动的学习和记忆。

(2)长时程压抑(long-term depression,LTD):LTD是指突触传递效率(兴奋性)的长时间降低。这种现象存在脑的许多部位里,最早是在小脑内发现的。小脑的普肯耶(Purkinje)细胞接受的两种兴奋性突触,分别来自苔藓纤维和攀缘纤维。如果同时重复刺激两者,则可在平行纤维与普肯耶细胞间的突触上观测到普肯耶细胞放电率下降或EPSP降低,可长达1小时。目前认为LTD产生与Ca^{2+}内流导致谷氨酸的使君子酸受体失敏有关。低频电刺激可使突触后膜的NMDA通道受到压抑,钙离子内流减少,形成LTD。一般认为小脑突触的LTD效应关系到精细运动的学习和记忆。

(3)失神经过敏(denervated supersensitivity,DS):这一现象首先发现在周围神经系统中,神经-肌肉接点,后来在脑内也发现。失去神经支配的肌肉的兴奋性异常增高,或者失去传入神经结构后,突触后膜对特定的神经递质的反应敏感性增强,都可使细胞膜上的受体增多,据认为其可保持失神经组织的兴奋性,减少变性,与将来重新接受新的前神经纤维的支配,形成新突触有关。

3. 神经网络功能的变通性

这里是指神经系统利用新的功能模式替代已经损失的功能,使整个运作程序仍处于有效的状态。有人提出:可塑性的潜能,或是大脑未损伤系统的重组,孕育了一个逐渐增长的积极体系。通过越来越多的fMRI、PET、TMS技术研究发现:脑损伤后功能的恢复与大脑次级运动区(如补充运动区、前运动区、小脑、感觉运动区等)的参与有关,另外脑卒中的不同阶段,两侧半球激活区不同或者参与程度有差异。可以认为重组的神经学机制是一个动态过程,它可能受到神经病理损伤程度的变化、患者在康复治疗中付出的努力程度、环境和作业训练方法等因素的影响。变通性包括潜在通路的启用、古旧脑的代偿、对侧或同侧周边的代偿、不同感觉神经之间的功能替代等。

(1)潜伏通路的启用(unmasking):中枢神经系统中每个神经细胞通过突触与其他众多神经细胞连接起来,但平时多数连接通路处于被抑制或"休眠状态"。当主要神经通路受损后,信息传达网络在数小时内出现抑制状态,感觉传入被阻断,其大脑感觉区的抑制性神经递质如γ氨基丁酸(GABA)出现一过性减少,以后旁侧神经通路被激活启用,发挥主通路作用。

(2)古旧脑的代偿:哺乳动物脑的最外侧皮质为新脑,当其损伤时功能丧失或降低,由脑内层的古旧脑部分承担起新脑的功能,但大多只能学会执行粗糙运动,缺乏精细动作的能力。

(3)对侧或同侧周边代偿:许多研究证实,大脑双侧半球及同侧损伤周边的皮质功能具有相互代偿的能力。目前功能影像学研究发现,运动功能重组表现可能有3种:患侧受累及的主要运动区发生移位;患侧未损伤部位仍有激活;非主要运动区的功能明显激活。

Morell发现皮质某部位兴奋一定时间后,对侧相应部位的核糖核酸合成明显增加。White对猴进行整个半球的切除试验,术后运动功能能够大部分恢复,证实了每侧半球均有双侧传出,维持身体两侧的功能。说明双侧半球相应部位间存在着联系,有利于损伤后运动功能的重新组织和支配,如语言功能的互相转移、运动能力的互相替代。

(4)感觉的替代:利用皮质内不相干的神经区域替代丧失的功能,使未受损的输出的突触效应被调整。如盲人利用触觉代替视觉做空间定位。有研究发现,截肢术后患者的肢体皮质感觉区变成颜面感觉区,考虑为感觉区域间的替代。Rossini等研究1例大脑中动脉缺血性脑卒中患者,导致运动功能丧失一年后,训练右侧肢体,fMRI发现左侧大脑半球感觉运动区不对称性增大和后移。

4. 与神经生长、发育过程相关的体内生物因子作用

目前,围绕着生物体内的促进神经生长和抑制神经生长的类生物因子研究中有许多新的发现。体内的两类物质对神经生长的作用截然不同,对神经系统产生综合性效应。

(1)促进神经生长发育的因子:具有保护、促进神经正常生长发育的称为神经营养因子(neurotrophic factor），它是一些能够提高神经元生存率的多肽。由于其局部的神经营养作用，可有利于突触的重塑和改变受体的表达。20年来对神经营养因子的研究给予极大的重视。但是生长和再生的含义不同，迄今仍未发现确实有效的直接帮助中枢神经再生的因子。人们已经开发出许多生物制剂，在临床治疗中枢神经损伤方面发挥了一定的作用。

如神经生长因子（neuro generation factor，NGF）在神经元靶组织产生，被神经元轴突末梢摄入，逆行运输到胞体，维持神经元的存活，对损伤后的轴突有促进生长作用。又如胶质细胞源性生长因子（GDNF）对脊髓损伤的恢复具有重要作用，它从胶质细胞系分离出来，可以在运动神经损伤时保护神经元存活，与此类似的神经营养因子（neurotrophic factor，NTF），如睫状节神经营养因子（CNTF）、神经营养因子-3（NT-3）也具有一定的保护神经元存活、防止凋亡的作用。如临床应用的神经节苷脂（GMI）在正常神经元发育及分化中起重要作用，促进神经突生长，增加损伤部位轴突存活数目。

（2）抑制神经生长的因子：大量研究发现，成年动物中枢神经的轴突只能够在周围神经移植物中再生，提示中枢神经系统的内环境中可能含有某种抑制再生能力的物质。

（二）影响中枢神经可塑性的主要因素

对于神经可塑性的影响作用，主要表现在脑损伤的功能修复程度、速度和最后的质量上。

1. 损伤（injury）的性质

神经组织受损的数量、部位、起因（创伤和疾病）、进展速度（急性和慢性）等是决定机体预后的一大因素。如脑手术时，脑组织切除区域越大，功能恢复越差，大面积脑梗死的患者也如此。重复的损伤比一次性伤害更难恢复，其可能是一个多次不固定的错误信息难以准确被中枢神经系统调节，也不利于相应的代偿机制的形成。但也有认为损伤大不一定引起重度功能障碍，与损伤部位有关。脑肿瘤是个慢性损伤过程，中枢神经系统很难对其进行有效的调整，功能障碍表现逐渐加重。

2. 可塑性临界期（borderline phase of plasticity）

脑损伤后功能的修复过程中，功能训练和药物治疗存在一个"时间窗"的问题。代偿的"敏感期"是损伤的早期，学习训练的效果明显。另外长期卧床制动、对高张力肌肉缺乏抑制、采用非正常（不科学）的动作模式训练或缺少正确的对策（如放置不管、单纯依赖药物或期待自然恢复、畏惧运动而静养等）都会延误最佳的脑可塑期，导致异常运动模式的固定化。一般认为脑卒中发病第3天后即可出现神经的可塑性变化，发病后1~3个月为自然恢复期，该期可塑性变化尤为显著。但是，可塑性是脑组织的基本能力，临界期是相对的影响因素，一些实验证明：即使中枢神经系统损伤半年以上，再次给予适当刺激，脑仍可出现激活区改变以及行为变化。

3. 再学习及训练（relearning and training）的作用

脑损伤后功能的修复是一个中枢神经系统的再学习、再适应的过程。如运动训练作为一种外界刺激，是向损伤的中枢神经系统定向地提供具体的修正方案和相关信息再传入的源泉，各种信息经过相关中枢的重组而形成一个新的行为模式，即诱发适当的运动应答。无论是感觉替代，还是神经网络功能的变通，都是要经过反复的"做"来学习和建立。例如，将两组猴大脑损伤后，次日一组开始积极的关节活动和移动训练，猴很快改善了运动功能，而饲养放置且不训练组的猴多数死于挛缩和压疮。也有人主张在神经网络重组活跃期，给予大量的位置觉和运动觉刺激（称多重感觉刺激），如让患者注视患肢、主动感知运动，体会运动中的差异变化，有助于正确模式的建立。有时可用语言提示或矫正动作，增强记忆。

突触的效率如何取决于突触使用的频率。运用得越多，突触效率越高，所以反复训练、学习才能形成突触记忆，或者使具有某种功能的神经网络结构承担新的功能。如脑血管病的恢复期（发病3个月后），中枢神经仍存在可塑性，虽然不如早期敏感，但是反复训练或者重复多种感觉的外周刺激尤为重要。功能影像学的许多研究提示，脑区激活与外界刺激量密切相关，具有明显的动态性，而与原有的功能状态不一定平行。

训练方法与脑可塑性关系密切。如强制性使用运动疗法（CIMT）、想象性运动疗法、神经易化技术、双侧运动疗法、重复训练疗法以及机器人训练等各有特点，许多功能影像技术研究发现：不同的康复训练方法在脑内表现不同的神经激活模式，因此结合病情，科学选择方法，摒弃缺少循证医学支持的技术，才可能产生更好的疗效。

4. 环境和效果（environment and effect）

一般认为，脑损伤后，通过丰富环境使剩余的功能增大而代偿。幼儿教育也证明丰富的环境对儿童智力发育有益。丰富的康复治疗环境，包括医疗、家庭及社会条件和支持氛围，有助于脑损伤后身心障碍的恢复。在小鼠实验性脑梗死后，分成环境复杂组与普通组分笼饲养，前者运动功能恢复最好，甚至将小鼠推迟15天再放入环境复杂笼饲养，功能恢复也优于后者。临床手术观察也显示手术后环境能够影响功能恢复的程度或速度。如对坐轮椅者进行复杂环境、社会交往、身体活动等方面比较，社会交往多者恢复较好。如果在复杂环境中允许身体自由的活动，再加上良好的社会交往，效果更好。

5. 心理素质（psychological diathesis）

可以认为所有脑卒中患者都有不同程度的自发性恢复和神经功能重组的潜力，它不仅取决于神经病理损伤程度的差异，而且与患者在康复治疗中，为实现环境和作业要求做出的积极努力程度有关。许多临床事实证明，患者的乐观、勇于面对现实，具有战胜残疾、争取自立的良好心理素质，多能产生较好的治疗效果。

6. 年龄（age）

一般而言，发育中的大脑较成熟脑组织更易变化，可塑性较大。同样部位的损伤，成年人的症状大于年轻的个体，年龄越小可塑性越好。有人认为越是成熟的个体，完成的"投射量"（突触的数量）越多，而其生长能力越是相对的小。如将幼猫和成年猫的胸段脊髓切断，前者在以后的发育中，其后肢仍有较好的运动协调能力；而后者则行走困难。但是也有不利的方面，如幼儿左半球损伤后，不仅出现运动、语言障碍，而且易伴有严重的智力和知觉缺陷，而对于同样损伤的中年人，后述症状较轻。显然，年龄对可塑性的影响具有双重性。

7. 物种（species）

物种的进化过程中，越是低等的物种结构的重组性越是占优势，越容易形成新的神经联系。

8. 药物（medicine）

临床中急性中枢性神经损伤使用的药物，能改善神经的营养状态，减少其变性，具有保护脑细胞的作用。另外前述各种营养因子的生物制剂的应用，如神经节苷脂（GM1）能促进神经的生长，有利于损伤的神经纤维修复。

9. 物理因子（physical agent）

某些物理因子可能具有促进轴突生长速度的作用。有报道30～100 mV/mm梯度的恒定磁场可能促进中枢神经的恢复；经颅磁刺激（TMS）疗法具有兴奋或抑制中枢神经的作用，可能影响脑的可塑性。

10. 神经移植（neural transplantation）

一个世纪前人们就开始了脑组织的移植研究，动物实验和临床上已经观察到宿主脑组织与移植的幼鼠或胎儿的新生皮质细胞建立了联系，发生作用并产生营养因子影响周围的神经元，但是移植的神经组织是否能长期存活及发挥其原有的功能的问题仍未解决。近年来神经干细胞定向诱导分化调控、神经干细胞移植的研究备受重视。神经干细胞可以分化，通过分裂产生相同的神经干细胞，并进一步分化为成熟细胞，从结构和功能上替代或修复损伤的神经组织，它有可能影响神经系统的可塑性。Wagner等将神经干细胞移植到帕金森病模型的鼠脑，神经干细胞在其脑组织中迁移并修复损毁的脑组织，且震颤症状明显减轻，可能是神经干细胞分化成为多巴胺能神经元起到治疗作用。近年来许多科学家通过获取的胚胎干细胞，在体外定向培育出全身200多种细胞类型及机体的各种组织、器官。另外骨髓间充质干细胞也可向多种细胞组织分化，将其移植到动物体内具有改善肢体瘫痪的作用。由于干细胞培育、分化及调控机制的复杂性，人类干细胞移植能否解决脑组织损伤后导致的局限性脑功能缺失，还需要投入大量的研究。

第二节 运动障碍的恢复过程和异常动作模式

一、Brunnstrom 的分析

Brunnstrom（1952）较早提出了脑卒中运动恢复的过程模式，认为中枢神经性瘫痪不同于周围性神经瘫痪，后者主要是肌力方面的变化，而前者主要是运动形式的异常，其原因为上运动神经元受损，失去了对运动系统的控制，而原始的、被抑制的、皮质以下的中枢的运动反射释放，引起了运动模式改变，临床表现肌张力升高、肌群协调性下降、共同运动、联合反应以及各种异常的姿势反射等。该恢复过程分为六个阶段（图6-1）：Ⅰ期为发病后急性期，患侧肢体呈迟缓性瘫痪。Ⅱ期为肌痉挛早期，低级的原始运动（共同运动、联合反应等）开始出现。Ⅲ期为肌痉挛及原始运动最严重阶段。Ⅳ期出现脱离共同运动的随意运动，痉挛开始减弱。Ⅴ期为分离运动期，肌痉挛明显减轻，动作更加灵活。Ⅵ期原始运动和痉挛消失，协调运动基本正常，仅表现在精细动作和运动速度方面的微弱差别。这个过程多数患者要持续5周到3个月。此期间随意运动从水平低下或消失到重新出现和提高（如果停滞某个阶段，称之"死胡同"），实际上是运动模式的转换过程，这个理论是脑卒中偏瘫评价和治疗的基础。康复治疗中，先抑制早、中期异常运动模式，然后建立起后期的正常运动模式。

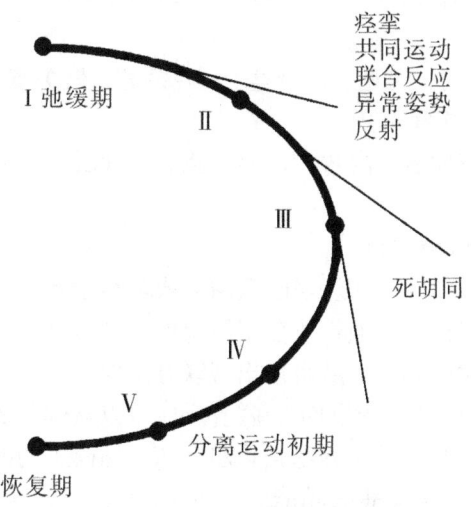

图 6-1 脑卒中运动功能恢复过程

二、异常动作模式

脑卒中异常动作表现在肌紧张的异常，共同运动模式，联合反应及异常姿势反射等方面。

（一）肌紧张的异常

肌紧张指对身体某部位施被动运动时，肌肉收缩时发生的动作，或者向反方向牵拉或伸直时肌肉出现抵抗。脑卒中恢复期患侧肢体多出现高度肌紧张或痉挛，其原因非常复杂，机制尚未弄清。一般认为正常的肌张力主要依靠牵张反射中的紧张性反射来维持。其由肌梭内的核链纤维和Ⅱ类传入纤维组成次级感觉末梢，对缓慢持续牵拉肌肉较敏感，引起的牵张反射持久，属于静态紧张性的收缩。它是全身肌紧张产生的基础，也是维持躯体姿势的最基本反射活动，只有适宜的肌紧张才有正常的动作和行为。次级感觉末梢通过中间神经元与高位中枢有广泛的神经纤维联系，高位中枢可以通过下行抑制系统控制牵张反射。当脑卒中发生时，脑组织对下行系统控制受到破坏，紧张性反射活动的抑制被解除，而引起了肌痉挛。也有人认为上神经元损伤后，肌肉、肌腱、关节的黏弹性结构发生一定改变，导致张力增高。

痉挛发生在一个或全部肌群上，其紧张模式是由最强肌肉（群）的牵拉反射来决定的。所谓最强肌肉指抗重力肌，如上肢屈肌为抗重力的优势肌，下肢伸肌为优势肌，其异常时表现如下。

头部：头向患侧倾斜，面部转向健侧。

上肢：呈屈曲模式。肩胛骨后旋，肩胛带下降，肩关节内收内旋；肘关节屈曲，伴有前臂旋前；腕关节屈曲且偏向尺侧；手指内收屈曲。

躯干：躯干向患侧屈曲并转向后方。

下肢：呈伸展模式。骨盆转向患侧后方且上提，髋关节伸展、内收和内旋，膝关节伸展，足跖屈和内翻，足趾屈曲、内收（偶有大足趾伸展）。

（二）共同运动模式（synergy movement）

动物实验证实，脊椎动物的屈肌（或伸肌）运动系的神经元之间，都存在着功能性联系。当上位神经对其控制减弱时，屈肌群（或伸肌群）就可能出现共同性收缩，称之为共同运动。它是一种交互抑制关系失衡的表现，都伴有肌张力异常，多表现肌张力增高甚至痉挛。脑卒中患者做肢体随意运动时，可以表现出各种瘫痪侧肢体的共同运动模式。

1. 上肢共同运动

屈肌运动模式：让患者举起上肢，可见肩胛骨上举和后退，肩关节外展和外旋（或内旋）屈曲；肘关节屈曲，前臂旋后；腕关节掌屈，手指屈曲和内收。

伸肌运动模式：让患者向正前方伸展时，可见肩胛骨向前方伸出和下降，肩关节内收、内旋和伸展；肘关节伸展，前臂旋前；腕关节背屈，手指呈内收、屈曲或伸展。

2. 下肢共同运动

屈肌运动模式：让患者屈髋时，可见患侧骨盆上提和后移；髋关节屈曲、外展和外旋；膝关节屈曲；踝关节背屈和内翻，趾关节伸展或背屈。

伸肌运动模式：可见髋关节伸展，内收和内旋；膝关节伸展，踝关节跖屈和内翻，趾关节跖屈或内收（也有伸展的）。

（三）联合反应（associated reaction）

联合反应属于患侧的异常反射性动作。当随意用力或者给予随意性刺激或活动身体某个部位时，兴奋会传导到身体的其他部位（患侧），强行改变了原有的自主活动。如打哈欠、咳嗽、打喷嚏时，可出现患侧上肢的联合反应。走路时患侧上下肢可以出现联合反应，上肢呈屈曲状且肩被固定，下肢伸肌运动模式被强化，难以迈步，导致全身平衡困难。联合反应可以从健肢的活动诱发出患肢的活动，患侧上下肢之间也可以互相诱发出来。联合反应容易强化肌痉挛，妨碍了功能性动作的恢复，如上肢呈持续屈曲状态，则可影响上肢功能恢复，甚至丧失功能。

（四）异常姿势反射

所谓姿势反射是指人类在发育过程中，为了保持一定的姿势和平衡而建立的一系列紧张性反射活动，如迷路性紧张反射、对称性颈紧张反射、非对称性颈紧张反射、阳性支持反射、交叉性伸展反射、抓握反射等，表现特征各异，正常人在出生的3~12个月内见到。随着身体发育，高级神经中枢对其调控、整合、抑制，一般不易被察觉。脑卒中时，这些姿势反射会以夸张的形式出现而被人们注意。在康复治疗中，既可利用反射活动改善姿势或诱导出随意的正常动作，有时也需要抑制多余的反射活动，避免其产生的不良后果。

1. 迷路紧张性反射（tonic labyrinthine reflex）

该反射是通过头部空间位置的变换，使前庭器官将冲动沿第8对脑神经的前庭支传入脑干综合而成的。仰卧位时全身伸肌紧张性增高，俯卧位时其紧张性下降，而全身屈肌紧张性增高，呈屈曲状态。临床表现如下。

（1）取仰卧位时，下肢伸肌痉挛加重。头向后顶压床面，患侧躯干向后退。向前方牵拉肩胛时，有抵抗感。长期卧床的患者，上述症状更明显。

（2）翻身时，如果患者向床面伸展颈部，会导致伸肌紧张，妨碍了翻身动作执行。

（3）患者突然站立起来时，颈部向后伸展，会诱发下肢伸肌模式，把身体推向后方，使臀部从座位上滑落下去或呈左右不对称姿势。同样，坐位时如果屈曲颈部，可以诱导全身呈屈曲状态而突然跌倒。

2. 对称性颈紧张反射（symmetric tonic neck reflex，STNR）

对称性颈紧张反射是通过颈部肌肉和关节的牵张诱发出来的。在正常发育中，该反射同迷路的前庭反射协同起作用，维持幼儿爬行姿势。颈后伸时，两上肢的伸肌和双下肢的屈肌紧张度升高，颈屈曲时，两下肢的伸肌和双上肢的屈肌紧张变强。脑卒中患者临床表现如下。

（1）在头或躯干下放入高枕头时，即头或躯干呈半卧位屈曲状态，患侧上肢屈肌和下肢伸肌紧张度增强。坐在轮椅上低头弯背时也可表上述痉挛亢进现象。

（2）有的患者步行时低头屈颈，目光注视地面，可使患侧下肢伸肌张力亢进，支撑期出现膝过伸展，足趾屈触着地面，髋关节被推向后方。由于髋及膝部伸肌松弛不下来，易形成弧形步态迈步。此外因头颈屈曲，而强化了上肢的联合反应，使上肢屈肌痉挛亢进。

（3）患者欲从床边挪到椅子上，起立时，当伸展颈部时，会导致患侧下肢屈肌紧张增强，膝关节屈曲且上提离开地面，造成起立困难。

3. 非对称性颈紧张反射（asymmetric tonic neck reflex，ATNR）

也在颈部被诱发出来。左右转动颈部时，与颜面同侧的上下肢伸肌和后头侧上下肢的屈肌紧张性增高。脑卒中患者在临床表现如下。

（1）卧位或坐位时，一般患者将面部转向健侧，容易引起患侧上肢屈曲动作。当站立时，将头转向健侧时，患侧下肢屈肌也易出现痉挛，导致站不稳。

（2）欲伸展患侧上肢，患者用力将面部转向患侧，企图加强肘伸展动作，否则伸展更加困难。由于上肢屈肌痉挛占优势，有时尽管面部转过来，仍然无法抑制痉挛。

（3）下肢肌低紧张者欲站立时，面部屡次转向患侧，主要是为了稳定和强化下肢的伸展活动。

4. 阳性支持反射（positive supporting reaction）

该反射是因足跖面，足掌的第一、五跖趾关节处受到刺激而引起的反应。如反复接触地面，受到压迫或牵拉便可引起该反射持续发生，使下肢伸肌紧张性增高。偏瘫患者临床可表现如下。

（1）一般患侧足的跖趾关节底部最先接触地面，立即出现下肢全部伸肌痉挛，似如硬木棍，膝呈过伸展状，难以站稳，直到进入摆动期也很难放松下来。下肢产生了一股后推力，身体重心无法转移到患侧下肢上来。

（2）足背屈的被动训练时，如果操作者手用力触压上述部位；也可诱发出下肢的伸肌痉挛。

5. 交叉性伸展反射（crossed extension）

该反射属脊髓反射，当一侧下肢受到疼痛刺激时，其下肢发生屈肌收缩反射，而对侧下肢伸肌紧张性增高，呈现伸展状态。偏瘫患者表现如下。

（1）患者仰卧位屈曲双下肢做"架桥"训练，能将臀部抬起，但是一旦再将健侧离开床面时，患侧下肢会出现伸展使"桥"倒塌，无法主动进行训练。

（2）如果把体重压在健侧下肢上，从坐位上起立，只要健侧下肢刚一伸直，患侧下肢就反复出现屈曲，接着走路也很难支撑身体。

（3）走路时，一旦健侧迈步时，患侧下肢会出现完全伸展的模式，很难保持身体平衡。如果接着摆动患侧下肢，显得僵硬而不灵活。

6. 抓握反射（grasp reflex）

该反射是通过刺激手掌或手指腹部的本体感受器而诱发出来的。表现手指屈曲内收状态。脑卒中患者临床表现如下。

（1）在患者手掌中放置某个物品，均可使腕关节手指屈曲兴奋性增高，肘也出现被动屈曲。有人为防止屈指，常让患者握硬滚筒，如果引起了抓握反射，反而加重了痉挛。

（2）患者能主动伸展患侧手指，但在功能性活动中，经常握住后就很难放开。患侧手掌经常像使劲地握着什么东西似的，走路时更明显。

上述各种姿势反射常常是综合在一起对身体产生影响，典型而孤立存在的较少。在康复治疗中，要反复学习动作，但是要避免重复那种异常的动作模式，如果不学习有意义的精细动作，患者只能掌握原始的反射性动作，必然导致痉挛的增强，因此，应该尽早指导患者采用正确或接近正常的有效方法。

第三节 康复开始时机和病例的选择

康复治疗何时介入脑卒中治疗，各国家的做法不一，但早期介入已形成共识。介入条件也逐渐明确，1990年WHO卒中康复专家委员会建议，脑卒中的康复治疗应当遵循五个原则。

（1）正确选择病例，掌握好适应证和禁忌证。
（2）及早开始主动性康复训练。
（3）分阶段进行康复。
（4）按预定的康复程序进行。
（5）实行综合性康复管理。

一、康复介入的条件

及早实施康复治疗，以减少并发症和改善功能障碍。但何时开始康复，并无统一意见。国外有的提出发病后第3天即可开始介入康复治疗，也有的认为发病第5天后开始。我们国家"九五"攻关的脑血管病康复研究结论认为：一般缺血性脑卒中的康复宜从发病1周后开始，出血性脑卒中的康复宜在第2周开始。但是每个患者病情不同，开始介入康复的时间只能作为参考，关键要视病情稳定程度来确定，包括基础疾患、原发神经病学疾患和其他并发症、并发症有无及严重程度。这些都是能否实施正规程序化康复的基本条件。

1. 病情稳定

病情稳定指体温、血压、脉搏、呼吸等生命指征平稳，神经系统症状稳定，营养正常，或鼻饲、静脉给营养途径已建立。这类患者就应该及早介入康复治疗。但是如果意识状态波动，甚至昏迷，功能障碍仍在加重，心律失常、心肌梗死、严重肺部感染、急性肾功能不全、血压过高等病情变化明显的，一定要暂缓或慎重康复治疗，甚至禁忌康复介入，此时应以临床救治为主。待上述情况好转后，方可考虑康复的正规化治疗。

2. 血压和心率

一般国内外主张在保证安全的前提下，血压应保持正常范围，心率指标在100次/分以下；运动训练时不超过110次/分。对慢性高血压或动脉硬化的老年人，血压降得过低，会使脑灌注量下降，易诱发二次脑卒中，因此收缩血压可酌情放宽。参考国内外资料，一般维持在140～160 mmHg为宜。运动训练后血压可能会上升，但收缩压不宜超过10 mmHg以上，运动时间不超过30分钟，或者运动中适当休息5～10分钟。康复训练中可进行动态血压监测，以保证安全。

3. 体力

体力是维持主动康复训练的基础。体力欠缺训练效果不佳，保持旺盛的体力有助于能力的提高。患者在发病后静养期间，活动减少，体力多下降，营养支持低于发病前。因此，多数患者即使脑卒中较轻或青壮年患者，当初入康复训练时，都可感到体力不支、疲倦，如果伴有心脏病、糖尿病则疲倦现象尤为突出。一般在训练开始的1～4周内，体力不支情况明显，此适应阶段过后，疲劳会逐渐减轻。

对于其他系统疾病引发的疲倦，应当查找原因及时处置，争取改善体力，适时介入康复。有报告认为，血糖过高或过低都易导致训练中的疲劳甚至危险，如2型糖尿病患者用胰岛素调整血糖时，50岁以下的空腹血糖维持在5～6 mmol/L；老年或慢性糖尿病患者空腹血糖维持在5～7 mmol/L，餐后血糖维持在7～10 mmol/L，糖化血红蛋白在6.2%～8.0%，则可以进行适当的康复训练。

一般将患者体力分为三类：
（1）每日可进行3小时以上的体力活动。
（2）每日可1～3小时活动。

（3）每日只能低于1小时活动。

一般认为，只要能辅助下坐位维持达到30分钟，就具备了进入正规康复训练的最少体力。对于早期卧床或尚不能坐位的患者，尽管体力不佳，只要生命体征稳定，可酌情实施床边被动活动。

二、脑卒中康复治疗的禁忌证

对一般脑卒中患者急性期的治疗而言，康复医学性处置作为辅助性的治疗是必要的。但从保证治疗安全角度考虑，一部分患者不宜做康复训练，应以临床医学治疗为主。下述三种情况不应康复治疗：

（1）病情过于严重或在进行性加重中，如深度昏迷、颅压过高、严重精神障碍、血压过高、神经病学症状仍在进行发展中等。

（2）伴有严重并发症，如严重的感染（吸入性肺炎等）、糖尿病酸中毒、急性心肌梗死等。

（3）严重的系统性并发症，如失代偿性心功能不全、心绞痛、急性肾功能不全、严重精神病、活动性风湿等。

第七章
神经肌肉疾病的康复

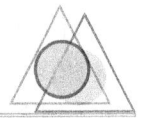

第一节 帕金森病的康复

一、概述

帕金森病（PD）又称"震颤麻痹"，是一种以静止性震颤、肌僵直、行动迟缓、自主神经功能障碍为特征，呈缓慢进展性的神经系统的变性疾病（少数患者进展迅速）。

病因及发病机制：PD 的病因仍不清楚。目前的研究倾向于与年龄老化、遗传易感性和环境毒素的接触等综合因素有关。①年龄老化：有研究表明，正常人 30 岁以后脑内多巴胺神经元及其通路即开始减少，纹状体多巴胺含量降低。在正常老年人中，多巴胺神经元死亡少于 60%，而且由于代偿而无症状出现。但如果多巴胺神经元死亡超过 60%，则会出现帕金森病的症状。②环境因素：流行病学调查结果发现，帕金森病的患病率存在地区差异，所以人们怀疑环境中可能存在一些有毒的物质，损伤了大脑的神经元。③遗传易感性：医学家们在长期的实践中发现帕金森病似乎有家族聚集的倾向，有帕金森病患者的家族其亲属的发病率较正常人群高一些。多数研究者倾向于帕金森病的病因是上述各因素共同作用的结果。即中年以后，对环境毒素易感的个体，在接触到毒素后，因其解毒功能障碍，出现亚临床的黑质损害，随着年龄的增长而加重，多巴胺能神经元逐渐死亡变性，最终失代偿而出现帕金森病的临床症状。

病理及生化病理：帕金森的病理改变相对集中于脑干某些含色素的神经元，主要在黑质的多巴胺神经元、蓝斑神经元、脑干的中缝核、迷走神经背核等。肉眼可见黑质的色素消退，镜下可见神经细胞的缺失、变性和空泡形成，细胞质内出现特征性的嗜酸性包涵体（lewy 小体），神经胶质增生。但 lewy 小体并非 PD 特征性病变，它还可见于多系统萎缩、皮质基底核变性、进行性核上性麻痹、运动神经元变性、阿尔茨海默病等。多巴胺（DA）由黑质生成后，沿黑质纹状体通路运输至黑质纹状体束的神经末梢囊泡内。患者康复护理学黑质严重破坏，导致神经末梢的 DA 不足。DA 是纹状体抑制性神经递质，而乙酰胆碱（Ach）是纹状体的兴奋性神经递质。正常人的纹状体，此两种神经递质处于动态平衡中，现因 DA 丧失，使纹状体失去抑制作用，Ach 的兴奋性就相对增强故出现震颤麻痹的症状。

诊断标准如下。

（1）至少具备以下四项主征中的两项：静止性震颤、运动迟缓、肌强直和姿势步态障碍，且至少要包括前两项其中之一。

（2）患者的帕金森病症状和体征不是由于脑外伤、脑血管疾病、脑肿瘤、病毒感染或其他已知的神经系统疾病，以及已知的药物和化学毒物所引起。

（3）患者必须没有下列体征：明显的核上性共视运动障碍、小脑征、核性发音障碍、体位性低血压[改变超过 4.0 kPa（30 mmHg）以上]、锥体系损害以及肌萎缩等。

（4）左旋多巴制剂试验有效。具有上述所有四项标准的患者可临床诊断为帕金森病。临床诊断与死后病理符合率为75%～80%。

二、主要功能障碍评定

（一）震颤

虽然有50%～80%的病例起病隐袭，而且震颤的特异性较低，但帕金森患者的首发症状仍通常是4～8 Hz的静止性"捻丸样"震颤。这种震颤在肢体静止时最为显著，在肢体执行活动时减弱，在睡眠中消失，但仍有多数患者在活动中也有震颤；且在情绪紧张或疲劳时使震颤加重。通常震颤自一侧肢体（单个上肢或下肢，上肢较多见）开始，早期双侧肢体症状不对称。随着病情发展，下颌、舌头、前额与眼睑也能出现震颤。

（二）肌肉僵直

肌强直是帕金森病的主要症状之一，主要是由于主动肌和拮抗肌均衡性张力增高所致。常会引起主观上的全身僵硬和紧张，但患者的主诉与强直程度之间并不一定平行。如果强直在被动运动中始终存在，则被称之为"铅管样强直"，若同时伴有震颤时，被动运动时医者可明显感到有齿轮样感觉，则称之为"齿轮样强直"。强直的存在，在早期因限制了患者的活动程度，可出现明显的笨拙，至晚期，因全身肌肉的僵硬，患者常呈现一种帕金森患者特有的姿势：面具脸，头稍向前倾，躯干俯屈，前臂内收，肘关节屈曲，腕关节和指间关节伸直，拇指对掌、髋、膝关节轻度屈曲，使身体失去正常直立姿势，呈弯曲前倾姿势。

（三）运动迟缓

由于肌张力增高、姿势反射障碍，帕金森患者随意动作减少，运动幅度减少，包括随意运动启动困难和运动迟缓，出现一系列特征性运动障碍症状，如起床、翻身动作缓慢，步行和行走时变换方向困难、行走中一旦停下，再次起步会非常困难。面部表情肌活动减少，常双眼凝视，瞬目减少，呈面具脸，讲话慢、语音低且单调，口咽部肌肉活动障碍至流涎、吞咽困难，手指精细动作如扣纽扣、系鞋带等困难，书写时字愈写愈小，为写字过小征等。

（四）姿势步态异常

病情逐渐发展使得患者调节身躯和四肢方位的能力障碍，患者常具有头颈及躯干前倾屈曲，上臂保持在躯干两侧，肘、腕及膝关节屈曲的特殊姿势。随着病情进展，患者行走时步幅缩短、转弯时容易跌倒、双臂同步摆动障碍、碰撞时无法保持身体平衡，甚至由于颈胸部弯曲加重导致站立困难。

（五）僵冻现象

僵冻现象指动作的起始困难或重复性动作困难。一般认为，"僵动现象"是一种不依赖于运动迟缓或强直的帕金森病的独立表现。有的患者刚起身时常全身不能动，持续数秒至数十分钟，叫作"僵动现象"。有"僵动现象"的患者就存在"急促现象"，比如患者行走时常出现越走越快乃至曳足而行不能停止的情况，称为"急促步态"。

（六）言语及吞咽障碍

由于肌肉的强直和协调功能异常，言语障碍也是帕金森病患者的常见症状，表现为语言不清，说话音调平淡，音量降低，声音发颤或高音调，语速快，没有抑扬顿挫，节奏单调等。吞咽困难也是咽喉肌运动障碍的缘故，患者会因言语障碍逐渐影响日常生活中的言语交流，更由于吞咽困难造成进食过少而致全身营养障碍。

（七）精神障碍

运动障碍、异常步态、生活自理能力逐渐下降等增加了患者的精神压力和严重的窘迫心理，使得患者常常出现精神方面的症状，表现为抑郁、幻觉、认知障碍等症状，尤以抑郁最为常见，患者常常表现为表情淡漠，情绪低落，反应迟钝，自制力差，无自信心，悲观厌世；也有的表现为情绪焦虑、多疑猜忌、固执、恐惧、恼怒等。

（八）膀胱障碍

膀胱障碍也是帕金森病患者常见的问题。表现为尿急、尿频和排尿不畅，其中尿失禁出现于 5%～10% 男性患者中，经尿动力学研究发现这是由于逼尿肌过度反射收缩和外括约肌的功能障碍所致。虽然患者常表现为类似前列腺肥大的症状，但前列腺切除术效果常常不理想。

（九）其他自主神经功能障碍症状

迷走神经背核损害造成自主神经功能紊乱的原因。患者常出现顽固性便秘，这是由于肠蠕动的运动徐缓所致，钡餐检查可见大肠无张力甚至形成巨结肠，但很少出现肠梗阻。食道、胃及小肠的运动障碍可引起吞咽困难、食道痉挛以及胃－食道倒流等，吞钡检查可见异常的食道收缩波。面部皮脂分泌增多甚至出现脂溢性皮炎在本病也多见。还有的患者大量出汗，有的仅限于震颤一侧，所以有人认为是由于肌肉活动增加所致，但另有患者出汗并不局限于震颤一侧，仍考虑由于交感神经障碍引起。

（十）障碍的评估

精确可靠的障碍评估对评价疗效是十分必要的，以下分别介绍常用运动缺损的评估量表，1967 年由 Margaret hoehn 和 Melvin Yahr 发表的量表（表 7-1）和 Schwab & England 日常活动分级评分量表（表 7-2）如下。

表 7-1　hoehn-Yahr 分级

分期	表现
Ⅰ期	单侧身体受影响，功能减退很小或没有减退。
Ⅱ期	身体双侧或中线受影响，但没有平衡功能障碍。
Ⅲ期	受损害的第一个症状是直立位反射，当转动身体时出现明显的站立不稳或当患者于两脚并立，身体被推动时不能保持平衡。功能方面，患者的活动稍受影响，有某些工作能力的损害，但患者能完全过独立生活。
Ⅳ期	严重的无活动能力，但患者仍可自己走路和站立。
Ⅴ期	除非得到帮助只能卧床或坐轮椅

表 7-2　Schwab & England 日常活动分级

活动度	表现
100%	完全自理无动作缓慢、动作困难或动作障碍，无任何困难的感觉。
90%	完全自理轻微动作缓慢、动作困难或动作障碍，或许要花比正常多两倍的时间，感觉有些困难。
80%	大部分时间完全自理，要花比正常多两倍的时间，感觉有些困难和迟缓。
70%	不能完全自理，处理日常活动较吃力；要花比正常多 3～4 倍的时间。
60%	一定的对人依赖性可做大部分日常活动，但缓慢而吃力，易出错，有些事做不了。
50%	依赖别人做任何事都吃力。
40%	不能自理多数活动需别人帮助才能完成。
30%	绝大多数活动需别人帮助才能完成。
20%	有些事情能做一点，但自己不能完成任何日常活动，严重病残。
10%	完全不能自理，完全病残。
0	自主神经功能如吞咽及大小便功能障碍，长期卧床

三、康复治疗护理措施

（一）关节活动度维持训练

脊柱、肩、肘、腕、指、髋、膝、踝、趾各部位的活动度都应顾及。对于脊柱，主要进行前屈后伸、左右侧屈及旋转运动。这是维持姿势稳定性以及进行躯干旋转、体重转移的必要条件。若病情发展至患者不能进行主动活动，也可行缓慢的有节奏的被动运动，不仅能使患者放松，也能牵引紧缩的肌肉，防止挛缩发生，并通过持续缓慢的牵拉，逐渐扩大 ROM 范围，延长运动持续时间，更为患者日后进行更多更大范围的运动打下基础。

（二）肌力训练

帕金森患者因其所存在的运动障碍而导致活动减少，甚至卧床不起，因而进一步加重肌力减退。

患者应进行积极的肌力训练，对今后的日常生活大有裨益。比如上肢可用哑铃操或徒手训练；下肢股四头肌的力量和膝关节控制能力密切相关，可采用蹲马步或直腿抬高等锻炼方法；腰背肌的训练可进行仰卧位的桥式运动或俯卧位的燕式运动；腹肌力量较差的患者，从站立位坐下时常因不能控制躯干而后跌，可通过仰卧起坐来训练。由于患者常有屈肌痉挛而导致各关节的屈曲挛缩，因此伸肌训练显得尤为重要。

（三）重心转移和平衡训练

坐位平衡指人体于坐位时，向坐位周围所完成的多方向、多角度活动而能保持平衡的能力。站立平衡则包括维持相对静止站立而无须过度运动肌肉，能在站立位来回移动以进行多种活动，有移出移入以及跨步等能力。训练坐位平衡时可让患者重心在两臀间交替转移，以及在垫子上的前后左右行走。而训练站立平衡时，一开始患者双足可开立 25～30 cm 左右，向左右前后移动重心，并保持平衡；向前后左右跨步运动；躯干和骨盆左右旋转，并使上肢随躯干进行大的摆动，让患者从前、后方或侧方取物等，待稳定后便可由治疗师突然施加外力或推或拉，最好能诱使患者完成迈步反射。

（四）步行步态训练

PD 患者常有起动困难、抬腿低、步距短、步频快和上下肢动作不协调等情况存在，行走过程中容易跌倒，据报道，38% 的帕金森患者有摔倒史，更有摔倒频率达一周一次的。因此步行训练有着极为重要的意义。对于下肢起步困难的患者，最初可脚踢患者的足跟部向前，或用膝盖推挤患者腘窝使之迈出第一步，以后可在患者足前地上放一矮小的障碍物（或一张纸），提醒患者需迈过时方能起步，抬腿低者可在肋木上进行高抬腿的练习，步距短的患者可以在地板上加设足印标记、行走路线标记，步频快者需要在行走时予以提醒，可喊口令"1、2、1"或击掌。对于上、下肢动作不协调的患者，一开始可嘱患者做一些站立相的由躯干旋转所带动的两臂摆动等动作，幅度可较大。

（五）言语、吞咽训练

1. 言语训练

帕金森患者因对呼吸肌肉活动控制的能力降低，使得未完成句子前就停顿，做频繁的呼吸。久之甚至由于肌肉的僵直使得患者完全无法发音，使患者的生存质量大大降低。

（1）呼吸训练，要求在呼气时持续发元音，要求能连续 10～15 s 为佳。练习闻花香、吹蜡烛等动作。

（2）帮助患者进行有计划的发音训练，从简单的元音开始，到声母、韵母，再到字、词发音，逐步增加到一个短句，循序渐进，要求发音清楚。

（3）训练发音时的音量、音调和语速，注意控制呼吸频率和调整发音时肌肉运动力度，使发音时用力相对均匀，逐步建立有规律的运动方式，促进发音。

（4）提供训练条件和互相语言交流的机会，增强训练信心，鼓励患者已取得的进步，渐渐使患者重新回到自由生活中去。

2. 吞咽训练

肺炎是帕金森患者重要的并发症之一，而部分是由误吸所致，故吞咽训练有着十分重要的地位。

（1）食物及进食途径的改善：轻中度的吞咽困难可通过饮食调节而得到控制，如采用切碎、煮烂食物的方法，或用搅拌机将食物搅成匀浆状，也可选用婴儿营养米粉及其他的营养补充制品等。当发生严重的吞咽困难时则可采用鼻饲管或经皮胃造口术，以提供充分的营养。

（2）吞咽器官功能的改善：首先可让患者进行下颌运动训练：尽量张口，然后松弛并向两侧运动。对张口困难患者，还可对痉挛肌肉进行冷刺激或轻柔按摩，使咬肌放松，让患者体会开合下颌的感觉。另外还可让患者做以白齿咬紧压舌板的练习以强化咬肌肌力。舌的运动对于食物向咽部的输送过程有着很大关系，可进行如下方式训练：让患者以舌尖舔吮口唇周围及上下牙齿，练习舌的灵活性；尽力向前面及两侧伸舌，不充分时可用纱布裹住舌尖轻轻牵拉，然后让患者用力缩舌，促进舌的前后运动；用压舌板抵抗舌根部，练习舌根抬高等。

（3）咀嚼及吞咽习惯的改善：多吞咽口水，说话前记住吞咽口水；每口的食物宜少量，慢慢咀嚼，每口食物吞咽两次；喝水时每口的水量宜少，速度宜慢，为了防止水吸入气管，喝水时勿仰起头；用吸管喝水时吸水不要吸得太急，每口的水量也宜少；勿将太长的吸管含在口腔内；口中含有食物时不说话。

（4）若有食物滞留咽部，可行以下方法。空吞咽：每次吞咽食物后，反复做几次空吞咽，待食物全部咽下后再进食；交互式吞咽：让患者交替吞咽固体食物和流食，或每次吞咽后饮少许水（1~2 mL），这样既有利于激发吞咽反射，又能达到去除咽部滞留食物的目的；点头样吞咽：颈部后仰时会厌谷变窄，可挤出滞留食物，随后低头并做吞咽动作，反复数次，可清除并咽下滞留的食物；侧方吞咽：梨状隐窝是另一处吞咽后容易滞留食物的部位，通过颈部指向左、右侧点头样吞咽动作，可去除并咽下滞留于两侧梨状隐窝的食物。

（六）饮食护理

帕金森病患者多为老年人，应以清淡易消化、多维生素、多纤维素、高蛋白、低盐低脂食物为主，如豆浆、牛奶、鸡汤、米粥等易于消化和有营养的食物，还要适当增加蔬菜、水果的摄入。因蛋白质可影响左旋多巴进入脑部起作用，服用美多巴治疗者宜限制蛋白质摄入量，宜在每日每千克体重 0.8 g 以下，全日总量约 40~50 g。在限制范围内多选用乳、蛋、肉、豆制品等优质蛋白质。另外，肥肉、荤油及动物内脏等也尽量不吃，因为过高的脂肪也会延迟左旋多巴的吸收而影响药效。患者进食时应细嚼慢咽，提供充足的进餐时间，做好口腔护理，防止食物残渣残留。帕金森患者每天应喝 6 至 8 杯水及饮品。充足的水分能使身体排出较多的尿量，减少膀胱和尿道细菌感染的机会。充足的水分也能使粪便软化、易排，防止便秘的发生。

（七）心理护理

抑郁在 PD 患者中常见，由于病情较长，又有流涎、震颤、僵直等自身形象的改变，加上言语障碍、行动迟缓、生活自理能力逐渐下降，以及由于对疾病的认识不够，易产生焦虑、孤独、自卑、烦躁、抑郁，甚至厌世的心情。据统计约有近 1/2 的患者受此困扰，部分患者甚至以抑郁为首发症状。

护士应密切关注患者思想波动，及时排解心中郁闷，多与患者交流，并针对不同年龄、不同的职业文化水平和心理需求，采取不同的心理疏导方法。

（1）从入院时起即给予心理护理，向患者介绍医院环境，主管医生和护士，通过与患者交谈，收集患者的资料，了解患者的需要，对患者的心理状况做出评估，并使患者从陌生的环境中解脱出来，以良好的心境接受治疗。

（2）护士应耐心倾听患者的诉求，根据患者的心理状况，向患者及家属介绍发病的原因、治疗过程、治疗前景、服药注意事项。鼓励患者积极参与各种娱乐活动，激励战胜疾病信心，提高生活质量。

（3）采取认真、耐心、缓慢、和蔼、热情的态度听患者说话，用亲切同情的目光，鼓励患者说出最担心什么，最需要什么，耐心倾听患者的各种心理问题，并给予适当的鼓励、劝告和指导，使患者感到尊重和理解。

（4）建立良好的护患关系：良好的护患关系是实施心理护理的基础，能充分调动患者自身的积极性，提高自我认知能力，增强治疗过程的依从性，使患者参与到自我护理中。

（5）充分发挥家属和环境的支持作用，尽量减轻或消除消极的情景影响，创造一种积极向上的氛围，可在周围安排有较好疗效的患者，通过情景感染使其产生积极的心理状态。

（八）二便护理

帕金森病患者特有的肌强直和运动迟缓也会影响肠道肌肉，使粪便运动迟缓，粪便中液体被过度吸收，粪便干结，而难于排便。再加上疾病本身所致的自主神经功能紊乱更使尿潴留、便秘腹胀等的存在。可予以下方法。

（1）作息定时：鼓励减少卧床时间，增加运动量，另要消除精神紧张的因素。

（2）饮食调节：水分和膳食纤维在控制便秘上有同等重要的作用。膳食纤维能增加粪便量，水分则能软化粪便，两者共同促进肠道排出粪便。如果单纯增加膳食纤维的摄入而忽视了水分的补充，粪便会变得更干结，难以排出。可多进食水、清汤、果汁等，以及给予含纤维素丰富的蔬菜、水果，多吃粗粮

（如全麦面包、燕麦片）和薯类（马铃薯、甘薯），促进肠蠕动。

（3）顺时针方向按摩腹部以促进排便。对排尿困难的患者，可热敷、按摩膀胱区，让患者听流水声，以刺激排尿。

（4）必要时予以缓泻剂，如：乳果糖或山梨聚糖等，灌泻剂或刺激性泻药是最后的选择。尿潴留的患者可留置导尿管。

（九）用药护理

研究认为，帕金森病的主要病变在于大脑黑质——纹状体系统中多巴胺能神经元进行性变性，故提高中枢神经系统中多巴胺的含量或纠正多巴胺能神经与胆碱能神经两大系统功能的不平衡是治疗帕金森病的出发点。目前较为有效的药物是左旋多巴/卡比多巴，还有多巴胺受体激动剂（包括麦角胺类及非麦角胺类）、儿茶酚-O-甲基转移酶抑制剂、单胺氧化酶β抑制剂、抗胆碱能药物等。

1. 用药原则

长期服药、控制为主、对症用药、酌情加减、最小剂量、权衡利弊、联合用药。

2. 了解药物不良反应

口服左旋多巴后近期不良反应有胃肠道症状、心血管症状、短暂性的转氨酶升高等，长期服用后往往出现"峰值异动症""开-关现象"和"剂末现象"。多巴胺受体激动剂不良反应包括恶心、呕吐、体位性低血压、镇静、幻觉等。胆碱能抑制剂不良反应则包括口干、瞳孔散大、出汗减少及顽固性便秘、视力模糊、心悸、皮肤干燥、面红等。

其中最需重视的就是服用多巴胺类药物治疗时的"峰值异动症""开-关现象"和"剂末现象"。

峰值异动症：这是应用左旋多巴治疗中最常见的不良反应。当患者体内左旋多巴的量达到峰值的时候，通常会出现舞蹈样的不自主运动，时间不会太长，一般在服药后1~2个小时内出现，这时大脑中多巴胺的水平是最高的。我们称其为"峰值剂量"的舞蹈症。通常包括抽动、推拉、点头、做各种手势和痉挛样活动，或者只是坐立不安。症状可能比较轻微甚至难以察觉，而当症状严重时，患者会出现肢体某些部位快速的像舞蹈一样的活动，因此变得烦躁并且行动笨拙。

开-关现象：是指部分患者长期服用左旋多巴后出现症状波动，当药物发生作用时能够恢复到正常人的功能状态，药效过后，又出现帕金森病的症状，如患者突然出现肌僵直，震颤，运动不能，持续数分钟至1小时后症状缓解，患者又可活动如平常甚至出现多动。此种现象一日中可反复迅速交替出现多次，变化速度可以非常快，并且往往是不可预测的。病情的变化就像是电源的开、关一样，所以临床上形象地称这种现象为"开-关现象"。

剂末现象：服用左旋多巴若干年后会出现药性的减弱，药效维持时间越来越短，称为剂末现象。此现象的出现导致用药量不断增加，且每次用药后期会出现症状的恶化。有研究显示，应用左旋多巴治疗帕金森患者2~5年后，剂末现象发生率达30%~50%。

鉴于以上种种的药物不良反应，对于帕金森病应采取综合治疗，坚持"剂量滴定""细水长流、不求全效"等用药原则，通过药物治疗以延缓疾病进展、控制症状，并尽可能做到长期的症状控制。而护理人员应按时给患者发药，正确指导患者服药，注意用药剂量，并严密观察不良反应和治疗效果，正确区分药物的正常反应和不良反应。

3. 服药时间

一般来说，空腹或餐后1~1.5小时后用药为好，有利于药物的吸收。服药前后不宜多进高蛋白饮食，因为蛋白质会影响复方多巴类药物在肠道的吸收以及影响其运转到脑内。因此如需补充蛋白，最好在服药后一段时间进食为宜。如下午服药，则晚餐才进食蛋白类食物。

（十）并发症预防

帕金森患者老年居多，免疫功能低，对环境适应能力也较差，容易产生较多并发症。

（1）随时注意保持病室的整洁、通风，注意夏、冬季需以空调调节温度。注意预防受凉感冒，以免加重病情。

（2）对于晚期行动不便，长期卧床的患者，应保持床铺清洁干燥、勤洗澡、换内衣、剪指（趾）甲等。按时给予变换体位，做好皮肤护理，防止尿便浸渍皮肤和褥疮的发生。

（3）早期患者需坚持每日自主康复锻炼，若至晚期行动困难，则可行四肢关节的被动活动，防止肌肉的萎缩和关节挛缩等并发症。

（4）坠积性肺炎、泌尿系统感染也是PD患者最常见的并发症，因此每次翻身应叩背排痰，更鼓励自主咳痰以预防肺部感染。鼓励患者多饮水，以稀释尿液，预防尿路感染。

（5）加强安全措施，预防意外。因震颤、强直、平衡功能障碍以及口服抗胆碱类药物引起直立性低血压等，使患者活动能力明显减退而容易发生跌跤，应嘱患者在变动体位时宜慢，行动时最好有人协助。床上应设有床栏，路面及厕所要防滑，走道中加装扶手等，以预防意外发生。

（十一）健康教育

（1）保持环境安静，营造和谐的家庭氛围，保持患者乐观的情绪，避免各种刺激，以免加重震颤或肌强直。

（2）注意安全，防止摔伤。平时应穿合适的防滑鞋，房间整洁，照明充分，地面平整干燥。必要时借助辅助具进行步行。

（3）做好个人清洁卫生，保持皮肤的清洁与完整，卧位或坐位时定时对受压部位减压，避免压疮发生。

（4）药物疗法注意事项：平时按医嘱正确服药，增加或减少药物剂量时，须按照小剂量滴定的原则，以1/4或1/2片开始并持续观察药效。掌握好服药的时间，抗胆碱类药如苯海索（安坦）等，不良反应较大，宜在餐后或进食时服用；金刚烷胺可引起失眠，宜在早餐服用；左旋多巴类易出现恶心、呕吐，宜采用多次小剂量。如果服药期间出现症状加重，应及时去医院就诊。

（5）功能锻炼原则："循序渐进、持之以恒、因人而异"，在运动方式的选择与个人兴趣、爱好相结合，运动要缓慢进行，避免激烈运动。

（6）社会家庭的支持：随着病情的进展，将逐渐影响患者的自理能力，常需要家庭成员的帮助与支持。指导家属为患者创造良好的家庭环境、正确的康复训练方法。鼓励和督促患者参与各项活动，调动其积极性，坚持长期的康复训练，提高康复效果。

（7）出院后的复诊：帕金森病属慢性终身性疾病，为了控制疾病发展，延缓功能的丧失，回家后须继续康复锻炼，并按医嘱定时复诊。根据患者的情况，及时调整康复治疗方案。

第二节　多发性硬化的康复

多发性硬化（multiple sclerosis，MS）是发生在中枢神经系统的脱髓鞘疾病，临床表现以病变部位多，以及具有反复地复发缓解过程为特点，即具有时间和空间的多发性，以髓鞘脱失、神经胶质细胞增生、不同程度的轴索病变和进行性神经功能紊乱为主要特点。MS的病因还未明确，但大量流行病学调查结果显示：MS具有基因和环境易感性，其中环境因素引发的个体自身免疫机制起着重要的作用。因其发病率较高、呈慢性病程、倾向于年轻人罹患，故成为重要的神经系统疾病之一。

一、流行病学

多发性硬化的发病年龄呈单峰分布，以20～40岁多见，高峰在30岁左右，10岁以下及60岁以上少见。MS患病情况与性别有关，女性发病率较高，性别差异在低年龄患者中较明显。

流行病学研究显示，MS的发病率与地理纬度、种族、移民等有很大的关系。总体上讲，MS存在着地理分布上的差异，可以分为三个区域：高危险区（是指患病率≥30/10万的地区）包括多数北欧国家、美国北部、加拿大、澳大利亚南部以及新西兰等，患病率为（30～80）/10万；中危险区［是指患病率介于（5～29）/10万的地区］包括欧洲南部、美国南部、东南亚、印度、南非和部分北非国家，其中美国南部和欧洲南部为（6～14）/10万；低危险区（是指患病率小于5/10万的地区）包括中国、日本、拉丁美洲等。中国目前缺乏流行病学资料。近年来，各地收治的 MS 患者有增多趋势，说明 MS 在我国亦不罕见。

二、病因与发病机制

病因尚不明确。综合流行病学、遗传学和免疫学资料，MS 的发病可能是某些遗传因素决定的易感个体，于儿童期被特定的外界因素（如环境因素、病毒感染等）所诱发，经过一定潜伏期后发生 MS。其发病机制与自身免疫机制有关。

三、病理

病变可累及视神经、视交叉、脊髓、脑干、小脑与大脑半球，以白质受累为主。

脑外观常无明显特征，仅患病多年的病脑显示脑沟增宽。脊髓急性横贯性病损时，病变阶段肿胀。少数慢性病例，可见脊髓轻度萎缩。

切面可见脑室扩大，在视神经、视交叉、脊髓、脑干、小脑与大脑白质内，有多发性的脱髓鞘病灶。脊髓病变以颈髓受累为多见，好侵犯皮质脊髓束与后索，病变严重时涉及多个阶段。脑部病损分布大致对称，脑室与导水管周围是特征性的好发部位，在大脑皮质、灰白质交界处与白质浅层可能有仅几毫米的明显小于脑室周围的小病灶。

镜下：急性期髓鞘崩解、脱失，小胶质细胞增生，炎性细胞浸润常围绕小静脉形成"血管套"。慢性期炎性细胞逐渐消退，遗留髓鞘脱失、星形细胞增生与胶质化的硬化斑。病程早期可见轴索的断裂或丧失，且与神经功能障碍的程度相关。病变也可累及灰质神经元，从组织学的角度来讲，皮质损害的发生率常被低估。另外可累及周围神经系统，主要表现在神经根，病灶呈斑块样分布，光镜下可见"洋葱球"样改变。

四、临床表现

起病快慢不一，以亚急性起病为多。病程多呈波动变化，缓解和复发为本病的重要特征。

MS 一个最主要的症状是球后或视神经炎，也常是首发症状，临床表现为数日内多是一侧眼视力减退与视野缺损，少数患者可以致盲。视野缺损常是先累及色觉视野，最多见中心暗点，病情进展可累及双侧，极少患者双侧同时发病。病损靠近视盘时，可有视盘肿胀，边缘模糊。约有近三分之一的患者初次发病可以完全恢复，其他患者即便发病时视力减退很明显、视盘苍白，也可以明显改善。视力的改善一般在发病两周之后，皮质类固醇激素可以加快恢复速度。

由于病理损害的部位不同，临床表现不尽相同，常见的表现如下。

（一）精神症状

多数患者表现为欣快或是情绪高涨愉快，情绪易激动，可见强哭强笑。可出现抑郁症、焦虑等，抑郁症的发生率约为 50%，常表现为情绪低落、兴趣感缺乏和主观能动性丧失等，严重者可出现自杀现象。少数患者可出现躁狂表现。所有患者都不同程度地出现认知功能的减退，记忆力、定向力、注意力均减退，最后甚至出现全面性的痴呆。

（二）颅神经功能障碍

脑干部位的病损是一大组病变，除视神经或（和）视交叉部位脱髓鞘病变引起的视野、视力等多发性硬化的特征性改变外。脱髓鞘病变发生于脑桥，可造成脑神经核损伤。波及动眼神经和展神经，出现眼球运动功能障碍。内侧纵束的病变更多见，引起核间性眼肌瘫痪，对于年轻患者的双侧的核间性眼肌瘫痪应考虑此病的可能。临床上表现为复视，以及瞳孔的不等大、缩小、光反应迟钝等，可有霍纳氏征。眼球震颤也是常见症状之一，多与病变波及小脑和脑干有关，可以是水平性、垂直性及旋转性的，直视时可以有轻度摆动性眼震样动作，也可见扫视性眼球摆动；三叉神经核受损可以有面部感觉减退，发麻，异样感，部分患者角膜反射减退以及三叉神经痛。面神经核受损可以导致类似面神经炎改变，临床上可以是同侧面肌痉挛或是起自同侧眼轮匝肌并扩展到整个面肌的面肌抽搐，有患者进展到周围性面瘫。前庭神经核也可受到波及，常见症状为突发性眩晕，发作时伴有眼震和呕吐，也可由第四脑室底部前庭神经根脱髓鞘病变引起。延髓的多发性硬化病灶出现假性延髓性麻痹症状，临床上表现为构音障碍，言语不清晰，欠流利，有时为使语言清晰，出现语言顿挫，严重患者可因声带麻痹而失音。吞咽功能也可受到伤害，咽部和舌后部感觉障碍，腭上提运动减弱，咽反射减弱，出现呛咳、误咽、咀嚼困难、咽下困难甚至出现张闭口不能。

（三）运动功能障碍

皮质脊髓束受损可引起痉挛性瘫痪，小脑和脊髓小脑通路受损造成小脑性共济失调，以及深感觉障碍导致感觉性共济失调。在疾病后期可以出现感觉刺激（如床被的接触）引起的痛性屈肌痉挛反应。

（四）感觉障碍

常由于脊髓丘脑束、脊髓后索损害引起。最常见的主诉为麻刺感、麻木感，也可有束带感、烧灼感、寒冷感或痛性感觉异常。疼痛作为早期症状也是常见的，多见于背部、小腿部或上肢。检查时所能发现的感觉障碍随病灶的部位而定，可以为周围型、脊髓型、皮质型、内囊型或不规则型。深感觉障碍相对浅感觉障碍少见，一旦出现，表现较为明显。颈脊髓损害时的特征性表现为 Lhermitte 征，表现为屈颈时出现自后颈部向下放射的触电样感觉异常，由于颈髓损害累及后索与背根进入脊髓而受到刺激而引起。偶尔也可遇到不典型的脊髓半横断征，也可表现为游走性的感觉异常。早期感觉症状一般持续不久，常在数周后缓解。疾病后期可出现持续的脊髓横贯性感觉障碍。

（五）其他

少数患者发病开始即出现尿急、尿频、尿潴留或尿失禁等膀胱功能障碍，或出现肠道的功能障碍，表现为便秘或大便失禁。该组患者中男性常伴有性功能障碍即阳痿和性欲低下。也有患者首先表现为典型的三叉神经痛幻肢觉、体像障碍、顽固性呃逆甚至偏瘫、失语，极个别患者还首先出现臂、咽和腰骶疼痛及痛温觉减退，常常给临床诊断带来困难。大约有 3% 的患者还有明显的大脑病变相关的局灶性癫痫。

五、临床分型

主要依据临床病程特点分为以下几种类型（表 7-3）。

表 7-3　MS 的临床分型

临床病程分型	特点
复发缓解型（RRMS）	临床呈急性发作，在数天或数周（治疗或非治疗后）后病情趋于缓解，临床神经功能几乎完全恢复
继发进展型（SPMS）	常在复发缓解型的基础上，每次发作后临床神经功能不能完全恢复，神经功能呈阶梯样减退
原发进展型（PPMS）	临床发病后病情呈进行性发展，神经功能进行性减退
进展复发型（PRMS）	在病情进行性发展的基础上，患者仍有发作，此类型相对较少

临床上为方便评价患者的病情轻重，Hyl-Iested 将患者的残疾分为五级（表 7-4）。

表 7-4　Hyl-lested 的残疾分级

分级	特点
一级	各方面事情均能自己处理，日常活动无须他人照料，书写正常
二级	轻度病残，行走困难，户外活动需用手杖，户内活动无须他人帮助，双上肢运动轻度障碍，书写相对困难
三级	中度病残，行走困难，户外活动需用双拐或他人帮助，户内活动需扶靠家具，部分日常生活需他人照顾
四级	重度病残，各种日常生活完全需要他人照顾
五级	完全病残，卧床不起，大小便失禁，生活完全处于监护状态下

另外有神经功能残疾评价量表，如残疾状态扩展评分（EDSS）等。

六、实验室检查

（一）脑脊液检查

CSF 细胞数正常或轻度增高，不超过 50×10^6/L。约 40% 的患者蛋白轻度增高。约 70% 的患者 IgG 指数增高，IgG 指数 > 0.7 提示有鞘内 IgG 合成及 MS 可能；IgG 寡克隆带是诊断 MS 的 CSF 免疫学常规检查，只有 CSF 中存在 IgG 寡克隆带而血浆中缺如才支持 MS 的诊断；CSF 中球蛋白、IgG 升高与寡克隆带出现均非本病特异，尚可见于多种神经系统疾病，如中枢神经系统感染（梅毒、病毒、细菌、原虫或寄生虫）、肿瘤（特别是肺源性脑转移）、脱髓鞘（急性播散性脑脊髓炎、急性感染性多发性神经根神经炎、肾上腺白质营养不良症）及脑血管性疾病，也见于系统性红斑狼疮、球蛋白血症并发中枢神经系统损害及多种原因导致的痴呆等。此外，在 MS 活动时，患者 CSF 中可见到髓鞘碱性蛋白含量升高（正常值为 4），是髓索遭到破坏的近期指标。

（二）电生理检测

电生理检测包括视觉诱发电位（VEP）、脑干听觉诱发电位（BAEP）、体感诱发电位（SEP）等。目的在于检出亚临床病灶，帮助诊断；也有利于监护病况。但对 MS，所有检测项目均非异常，解释时宜注意结合临床表现，全面考虑。

（三）MRI

MRI 是诊断 MS 最为敏感的脑成像技术，可显示多发的脱髓鞘斑块。近年来，MRI 新技术的一些量化研究方法（如磁化传递直方图分析、弥散成像、磁共振波谱等）不断应用于 MS，在确定 MS 斑块的病理特异性、检测常规 MRI 无法显示的脑白质内的微观病变等方面有很大进展，从而为 MS 的早期诊断、疗效随访及预后推测提供了依据。

七、诊断

目前，临床上采用 Poser（1983）诊断标准。青壮年发病；中枢神经系统病损、病灶多发；病程波动，有缓解和复发这些典型表现，是诊断的主要依据。还应与一些酷似多发性硬化的疾病或综合征相鉴别，如急性播散性脑脊髓炎、亚急性联合变性、颅内多发病灶的血管源性疾病的多发脑梗死、抗磷脂抗体综合征、系统性红斑狼疮性血管炎、特发性主动脉炎以及各种颅内炎症性疾病等。

八、治疗

（一）发作期治疗

（1）在急性发作时首先选用皮质类固醇药物治疗，可抑制炎症、缩短病程，常用的方法有：①甲泼尼龙：NICE 的 MS 诊断和治疗指南推荐甲泼尼龙大剂量、短程应用，日量 500～1 000 mg，静脉注射，连用 3～5 天；或日量 500～200 mg 口服，连用 3～5 日；不允许频繁使用（1 年内不能超过 3 次）或随意延长大剂量激素使用时间（超过 3 周）；②其他常用方法：包括 ACTH、地塞米松、口服泼尼松等。

（2）β-干扰素治疗主要应用于复发缓解型 MS 患者。国外报道应用 IFNβ-1b（betaseron），小剂量为 1.6 mIU，每周应用 2 次，皮下注射，连续 2 年；大剂量 8 mIU，用法同前。另一种为 IFNβ-1a（avonex），每周应用 1 次，每次剂量 6 mIU，肌肉注射，连续应用 2 年。对 RRMS 的复发率减少 30%～40%。Glatiram-eracetate（co-paxone）：主要用于复发缓解型 MS 患者。国外报道可与干扰素联合应用，用量 20 mg/d，皮下注射，连续应用 1～2 年。

（二）缓解期的治疗

重点应为预防复发。

（1）免疫抑制剂：主要有硫唑嘌呤、环磷酰胺及环孢霉素。常用于复发频率较高的患者。但毒副作用较高，患者常在治疗过程中因毒副作用而必须停药。硫唑嘌呤常用剂量为 100～200 mg/d，可连用数月，其后期效果可维持数年。环磷酰胺 400～500 mg/d，10～14 天为一疗程，后期效果也可维持数年。

（2）转移因子及丙种球蛋白：转移因子常用剂量为 1 U，皮下注射，每周应用 1 次，连用 1 个月；

每月1次，用6个月；其后每2个月1次，用1～2年。丙种球蛋白每月应用1次，共3个月，其后每3或6个月应用1次，间歇应用1～2年。

（3）干扰素治疗：见发作期治疗。

（4）自体外周造血干细胞移植（APB-SCT）：主要用于进展型MS的治疗。

最新的治疗指南不建议使用环磷酰胺等免疫抑制剂，不使用结核菌素等免疫调节剂，不主张长期的皮质醇激素治疗、全身的放疗，高压氧治疗也不推荐。

（三）对症治疗

一些患者出现疲劳症状，多有情绪反应、睡眠欠佳、慢性疼痛、营养匮乏以及某些药物的不良反应等原因，去除诱因不见好转者，有人使用金刚烷胺治疗获满意效果，常用量200 mg/d，但未做常规使用。

九、预后

MS的自然病程无明显规律性，病程难以估计，平均病程25～35年。轻者10年后仍无明显功能障碍。严重者数月至数年致残，极少数病例进展迅速，几周内死亡。约80%～90%的患者呈缓解复发病程；复发多见于疾病的早期，其病后1年内复发率约30%，2～10年者约20%，10～30年者约10%；多数患者随着复发次数的增多，神经功能障碍加重。少数患者首次发病后，临床完全缓解，不再复发；约有10%的患者病情逐渐恶化，没有缓解，常称为原发进展型MS，多见于呈痉挛性截瘫的脊髓型患者。发病年龄、早期病变部位和复发的频率与预后有关。若早期出现小脑及皮质脊髓束损害或慢性进行、慢性复发病程者，或肢体痉挛伴挛缩等现象者，预后不佳；若早期出现视力减退、感觉异常者，病程多呈良性。对生育年龄轻度的RRMS患者，可以考虑妊娠生育，有报道妊娠期间可以明显降低复发率，但生育后有加剧病情的可能。死亡原因多数由于继发感染、体力衰弱及少数患者直接由于脑病病损死亡。

十、康复

多发性硬化康复治疗的意义是最大限度地恢复患者的功能性的活动能力的水平（即患者的失能和依赖降低到最低水平），并尽可能地恢复他们的社会活动能力。康复与其他的治疗相结合共同致力于"改变多发性硬化复发的危险性"。多发性硬化患者病程长，临床表现多种多样，神经功能障碍表现不同，康复治疗宜早期参与，在疾病的发作期和缓解期康复的原则和目的不同，正确的康复治疗至关重要。

循证医学结果显示，及早、合理的康复常常取得令人难以想象的临床效果，康复是不能被其他治疗方法包括药物所代替的。康复的实施与其他疾病一样需要一个完整的团队参与，亦即康复小组，至少应有康复医师、康复护士、康复治疗师、心理工作者、语言治疗师和社会工作者，本人的积极参与和家人朋友的支持和关怀也是不可或缺的。

多发性硬化的康复治疗目标是预防疾病进展，避免临床复发，最大限度地恢复受损的神经功能。康复治疗前首先进行功能评定，其评定方法与其他疾病的评价方法是一样的，这里不再赘述。有一点需要强调，在患者病情出现新的变化，或者所处环境有改变时，康复的调整也是必要的，康复首先是评判疾病的发作阶段，对已经是有复发经历的患者应了解复发的原因或诱因。然后制订一个科学的康复计划，这个计划应包括：①MS患者的康复愿望和期望值。②评价患者客观的病情，与患者的主观愿望进行对比：鉴别和治疗任何可以治愈的病损，确定与康复目标相关的特效的运动和其他的主动活动，可用的适宜的康复器材，根据需要进行环境改造，指导如何进行某些辅助性的任务训练。③设立与康复目标相一致的训练进程，康复目标不要随意改变，除非有进一步的需求或干涉。

多发性硬化发作期患者在病情有所缓解时，即应开始康复训练。最早开始被动活动训练主要是要保持各关节的正常活动范围，在原发疾病稳定后，就应有计划地开始进行主动的康复训练。由于劳累可能是多发性硬化的复发的诱因，因此要掌握患者的康复训练量，不能遵循脑卒中的康复训练原则。其差异首先是更强调多发性硬化患者开始锻炼时强度不宜太大，训练时间不宜过长，患者每日锻炼2～3次，每次锻炼20～30分钟，以患者略感疲劳为度。待肌力有所恢复增强时，再逐步加大运动量。其次两者的神经损伤机制不同，多发性硬化患者不但有中枢性神经损伤的特点，也常伴周围神经损伤的表现。如有的患者病变主要部位在颈段脊髓，四肢活动都严重受损，功能康复和锻炼活动更接近于脊髓损伤的训练。但应强调的是尽管疲劳是多发性硬化的典型的临床特点之一，但过度疲劳才是诱发复发的重要因素。临床上部分患者由于病情复发，病程延长，其肌肉的肌力减退，耐力下降，活动范围也越来越小，出现失用性肌肉萎缩，抵抗力下降，较坚持康复训练的患者更易感染，引起疾病加重，从而形成恶性循环。因此有必要在疾病早期对患者进行健康宣教，疾病使神经功能遭受破坏，患者活动受限；功能康复锻炼能够最大限度地恢复神经功能，帮助患者功能恢复，生活自理，重返家庭和社会。

进入缓解期后，应逐步增加康复训练的强度和时间。持续有规律的康复训练可以帮助患者恢复肌肉的张力，增加肌肉耐力和骨骼的强度。注重提高患者的日常生活能力的训练，鼓励有能力的患者多参与家庭活动和必要的社会劳动。康复训练方法与脑卒中的训练大同小异，针对多发性硬化的特点予以归纳。

（一）物理疗法（PT）

应该根据患者的不同功能障碍来制定科学的康复训练计划。对于软瘫的肢体首先要注意良肢位的摆放，进行被动的全关节活动范围训练，利用大脑的可塑性和功能重组理论，应用神经生理学和运动再学习理论，诱发主动活动的出现，加强力弱肌肉的运动能力。也可利用中频电疗和针灸方法保持肌肉的张力和肌肉容积。非软瘫期的患者，则根据具体情况，提高各关节的控制力，可以安排肌肉力量和耐力锻炼，有异常运动模式的患者则应注重异常模式的纠正；有小脑病变者或本体感觉障碍者，则应加强协调和平衡功能的训练等。早期的科学的康复训练可以避免废用和误用综合征的出现。对于肌肉痉挛严重或出现痉挛性疼痛的患者，通过训练和指导，如仍然妨碍功能恢复者，应进行抗痉挛治疗。对伴神经性疼痛者可应用卡马西平或苯妥英钠等药物治疗。

（二）作业疗法（OT）

针对患者特殊的日常生活和职业工作而设计的一些作业，对患者进行训练，以期缓解症状和改善功能的一种治疗方法。以前，国外的作业疗法主要采用木工、黏土和编织三大类。现在又引入了一些科学技术较强的项目，如书法、绘画、计算机操作、制陶和其他手工艺等，也包括穿衣、洗漱、吃饭，以及侧重培训协调，使用辅助设施等。这些项目涉及患者上臂和手的基本功能训练。作业内容的安排必须考虑患者的具体情况，根据患者的能力和需求，以保持患者康复的兴趣和积极性，以获得最大限度的配合，获取最理想化的效果。有的患者需要继续工作，则应该依据其工作特点，安排相关的内容。

（三）日常生活活动训练

日常生活活动分成三个层次：个体、家庭和社会。国外多由一个有经验的康复治疗小组对患者做出评价，个体水平主要是穿衣、吃饭、洗漱、如厕等；家庭水平主要是烹饪、洗熨衣服、打扫室内卫生、处理家庭财务账目等；社会水平主要是购物、乘坐公共交通、安全适应环境等。训练目的是提高患者的独立生活能力，参照患者发病前后的具体情况、患者主观的康复意向，以及客观上患者的可能恢复程度。康复小组在患者康复一段时间后要及时再评价，逐步完善调整训练内容。日常生活活动训练要求对环境进行必要的改造，应满足增加患者的独立活动能力，减少康复护理的强度，使其生活活动更加安全。

值得注意的是，部分患者病变累及到自主神经系统，引起心血管功能的改变，从而妨碍康复训练的进行。此时康复训练更应慎重，这些治疗者必须了解患者的心肺功能，首先改善心血管功能状况，训练中实时监测心肺情况，确保康复治疗的安全性和有效性。

（四）言语和吞咽治疗

根据患者的失语状况、构音障碍以及吞咽障碍的情况，确定治疗方案。短期的吞咽困难可以采用鼻饲的方法，长期的吞咽困难在国外多采用经皮内窥镜胃管植入术。言语障碍常影响患者与他人的交流，言语治疗主要是尽可能地提高和维持患者的言语清晰度；恢复不理想者应选择非口语语言的交流方式来取代日常的言语交流。后者需要患者家属、护理人员和其他经常需要和患者沟通的人在言语治疗师的帮助下，探讨如何提高患者交流能力的方法。

（五）二便功能训练

对神经源性膀胱患者，应进行尿流动力学检查，依其结果可参照脊髓损伤后的康复原则进行治疗。

（六）视力

对多发性硬化视神经受到波及可以引起视力下降，或是侵犯动眼神经后眼球运动受到限制，临床康复多采用补偿的办法。

（七）疼痛

多发性硬化患者的疼痛可以是神经痛或是源于运动减少和错误运动的骨骼肌肉痛。适当的康复训练如合理的运动、保持良姿位都有助于减轻疼痛，部分患者则需要加用止痛药物或（和）抗痉挛药物，物理治疗如超短波、低频激光等也有疗效。部分神经痛患者还需服用抗抑郁焦虑药物。

（八）性功能障碍

多发性硬化的患者可出现性功能障碍，表现为勃起困难、润滑不良和性快感消失。疾病本身可影响性生理，也可能与疾病后的情绪变化如抑郁和焦虑相关，还有可能与伴发的糖尿病、脉管疾病或是服用某些药物有关。对于情感变化相关的性功能障碍心理疏导和必要的药物治疗会有改善，也可应用西地那非治疗。

（九）认知训练

根据患者认知的缺失，进行具体的学习和针对其记忆力、计划、注意力、计算力、执行能力缺失进行相关的训练，也可应用茴拉西坦、石杉碱甲或安理申等药物治疗。应引起注意的是部分患者的认知能力下降也与其情感的变化或是服用药物有关，治疗前应注意区分。

（十）情感方面

多发性硬化患者常伴有不良的情绪改变，早期是情绪极易波动，逐渐转为抑郁焦虑，疲劳常为抑郁的重要表现。严重者可以导致精神分裂症状。早期发现患者的情绪变化，进行适宜的心理疏导，帮助患者调节情绪，安稳睡眠。有抑郁表现者，可应用西普妙，也可使用SSRI类药物，如百忧解、赛乐特等药物，焦虑明显的选用苯二氮䓬类药物，最常用的是罗拉。出现严重的精神分裂症状者可应用利培酮、奥氮平或奋乃静等药物治疗。

第三节　运动神经元病的康复

一、概述

运动神经元病是一组病因未明，选择性侵犯脊髓前角细胞、脑干运动神经元和（或）锥体束的慢性进行性变性疾病。临床以上和（或）下运动神经元损害引起的瘫痪为主要表现。本病为持续性进展性疾病。目前尚没有有效的治疗能阻止或延缓临床及病理进程，康复治疗可在一定程度上减轻患者的痛苦，并最大限度地提高患者的生活质量和独立能力。

世界各地运动神经元病总的发病率为（1~2）/10万，患病率为（4~6）/10万。运动神经元病发病年龄可从10~80岁不等，但多数在中年以后发病，平均年龄是40~50岁。男性发病率高于女性，比例约1.5∶1~2∶1。随着发病年龄增加，这一比例逐渐下降，70岁发病者男女比例约为1∶1。从发病到死亡（或依赖呼吸肌）的平均存活时间是2~4年，5年存活率为19%~39%，10年存活率为8%~22%。平均存活时间与发病年龄、性别、临床症状（有无延髓性麻痹）及疾病进展情况有关。其中发病年龄是判断存活时间的重要因素之一，年轻患者存活时间相对较长。调查发现40~50岁发病者平均存活时间是45个月，而80岁发病者平均存活时间仅为20~25个月。

确切病因目前尚不清楚，可能是患者自身因素和环境因素相互作用所致。运动神经元病的神经变性可能是遗传、免疫、中毒、慢病毒感染、兴奋性氨基酸毒性作用、氧化应激及环境等多种因素相互作用的结果。

运动神经元病选择性侵犯运动皮质第5层的Betz细胞、脑干下部运动神经元、脊髓前角细胞，主要改变是神经细胞变性，数目减少。支配眼外肌运动神经核和支配骨盆肌肉的Onuf核一般不受影响，故患者眼球运动和膀胱直肠控制常保留。颈髓前角细胞变性最显著，是最常并早期受累的部位。镜下见变性神经元的突出特征是胞质内透明的Lewy样或skein样包涵体。颈髓前角和Ⅹ、Ⅺ、Ⅻ对脑神经核神经元消失常伴有胶质细胞增生。受累骨骼肌表现为脂肪浸润和失神经支配后萎缩，残存肌肉间神经纤维发芽，运动终板体积增加。运动神经元病临床进展速度不仅取决于神经元变性的速度，还取决于神经再支配的作用效果。皮质脊髓束和皮质延髓束弥漫性变性；锥体束变性最先发生在脊髓下部，并逐渐向上发展。

本病临床通常分为四型。

1. 肌萎缩性侧索硬化症（ALS）

累及脊髓前角细胞、脑干运动神经核和锥体束，表现为上、下运动神经元损害并存的特点。①多在40岁以后发病，男性多于女性。②起病时多出现单个肢体局部无力，远端肢体受累比近端重。首发症状常为上肢无力，尤其是手部肌肉无力、不灵活，以后出现手部小肌肉如大、小鱼际肌或蚓状肌萎缩，渐向近端上臂、肩胛带发展，多数患者疾病早期都有肌肉痛性痉挛或肌束颤动，对侧肢体可同时或先后出现类似症状；下肢痉挛性瘫痪，呈"剪刀步态"，肌张力增高，腱反射亢进，病理征阳性；少数患者发病时先出现下肢无力，走路易跌倒，行走困难。③大多数ALS患者感觉系统不受影响，少数患者有麻木和感觉异常。④患者眼球运动和膀胱直肠控制常保留。⑤延髓麻痹常晚期出现。⑥病程持续进展，快慢不一，生存期平均3～5年，最终因呼吸肌麻痹或并发呼吸道感染死亡。

典型ALS患者认知功能不受影响，有报道约4%～6%的患者伴有痴呆，主要是注意障碍。PET扫描提示除运动皮质ALS患者大脑其他部位也有葡萄糖代谢下降，提示ALS患者额叶和皮层下组织功能异常。抑郁是ALS患者常见症状之一，据报道约75%的患者有中重度抑郁症状。

2. 进行性脊肌萎缩症

主要累及脊髓前角细胞，也可累及脑神经运动核。①多在30岁左右发病，男性多见。②表现为肌无力、肌萎缩和肌束颤动等下级神经元损害表现；首发症状常为手部小肌肉萎缩、无力，渐向近端上臂、肩胛带发展；远端萎缩明显．肌张力降低，腱反射减弱，无感觉障碍和括约肌功能障碍。③累及延髓可以出现延髓麻痹，常死于肺感染。

3. 进行性延髓麻痹

累及脑桥和延髓的运动神经核。①多在40～50岁以后起病。②常以舌肌最早受侵，出现舌肌萎缩，伴有颤动，以后腭、咽、喉肌、咀嚼肌等亦逐渐萎缩无力，以致患者构音不清、吞咽困难、饮水呛咳、咀嚼无力等。咽喉和呼吸肌无力使咳嗽反射减弱。软腭上举无力、咽反射消失、舌肌萎缩，有肌束颤动。双侧皮质脑干束受累可出现假性延髓性麻痹，患者有强哭、强笑，下颌反射亢进，真性和假性延髓性麻痹症状体征可以并存。③本病进展迅速，预后差；患者多在发病后1～3年内死于呼吸肌麻痹、肺部感染等。

4. 原发性侧索硬化症

选择性损害锥体束。①少见，多在40岁以后发病。②病变常首先累及下胸段皮质脊髓束，出现进行性强直性双下肢瘫痪，渐及双上肢，表现为四肢瘫，肌张力增高，病理征阳性。③病程进行性加重，皮质延髓束变性可出现假性延髓性麻痹。④一般不伴感觉障碍，也不影响膀胱功能。

根据发病缓慢隐袭，逐渐进展加重，具有双侧基本对称的上或下，或上下运动神经元混合损害症状，而无客观感觉障碍等临床特征，并排除了有关疾病后，一般诊断并不困难。

脑脊液、血清酶学检查（磷酸肌酸激酶、乳酸脱氢酶等）、脑电图、CT、诱发电位（SEP、BAEP）多为正常。MRI可显示脊髓萎缩。

肌电图可见纤颤、正尖和束颤等自发电位，运动单位电位的时限宽、波幅高、可见巨大电位，重收缩时运动单位电位的募集明显减少。做肌电图时应多选择几块肌肉包括肌萎缩不明显的肌肉进行检测，有助于发现临床的肌肉病损。运动神经传导速度可正常或减慢，感觉神经传导速度正常。

目前尚无治疗运动神经元病的特效治疗方法。一般以对症支持治疗为主。

近年来获 FDA 批准的利鲁唑（riluzole），既是谷氨酸拮抗剂，也是钠通道阻滞剂，据报道能延长 ALS 患者存活期，改善功能退化评分比率，推迟其机械换气时间。利鲁唑大规模临床研究证实利鲁唑能显著提高 ALS 患者生存率，但不能改善患者的运动功能。推荐最初使用剂量是 50 mg，每日 2 次。常见不良反应有恶心、无力、肝脏谷丙转氨酶增高。建议用药后前 3 个月每个月复查肝功能，以后每 3 个月复查 1 次。应用神经营养因子治疗本病尚处于研究之中。未来运动神经元病的治疗可能将致力于联合应用上述多种治疗方法，结合抗氧化、抗凋亡和基因治疗等，最终将延缓或终止疾病的进展。

大约 50% 的患者起病后 3～4 年内死亡，5 年存活率是 20%，10 年存活率是 10%，少数患者起病后可存活长达 20 年。年长者和以延髓性麻痹、呼吸肌无力起病者寿命明显缩短，而年轻患者和病变只累及上运动神经元或下运动神经元者预后较好。运动神经元病患者通常死于肺部感染、呼吸衰竭，少数死于摔伤。

二、康复

（一）诊断及相关问题

大约 80% 的病例诊断相对较为容易，有经验的神经内科医生甚至可在接诊后几分钟内即可做出诊断。约 10% 的病例诊断相对困难，还有 10% 的病例可能在发病后几个月才能被诊断。当发病时症状和体征相对较为局限或病变仅累及上或下运动神经元时较难立即做出诊断。

在等待寻找进行性肌肉无力的病因过程中，患者和其家庭可能非常焦虑。当被告知运动神经元病的诊断时，多数患者和其家庭将很难完全理解这一疾病对其意味着什么。故医生必须要考虑到患者及其家庭对该诊断的情感反应。患者及其家庭要认识到：症状将会随时间逐渐进展，目前没有方法治愈该病，没有治疗方法使已经出现的症状得到恢复。同时还要让患者和其家庭了解以下的"正面"信息：①强调还有许多神经功能仍然保留，包括视力、听力、智力、感觉以及膀胱直肠功能等。②病情进展速度变化较大，部分患者疾病进展缓慢，可存活若干年。③一些治疗、辅助器具和矫形器等可有助于缓解某些症状。④许多研究正在探索运动神经元病的发病机制，已发现某些治疗可延缓疾病进程等。

（二）物理治疗和作业治疗

疾病早期患者仍能行走，生活可自理，治疗主要是维持功能独立性和生活自理能力，预防并发症如跌倒、痉挛、疼痛等，维持肌肉力量，对患者和其家庭开展疾病宣传教育。肌力训练和耐力训练要注意训练强度，以肌肉不疲劳为原则，训练过量会导致肌肉疲劳，加重肌肉无力和肌纤维变性。推荐进行等长肌力训练，训练的运动量以不影响每日的日常生活能力为标准。治疗师可指导患者和其家庭护理人员进行关节主动或被动活动及安全有效的移动，关节活动度训练可在家中作为常规治疗每天进行。

疾病后期主要是指导患者转移，床和轮椅上体位摆放，抬高瘫痪肢体减少远端肢体水肿。肌肉无力可改变关节的生物力学，易发生扭伤和肌腱炎，可应用各种支具改善功能。肩带肌肉无力可使用肩部吊带减少对局部韧带、神经和血管的牵拉。远端肢体无力影响手功能者，使用腕部支具使腕背伸 30°～35° 可提高抓握功能。万能袖带能帮助不能抓握的患者完成打字或自己进食等任务。颈部及脊柱伸肌无力常导致头部下垂和躯干屈曲，需佩戴颈托或头部支持器。下肢无力常发生跌倒，上肢同时无力跌倒时更为危险，可佩戴下肢支具减少跌倒发生。疾病逐渐进展，可使用步行拐杖、手拐、步行器，最终需使用轮椅。即使患者仍能行走，亦推荐间断使用轮椅以减少能量消耗。设计良好的轮椅有助于预防痉挛和皮肤破损，增强患者的独立生活能力和社会参与能力。电动轮椅可帮助部分患者在没有护理情况下独立生活，甚至有些患者可以参加工作。

（三）构音障碍

大多数运动神经元病患者有构音障碍，言语交流困难。早期主要是软腭无力、闭唇不能、舌运动困难。疾病后期出现声带麻痹和呼吸困难。可训练患者减慢讲话速度，增加停顿，仅说关键词，提高讲话清晰度，通过讲话提高呼吸功能。进行舌肌、唇肌和膈肌肌力训练，但应注意训练强度，避免过度疲劳加重肌肉无力。上颚抬举训练有助于减少鼻音。严重者可借助纸、笔或简单的写字板、高科技的计算机等装置进行交流。

(四) 吞咽障碍和营养不良

吞咽障碍是运动神经元病患者常见症状，可发生于口腔前期和吞咽的四个阶段即口腔预备期、口腔期、口咽期和食管期。异常姿势和上肢无力可致口腔前期进食困难，闭唇无力使口腔内容物漏出，舌肌无力致食团从口腔进入咽部缓慢和不协调，软腭上举无力易使口腔内容物反流进鼻腔等。患者常担心进食缓慢，易漏掉食物及发生哽咽，更易发生吞咽障碍。治疗师应鼓励患者尽可能在轻松舒适的环境中进食，指导其保持正确的进食姿势和改变食物形状如半流状或糊状食物，食物的形状应利于患者吞咽。进食前吸吮冰块或冰饮料降低痉挛肌肉的张力，改善吞咽反射。

几乎所有的患者都有水和营养摄入不足的问题。常见原因有：吞咽障碍；患者常避免进食某种食物；进食时间明显长于其他人，伴流涎、鼻腔反流、呛咳或窒息发生等；上肢无力；患者害怕吞咽或抑郁等心理因素也干扰进食等。研究认为营养不良与严重呼吸肌无力和肺功能下降密切相关。因此应定期记录患者的热量供给、体重情况。严重者可选择鼻饲或间歇口腔食道管进食法、胃造瘘术、肠造瘘术或经皮内镜胃造瘘术（PEG）。对于晚期终末患者多采取鼻饲营养，部分患者有鼻和口咽部不适感，如长期进行肠道营养可选用PEG。PEG可避免肠造瘘术带来的痛性痉挛和腹泻等并发症，但易进入空气和发生反流，少数患者合并局部或腹膜感染，患者一般不愿接受PEG，但放置后多数患者反应良好，据报道放置PEG者存活时间显著延长。

(五) 流涎

流涎是严重困扰运动神经元病患者的症状之一。正常人每天大约分泌唾液 1 500 ~ 2 000 mL，每天自主吞咽600余次。流涎主要是由于唇闭合无力和吞咽能力下降所致。流涎的治疗除训练患者唇闭合和吞咽能力外，可使用抗胆碱能药物控制唾液分泌。常用药物有阿密曲替林、阿托品、东莨菪碱等，也可服用苯海索。如唾液较多可使用便携式吸引器吸出口腔内积存的唾液。如上述方法均无效，可考虑阶段性小剂量腮腺照射疗法。

(六) 呼吸衰竭

多数运动神经元病患者由于呼吸肌无力，易合并肺炎，最终死于呼吸衰竭。少数患者早期膈肌受累可出现呼吸无力或呼吸衰竭。膈肌和肋间外肌无力导致吸气压和吸气量下降；肋间内肌和腹肌无力导致呼气压力和呼气量下降。患者常出现呼吸肌疲劳。呼吸肌无力常导致出现以下症状：平卧时呼吸困难、咳嗽和说话无力、白天困倦、入睡困难、多梦、清晨头痛、神经过敏、多汗、心动过速及食欲减退等。治疗上注意预防肺部感染的发生，如发现肺部感染的征象，应使用抗生素。指导护理人员进行肺部物理治疗和体位排痰引流。患者反复严重呼吸困难，出现焦虑和恐惧症状可予小剂量劳拉西泮（0.5 ~ 1 mg）改善症状。

定期评价呼吸功能，监测肺活量、最大通气量、潮气量、血氧饱和度和血气分析等。仰卧位肺活量多首先下降，夜间肺通气不足通常比白天严重。当呼吸道分泌物较多，排出不畅，气体交换量不足，用力肺活量（FVC）降至正常值的50%以下，或FVC下降迅速，出现呼吸困难时，应及时进行人工辅助呼吸以延长生命。无创间歇正压通气（NIPPV）是常用的辅助通气方法，通气装置方便携带，价格相对便宜。NIPPV能减少呼吸肌负担，改善气体交换，减轻晨起头痛症状，提高训练耐力，延缓肺功能下降，提高生活质量，延长患者存活时间。

(七) 疼痛

运动神经元病早期通常无疼痛症状，而疾病晚期常出现疼痛。有研究报道45% ~ 64%的运动神经元病患者有疼痛症状。疼痛可能与关节僵硬、肌肉痛性痉挛、皮肤压疮、严重痉挛及便秘等有关。疾病晚期患者交流困难，很难寻找疼痛原因。物理治疗和非甾体类抗炎药可控制关节僵硬导致的疼痛。护理上应注意无论白天或夜间都要使患者处于舒服的体位。如为痛性痉挛、痉挛或便秘等原因可选择相应药物对症治疗。

(八) 痛性痉挛

运动神经元病早期常出现肌肉痛性痉挛，可应用硫酸奎宁治疗，剂量为200 ~ 400 mg/d。苯妥英钠、巴氯芬和地西泮等药物也有助于缓解痛性痉挛。

（九）痉挛

上运动神经元受累可出现痉挛，肌肉松弛药物可治疗痉挛。部分患者由于肌张力下降后自觉肌无力加重，而不能耐受药物治疗。常用药物有巴氯芬、苯二氮䓬类药物如地西泮等。

（十）便秘

便秘是困扰运动神经元病患者的常见症状。可能与腹肌无力、盆底肌肉痉挛、卧床、脱水、饮食结构改变纤维食物减少和使用抗胆碱能药等有关。严重便秘和腹胀可加重呼吸功能恶化。应指导患者增加液体和纤维食物摄入，调整药物。适当使用缓泻剂如番泻叶、甲基纤维素和乳果糖等，必要时可使用开塞露协助排便。

（十一）情感心理问题

几乎所有运动神经元病患者得知诊断后会出现焦虑和抑郁等反应，因此有必要给患者提供帮助和建议。在运动神经元病患者整个病程中焦虑和抑郁可能持续存在，部分患者需服用抗抑郁药物。严重抑郁症状发病率并不是非常高，大约为2.5%。但患者因担心疾病会给家庭带来沉重的负担，常有自杀的念头。病变累及双侧皮质脊髓束，患者可出现情绪不稳定、强哭和强笑等情感异常。可应用阿米替林或丙咪嗪等抗抑郁药物治疗，有报道左旋多巴对部分情感异常患者有效。

（十二）终末治疗

如没有人工辅助通气，大多数患者将死于呼吸衰竭。疾病晚期药物治疗的唯一目的是减轻患者的痛苦。吗啡可减轻患者的不适感和呼吸困难等症状，可经PEG、皮下注射或静脉注射给药。地西泮和氯丙嗪有助于缓解焦虑症状。许多患者希望在家中死去，社区卫生部门应提供必需的医疗和护理。如在医院接受终末治疗，应允许患者家人和其熟悉的医护人员陪伴患者。

第四节 癫痫的康复治疗

癫痫（epilepsy）是一组由大脑神经元异常放电引起的短暂性以大脑功能障碍为特征的慢性脑部疾病，具有突然发作、反复发生的特点，可以表现为运动、感觉、意识、精神等多方面的功能障碍。国际抗癫痫联盟（International League Against Epilepsy，ILAE）和国际癫痫病友联合会（International Bureau for Epilepsy，IBE）联合提出的癫痫的定义是：至少一次痫性发作；临床发作是由于脑内存在慢性持久性异常所致；伴随有相应的神经生物学、认知、精神心理及行为等多方面的功能障碍。这一定义突出了癫痫慢性脑功能障碍的本质，强调了癫痫所伴随的多种障碍。

一、癫痫的检查和评定方法

（一）神经电（磁）生理检查

1. 脑电图（EEG）在癫痫中的应用

EEG对癫痫诊断的阳性率为40%~60%，是癫痫最有效的辅助诊断工具，结合多种激发方法，如过度换气、闪光刺激、药物、睡眠等，及特殊电极如蝶骨电极、鼻咽电极，至少可以在80%患者中发现异常放电，EEG表现为棘波、尖波、棘（尖）波综合和其他发作性节律波。发作期和间歇期均可记录到发作波，发作波的检出是诊断癫痫重要的客观指标，对癫痫灶的定位、分型、抗癫痫药物的选择、药物剂量的调整、停药指征、预后判断均有较大的价值。

EEG可分为头皮脑电图和深部脑电图，头皮脑电图定位效果差，深部电极脑电图定位效果好，因其创伤性患者难以接受，而且安装部位有限，不能反映全脑状况，临床使用受到限制。在我国EEG已成为癫痫的常规检查方法。目前，偶极子64导脑电、动态脑电图和视频脑电等可以长时间记录患者在日常活动中脑电图，并可记录发作时的录像，与脑电图进行同步分析，使癫痫的诊断更准确、定位更精确。

2. 脑磁图（MEG）在癫痫中的应用

MEG是一种无创性测定脑电活动的方法，其测量的磁场主要来源于大脑皮层锥体细胞树突产生的突触后电位。在单位脑皮质中，数千个锥体细胞几乎同时产生神经冲动，形成集合电流，产生与电流方向正切的脑磁场。人脑产生的磁场强度极其微弱，在评价神经磁信号时需要极为敏感的测量装置，把极微弱的信号从过多的背景噪音中提取出来。因此，脑磁场测量设备必须具有可靠的磁场屏蔽系统、灵敏的磁场测量装置及信息综合处理系统。其特点有：磁场不受头皮软组织、颅骨等结构的影响；有良好的空间和时间分辨率；对人体无侵害，检测方便。目前 MEG 的传感器允许同时记录多达 300 个通道，对癫痫灶的定位非常准确，但设备和检查费用昂贵。

（二）经影像学检查

1. CT、MRI 在癫痫中的应用

CT、MRI 的临床应用，对癫痫的病因、性质和定位有很大的帮助，明显提高了癫痫病灶的检出率。MRI 作为 20 世纪 90 年代发展起来的无创性脑功能成像技术，具有良好的时间和空间分辨率，其中功能性磁共振（fMRI）、磁共振频谱仪（MRS）、磁共振弛豫（MRR）等相继应用于癫痫的临床和研究。fMRI 可用于癫痫手术治疗前运动、语言记忆功能区的定位。MRS 可以在分子水平上无损伤地研究神经系统的活动，可以观察不同类型癫痫的神经代谢特点，测评药物及手术的疗效。

2. 正电子发射断层扫描（PET）和单光子发射断层扫描（SPECT）在癫痫中的应用

近年来发展起来的脑功能影像学检查，如 PET、SPECT 不仅能准确发现病变部位，而且可直接测定局部功能状态，是致痫灶定位的有效方法。

PET 是目前癫痫灶定位最精确和直观化的手段之一，可从生化、代谢、血流灌注、功能、化学递质及神经受体等方面对癫痫灶进行显像和定量分析，从而可能为 EEG、CT、MRI 检查阴性的癫痫患者提供致痫灶的定位诊断。目前临床使用最多的是 18F-FDGPET。Engel 最早发现发作间期致痫灶的局部葡萄糖代谢降低，而发作期原来葡萄糖代谢降低区反而增高，这种发作间期低代谢而发作期高代谢的区域，可确定为致痫灶。18F-FDGPET 能较敏感地探测到功能性癫痫灶，并予以定位，目前已被公认为癫痫外科术前最佳的无创伤性定位方法。但 18F-FDGET 的代谢改变区并非均是癫痫灶，与 EEG、MRI 相结合，相互弥补不足，可大大地提高癫痫的诊断和定位特异性。

SPECT 可直接反映脑血流灌注的变化，间接反映全脑代谢功能，不受同位素摄取时间的限制，在癫痫发作间期，病灶呈低血流区，在发作期呈高血流区，使得通过脑血流及脑代谢功能进行痫灶定位成为可能，有研究显示，利用发作期与发作间期减影技术，癫痫定位的效果良好，对癫痫的手术治疗有指导作用。

（三）神经心理学检查

癫痫患者常常合并智能减退、认知障碍和情感、心理异常，临床上常使用各种神经心理量表对患者智力、情感、心理、行为等方面进行评价，根据存在的问题制定出针对性的康复治疗方案。常用的神经心理检查量表有癫痫患者生存质量专用量表（QOLIE-31），韦氏记忆量表，汉密尔顿抑郁、焦虑量表等。

二、治疗

癫痫治疗在近 10 年有了较大的进展，主要体现在：抗癫痫新药在临床越来越多地使用；癫痫外科定位及术前评估的完善和手术治疗；生酮饮食等。

（一）病因治疗

对于病因明确的痫性发作，应针对病因进行治疗，如低血糖症、低血钙症等代谢紊乱者；维生素 B_6 缺乏者；颅内占位性病变；药物导致的痫性发作等。

（二）药物治疗

明确诊断后，正确的抗癫痫药物（AEDs）治疗是控制癫痫发作的首选方案。合理、规范、有规律的 AEDs 治疗，可使近 60%～70% 得到完全控制且停药后无发作，但有 20%～30% 的患者经系统、合理的药物治疗无效，称为难治性癫痫。AEDs 需要长期服用，因此，应综合考虑治疗的时机、药物潜在的毒副作用、患者的职业、心理、经济和家庭、社会环境等诸多情况。AEDs 用药的原则有：①根据癫痫发作类型及特殊的病因，结合患者的具体情况合理选药（见表 7-5）；②合理选择用药时机；③坚持单药治疗原则，必要时多药配伍治疗；④适当调整用药剂量，足疗程用药；⑤密切检测药物的毒副作用；⑥缓慢换药，谨慎减量、撤药等。

表 7-5　不同类型癫痫或癫痫综合征 AEDs 的选择

发作类型或综合征	首选 AEDs	次选 AEDs
部分性发作（单纯及复杂部分性发作、继发全身强直阵挛发作）	卡马西平、托吡酯、奥卡西平、丙戊酸、苯巴比妥、扑米酮	苯妥英钠、乙酰脞胺、氯巴占、氯硝西泮、拉莫三嗪、加巴喷丁
全身强直阵挛发作	丙戊酸、卡马西平、苯妥英钠、苯巴比妥、托吡酯	氯巴占、氯硝西泮、乙酰脞胺、拉莫三嗪
失神发作	乙琥胺、丙戊酸	乙酰脞胺、托吡酯
强直发作	卡马西平、苯巴比妥、丙戊酸	苯妥英钠、氯巴占、氯硝西泮
失张力及非典型失神发作	丙戊酸、氯巴占、氯硝西泮	乙酰脞胺、氯巴占、苯巴比妥、拉莫三嗪
肌阵挛发作	丙戊酸、氯硝西泮、乙琥胺	乙酰脞胺、氯巴占、苯巴比妥、苯妥英钠
婴儿痉挛症	促肾上腺皮质激素、托吡酯、氯硝西泮	氨己烯酸、硝基西泮

我们从最近的癫痫治疗指南可以看到如下新趋势。

（1）下列情况应开始新药治疗：不能从传统抗癫痫治疗中获益；不适合传统抗癫痫药治疗的情况，如属于禁忌证范围、与正在服用的药物有相互作用（特别是避孕药等）、明显不能耐受传统抗癫痫治疗、处于准备生育期等。

（2）尽量单药治疗：第一次单药治疗失败，换一种药物仍然采取单药治疗（换药过程应谨慎进行）。下列情况下才考虑联合治疗：①先后应用两种药物单药治疗仍没有达到发作消失；②权衡疗效与安全性后，认为患者所受到的利益大于带给他的不利（例如不良反应）。

（3）药物治疗应取得疗效与安全性的最佳平衡。

（4）个性化治疗：对于儿童，要考虑对认知功能、语言能力的影响；处于生育年龄的妇女，尽量选择新药治疗，考虑与口服避孕药的相互作用、致畸性等；老年人，考虑药物的相互作用和对认知功能的损害。

（5）对患者生活质量和认知功能的影响。1990年以来，FDA 已陆续批准 8 种新型抗癫痫药：托吡酯（TPM）、加巴喷丁（GBP）、奥卡西平（OXC）、拉莫三嗪（LTG）、左乙拉西坦（LEV）、噻加宾（TGB）、唑尼沙胺（ZNS）。从新的指南和专家共识中，我们可以发现：新药已经有明显的趋势进入一线的治疗选择，疗效肯定，安全性好，临床使用经验正在逐步完善；第一、二甚至第三个药都最好选择单药治疗；应根据患者具体的特点做出个性化的治疗选择；取得药物疗效及安全性的最佳平衡，提高患者的生活质量应是癫痫治疗的最终目标；新一代广谱抗癫痫药的疗效和安全性得到临床专家的广泛认可，在美国等国家已作为一线药物的治疗选择之一，更可作为某些特殊患者（生育妇女和老年患者等）的首选用药。

（三）癫痫持续状态（status epilepticus，SE）的治疗

癫痫持续状态是癫痫连续发作之间意识尚未完全恢复又频繁再发；或癫痫发作持续 30 分钟以上不自行停止。癫痫持续状态是内科常见的急症，若不及时治疗可因高热、循环衰竭或神经元兴奋性毒性损伤导致永久性脑损害，致残率和死亡率很高。任何类型的癫痫均可出现癫痫状态，其中全面性强直-阵挛发作状态最常见，危害性也最大。其治疗的目的是：迅速控制抽搐；预防脑水肿、低血糖、酸中毒、过高热、呼吸循环衰竭等并发症；积极寻找病因。

（1）迅速控制抽搐：可使用地西泮、异戊巴比妥钠、10% 水合氯醛、副醛等药物。

（2）对症处理：保持呼吸道通畅，吸氧；进行心电、血压、呼吸监护；查找诱发癫痫状态的原因并治疗。

（3）保持水、电平衡，甘露醇静滴防治脑水肿。

（4）对于难治性癫痫持续状态：硫喷妥钠及静滴咪哒唑胺有效；也有研究显示异丙酚开始用于控制难治性癫痫持续状态，其疗效逐渐得到重视，目前还需要进一步利用大样本随机对照试验结果评价其疗

效和安全性。

（四）外科治疗

以往对癫痫的手术治疗存在一定的误区，认为任何癫痫患者均可实施手术治疗，癫痫患者手术后可万事大吉，不用再服用任何药物，但事实并非如此。手术治疗主要适用于难治性癫痫。

原则上，癫痫手术的适应证是年龄在 12～50 岁之间，AEDs 难以控制的癫痫发作，排除精神发育迟缓或精神病，智商在 70 分以上的癫痫患者。手术方式多种多样，按手术原理可以分为切除癫痫放电病灶；破坏癫痫放电的扩散通路；强化抑制结构三种手术方式，具体手术方式为脑皮质病灶切除术、前颞叶切除术、选择性杏仁核、海马切除术；多处软膜下横纤维切断术（MST）；大脑半球切除术；胼胝体切开术；脑立体定向毁损术；电刺激术；伽马刀（γ-刀）治疗术；迷走神经刺激等。手术方式根据癫痫发作的类型和癫痫灶的部位进行选择。外科手术治疗的效果主要取决于病例及手术方式选择是否适当、致痫灶的定位是否准确和致痫灶是否彻底切除。

（五）预防

预防各种已知的致病因素，如产伤、颅脑外伤、颅内感染性疾病等，及时控制婴幼儿期可能导致脑缺氧的情况如抽搐和高热惊厥等，推行优生优育，降低癫痫的发病率。

三、康复

虽然，使用目前的抗癫痫药物能使三分之二的患者的癫痫发作得到控制，但这些患者仍然存在着许多与癫痫有关的问题，如抗癫痫药物的不良反应、心理-社交障碍、长期服药常使患者合并智能减退、认知障碍等。其余三分之一的患者由于频繁的癫痫发作，需要定期随访以及进行多学科评估以确保康复计划的全面性和为患者个体定制。康复的目标是消除或减少疾病导致的医学和社会的后果。对患者的辅导和教育是一项重要的因素。

长期治疗的精神和经济负担、痫性发作时间的不确定性和行为的失控性、社会的偏见等多方面的压力，使患者常伴有明显的心理和行为异常。以往癫痫治疗多注重控制发作，忽略了患者的自身感受，随着医疗模式的改变，国内外学者已经注意到患者的情感、心理以及家庭和社会环境等方面在癫痫治疗中的重要作用，在正规的抗癫痫药物治疗的同时全面考虑其身体、心理和社会等因素，提高其生存质量，使癫痫患者得到真正的康复。

癫痫的康复涉及医疗、心理、教育、职业、社会等诸多方面，康复原则是除对因、对症治疗外，尽早进行个体化、综合性康复训练，提高患者的生活质量。

（一）体育疗法

通过一定程度的体育训练，可以增强体质，调整各器官间的协调和平衡功能，减少药物的蓄积；增强信心，消除自卑心理，缓解忧愁和抑郁情绪。运动方式、运动量应根据患者病情和身体情况合理安排，避免进行危险的过量的体育活动。

（二）智能减退、认知障碍

癫痫患者常常伴有智力减退、认知功能障碍，是其预后不良的重要因素，其发生机制是多方面的，如痫样放电导致神经元功能紊乱，造成的脑组织持续性损害；癫痫灶的代谢异常；幼年期起病的癫痫造成的脑组织发育障碍；发作期伴发的低氧血症、高碳酸血症、兴奋性神经递质的过度释放，造成的神经元不可逆损害；另外，某些癫痫综合征在慢波睡眠相出现的持续性痫样放电导致的睡眠障碍；某些 AEDs 引起的神经元兴奋性降低，均可影响认知功能。影响癫痫患者认知功能的因素多种多样，如癫痫灶的部位、发病年龄和发作类型、抗癫痫药物的毒副作用、家庭社会因素、患者本人受教育程度等。所以，控制癫痫发作，避免选用对认知功能影响大的抗癫痫药物，控制用药种类，密切监测药物认知损害的不良反应，从而把认知功能损害控制到最小限度。

癫痫患者的认知功能损害表现不一，主要有注意力、推理能力、视觉空间能力、视运动协调能力受损、抽象概括能力、计划判断能力、表达能力的减退和记忆力障碍等，其中以记忆力障碍最常见。对于记忆障碍而言，记忆力全面改善虽然不太可能，但是学习助记术有助于解决最常见的日常记忆问题。在记忆康复计划中，应考虑下列问题：日常生活中认知功能障碍的心理教育疗效的需要、个性和情感反应的影响，以及对记忆问题的个人感受。训练目标必须是定制的、小的、尽可能具体的、完全能够满足患者的需要和希望。

应对患者进行单独的、针对性的神经心理评定，以确定认知功能康复的范围。认知功能障碍常用的康复方法是通过认知功能评价，针对患者存在的认知缺陷，对患者进行重复训练，通过反复练习建立起自动性行为，训练应注重目的性、趣味性和实用性。避免使用已经缺损的认知功能，使用其他方法帮助患者补偿缺损的认知成分，如对记忆障碍的患者可以使用一些外部存储工具（如工作日程表、笔记等），将复杂事务分解成简单成分，或者通过联想等方式帮助记忆。

（三）心理和精神障碍

适当的体力劳动和脑力劳动对健康是有利的，应当鼓励。

癫痫患者由于家庭、社会、抗癫痫药物的毒副作用等因素常存在异常心理，不仅可以加重躯体疾病，而且导致癫痫患者的行为退化和异常。异常行为和心理常表现为抑郁、恐惧、攻击性、焦虑、逆反等负性情绪；自卑、性格孤僻、社会交往障碍；适应能力差，喜欢固定不变的生活方式；学习障碍、怕困难、缺乏自信、易放弃的退缩行为；对治疗措施产生无望和歪曲的判断，治疗依从性差等。

心理治疗是癫痫治疗过程中重要的治疗方法，全面评定患者存在的心理障碍，针对性地开展心理治疗，减轻患者心理负担，稳定情绪，经过综合训练，提高患者的学习、工作能力和适应性，提高抗挫折和自控能力。目前常用的心理治疗方法有支持性心理治疗、催眠术、松弛训练、生物反馈疗法、森田疗法等。另外，也可短期针对性使用药物治疗，如抗抑郁药物、抗焦虑药等。

（四）提高家庭和社会支持，改善患者的生存质量

癫痫患者应有良好的生活习惯和饮食习惯，避免过饱、疲劳、睡眠不足或情感波动。食物以清淡为主，忌辛辣，最好能戒烟酒。除带有明显危险性的工作（如驾驶、高空作业、游泳等），不宜过分限制。更重要的是解除其精神负担，不要因自卑感而脱离群众；让其树立战胜疾病的信心；医生需要对患者耐心解释，使其对疾病有正确的认识。

癫痫患者往往存在生活、就业、婚姻、与亲友关系不融洽、经济水平偏低等家庭和社会问题。强大的家庭和社会支持是患者正确面对疾病、战胜疾病的基础。随着社会的发展和进步，癫痫患者的生活质量日益为人们重视，生活质量包括发作状态、情感生活、任务与休闲性活动、健康状态、经济状态、家庭关系、社会交往、记忆功能等多个方面。

影响癫痫患者生活质量的因素有患者的智力水平、认知功能、患者受教育水平、家庭和社会的支持等多种因素。家庭康复是癫痫治疗中重要一环，许多患者需要家庭的看护和照料，让患者的亲友了解癫痫的基本知识，给癫痫患者以足够的关心、理解、尊重和支持，督促患者按时、按规定服用药物，提高药物治疗的依从性，合理安排日常生活，避免不良嗜好的养成，释放负性不良情绪，保持良好心理状态，增强患者的责任感，鼓励患者积极参加有益的社交活动，克服自卑心理，指导患者承担力所能及的社会工作，同时避免危险活动和工作，让患者在自我实现中体会到自身的价值，从而提高战胜疾病的信心。

社会支持在癫痫患者康复中具有重要的作用。通过立法保护癫痫患者的学习、受教育、婚姻、生育、就业等的合法权益，增加患者的各项福利和医疗保险，改善癫痫患者的经济状况。向全社会进行癫痫科普教育，纠正社会上某些人群对癫痫患者的歧视和错误看法。促进癫痫患者参与社会活动，培养乐观豁达的性格，减少自卑感，提高抗癫痫药物治疗的依从性，减轻疾病的症状，减缓疾病的发展，提高患者的生活质量。

（五）职业康复

在国外，有一些非营利性机构为癫痫患者提供职业康复服务，以培训患者并协助其找到工作。职业康复服务的内容主要包括以下几点。

（1）诊断性评估：评估其残疾状况，确定职业需要技能的目前状况。

（2）辅导：确定目标，做出选择，确定职业需要培训的技能并提供支持。

（3）培训：基本和特殊职业技能，记忆和注意的代偿技巧，工作搜寻策略，面试技巧，工作指导，个人简历书写和合法权利。

（4）咨询：在职培训计划和其他支持性工作经历和职业教育。

（5）工作安排：在竞争性的工作岗位、在家或支持性的社区就业或有保护的工厂。

（6）协助：与相关的专业机构进行协助。

第五节　痉挛的康复治疗

一、痉挛的处理

肢体痉挛可以影响患者肢体功能的恢复，影响关节活动范围，进而引起肌腱挛缩，还可以引起疼痛，自主神经过反射，降低日常生活活动能力，加重看护者的负担。因此，缓解痉挛是肢体运动功能康复的一个重要的方面。

但是，仅仅去除了痉挛这一因素，运动功能并不一定就能够得到很明显的提高。因此，在治疗痉挛前，医务人员应当考虑缓解痉挛是否能改善功能障碍，是否改善夜间睡眠，是否减轻疼痛，患者的要求是否现实，等等。最好确定缓解痉挛对于患者来说利大于弊时，再开始进行治疗，尤其是药物和外科治疗。

（一）去除引起痉挛的因素

有些因素可以引起和（或）加重痉挛，如疼痛、炎症、皮肤破溃、膀胱和直肠充盈、心理因素（兴奋、焦虑、喜悦和愤怒等），机械因素（衣服、鞋子过紧）等。因此在患者出现肢体痉挛或者痉挛突然加重的时候，应当积极查找引起痉挛的原因。去除这些因素可以减轻痉挛，也可以使抗痉挛治疗获得更好的效果。

（二）保持良肢位

脑卒中后，患者常常表现出相同的痉挛模式。上肢表现为屈肌痉挛模式：肩关节内收内旋，肘关节屈曲，前臂旋前，腕关节和手指屈曲。下肢表现为伸肌痉挛模式：髋关节内收内旋，膝关节伸展，踝关节跖屈、内翻，足趾屈曲。所谓保持良肢位，就是将患者肢体摆放在抗痉挛的体位，给患者提供一个稳定、舒适的体位，使肌肉保持一定的长度，缓解肢体的痉挛，同时又可达到预防褥疮和关节挛缩的目的。

1. 仰卧位

患者面部朝上，头部放在枕头上。枕头高度要适当，使胸椎不要出现屈曲。患侧肩关节及上肢下垫一个枕头，使肩胛骨略向前突，肩关节稍外展，肘关节伸展，前臂旋后，腕关节稍背伸，手指伸展。患侧臀部外下方垫一个小枕头，防止髋关节屈曲、外旋。膝关节下方放一个小枕头，使膝关节微屈，防止股四头肌短缩。踝关节保持中立位。

2. 患侧卧位

患侧肢体在下，头微屈，下颌内收，躯干尽量与床面保持90°。患侧肩胛带向前伸，肩关节屈曲，肘关节伸展，掌心朝上，腕关节稍背伸，手指伸展。患侧下肢伸展，膝关节微屈。健侧下肢取放松体位。

3. 健侧卧位

患侧肢体在上方，患侧上肢尽量向前方伸出，肩关节屈曲约90°，上肢下方用枕头支持，肘关节伸展，手心朝下，拇指外展，四指伸展位。健侧上肢可以自由摆放。患侧下肢髋、膝关节屈曲，置于枕头上，避免踝关节跖屈内翻。健侧下肢放松摆放。

4. 床上坐位

髋关节尽量保持90°屈曲位，背部用枕头垫好，保持躯干伸展，双侧上肢伸展位放在床前桌子上，患侧前臂中立位，腕关节稍背屈，手功能位。双膝微屈，踝关节背屈或中立位。

(三)运动疗法

1. 被动牵拉

可以暂时缓解痉挛,维持痉挛肌群肌纤维长度,维持关节活动的范围,防止关节挛缩变形。

2. 关节负重

患者的躯干或肢体关节在外力或自身肢体的重力下,关节间隙变窄,从而激化了关节内的感受器,引起关节周围的肌肉收缩,达到稳定关节的目的,而长时间的关节负重又有缓解痉挛的作用。关节负重又包括上肢负重和下肢负重训练。

3. 局部缓解痉挛的手法

(1) 肌腱挤压法:由于 Golgi 腱器是位于肌肉和肌腱结合处,所以当外力缓慢地、长时间地挤压肌腱,可通过皮肤、肌梭等感受器的作用,引起 Golgi 腱器的兴奋,激发抑制反应,从而使痉挛的肌肉张力降低,肌肉松弛。

(2) 轻刷法:刺激拮抗肌的收缩,交互抑制主动肌痉挛。其机制:当刺激作用于人体的皮肤时,感觉刺激的冲动传送至大脑皮层运动区,引起锥体束始端的细胞兴奋,兴奋传至脊髓,由 α 纤维传到肌肉,引起相应肌肉的收缩。

(3) 振动法:是一种连续的、快速的刺激。一般作用于肌腹或肌腱的部位,引起拮抗肌的收缩,从而相应地缓解了主动肌痉挛的程度。

(四)口服抗痉挛药物

1. 巴氯芬

巴氯芬是一种 GABA 激动剂,主要与脊髓 GABA2B 受体结合,减少兴奋性神经递质和 P 物质释放,改善阵挛、减少屈肌痉挛发作频率和增加 ROM,从而改善功能。巴氯芬口服被胃肠道迅速吸收,半衰期 3~4 小时,在脑卒中患者可能为 3~7 小时。口服后仅小部分代谢为活化物质,72 小时内药物以原形由尿(80%)、大便(5%)排出,15% 在肝内代谢。临床上用于脊髓损伤,多发性硬化等(例如屈肌、伸肌、僵直、疼痛),少用于脑性痉挛状态。在应用过程中,剂量应个体化,成人 5 mg×3/d,3~5 天调整一次剂量,每次增加 5 mg,直至起作用,保持此剂量(不良反应应最小)。老年人剂量宜从 2.5 mg×3/d 开始,剂量不应超过 60 mg/d。用药过程中,有消化性溃疡、精神病、呼吸肝肾功能障碍或癫痫时应慎用,后者应同时服用抗癫痫性药物。本药能增强抗高血压药物作用与钙离子拮抗剂应用可出现体位性低血压。本药可影响反应性,故驾驶员应慎用。停药要慢,避免反跳作用。

2. 替扎尼定

替扎尼定是咪唑啉,可乐定的衍生物,是中枢 $α_2$ 去甲肾上腺素的激动剂,能防止从脊髓中间神经元的突触后末端释放兴奋性氨基酸,并可易化甘氨酸的抑制作用。替扎尼定的短期作用不能显著减少患者痉挛和阵挛,但其长期作用能改善痉挛和阵挛。有研究报道替扎尼定引起的肌无力比巴氯芬和地西泮少,其减少肌张力的作用与巴氯芬相似,并优于地西泮。替扎尼定对阵挛、疼痛与夜间痉挛作用较好。巴氯芬和替扎尼定有协同作用。替扎尼定盐酸盐是一种口服短效药物,首关清除快,血浆浓度在 1~2 小时后达峰,半衰期为 2.5 小时,3~6 小时后疗效和副反应消失。开始服用时先从 4 mg/d 起,逐渐加量,每天平均维持剂量为 18~24 mg,建议最大剂量为每天 24 mg。潜在不良反应,镇静、疲乏、昏睡、体位性低血压,嘴干、头昏,可产生肝中毒,定期测肝功。

3. 地西泮

地西泮是 GABAA 的协同剂,主要作用于脑干和脊髓水平,增加 GABA 和 GABA2A 受体复合体亲和性,导致突触前抑制,减小单突触和多突触反射,从而增加 ROM,减少反射亢进、痛性痉挛和焦虑。地西泮半衰期为 20~80 小时且形成延长功效的活性代谢产物。在脊髓损伤和多发性硬化时用于症状缓解,如屈、伸肌痉挛,僵直,疼痛。在不良反应:嗜睡、呼吸抑制、成瘾、撤药综合征。巴氯芬或替扎尼定能增加其镇静和中枢抑制作用,合用时应严密监控。

4. 丹曲林

它影响骨骼肌肌浆网钙的释放，从而减少肌肉收缩、降低肌张力、减少肌阵挛和肌肉痉挛。用于症状性缓解，特别是阵挛，在所有病因的上运动神经元综合征时。对脑瘫和脑外伤引起的痉挛尤为有效。对心肌和平滑肌无明显作用，原因不明。潜在的不良反应有肌无力；肝中毒（＜1%），肝病时要注意，妇女大于30岁，剂量＞300 mg/d，服用过60天时易发生，要用前、用后定期检查肝功能；中枢神经系统不良反应少，可有昏睡。

5. 乙哌立松

乙哌立松为中枢性骨骼肌松弛剂，作用于单突触与多突触反射，对α、γ神经元均有抑制作用，可使肌梭兴奋性降低。治疗剂量150～300 mg/d。不良反应有肌肉过度松弛、胃病、恶心、厌食、嗜睡。

（五）局部神经阻滞治疗

1. 酚、乙醇注射疗法

主要目的是降低肌张力，预防挛缩，便于完成康复，并进行功能性训练。

（1）注射方法：确定运动点。用22～27号，聚四氟乙烯包裹的单极针刺入，先以低输出脉冲电流刺激，直到用最小电流＜1 mA 刺激仍有肌肉收缩。缓慢注入酚或乙醇2～5 mL，一般数分钟即可见效。

（2）临床应用：包括诊断性治疗和感觉运动周围神经的松解术。

诊断性神经阻滞包括：评估痉挛严重度；测定残缺或功能丧失的责任肌肉；鉴别是挛缩还是痉挛；预测对神经松解术或肉毒毒素A注射的效果，设计治疗。

作为感觉运动周围神经的松解术包括：可用腘窝部胫神经阻滞治疗马蹄内翻足（踝跖屈肌与内翻肌痉挛）；对仅有踝跖屈肌痉挛者，则可对腓肠肌－比目鱼肌复合运动支阻滞。

（3）注意事项及不良反应：所用药物剂量应用小于20 mL，否则系统性吸收可出现虚脱、心律失常。注射处常有疼痛烧灼感，对应用抗凝血剂患者要注意出血。混合感觉运动神经阻滞时感觉异常的发生率可达32%，数日或数周即好，可用阿米替林、卡马西平、伽马喷丁治疗。

2. 肉毒毒素（botulinum toxin，BTX）注射疗法

肉毒毒素是由革兰阳性厌氧细菌，肉毒梭菌产生的细菌外毒素。按血清型分类，可分为A～G七型。其中A型肉毒毒素（botulinum toxin type A，BTX-A）最稳定，所以目前临床应用最多。在美国20世纪70年代，BTX-A即用于临床，1980年FDA批准上市。我国兰州生物制品研究所研制成功CBTX-A（Chinese botulinum toxin type A，CBTX-A），1997年已上市。

（1）作用机制：BTX是一种合成的单一多肽链，分子量150 000 D，经蛋白水解成为活化的双链结构即重链（H）与轻链（L）链，分子量分别为50 000～100 000。首先H链以高亲和力与轴束终末特殊受体结束，随后毒素经由受体介导的内摄作用进入细胞，L链经由锌－依赖SNAP-25（一种突触前膜蛋白）水解作用而阻止囊泡释放乙酰胆碱（acetylcholine，Ach），从而达到缓解痉挛的作用。

（2）注射方法：用生理盐水将肉毒毒素粉剂稀释为浓度是25～50 U/mL的药液。确定注射位点，注射部位常规消毒，然后将药液缓慢注射入肌肉内。

（3）确定注射位点的方法：①体表标志：有一些肌肉如肱二头肌体积比较大，位置表浅，从体表就可以很容易地分辨出来。这样的肌肉无须特殊仪器，可以根据解剖学标志进行定位。②肌电定位：需要使用专门的肉毒毒素注射针头，这种针头既可以作为注射针头，又可以作为刺激电极。通过肌电图仪，以最小的电流刺激，仍能看到靶肌肉收缩，就可以在此点进行注射。③超声定位：利用B超仪显示肢体局部图像，被动牵拉靶肌肉，可在B超显示器上看到靶肌肉活动最明显，然后在B超引导下进行注射。

（4）临床应用：肉毒毒素注射的剂量应个体化，它取决于肌肉的大小，痉挛的程度，由医师的经验决定。一般情况下，每次注射总剂量可达400 U，国外有一次注射1 200 U的报道（半数致死量为3 000 U）。儿童使用时一般按6～8 U/kg体重给药。肉毒毒素注射后可向周围扩散（低浓度）影响邻近肌肉功能，故药量不宜太大。另外药液不要太稀释，便于毒素与N-M接头结合。药物一般注射后72小时起效，疗效一般维持3～6个月。

（5）注射后续治疗：注射肉毒毒素后，可以给予靶肌肉电刺激或按摩，促进药物吸收，增强药物疗效。肉毒毒素注射后如果没有反应应考虑肉毒毒素抵抗现象。如果第一次注射治疗有效，第二次注射没有反应，可以考虑改用 B 型肉毒毒素。为了减少肉毒毒素抗体的产生，建议一次注射剂量不要超过 400 U，两次注射间隔不要少于 3 个月。

（6）不良反应：可有出血、碰伤、肌肉疼痛、局部萎缩、流感样全身不适。发生率较低，一般为可逆性。妊娠、喂乳、肌病、重症肌无力、服用氨基糖苷类药、感染、发炎或对该药过敏者为禁忌证。

3. 神经松解术与肉毒毒素注射的比较（表 7-6）

表 7-6 神经松解术与肉毒毒素注射的比较

参数	神经松解（酚、酒精）	BTX-A 注射
注射点	神经（混合型或运动分支）	肌肉（优先运动终板）
技术	由电刺激严格定位	注射点由 EMG 或 ES 确定
异常感觉	达 32%	无报道
开始作用时间	立即	24~72 小时
治疗持续时间	6~12 个月或更长	3~4 个月
治疗间隔	可在 24 小时内或更短时间内	需等 3 个月
患者感觉	差些	好些
治疗阶段费用	不贵	贵

（六）鞘内注射巴氯芬

口服巴氯芬，脂溶性差，不易通过血脑屏障。在 20 世纪 80 年代开始应用鞘内注射巴氯芬治疗难治性痉挛。经鞘内注射后，脑脊液中药物浓度提高。鞘内注射巴氯芬，使在Ⅰa 纤维终末模拟突触前抑制，巴氯芬是 GABAB 受体的协同剂，GABA 与此受体结合减少钙流至突触前终末而降低递质量的释放。这种方法适用于严重痉挛；对口服药物反应差，对创伤性治疗疗效差，如神经阻滞等；体积大，腹部可装泵。不良反应有嗜睡、眩晕、无力、脑脊液漏、血肿感染、软组织糜烂、疾病发展、并发内科病、药物过量或不足、导管扭曲、脱开、位置改变、阻塞等。

（七）物理治疗

1. 神经肌肉电刺激

神经肌肉电刺激是指任何利用低频脉冲电流刺激神经或肌肉引起肌肉收缩，达到提高肌肉功能或治疗神经肌肉疾患的一种治疗方法，国外用于瘫痪的治疗已有 40 多年的历史。功能性电刺激和经皮电神经刺激均属于神经肌肉电刺激疗法。

（1）神经肌肉电刺激作用于拮抗肌抑制痉挛：其机制目前认为，刺激支配拮抗肌的神经后，拮抗肌粗纤维Ⅰa 肌梭的传入纤维被兴奋，神经细胞的动作电位传入脊髓，兴奋脊髓中间神经元，后者抑制了支配痉挛肌的运动神经元（α 运动神经元）。但是，也有研究认为，刺激拮抗肌的运动神经元降低痉挛是通过激活脊髓与屈曲反射活动有关的多突触通道而起作用的。

（2）神经肌肉电刺激作用痉挛肌群控制痉挛：早期的研究者认为，可能是大强度的电刺激引起痉挛肌群疲劳，而疲劳的痉挛肌降低了对异常的自发性运动神经元冲动的反应所致。20 世纪 80 年代后期，有研究者认为可能是由于支配痉挛肌的运动神经元轴突动作电位扩散的效应。动作电位沿着运动神经元扩散到脊髓不仅影响运动神经元的细胞体，而且通过轴突的侧支循环，后者被认为是脊髓中间抑制神经元的突触，即电刺激激活了支配痉挛肌群的神经元，由于突触前抑制的作用，兴奋传入脊髓激活了中间抑制神经元，后者抑制了痉挛肌群和协同肌群的兴奋性。

（3）感觉水平的刺激抑制痉挛：到目前为止，电刺激抑制痉挛主要是通过直接刺激痉挛肌、拮抗肌或其支配神经，或者将这些方法结合起来应用。大多数情况，刺激的强度足以诱发肌肉的收缩。实际上，仅仅激活外周感觉神经的低水平电刺激也可以用于抑制痉挛。国外有学者治疗下肢踝屈肌群痉挛的脑卒中患者，电极放在支配胫前肌（瘫痪肌群）的腓总神经处。刺激频率 99 Hz，波宽 0.125 ms，电流形态为双向不对称连续方波，强度为感觉阈值的 2 倍。结果发现痉挛降低，踝最大自主等长背伸增加，H 反射被抑制。提示感觉水平的刺激是通过激活支配痉挛肌传入神经的突触前抑制来发挥作用，此外，踝背伸的改善，也可能是由于刺激释放了胫前肌运动神经元的抑制。

2. 肌电生物反馈疗法

生物反馈疗法是20世纪60年代开始兴起的一种康复治疗技术。该方法是通过肌电生物反馈将骨骼肌兴奋收缩时产生的肌电活动及时加以检出，并转换成大脑所熟悉的感觉刺激方式加以显示，同时通过示波器和扬声器的反馈，训练受试者对肌肉内不同运动单位的放电进行控制，进行松弛和加强肌肉收缩运动的训练，达到全身松弛和神经肌肉功能重建的目的。用生物反馈可以确定某一受累肌肉是否存在痉挛以及痉挛程度。患者对肌肉痉挛的原因和机制了解后，较容易按照肌电生物反馈进行训练。采用肌电生物反馈疗法可以降低肌张力及痉挛，减轻异常的协同运动。但是肌电生物反馈对肌痉挛的治疗作用存在疑问。多数研究者认为，选择患者时至少须注意两点：①患者应有随意控制的潜在能力，严重的本体感觉丧失、明显挛缩和主动运动能力丧失均不利于功能恢复（本体感觉缺失者，上肢功能恢复的可能性很小）；②患者应有一定的理解力。如患者的理解能力差，或缺乏遵从指令的能力（如感觉性失语的患者）差，则无法应用肌电生物反馈疗法。

3. 温度疗法

（1）热疗法：温热疗法有温水浴、热敷、微波、超声波、红外线等，温热疗法的解痉机制一般认为是：①活化Golgi腱器，使传入冲动增加，通过Ⅰb类纤维抑制牵张反射；②抑制γ纤维的活性；③增加软组织及关节的弹性。

（2）冷疗法：冷疗法有冷水浴、冰袋、冰块按摩等，其抑制痉挛的作用机制为：①抑制肌梭的活动；②降低神经传导及传导速度；③增加软组织及关节的黏弹性。在开始肢体运动之前，为使痉挛肌肉放松和缓解关节及肌肉的疼痛，可让患者先行冷疗和热疗。

（3）水疗：患者在38～42℃水中可以通过温度、水的静压力、涡流对身体的按摩作用放松全身肌肉，特别适合全身肌张力高的患者。治疗师可以借助水的作用，在水中进行扩大关节活动范围的训练。在游泳圈的保护下进行游泳训练，可以训练患者四肢的协调能力。此外，患者还可以依靠水的浮力减轻站立时下肢的负担，在水中进行步行训练。最后，还可以在水中放入药液进行药浴治疗。

（八）矫形器的使用

矫形器也常被用来治疗痉挛，降低张力，改善活动范围，预防挛缩和缓解疼痛。矫形器还常用来控制不稳定关节，改变肢体负重来预防拮抗肌的牵张反射活动。其抑制张力的潜在机制可能是长时间牵拉可以改变痉挛肌肉的力学特性，也许是通过降低肌梭对牵拉的反应来实行的。

1. 上肢矫形器

（1）肘伸展夹板（elbow stretching splint）：带有可调式铰链，用于矫正肘关节屈曲挛缩（图7-1）。

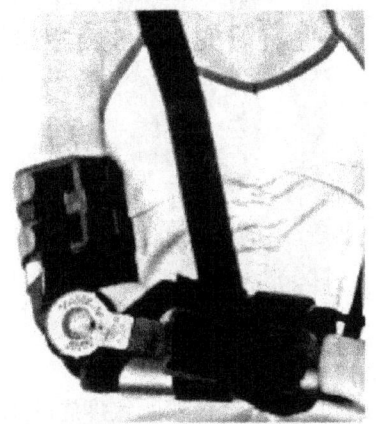

图7-1 肘伸展夹板

（2）腕伸展夹板（wrist extension splint）：将关节固定于中立位或背屈位，用于矫正腕屈曲挛缩（图7-2）。

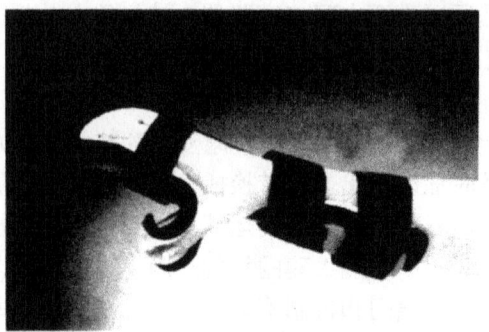

图 7-2　腕伸展夹板

（3）分指板（finger deviation support splint）：将手指保持伸展位，用于校正手指屈曲挛缩（图 7-3）。

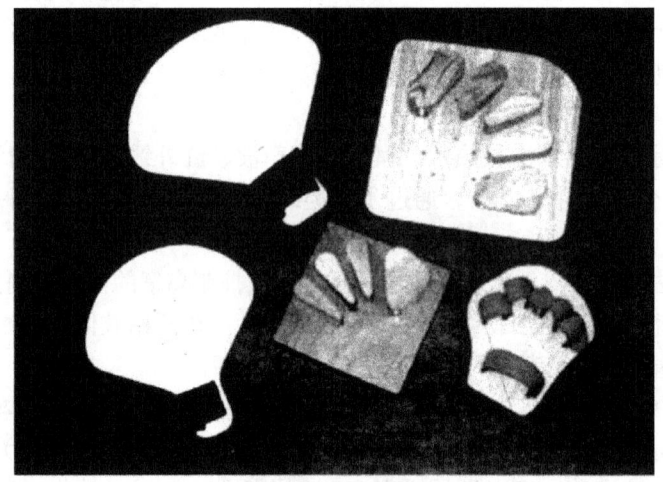

图 7-3　分指板

2. 下肢矫形器

偏瘫患者下肢最常见是踝关节跖屈内翻痉挛，所以最常用的是踝足矫形器（AFO），也称短下肢支具。用于矫正马蹄内翻足，纠正行走的姿势（图 7-4）。

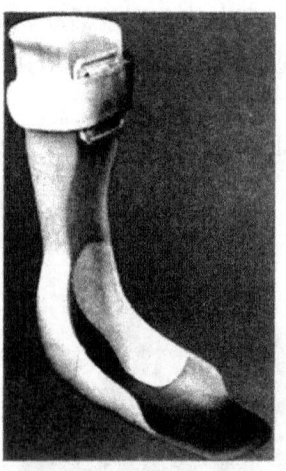

图 7-4　踝足矫形器

（九）手术治疗

用于痉挛造成的关节挛缩，或者不能耐受肌肉痉挛所致疼痛的患者。

1. 关节功能重建术

就是用现代医学技术修复肢体的创伤与残缺、重建肢体的结构与运动功能，包括肌腱延长术、肌腱移位术、关节固定术、关节松解术等。

2. 选择性脊神经后根切断术

即通过电刺激鉴别、切断电刺激阈值低、肌肉收缩强烈而弥散的Ⅰa类纤维，阻断脊髓牵张反射的γ环路，选择性保留肢体的感觉纤维。主要用于脑瘫儿童，适用于单纯痉挛和肌张力增高、有一定的肌力基础，挛缩很轻或无挛缩者、躯干四肢有一定功能、智力接近正常者和严重痉挛、僵直，影响日常生活、护理等，会阴卫生不易保持的患者。由于创伤较大，选择这种治疗时一定要权衡利弊。

二、痉挛与肌力训练

以往大多数人认为，患者出现肢体痉挛后，就不能对痉挛的肌肉进行力量性训练。其实这是一个误区。患者脑损伤后，肢体出现上运动神经元综合征的表现，它不仅出现痉挛、反射活跃、病理反射等阳性体征，同时还伴有肌肉无力，动作笨拙等阴性体征。所以，痉挛不能仅靠外科、物理或药物的方法进行治疗。

Bobath认为在"痉挛和运动之间存在一种密切的关系……痉挛必须对多数患者的运动缺损负责"。但是已经有大量发表的研究否定了这些假设。

国外一些专家对正常人和偏瘫痉挛患者的反射亢进和瘫痪对上肢随意运动的重要性进行了研究，发现痉挛患者的最大运动峰速明显降低。无力越明显，最大速度的下降也越大。拮抗肌被动肌张力增高水平与随意运动损害之间没有相关性。结论认为是原动肌无力，而不是拮抗肌肌张力增高对随意运动受损的影响最明显。

还有一些专家研究了正常人和上运动神经元综合征的患者。通过表面肌电图研究肘关节的交替屈伸运动。肌电图数据分析表明运动受损的主要原因不是拮抗肌牵张反射亢进，而是原动肌收缩募集受限和延迟，即原动肌不能募集足够的肌纤维产生肌肉收缩和募集肌纤维产生肌肉收缩的时间延长，以及在运动结束后原动肌放松延迟。因此提出，缓解痉挛固然重要，但是运动治疗师更应该将治疗重点放在进行有效交替运动模式上（如手到嘴边的运动模式）。

三、痉挛与运动功能

国内外还有一些包括药物或肉毒毒素注射治疗痉挛的研究发现，有效地减轻肌肉痉挛后，肢体运动功能并没有获得相应的改善。一些肉毒毒素注射治疗偏瘫患者上肢痉挛的研究中，通过神经电生理检查将患者分为两组，一组为运动功能保留较好者，另一组为运动功能保留较差者。结果显示，治疗后两组患者肌痉挛均有明显缓解，其中运动功能保留较好者的运动功能明显提高，而另一组却没有显著性变化。这些结果提示只有当运动中枢到肌肉的传导通路保留相对完好时，缓解痉挛才能明显改善运动功能。

综上所述，脑损伤后肢体痉挛会影响患者肢体功能的恢复，带来一些并发症。同时还会给家人、看护者带来照顾上的不便，但是痉挛也不是一无是处。痉挛可以使瘫痪的肌肉保持收缩，减少肌肉萎缩；痉挛可以促进血液回流，减少深静脉血栓发生的概率；轻度痉挛还可以帮助力弱的肢体完成一些功能活动。因此在治疗痉挛时，医生要全面评价患者的情况，充分考虑患者的需求，选择适当的治疗方法。同时，也应当配合进行肌肉力量的训练，将缓解痉挛和增强肌力的训练进行有机的结合，使患者获得最大的功能性改善。

第六节 周围神经损伤的康复

对于周围神经损伤的康复，前提在于精准的神经吻合。只有良好的神经吻合，才能获得较好的功能恢复。

一、神经的检查

除肌力和触痛、温热等感觉外，用于评价神经感觉功能最可信赖的检查方法是两点辨别试验（2PD）。检查从近端侧开始，以15 mm间距，向近侧移动测试，每个测试区要有5次正确回答，最后检查神经损伤区。针尖的压力以皮肤不变白为限，沿神经长轴测试之。2PD 感觉分级如下。

正常：< 6 mm 2PD。

良好：9 ~ 10 mm 2PD。

差：11 ~ 15 mm 2PD。

保护性感觉：能区别尖与钝。有报道发现 2PD > 10 ~ 12 mm 者，没有实体感，在手掌面 2PD > 15 mm，则是缺乏保护性感觉。

肿胀是影响神经组织恢复的因素之一。术后患者抬高以利回流，不用冷敷，不应长时间吊带悬吊前臂，而应每日将手举过头顶数十次，坐位时将前臂放在桌子上。前臂神经损伤修复后，不要固定掌指关节与指间关节，以便活动手指。

二、消除敏感

神经再生后常有敏感或过敏阶段，这是由于再生的神经末梢及感觉终末器官尚未成熟之故。其支配区对刺激敏感或过敏，患者对过敏疼痛的恐惧而不愿用该敏感区去触摸物品，对此应使患者知道"过敏是神经再生的自然现象，随着时间的推移而逐渐减轻"，只有通过反复使用，才能去掉敏感。消除过敏的方法，包括以下几种。

（1）先将手置于低速漩涡水中 15 ~ 30 min，以后逐渐增加漩涡速度，以患者能忍受为限。

（2）按摩过敏区，每次约 10 min，可用皮肤洗剂。有水肿者抬高患肢。

（3）用触摸拿取不同的物品以去除过敏。如不同纤维织物、皮毛、毛毯、丝织品、沙粒、口袋、泡沫塑料、冰块等反复触摸，从平滑到粗糙，逐渐适应，去除过敏。

三、感觉再"教育"

消除过敏之后进行神经再"教育"，神经感觉功能的恢复，不仅有赖于神经吻合的质量与再生纤维的多少，大脑皮质对新生神经末梢传来的刺激，也有一个"认识"的过程，再教育就是训练感觉再认识。方法如闭眼触摸不同形状、大小、质地的物件以区别之，即用拾物实验方法，训练慢感觉与快感觉的神经纤维。慢感觉神经纤维传导触觉或压力，可用 2PD 测试，快感觉神经纤维传导活动感觉。

（一）早期训练

一旦手的近侧有了持续的触觉或活动觉之后，则对慢感觉神经纤维开始再教育的训练。如用手的患区触摸铅笔、橡皮或其他钝性物体，给以不同的压力，先用眼睛看着触摸，再闭眼触摸。快感觉神经纤维地再训练是用钝性物体反复地擦划感觉区，以训练活动感觉。

（二）晚期训练

在手指尖有了固定的触觉与活动感之后，即用形状、质地、大小不同的物体，如铜钱、纽扣、曲别针等，由直视到闭眼去触摸识别。训练应在安静之处由治疗师进行。10 ~ 15 min 为一节。当患者了解其意义之后，可以自己进行练习。经过训练其 2PD 的进步较快，在 2 ~ 6 周可以出现 2 点识别能力，再经职业训练，即可适应工作。

四、肌力训练

肌肉一旦失去神经支配，即开始萎缩，用电刺激肌肉收缩以防止肌肉萎缩，需要持续地进行。需待肌肉重新获得神经支配，有了收缩活动，才能开始主动肌力训练。训练肌力最好结合有兴趣的活动，例如带有音乐节奏的肌力训练机来进行，职业训练亦可引起锻炼的兴趣。

此外，利用夹板支具，在周围神经损伤后使用夹板固定的目的有三。

（一）预防畸形

例如桡神经损伤后腕下垂，可发生掌指关节过伸挛缩，用托板保持腕关节在背伸功能位，则可防止此种畸形。腓总神经麻痹，用弹性吊带保持踝关节 90° 位，可防止足下垂。

（二）矫正畸形

如关节挛缩或肌肉轻度挛缩，用动力支具逐渐牵开。

（三）帮助功能

在神经恢复之前，利用电子支具帮住足下垂患者的步行就是一种。此种支具应根据每个患者的病情进行设计，使之合适，患者才乐于使用。

第七节 肌力降低与肌萎缩的康复

一、概述

人体的主动运动是由骨骼肌完成的。骨骼肌在神经的支配下进行收缩，肌肉收缩牵动骨骼而产生运动。骨骼肌纤维（肌细胞）有其巧妙的生理构造，在神经冲动的作用下，释放的 Ca^{2+} 与肌原蛋白结合，激活 ATP 酶分解 ATP 释放能量，拉动细肌丝产生肌肉的形变，完成人体需要的生理运动。

骨骼肌纤维有两种类型。Ⅰ型纤维又称慢纤维或红肌，是慢氧化型肌纤维。Ⅱ型纤维又称快纤维或白肌。Ⅱ型纤维又分为Ⅱa型纤维和Ⅱb型纤维，Ⅱa型纤维是糖原酵解－氧化型纤维；Ⅱb型纤维是糖原酵解型肌纤维。

肌萎缩是肌细胞的减少和／或死亡而表现出的肌肉体积的缩小。肌萎缩的结果是肌力降低，运动功能受限，继而日常生活活动能力和生活质量均受到不同程度的影响。

肌肉的长期废用、肌肉本身的病理变化以及所有影响肌肉的血液供应和／或神经营养的疾病均可能引起肌萎缩。肌肉的长期废用多源于骨折或关节脱位后的制动，也可能因为各种疾病造成的长期卧床；肌源性肌萎缩的病变是指多发性肌炎、进行性肌营养不良等疾病；神经源性的肌萎缩可由脊髓灰质炎、周围神经损伤等引起；严重的关节病变如膝骨关节炎等也可引起病变关节周围的肌肉萎缩。上述各种引起肌萎缩的原发疾病应由相应专科诊断及治疗，康复医师的任务是评价肌肉功能，制订肌肉功能康复的计划并组织实施。

在学习肌肉功能评定的方法和提高肌力的康复训练方法之前，首先需要了解各种肌肉收缩方式和运动的基本概念。

等长收缩是肌肉的静态收缩，在肌肉收缩时肌纤维长度不变，不产生关节活动，仅产生肌肉张力的变化。可将其视为角速度为 0°/s 的等速运动。

等张收缩是肌肉的动态收缩，在肌肉收缩时肌纤维长度改变，产生相应的关节活动，运动中肌肉的张力不变，运动的角速度不恒定。

等速运动是在肌肉的动态收缩引起相应关节活动的同时，专用设备提供与肌肉收缩力相匹配的顺应性阻力，保证该关节的活动是以设定的角速度在设定的关节活动范围内进行，运动中肌肉的张力发生变化、肌纤维长度改变。

向心性收缩是肌肉的动态收缩，在肌肉收缩时肌纤维长度缩短，产生相应的关节运动。

离心性收缩是肌肉的动态收缩，在肌肉收缩时肌纤维长度增加，产生相应的关节运动。

二、康复评定

肌肉功能的评定包括肌肉的形态学评定，如肌肉的长度、肌肉的体积，甚至肌肉的肌纤维类型等，肌肉功能的评定更重要的是肌肉的生理学评定，如肌力、肌张力、肌肉的电生理等。本节重点介绍肌力的评定。

肌力评定的方法有许多，临床应用最多的是徒手肌力评定，在康复医学中还经常应用等长肌力评定、等张肌力评定和等速肌力评定。无论用何种方法进行肌力评定，为了达到准确的结果，都需要注意以下几点：①评定前对患者进行充分的解释，解释包括评定的目的和具体的评定方法，取得患者理解配合。②评定前指导患者进行全身或评定部位简单的准备活动，既能避免可能的伤害，又使患者能发挥出最大的肌力。③指导患者使用规范化动作进行评定。④在评定中给予适当口令引导和鼓励,达到最佳评定效果。⑤若运动中患者出现局部肢体疼痛症状,评定以不引起明显疼痛为度,并在评定结果中注明出现疼痛。⑥如果需要使用仪器评定时,一定先校准仪器各项参数。⑦应避免在剧烈运动后、疲劳时或饱餐后等时间进行评定。⑧各种疾病在病情不允许患者用力时,不宜测试肌力。

肌力评定是制订肌肉康复方案的前提,一般先对全身可能受累的多个肌群进行徒手肌力评定,再根据具体问题及可能应用的康复方法选择其他更精确的评定方法。

(一)徒手肌力评定(manual muscle testing,MMT)

1916年Lovett提出徒手肌力评定的方法后,被各科临床医师广为接受,由于这种方法简便易行,成为应用最广泛的肌力评定方法。

徒手肌力评定方法分级的原则是如表7-7所示。

表7-7 徒手肌力评定结果判定

级别	特点
5	能对抗的阻力与正常相应肌肉的相同,且能做全范围的活动
5⁻	能对抗的阻力与5级相同,但活动范围在50%~100%
4⁺	在活动的初中期能对抗的阻力同4级,但在末期能对抗5级阻力
4	能对抗阻力,但其大小达不到5级水平
4⁻	能对抗的阻力与4级同,但活动范围在50%~100%
3⁺	能做抗重力运动,运动末期能对抗一定的阻力
3	能做抗重力运动,能完成100%范围,但不能对抗任何阻力
3⁻	能做抗重力运动,但活动范围在50%~100%
2⁺	能抗重力运动,但运动范围小于50%
2	不能抗重力,消除重力影响后能做全范围活动
2⁺	能在消除重力影响下活动,但活动范围在50%~100%
1	触诊能发现有肌肉收缩,但不能引起任何关节活动
0	无任何肌肉收缩迹象

(1)依据施加阻力的大小,并与健侧比较,判断肌力级别4级或5级。

(2)依据能否抗重力判断肌力级别2级和3级(除手指、足趾)。

(3)依据能否在全关节活动范围内运动,判断相应级别的亚组。

(4)依据目测肌肉收缩或触诊肌肉收缩判断肌力级别0级和1级。

四肢主要大肌群徒手肌力评定方法的具体实施见表7-8,未列入表7-8的肌肉徒手肌力检查可参阅相关康复专著。每组肌群的评定从3级开始,可完成3级动作,在其基础上增加阻力,根据抗阻力的能力决定评定结果。如果不能完成3级动作,转换为2级动作,根据完成该动作的质量进行评级。如果不能完成2级动作,转换为0级和1级的姿势,试图进行该动作,并同时触摸有无肌肉收缩,根据触诊结果,决定评定等级。如果有被动关节活动受限、肌痉挛或疼痛,应在评定表中予以注明。

徒手肌力评定的优点是使用方便,无仪器设备,对全身各个肌群都可以进行评定,无论各组肌群的功能在何种水平都可以进行评定。它的缺点是定量粗糙,测试者主观误差不易消除。如果需要定量准确的肌力评定,就需要采取以下的肌力评定方法。

(二)等长肌力评定

等长肌力评定是对肌肉静力性收缩的强度的评测方法,它测定关节活动范围中的某一角度下的最大肌力或耐力。常用的方法如下。

(1)握力:使用握力计测试,将握力计指针放置零点,嘱测试者上肢垂于体侧,用最大力握住握力计,读取握力计上的指针所指示的公斤数,重复2~3次,取最大值。正常值为测试者体重的50%。

(2)背拉力:使用背力计,将背力计指针调零,嘱测试者双膝伸直站立,将背力计手把调节至测试者膝高度,测试者双手握住背力计用最大力抬上身,读取指针刻度。正常值男性为体重的1.5~2倍,女性为体重的1~1.5倍。

（3）腹肌：使用秒表，测试者仰卧位，嘱其双下肢伸直并拢抬高至与床面45°角度时尽量保持该姿势，计算时间，正常值60秒。

表7-8 四肢主要肌肉徒手肌力评定方法

肌肉	0级和1级姿势	2级动作	3级以上动作
三角肌前部喙肱肌	仰卧，尝试屈曲肩关节	非检侧侧卧，受检侧在滑板上主动屈曲肩关节	坐位，肩内旋肘屈曲掌心向下，主动屈曲肩关节，阻力施于上臂远端
三角肌后部大圆肌、背阔肌	俯卧，尝试后伸肩关节	非检侧侧卧，受检侧在滑板上主动伸展肩关节	俯卧，主动伸展肩关节，阻力施于上臂远端
三角肌中部冈上肌	仰卧，尝试外展肩关节	仰卧，上肢在滑板上主动伸展	坐位，肘屈曲，主动外展肩关节，阻力施于上臂远端
肱二头肌肱肌、肱桡肌	坐位，上肢于滑板上肩关节外展，尝试屈曲肘关节	坐位，上肢于滑板上，肩关节外展，主动屈曲肘关节	坐位，上肢下垂，主动屈曲肘关节，阻力施于前臂远端
肱三头肌肘肌	坐位，上肢于滑板上，肩关节外展肘关节屈曲，尝试伸展肘关节	坐位，上肢于滑板上，肩关节外展肘关节屈曲，主动伸展肘关节	俯卧，肩关节外展，肘关节屈曲，前臂垂于床边，主动伸展肘关节，阻力施于前臂远端
髂腰肌	仰卧，尝试屈曲髋关节	受检侧侧卧，由检查者托住非检侧下肢，受检侧主动屈曲髋关节	仰卧，小腿悬垂于床缘外，主动屈曲髋关节，阻力施于大腿远端伸侧
臀大肌	俯卧，尝试伸展髋关节	受检侧侧卧，由检查者托住非检侧下肢，受检侧主动伸展髋关节	俯卧屈曲膝关节，主动伸展髋关节，阻力施于大腿远端屈侧
臀中肌、臀小肌阔筋膜张肌	仰卧，尝试外展髋关节	仰卧，下肢于滑板上主动外展髋关节	非检侧侧卧，非检侧下肢屈曲，受检侧主动外展髋关节，阻力施于大腿远端外侧
腘绳肌	仰卧，尝试屈曲髋关节	受检侧侧卧，由检查者托住非检侧下肢，受检侧主动屈曲膝关节	俯卧，主动屈曲膝关节，阻力施于小腿远端屈侧
股四头肌	仰卧，尝试伸展膝关节	受检侧侧卧，由检查者托住非检侧下肢，受检侧主动伸展膝关节	仰卧，小腿悬垂于床缘外，主动伸展膝关节，阻力施于小腿远端伸侧

（4）背肌：使用秒表，测试者俯卧位，双手抱头，将测试者脐以上身体悬空，嘱其保持上身与地面水平位置，计算时间，正常值60秒。

（三）等张肌力评定

等张肌力评定是对肌力的动态评测方法。在全关节活动范围中，各个角度的最大肌力各不相同。在一般情况下，在全关节活动范围的两端肌力弱，在全关节活动范围的中段肌力强。全关节活动范围内最弱的肌力的大小决定了人体可完成的功能活动的最高限度。等张肌力评定即是测定关节活动范围中肌力最弱角度时的最大肌力。

对于能够对抗肢体重力和阻力的肌群，需要测定最大阻力数值。常测定该肌群能完成10次全范围关节活动的最大阻力，即10 RM（10 repetition maximum，10 RM）。

对于不能对抗肢体重力的肌群，测定在辅助下该肌群能完成10次全范围关节的最小辅助力，以10 RM_0 表示。

（四）等速肌力评定

等速肌力评定是应用等速运动装置，测定某一关节以选定的角速度运动时，相应肌群在全关节活动范围内的每一角度的最大肌力。在测定过程中，无论肌肉如何增加用力程度，关节活动的角速度只能按照预先设定的角速度不变，只是仪器自动瞬时变化对运动的阻力。该阻力为顺应性阻力，是随着被测试者的肌力大小而变化的。临床常应用的测试角速度是慢速测试60°/s、快速测试180°/s。等速肌力评定需要一定的设备,常用的设备有 Cybex,Biodex,Kin-Corn,Lido 等。等速肌力评定的方法是研究肌肉功能及肌肉力学特性的最佳方法,它可提供多种数据,包括峰力矩、峰力矩体重比、屈伸肌力矩比、总做功量、平均功率、最大关节活动范围、峰力矩角度、指定角度力矩、耐力比等,它可分别测定向心收缩、离心收缩、等长收缩的数据,也可同时完成主动肌和拮抗肌测试。但是等速肌力评定应用范围有限制,它不能用于徒手肌力评定3级及3级以下的肌肉的肌力评定,也不能用于手部肌肉肌力的评定。等速运动装置价格昂贵,操作复杂费时,不同型号仪器不能比较,这些因素限制了它在临床的广泛应用。

三、康复治疗

(一)增强肌力的机制

肌肉在反复收缩的过程中逐渐消耗内源性能量、蛋白质和酶等物质,使肌肉的物质水平和功能水平逐渐降低,产生疲劳。肌肉收缩活动完成以后,通过血液循环等各种人体机制的自身调整,逐渐重新补充能量、蛋白质和酶等物质,使肌肉的功能逐渐恢复至原有水平,疲劳感消除。但是这种恢复过程在达到原有水平后不立即停止,而是出现一个超量恢复的阶段,在超量恢复阶段,无论肌肉的物质水平还是功能水平都较产生疲劳之前有所提高。但是超量恢复阶段不持续存在,随着时间的推移,肌肉的物质形态功能都将回到原有水平(图7-5)。

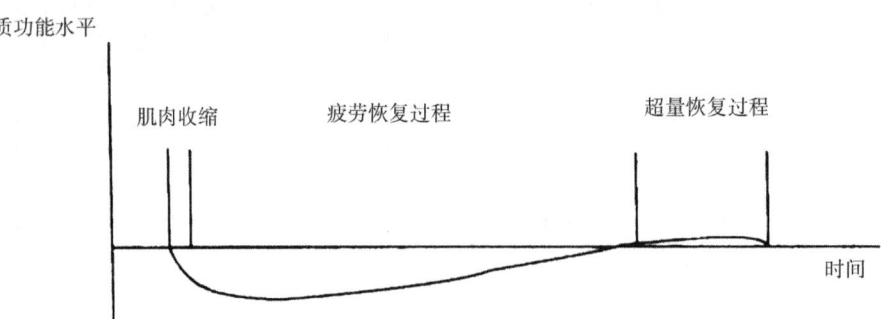

图 7-5 肌肉反复收缩后物质功能水平随时间变化的示意图

如果在超量恢复阶段再次进行肌肉反复收缩训练,肌肉的物质水平和功能水平都将在一个新的较原来略高的水平上重复上述消耗、疲劳、疲劳恢复和超量恢复的过程。如此反复叠加,肌肉体积增大,肌纤维增粗,收缩蛋白、肌蛋白、酶蛋白增加,ATP、热能含量和糖原储备增加,毛细血管密度增加,肌肉功能逐渐得到提高,肌力得到增强。

(二)增强肌力训练的原则

根据肌力增强的机制,增强肌力的训练必须达到一定运动量。训练必须产生肌肉疲劳,无肌肉疲劳,就无超量恢复,也不可能使肌力增强。在肌力训练中,还应注意训练频度,理论上应使每一次训练在前一次训练的超量恢复阶段。如果训练太频繁,恢复时间太短,就加重了肌肉的疲劳,易引起损伤;如果训练间隔时间太长,超量恢复阶段已过,又从原有水平开始,训练结果无从积累叠加。

增强肌力训练的运动量与阻力大小和重复次数相关。当训练中应用的阻力为肌肉能对抗的最大阻力的40%以下时,主要募集Ⅰ型肌纤维,肌肉不易产生疲劳,重复较多次数或维持较长时间才能达到应有的运动量。当训练中应用的阻力为肌肉能对抗的最大阻力的40%以上时,主要募集Ⅱa型和Ⅱb型肌纤维,肌肉容易疲劳,只能重复很少次数或持续很短时间即达到应有的运动量。应根据训练目标决定训练时的阻力。

(三)增强肌力训练的具体方法

增强肌力的方法很多,本文仅介绍最常用的方法,在临床应根据患者的具体情况和临床所具备的条件进行选择。

(1)传递神经冲动的练习:在对肌肉实行电刺激的同时,让患者在主观意识方面进行该肌肉收缩的指令;或在被动活动的同时,让患者对该被动活动的主动肌进行主观意识的肌肉收缩指令。这种主观意识的指令,是大脑皮质运动区发放的神经冲动,通过脊髓前角细胞向周围传递至特定肌肉,它可以活跃神经轴生物电活动,增强神经营养作用,促进神经的再生。

(2)肌电生物反馈:将肌肉收缩的肌电信号采集后放大,放大的信号转变为可视或可听的信号,使患者能对肌肉收缩的程度有量化的认识,并进一步通过主观努力增强肌肉收缩程度。

(3)助力运动:在患者进行肌肉主动收缩时,施加外力帮助,完成整体运动。注意施加外力最好给予最低可完成运动的助力。助力的来源可以是患者自身的健肢、他人、滑轮和砂带等配套器械。

(4)免负荷运动:除重力的主动运动。除重力的方法可为利用水的浮力、利用悬吊装置、利用光滑支撑面等。

(5)主动运动:患者主动进行某关节的抗自身肢体重力的无外力帮助的运动。

(6)等长练习:肌肉的静力性收缩练习,练习参数可为最大负荷,持续收缩6秒,休息6秒,重复20次,每天一组;也可为最大负荷,持续收缩10秒,休息10秒,重复10次为一组,共10组。等长练习为静力性训练,可用于关节活动疼痛或肢体固定时,可在关节活动明显受限或存在关节损伤或炎症时应用,它无须特殊仪器,操作简单,可在家庭训练,费用低。但是等长练习无关节活动,无改善运动控制作用。肌力的增加局限于训练的特定角度,有角度特异性,一般认为有效的生理溢流范围为±10度,训练负荷和结果难用客观标准衡量。为了克服等长练习的角度特异性的不足,可每间隔20度做多角度等长练习(multi-angle isometric exercise,MIE)。

(7)徒手抗阻练习:患者主动进行某一关节活动,治疗师用手在该肢体远端施加与运动相反的阻力,阻力大小应与肌力相匹配。重复8~10次或根据患者练习中的反应决定练习参数。

(8)等张练习:利用哑铃、砂带、肌力训练器械等作为阻力进行抗阻训练。阻力根据等张肌力评定结10 RM确定。渐进抗阻练习(progressive resistance exercise PRE)的阻力第1组为10 RM的50%,第2组为10 RM的75%,第3组为10 RM的100%,每组练习10次,组间休息1 min。渐减抗阻练习的阻力分别为10 RM的100%、75%和50%,其余参数同前。等张练习可隔日1次或每周4~5次。等张练习方法简单,无须特殊设备,可进行许多关节的训练,该方法可增加全关节活动范围内的肌力,可改善肌肉的神经控制,可改善血液淋巴循环和关节软骨营养,可进行向心、离心训练。但是等张练习不适于关节挛缩、关节内损伤、运动时疼痛的患者,不易进行不同速度的训练,在训练中只能选择全关节活动范围中负荷的最小阻力,阻力矩与最大力矩不一致,影响训练效果。

(9)等速肌力训练:利用等速运动装置。对某一关节进行主动肌与拮抗肌的肌力训练。常用的训练方案为速度谱练习方案(velocity spectrum rehabilitation program,VSRP),即选用60°/s、90°/s、120°/s、150°/s、180°/s、180°/s、150°/s、120°/s、90°/s、60°/s 10种角速度,每组重复10次,间隙30秒,一个VSRP后休息3 min,酌情进行1~3个VSRP,至第10组峰力矩比第一组下降50%为止。每周3次。等速肌力训练可达最大关节活动幅度,关节运动角速度恒定不变,仪器提供的阻力为顺应性阻力,肌肉在整个活动范围内始终承受最大阻力,保证全过程每时每刻适宜的阻力,既保证训练阻力,又不会过度负荷,训练安全,可用于早期康复,可同时训练主动肌和拮抗肌,可提供不同的训练角速度,适应功能速度的需要,可提供反馈信息,可进行向心、离心训练,也可根据需要进行限定训练角度的短弧等速练习(short arc isokinet-ic exercise,SAI)。但是由于等速运动装置价格昂贵,操作费时,技术要求高,不易普及应用。

(10)短暂最大收缩练习(brief maximal exercise,BME):是等张练习和等长练习的组合训练,肌肉先进行等张收缩,再持续最大等长收缩5~10 s,然后放松,重复5次。

(四)增强肌力的康复方案的制订

肌力评定是制订增强肌力的康复方案的基础。最简易、最普遍应用的肌力评定方法是徒手肌力检查。因此本文介绍在徒手肌力检查的结果的指导下,如何选择增强肌力的训练方法。

肌力0级:可使用电刺激延缓肌萎缩,可进行传递神经冲动的练习。在进行传递神经冲动的练习的同时,进行被动运动则效果更佳。

肌力1级:可应用电刺激方法,可选用肌电生物反馈进行训练。

肌力2级:可应用电刺激方法和肌电生物反馈训练,也可选用助力运动或免负荷运动。

肌力3级：进行抗自身重力的主动运动训练。

肌力4级：进行抗阻训练，根据患者具体情况和所具备的器械条件，可选择徒手抗阻练习、等张练习、等速肌力训练或短暂最大收缩练习，可单独应用上述某项训练，也可相互组合。根据患者个体的病理及功能，变换训练时的阻力强度、训练角度等参数，使得增强肌力的训练既有针对性，又达到可引起超量恢复的运动量，循序渐进。

（五）增强肌力练习的注意事项

（1）运动量与练习频度：遵循引起疲劳，但不过度疲劳，能达到超量恢复的原则。当患者再次练习时应表现为肌力增加，练习者主观感觉疲劳消除，对训练表现出较高的积极性和信心。

（2）无痛：疼痛为损伤信号，在肌力训练中应该避免。让患者在无痛范围内进行用力。如果出现疼痛，疼痛感觉可反射性地抑制脊髓前角细胞，进而影响肌肉收缩。因此所有的增强肌力的训练都应遵循无痛的原则。

（3）适当动员：增强肌力的练习需要患者的主观努力，因此在训练开始之前，应该向患者解释清楚训练的目的和方法，取得患者的配合。在训练过程中应有适当的语言鼓励，并向患者显示训练的效果，以提高患者的信心，并支持患者能够坚持训练。应向患者介绍增强肌力的原理，使患者能够掌握科学的方法，避免过度训练的损伤。

（4）注意心血管反应：肌肉的用力收缩，会引起心率血压升高，应予以重视，避免由于不恰当的用力造成不良后果。在开始进行增强肌力的训练之前，应了解患者心血管情况，在此基础上制订训练方案。

第八章
颈肩腰腿痛康复

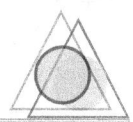

第一节 颈椎病

颈椎病，又名颈椎综合征、颈肩综合征、颈肩手综合征，主要是由于颈椎的骨关节、椎间盘及其周围软组织的损伤、退变导致颈神经根、椎动静脉、颈交感神经以及颈段脊髓受到压迫或刺激后所引起的一系列复杂的症状。

医学界对颈椎病的认识近几十年才逐步加深，过去认为该病是老年性骨质增生、椎间盘变性而发病，是少见病，在诊断上主要依靠 X 线颈椎片上有骨质增生和椎间盘变性等为依据，许多患者（特别是年轻患者）临床症状十分明显而 X 线片无上述改变而被排除本病，将颈椎病误诊为颈神经根综合征、颈椎骨关节炎、颈椎关节强硬症、颈椎退行性关节病、颈椎综合征等是十分普遍的，但随着 X 线技术的发展，特别是 CT 和 MRI 的应用，使认识产生了飞跃。

一、病因、病理

颈椎介于活动频繁而且重量较大的头颅与缺少活动而比较稳定的胸椎之间，其活动度大，且负重较多，而解剖结构却相对薄弱，故颈椎尤其是下颈椎较其他部位的颈椎易发生劳损。颈椎因长期劳损而发生进行性的椎间盘退变，其结果是在某种外力（如损伤）的影响下而出现纤维环破裂与髓核突出；或因髓核逐渐失去弹性而萎缩、纤维环外膨及椎间隙变窄等。椎间隙的狭窄，使得椎间诸韧带逐渐松弛，椎骨间连接失去稳定，以致椎体和椎间关节不断发生创伤。久之，会发生反应性的椎体边缘、后关节、钩椎关节骨质增生，黄韧带肥厚或钙化，使椎间孔和椎管狭窄及椎体关节脱位等。上述的各种病理性改变呈进行性加重，当发展到一定程度，即可因单一或综合作用而导致脊髓、神经根或椎动脉等邻近组织受压或被牵拉，从而产生相应的临床症状。

由于颈椎解剖结构的特殊性，病理改变也有特点：单纯椎间盘突出者较少见，仅占 5% 左右；最常见的改变是骨质增生，尤其是钩椎关节骨刺形成，后者往往是造成颈神经根与椎动脉受压的主要原因。有时椎体后缘赘形成并突入椎管可压迫脊髓。此外，某种程度的发育性的椎管狭窄（前后径 < 12 ~ 14 mm），对颈椎病的发生也有较大的影响。近几年的发现，此种异常并不少见。在此基础上，一旦发生颈椎退行性变，即使程度较轻，也可引起较严重的临床症状。

二、临床表现、分型与诊断

临床症状是诊断的第一依据，颈椎病的临床表现较为复杂，根据受压部位、组织的不同及所表现的不同临床症状，可将颈椎病分为以下 6 种类型。

1. 颈型

最为常见，发生于颈椎退行性变初期。

（1）症状：临床表现为枕、颈、肩部疼痛、酸胀不适等异常感觉。由于颈椎退变，使椎间盘纤维环、韧带、关节囊及骨膜等组织的神经末梢受刺激而产生颈痛及反射性颈肌痉挛。疼痛多因睡眠时头颈位置不当，受凉或颈部突然扭转而诱发，所以常在清晨起床后出现，一般为深而弥散持续酸痛和钻痛，可累及颈部、肩部及胸背部，甚至向后头部及上肢扩散。但和根性痛不同，并不沿周围神经干的走向传导。疼痛常随颈部活动而加剧，并伴有颈部僵硬感。

（2）体征：头部向患侧倾斜，颈生理曲度变直，颈肌紧张及活动受限。在肌腱附着点、筋膜、韧带及颈椎棘突旁常有明显压痛点，一般无神经功能障碍的体征。

（3）影像学检查：X线显示颈椎曲度改变或椎间关节不稳；MRI显示颈椎间盘变性。

2. 神经根型

较多见，常见于30～50岁，是由突出的椎间盘、增生的小关节及钩椎关节压迫或刺激神经根引起，可累及一根或多根神经根，单侧多见，亦可为双侧。

（1）症状：颈肩部疼痛或刀割样痛，可沿神经根支配区域放射到上臂、前臂和手指，仰头、咳嗽、喷嚏往往可诱发或加重疼痛；颈部活动受限，有时可伴有头皮痛、耳鸣、头晕；较重者手指麻木，活动不灵，精细动作难以完成。

（2）体征：颈部强直、活动受限、生理前凸减少，重者头部处于强迫位置，如向前向健侧轻曲等。颈椎棘突横突及锁骨上窝等多有明显压痛点，其中最有诊断意义者乃相应颈椎横突尖前侧有放射性压痛；椎间孔挤压试验和臂丛神经牵拉试验常为阳性；部分患者亦可有患侧上肢感觉运动障碍及放射改变；病程长者，受累神经根所支配的肌肉可发生萎缩。

（3）影像学检查：X线检查颈椎生理弯曲减小、变直或反向，受累节段钩椎关节、椎后关节增生，骨赘形成；部分患者项韧带钙化、椎间隙变窄。MRI显示受累椎间盘变性、髓核突出偏向一侧，神经根受压迫。CT显示钩椎关节、后关节突部增生，椎间孔前后径狭窄。

3. 椎动脉型

椎动脉型颈椎病是由于颈椎退变，钩椎关节有向侧方增生，或后伸型椎体半脱位，致使上关节突向前滑脱，直接压迫椎动脉使其管腔狭窄或闭塞，或刺激椎动脉周围的交感神经丛，使椎-基底动脉系统的血管痉挛，或椎动脉畸形，粥样硬化，前斜角肌痉挛压迫锁骨下动脉而产生的椎-基底动脉供血不足的临床症状。

（1）症状。

偏头痛：是由于椎-基底动脉供血不足致使侧支循环血管扩张而引起的一种血管型头痛。常为发作性，持续数分钟、数小时或更长；偶尔亦可为持续性痛阵发性加剧，而且往往在早晨起床后，转动头颈或乘车颠簸时出现或加剧。疼痛主要位于一侧的颈枕部或颈顶部，性质多为跳痛（搏动性痛）或灼痛，并常伴有患区酸胀等异感。发作时，疼痛常由颈后部开始，迅速扩至耳后及枕顶区，有时可向眼眶区和鼻根部反射。有些发作可合并有眼前一阵发黑或闪光等视觉症状，并在疼痛剧烈时出现恶心、呕吐、出汗、流涎，以及心慌、憋气、扎压改变等自主神经功能紊乱症状。个别头痛发作时尚可伴有面部、硬腭、舌或咽部疼痛、麻木、刺痒或异物感觉。因其症状颇似偏头痛，故有颈性偏头痛之称。

眩晕：为椎动脉型颈椎病的最常见症状，由耳及脑部缺血所致，患者有自觉周围景物沿一定方向旋转的幻觉，或有身体摇晃，立行不稳或地面转移、倾斜、下陷等感觉。眩晕常呈发作性，往往在变换体位，头部突然过度旋转或伸屈时被诱发或加剧，重者可出现一过性意识障碍和摔倒，但多在摔倒后因颈部位置改变而立即清醒，并能自己爬起来继续活动。眩晕发作时间长短不一，短者几秒钟，长者几小时或更久。

视觉症状：主要由于大脑后动脉缺血所致。其表现为发作性视力减弱，眼前闪光、暗点，视野缺损，并偶有复视、幻视等。视觉症状可因颈部过伸而加重。

听觉症状：在眩晕发作时，可伴有耳鸣和听力减退。某些长期反复发作者，可出现渐进性耳聋。

咽部症状：少见。其主要表现为发作性咽部疼痛，伴有蚁行、刺痒及异物感，甚或出现干咳、声音嘶哑、呛咳及咽反射减弱等。

（2）体征：椎动脉点压痛：乳突尖和枢椎棘突连线外1/3交界处的下方及胸锁乳突肌后缘的后方压痛及异物感，类似颈型颈椎病的体征。影像学检查符合颈椎病的特征性改变。椎动脉造影显示椎动脉狭窄、闭塞或畸形。脑血流图或三维穿颅多普勒（TCD）显示血流速度和波形改变。

（3）鉴别诊断。

①枕神经痛：亦可呈发作性颈枕部疼痛，但疼痛性质多为刺痛或刀割样痛，一般无搏动性痛，且常由颈枕部呈闪电样向头顶乃至前额部放射，极少伴有恶心和呕吐，枕大、小神经出口处常有明显压痛，其分布区内有感觉过敏或减退。

②梅尼埃病：是一种以眩晕、耳鸣、耳聋为突出症状的发作性疾病。发作期呈剧烈的旋转性眩晕、耳鸣以及听力减退，颇与椎动脉型颈椎病的耳蜗前庭症状类似，但多有眼球震颤，Bomderg征阳性，前庭功能试验及电测听检查异常，无其他椎－基底动脉供血不足的表现，神经系统检查亦无异常发现，可资鉴别。

4. 交感神经型

由于增生性突出物在椎间孔或横突孔处刺激或压迫交感神经，所引起的复杂的临床症状。其症状累及范围特别广泛，可包括患侧的上部分躯干、头部及上肢，即颈交感神经所分布的所谓"上象限区"。该颈椎病的主要临床表现有：

（1）疼痛与感觉障碍：交感神经痛的特点主要为酸痛、压迫性或灼性钝痛，其产生的部位多较深在，界限模糊，并具有弥散扩散倾向，但并不沿周围神经干的路径传播。与颈型颈椎病相似，但与神经根型颈椎病不同。查体可发现患区的皮肤有界限模糊的痛觉过敏与异常，尤其深部感觉更为敏感，往往在活动多、负荷大和交感神经纤维比较丰富的部位有显著的压痛，如肩颈部肌腱、韧带和筋膜的附着点，肩关节周围等处。此外，疼痛还常伴有肌肉痉挛和强直的反应，如产生前斜角肌综合征等。

（2）血管运动与神经营养障碍：由于交感神经长期受刺激，可引起患侧上肢的血管运动及营养障碍。如表现为肢体受凉、发绀、水肿、汗腺分泌改变，皮肤变薄，关节周围组织萎缩、纤维化乃至关节强直，骨质疏松或钙化等。故有人认为颈椎退变以致交感神经功能长期失调，对诸如肩关节周围炎、肩-手综合征以及肱骨上髁炎等疾病的发生有很大影响。

（3）心脏症状：其主要表现为心前区疼痛（所以有人称之为颈性心绞痛），常呈持续时间较长的压迫痛或钻痛，亦可呈发作性特点而往往持续1~2h。发作期多只有肩痛，有些亦可始于心区。其最大特点是转动颈部，向上高举手臂或咳嗽、打喷嚏时疼痛可明显加剧。亦常伴有心跳加速，个别甚至出现期前收缩。ECG一般正常。颈椎或上胸椎X线摄片显示退行性改变征象。颈性心绞痛与心绞痛的区别如表8-1所示。

表8-1 颈性心绞痛与心绞痛的区别

	颈性心绞痛	心绞痛
疼痛部位	先肩部，肩胛区，后心前区	心前胸骨后向左肩臂放射
颈臂活动、咳嗽时对痛的影响	加剧	无影响
发作时限	1~2h	5~30 min
颈椎病的其他症状	有	无
发作时的恐惧感	无	有
硝酸甘油类药物作用	无效	疼痛缓解
ECG	无异常	多有异常

5. 脊髓型

本型较少见，占颈椎病的10%~15%，是由于椎体后缘增生，椎间盘中央型突出，后纵韧带或肥厚的黄韧带突出椎管内，反应性硬脊膜周围炎使脊髓受压，或因交感神经受刺激而引起的脊髓血管痉挛等原因造成的脊髓变性坏死，以及肢体功能障碍为特点的一系列症状。可根据以下几点诊断。

（1）病程：多较长，可持续数年至十几年，发展缓慢，常有长短不等的症状缓解期。

（2）运动障碍：节段性脊髓前角损害，通常局限于一节或少数几节的范围，且部位较固定，无扩展的趋势。椎体束性障碍多不十分严重，往往发病多年仍保留一定的下肢活动能力。但亦有下肢先出现酸软无力者。

（3）感觉障碍：主要为传导束型浅感觉减退，其上界常低于实际平面数个节段。根性感觉障碍则不明显，常有足下似踩棉花的感觉。

（4）脑脊液的变化：腰穿做奎氏试验，在头部自然位压颈时，常见蛛网膜下部分梗阻，完全梗阻者少见；但头部处于过伸位时，则其梗阻程度增加乃至完全梗阻。脑脊液内蛋白轻度增高。

（5）X线平片：颈椎平片大多有颈椎病的特征性改变，尤其较常见椎体后缘唇样骨赘及椎管前后径缩小，下颈椎的最小前后径在 12～14 mm 以下。

（6）CT或MR：清楚显示颈髓受压情况和部位。

（7）脊髓碘油造影检查：常于 $C_{5～6}$ 或 $C_{6～7}$ 椎间隙处有油柱充盈缺损，正位呈中央部或侧方缺损或完全中断，侧位则显示腹侧缺损或中断。

（8）鉴别诊断：脊髓型颈椎病需与下列具有类似表现的疾病相鉴别。

进行性脊髓性肌萎缩：多为青壮年发病，常以对称性大小鱼际肌萎缩、无力为好发症状，之后逐渐累及上肢、躯干及下肢，可伴有肌束震颤，全身感觉正常，病理征阳性。

肌萎缩性侧索硬化症：40岁前后发病，以上下运动神经元同时损害为特性。肌萎缩可累及身体任何部位，但以手部肌萎缩为首发症状者多见。因锥体束受损，早期出现腱反射亢进，病理征阳性，随病情进展可出现吞咽困难。病情进展较快，一般无客观感觉异常，但常有主观感觉异常，如麻木、疼痛等。肌电图检查有助于诊断。

脊髓空洞征：多数于30岁左右发病，以节段性分离感觉障碍为特征，可伴有上肢肌力减退、肌萎缩、皮肤营养障碍、关节损害、脊柱侧弯等。MRI检查可明确诊断。

脊髓内肿瘤：进展较快，发病后较早出现四肢肌力、感觉及膀胱功能障碍，脑脊液蛋白量增多，MRI检查有助于鉴别。

6. 混合型颈椎病

临床上遇有上述两型或两型以上的症状体征者，即可视为混合型颈椎病，本型颈椎病临床上最为常见。因为神经根、椎动脉、交感神经纤维、颈脊髓等组织在解剖上密切相关，当椎间盘向后侧突出时，即可同时压迫两种或两种以上的组织，如同时压迫颈神经根和交感神经即为神经根交感型颈椎病，同时压迫颈脊髓和神经根，即可为脊髓神经根型颈椎病。有时颈椎后缘骨赘向后突出可压迫脊髓，两端可压迫神经根和椎动脉的，即出现截瘫或四肢瘫痪，以及出现病变水平的神经根受累症状，并有椎动脉缺血。因此，从解剖和生理上看，多种组织混合受累是绝对的。

三、功能评定

1. 颈椎活动情况

颈椎可沿冠状轴做屈伸活动，沿矢状轴做侧屈运动，沿纵轴做侧旋运动。正常情况下，颈椎活动度如下：前屈 35°～45°，后伸 35°～45°，左右侧屈各 45°，左右侧旋各 60°～80°。颈肩痛的患者通常有不同程度的颈椎活动受限。

2. 肌力测定

肌力测定是指对肌肉或神经—肌肉损害做出确切评定的手段。肌力测定的手段有多种，有些手段如Cybex等速运动仪能精确测量肌力，但该类仪器昂贵，操作较复杂，国内尚不能广泛应用。目前临床多采用徒手肌力检查法，与之相应的评定方法有多种，如6级评定法、10级评定法及13级评定法。最常用的是6级评定法，其评定标准如下：0级，无肌肉收缩表现；1级，肌肉有轻微收缩，但不产生关节活动；2级，在无重力下能使相关关节产生全程活动；3级，能抵抗重力，并使相关关节产生全程活动；4级，能抵抗一定阻力，并使相关关节产生全程活动；5级，正常，能抵抗最大阻力，并使相关关节产生全程活动。神经根型、脊髓型颈椎病等常伴有上肢或四肢肌力改变，准确的肌力测定有助于了解患者的功能状况，并对疗效进行评估。

3. 颈椎生理曲度的检查

颈肩痛患者常因椎旁肌的急慢性病变、颈椎退行性改变等因素而导致颈椎生理曲度改变，常见的有颈椎生理弯曲减少或后凸畸形、斜颈等。

4. 脊柱稳定性评定

脊柱稳定是指在生理负载的范围内，脊柱功能单位不发生异常的变形、移位或异常的过度活动，也不出现脊髓及神经系统功能损害。脊柱不稳定是由于脊柱功能单位或辅助结构的损害，造成在正常生理负载的情况下，脊柱功能单位失去维持正常结构关系的能力，发生了异常的活动、移位或引起进行性加重的畸形，或引起脊髓神经功能损害。腰椎不稳定是腰背痛最常见的原因之一，评价腰椎不稳定的标准有多种，对退行性脊柱不稳定，目前临床多使用过屈过伸动态 X 线片检查，与邻近的椎间隙成角超过 15° 或移位超过 3 mm，就能诊断脊柱不稳定。

5. 颈椎病的特殊检查

①压顶实验（又称 Spurlling 实验）：患者头偏向患侧，检查者用手向下压迫患者头部出现患侧上肢放射性疼痛或麻木为阳性；②臂丛神经牵拉实验（又称 Eaten 实验）：检查者用手抵于患者患侧颞顶部，并将其推向健侧，另一手握住患者手腕将其牵向其相反方向，出现患侧上肢放射性疼痛或麻木为阳性；③椎间孔分离实验（又称引颈实验）：患者坐位，检查者双手分别托住患者的枕骨和下颌，同时缓慢用力将患者头部向上牵引，原有上肢麻痛缓解为阳性。

6. 脊髓型颈椎病脊髓功能状态评定

目前较为常用的是日本骨科学会（Japan Orthopedic Association，JOA）对脊髓型颈椎病的评定方法，如表 8-2 所示。

表 8-2　脊髓型颈椎病的 JOA 评分表

内容		评分		
Ⅰ	上肢运动功能			
ⅰ	患者不能用筷或勺进食	0		
ⅱ	患者能用勺而不能用筷进食	1		
ⅲ	虽手不灵活，但能持筷	2		
ⅳ	正常	3		
Ⅱ	下肢运动功能			
ⅰ	患者不能行走	0		
ⅱ	患者在平坦区域内行走也需用支持物	1		
ⅲ	患者在平地行走可不用支持物，但上下楼梯时需用	2		
ⅳ	患者在平地行走或上下楼时不用支持物，但下肢不灵活	3		
ⅴ	正常	4		
Ⅲ	感觉障碍	明显	轻度	正常
ⅰ	上肢	0	1	2
ⅱ	下肢	0	1	2
ⅲ	躯干	0	1	2
Ⅳ	膀胱功能			
ⅰ	尿潴留	0		
ⅱ	严重排尿困难	1		
ⅲ	轻度排尿困难	2		
ⅳ	正常	3		

四、康复治疗

颈椎病主要采用非手术治疗，康复治疗适用于各型颈椎病患者。症状严重、且非手术治疗久治无效者，可考虑手术，术后应及早开始康复治疗。由于颈椎病病情复杂，症状轻重悬殊，加之治疗的种类繁多，故在康复治疗时应认真按照病理改变、不同类型、不同时期的症状、体征并参照 X 线检查的改变，选择治疗方法。

（一）心理治疗

由于大多数颈椎病患者缺乏临床基本医学常识，将颈椎病引起的手麻、头晕等症状误认为是瘫痪前期症状，因此精神紧张、情绪低落；另外做康复治疗要每天都到医院，不易坚持。由此引起悲观、焦虑和恐惧心理影响治疗效果，而康复治疗的本质是调整和恢复患者的自我调节能力，通过医护人员影响或改变患者的感受、认知、情绪、评价、态度和行为，达到减轻和消除疾病的目的。因此要求医生要有一定的医学心理学知识、丰富的临床经验并具有感化患者的精神力量和高尚的医德及文化涵养，在倾听患者主诉、仔细询问病史和体检后，应结合患者病情详细介绍颈椎病知识，使其明白这些症状大部分是神经、血管受刺激引起的，经过治疗症状是可以缓解的，要消除患者的急躁情绪，增强治病信心；对于怕麻烦、没信心坚持每天到医院做治疗的患者，应告诉他们颈椎病发病缓慢，病程长，治疗也需要一定时间，而且在治疗过程应避免上肢用力过猛、头部活动需缓慢、暂不要做颈椎长时间保持一种姿势的活动，如玩电脑、打麻将、看书、织毛衣等（因多数患者做上述活动后颈、肩、手麻症状会加重），争取患者合作，以提高治疗效果。在疗程结束、症状消失或减轻时，应告诉患者症状缓解是临床好转，而颈椎的病理改变并未完全消除，还应注意保持正确体位，避免诱发症状加重的动作，教会并让患者坚持做颈部功能锻炼，以巩固疗效。

（二）日常生活活动指导

不良的姿势是颈椎病发病的重要原因。某些日常生活和工作中的动作可诱发症状出现或加重，因此对患者日常生活活动的指导是康复治疗的重要内容之一。

1. 枕头的选择与睡眠姿势

一个人约有 1/3 的时间是在床上度过的，合适的枕头和睡姿对颈椎病患者极为重要。首先应选择硬度适中的圆形或有坡度的长形枕头，枕头的高度与枕的位置要讲究。习惯于仰卧的，可依据自己的颈长，将枕头的高度调至 12~15 cm，将它置于颈下，使头部保持略带后仰的姿势；习惯于侧卧的，将枕头调到与肩等高，保持头、颈在同一水平面上，这样既可保持颈椎的生理曲度，又能使颈部和肩胛骨的肌肉放松、解除颈肌痉挛。另外，不要躺在床上看书，因为在床上看书很难保持正确的姿势，睡眠时也不要将一只手或两只手放在头上，这样会影响手臂的血液循环。

2. 避免颈部过屈过伸

因颈部过屈将颈背肌及棘韧带拉紧，易损伤；过伸易使黄韧带内折造成脊髓损伤。故写字时不要伏在桌上，应坐直；看书时不要过分低头，也应坐直，书和眼睛最好保持同一水平；尽量避免仰头看东西，即使仰头，动作也要慢；总之，应尽量避免做颈部过屈过伸的动作。

3. 患病期间某些活动应暂停

当颈椎病症状明显时，要暂停骑自行车、织毛衣、擀面、剁馅等家务工作。

（三）牵引治疗

颈椎牵引是治疗颈椎病最常用而有效的方法。

1. 主要作用

颈椎牵引可以解除颈部肌肉痉挛；使椎间隙和椎间孔增大以解除对神经根的压迫或刺激；牵开被嵌顿的小关节滑膜；使扭曲的椎动脉伸张；减少椎间盘内压、缓冲椎间盘组织向周缘外突的压力，有利外突组织的复位。

2. 治疗方法

牵引角度、时间、重量是决定牵引效果的 3 个重要因素。目前最常用的是坐位枕颌布带牵引法，头前倾 15°~30°。牵引重量自 5 kg 开始，逐日递增 1 kg，最大重量可达 15 kg。颈椎牵引主要用于神经根型颈椎病，也可用于椎动脉型和交感型。颈型及脊髓型颈椎病患者则不宜采用本治疗。牵引前做引颈试验有助于判断预后，如症状减轻则疗效较好；如症状加重则不宜牵引。引颈试验尚可选择头前倾角度。

3. 注意事项

(1) 牵引前：向患者讲清牵引过程，如症状加重或出现头晕、心慌、胸闷等症状，应立即告诉医护人员，以便及时处理。

(2) 牵引时：患者稍低头，以免牵引时刺激颈部感受器。颌带捆绑要适度，不可以过松过紧。枕-颈或寰-枢椎不稳者，如使用不适当可能引起致命后果，一般情况下不用；脊髓型颈椎病慎用如硬膜囊受压，重量从 4 kg 或 5 kg 开始，时间 10 min，看患者适应情况再逐渐加量；如脊髓已受侵犯最好不用。颈部急性损伤者，可先用物理治疗，1 个月后视病情再考虑做牵引治疗。

总之，一定要根据病情，选择牵引的角度、时间和重量，在治疗过程还要注意病情变化加以调整。颈牵引可单独使用，如能与物理治疗同时进行，则效果会更好。

(四) 运动疗法以外的物理治疗

1. 主要作用

利用各种物理因子对人体的刺激作用引起人体各种反应以调节人体生理功能，有消炎、消肿、止痛解痉等作用，从而达到防病治病与康复目的。物理治疗是一种无创治疗，具有较好疗效，患者易于接受，常用的方法如下。

2. 种类与方法

(1) 直流电药物离子导入：是利用直流电和药物的综合作用达到治疗目的的一种方法，其治疗作用与所导入的药物的药理作用和剂量、电流强度、作用部位、方式及身体的功能状态等因素有关。直流电强度以作用极的衬垫面积计算，一般电流密度成人为 $0.04 \sim 0.1 \ mA/cm^2$，儿童为 $0.02 \sim 0.08 \ mA/cm^2$。常用药物有：陈醋、威灵仙、10% 碘化钾、普鲁卡因等。治疗时将浸透药液的垫放在直流电流的作用电极上（阴离子放在阴极导入，阳离子放在阳极导入），作用电极置于颈后部，辅助电极置于患侧前臂或手背。每天 1 次，每次 20 ~ 30 min，20 次为 1 个疗程，根据病情需要，间隔一周左右可重复使用。

(2) 中药电熨疗法：有中药直流电熨和中药感应电熨两种。中药配方为乳香、川芎各 1 份，桂枝、羌活、独活、乌头、赤芍各 3 份，干姜 5 份，混合碎成细末，分装于 25 cm × 16 cm 的白棉粗布袋中，每袋约 250 g。治疗前先将药袋蒸热（以热气透湿药袋为度），作为电极衬垫于颈后与前臂，接直流电、感应电或间动电，每次 20 ~ 30 min。

(3) 超短波疗法：具有较强的深部热疗效应。通过该疗法可以扩张深部毛细血管，改善颈椎及其周围组织的血液循环，促进新陈代谢，改善临床症状。治疗时用中号板电极置于颈后与患肢前臂伸侧，无热量，每次 15 ~ 20 min。对脊髓型、神经根型颈椎病有较好疗效，对肿瘤、活动型肺结核及装有心脏起搏器的患者禁用。

(4) 调制的中频电疗：是在干扰电的基础上发展起来的中频电疗法，具有促进血液循环和淋巴回流、锻炼肌肉、解痉、止痛等作用。每天 1 ~ 2 次，每次 15 ~ 30 min。急性炎症、出血倾向、肿瘤、活动性肺结核及使用心脏起搏器的患者禁止用此疗法。

(5) 超声波疗法：频率为 500 ~ 2 500 kHz 的超声波具有一定的治疗作用。临床治疗常用 800 ~ 1 000 kHz 的超声波。超声波具有机械作用、热作用及化学作用，可促进局部血液循环、淋巴回流，改善组织营养、促进新陈代谢，可软化瘢痕，使挛缩肌肉的肌纤维松弛，使神经兴奋性降低、神经传导速度减慢，具有镇痛作用。常采用移动法在颈后及两侧涂以接触剂，声头轻压皮肤，做缓慢往返移动，常用强度 $0.8 \sim 1.2 \ W/cm^2$，每天 1 次，每次 3 ~ 10 min，12 ~ 15 次为 1 个疗程。

(6) 超声间动电：声头接阴极，在颈后移动，间动电接阳极置于患肢前臂，密波 2 min，疏密波 4 min，间升波 4 min。对神经根型颈椎病较好，对交感神经型和脊髓型颈椎病也有一定效果。

(7) 高压电场治疗：将患者置于 9 kV 电场内，每次 30 min，对交感神经型颈椎病效果好。神经根型颈椎病需加上滚动电极，在颈后、冈上窝及患肢滚动，每次 5 ~ 10 min，对解除肌肉痉挛、止痛的效果也很好。

(五)按摩、推拿与手法治疗

这些治疗可疏通脉络，减轻痛、麻，缓解肌肉紧张与痉挛，加宽椎间隙与扩大椎间孔，整复滑膜嵌顿及小关节半脱位，改善关节活动范围，松解神经根粘连等。这些治疗种类很多，方法各异，治疗效果与治疗者的手法、经验关系密切。

(六)运动疗法

这种疗法对各型症状缓解期或术后均可应用。主要是增强颈与肩胛带肌肉的肌力，改善颈椎各关节功能，促进机体的适应代偿能力，达到防止肌肉萎缩、恢复功能、巩固疗效、减少复发的目的。最简便易行的运动治疗是徒手操。下面介绍一种徒手操，共分8节。

第一节：立位，全身放松，双足分开与肩等宽，两臂向前向上举起并同时吸气，双臂从侧方放下并同时呼气。

第二节：双手握拳置于腰两侧，左手向右前方、右手向左前方交替击拳（手心向下）。

第三节：双手叉腰，做头部前屈后伸、左右侧屈与左右转颈动作。

第四节：双手叉腰，一手向前、向上、向后侧方举起，双眼随手而动，双手放下复位，左右交替。

第五节：双手指叉插，翻掌向上举到头上方，同时吸气并抬头双眼看手背，双手向两侧放下并呼气。

第六节：双手置肩部，做肩关节旋前与旋后活动。

第七节：双手交叉置于枕部，头向后用力，同时手向前用力。

第八节：双臂放松，自然下垂并在体前做交叉摆动。

每节操重复次数可按患者情况而定，一般做2～4个8拍。

此操用于巩固疗效和预防颈椎病较好。

(七)其他治疗

围领与颈托，有制动和保护颈椎作用。一般在白天或外出时戴，夜间取下。应避免长期使用致颈肌无力。针灸、火罐、小针刀、挑灸、药枕、药物穴位注射等都有一定的效果。

(八)手术治疗

1. 适应证

脊髓型脊髓受压症状明显；椎动脉型多次颈性晕厥或猝倒；椎体前方骨赘致吞咽困难或压迫喉返神经；神经根型椎间孔明显缩小、神经根严重受压、症状频发并逐次加重者，以上各种情况均要在非手术治疗，且久治无效时才考虑手术治疗。

2. 手术方法

分前路手术与后路手术两种，目前多用前路手术法。

3. 术后康复

术前做好石膏颈围备用。术后次日可带颈围下地活动，也可做超短波局部无热量治疗。一般石膏颈围固定6～8周，去石膏后可做颈部活动，活动量应根据手术范围和术后情况而定。为减轻局部粘连，可做颈部直流电碘离子导入、音频电疗、超音波、热疗等。

对症状或手术失败、肢体失去正常功能的患者，除加强心理治疗外，应加紧四肢肌力和日常生活活动的训练，至少达到个人生活自理。

第二节　肩关节周围炎

肩关节周围炎（periarthritis of shoulder）简称肩周炎，也叫关节囊炎、漏肩风、凝肩，因多发生于50岁左右的中年人，又有"五十肩"之称。肩周炎不是独立的疾病，而是由肩关节周围肌肉、肌腱、滑囊和关节囊等软组织的慢性炎症，引起的以肩关节周围疼痛、活动障碍为主要症状的症候群。

一、病因病理

本病的发生主要与肩关节退行性病变、肩部的慢性劳损、急性外伤、受凉、感染及活动减少等因素有关。颈椎病所造成的肩部神经营养障碍也可能是一种致病因素。

肩关节系人体活动最多的关节，但肱骨头较关节盂大3倍，又因关节的韧带相对薄弱，稳定性较差，所以稳定肩关节的周围软组织易受损害。肩关节的关节囊薄而松弛，虽然这能够增加关节的灵活性，但易受损伤而发炎。肩关节囊的外侧为肩峰，前方是喙突，喙肩韧带和喙肱韧带形如顶盖罩在关节之上，也易受磨损而发炎，加之退行性病变，导致顶盖变薄、钙化、断裂。在肩峰和三角肌下面的滑液囊有助于肱骨头在肩峰下滑动，使肩关节可以外展至水平面以上。

当手臂经常做外展或上举活动时，肱骨大结节则与肩峰及喙肩韧带不断互相摩擦，因而此处很易发生劳损。肱二头肌长头从肱骨结节间沟中的骨－纤维隧道穿过，容易发生腱鞘炎，并继发粘连性关节囊炎。

实际上，由于年龄的增长和长期的慢性劳损，凡40岁以上者，其肩关节均有不同程度的退行性改变，如关节囊逐渐变薄并出现裂隙，肩峰下滑囊、喙肩韧带或冈上肌等肌腱的纤维断裂，以及肩峰、喙突或肱骨大结节骨质增生等。久之，在不断地外因影响下，某些人的肩关节及其各种周围组织即可发生局限性坏死、无菌性炎症、粘连乃至钙化等病理变化，并出现相应的临床症状。

二、临床表现与诊断

肩周炎的特点是发病缓慢，逐渐出现肩关节疼痛及关节活动受限，多无明显外伤史或有轻微外伤史、受凉史。表现为一种特殊的过程，即病情进展到一定程度后即不再发展，继而疼痛逐渐减轻乃至消失，关节活动也逐渐恢复。整个病程较长，常需数月至数年之久。但也有少数病例不经治疗则不能自愈。

该病多发于50岁左右，40岁以下少见，女性多于男性（比例为3∶1），左侧多于右侧，也有少数病例双侧同时发病，但在同一肩关节很少重复两次发病。主要症状和体征如下。

1. 疼痛

初为轻度肩痛，逐渐加重。疼痛的性质为钝痛，部位深邃，按压时反而减轻。严重者稍一触碰，即可疼痛难忍。平时患者多呈自卫姿态，将患侧上肢紧靠于体侧，并用健肢托扶以保护患肢。或夜不能眠，或半夜痛醒，多不能卧向患侧，疼痛可牵涉到颈部、肩胛部、三角肌、上臂或前臂背侧。

2. 活动受限

肩关节活动逐渐受限，外展、上举、外旋和内旋受限，严重者不能完成提裤、扎腰带、梳头、摸背、穿衣和脱衣等动作，以致影响日常生活和劳动。

3. 压痛

肩关节周围有多个压痛点，主要是肌腱与骨组织的附着点及滑囊、肌腱等处，如喙突、肩峰下、结节间沟、三角肌止点、冈下肌群及其联合腱等。在冈下窝处可触及硬性索条，并有明显压痛，冈下窝压痛可放射到上臂内侧及前臂背侧。

4. 肌肉萎缩

病程长者可因神经营养障碍及废用导致肌肉萎缩，尤以三角肌最明显。

5. 肌肉抗阻试验

主要发生病变的肌肉，不仅在其起止点、肌肤及肌腱衔接处有明显压痛，且抗阻试验阳性，即让患者完成该肌应该完成的动作，如检查三角肌时，让患者肩外展，并给予一定的阻力，则疼痛加重，压痛点更明显。

6. 影像检查

X线正侧位片，多数可无明显阳性发现，部分患者可显示肌腱钙化影像、骨质稀疏或肱骨头上移及增生等。B超可探出肩部肿块。对某些病例，为排除颈椎病变，需摄X线颈椎正、侧、斜位片，甚至有时需行颈椎 CT 或 MRI 检查。

7. 鉴别诊断

应与关节结核、肿瘤、风湿性关节炎、痛风等鉴别，除 X 线摄片外，还可通过生化检查加以鉴别。

三、康复治疗

（一）必要的药物和手术治疗

1. 药物

急性疼痛时大多需用药物控制，可以酌情选用消炎止痛、缓解肌肉痉挛的药物，如吲哚美辛、布洛芬、苯丙氨酯（强筋松）及萘丁美酮等。慢性期如痛区较局限，可采用以下治疗。

（1）当归注射液穴位注射：此法兼有药物和针刺的双重作用，能够止痛、扩张血管、增加血运、松弛肌肉及减轻炎症水肿等。注射时将当归注射液 0.5～0.7 mL 注入肩井、肩针等选定的穴位内，隔天 1 次，10 次为 1 个疗程。如需继续治疗，可休息 10 日后进行第 2 个疗程。

（2）肩周痛点封闭：具有消炎止痛及松解粘连的作用。在肩关节周围的痛点或滑囊内，以 1% 普鲁卡因 4～6 mL 加醋酸泼尼松龙 25 mg 做局部封闭，每周 1～2 次，3 次为 1 个疗程。

2. 手术

经过长期保守治疗无效、肩关节严重粘连僵硬者，可以考虑手术治疗。常用的手术有肩关节粘连松解术或肩关节内下方切开术，术后应进行肩关节功能的再训练。

（二）运动疗法

1. 被动运动

（1）传统按摩或推拿：包括对局部软组织的按摩和祖国医学中的推拿疗法。根据肩痛的表现，可以选择应用下列手法。

肩部软组织的按摩：患者坐或仰卧位，肌肉放松，术者面对患者或立于床旁，对肩关节周围的肌肉、韧带等软组织进行按抚、揉捏、叩击、摩擦及震颤等按摩手法，每次 15～20 min。

揉压弹拨冈上肌群法：患者坐位，息肩外展、曲肘、前臂旋前、虎口叉腰。术者立于其后，一手扶健侧肩，另一手拇指由内侧向外轻快反复揉压，弹拨患侧冈上肌，直达肩峰处，并以另一手拇指反复揉压天宗穴、巨骨穴。

按摩、弹拨肱二头肌法：息肩后伸、旋内并曲肘，手背置于背后。术者立于其后，一手扶患手向上移动使其接近健侧肩胛骨，另一手手指屈曲，指腹在肱二头肌短腱与肌行走方向的垂直向弹拨，拇指反复揉压。

捏拿提弹三角肌、肱二头肌法：患者坐位，患肩前屈外展、屈肘。术者立于其后，以一手托住患侧前臂近端，另一手拇指、示指、中指三指自上而下反复捏拿弹拨三角肌、肱二头肌。

揉压提捏斜方肌、菱形肌法：患者坐位，患肢前屈。术者立于其后，一手扶健肩，另一手以拇指指腹或半握拳的手指指间关节伸侧揉压提弹斜方肌、菱形肌，并用拇指反复揉压肩外俞穴、天宗穴。

摇肩、抖肩法：患者坐位，术者立于其后，以与患肩相同侧的手掌压于患肩上，并以肘关节抵住患肘，下压肩关节同时摇动肘部，使肘端以肩峰为圆心沿圆周划动，顺、逆时针方向交替数次。以拇指指腹揉压肩髃、天宗穴。

（2）西方手法：关节松动术可以促进关节液的流动，增加关节软骨和软骨盘无血管区的营养，缓解疼痛，松解粘连，保持组织的伸展性，改善关节的活动范围。关节松动技术是西方现代康复治疗技术最基本的技能之一。肩关节松动技术主要对盂肱关节、肩锁关节、肩胛胸壁关节进行手法操作，选用关节松动术中的 Ⅱ～Ⅲ 级手法，每天 1 次，每次 30 min。

手法的选择：根据患肩主动运动受限的方向及被动运动受阻的情况，选择针对性强的手法技术，治疗时患者一律仰卧或俯卧位。①患肢前屈受限时，应用自前向后推动肱骨头的手法，或使患肢前屈的被动活动法。②患肢后伸受限时，应用自后向前推动肱骨头的手法，或使患肢后伸的被动活动法。③患肢外展受限时，应用自上向下推动肱骨头的手法，或使患肢外展的被动活动手法。④患肢手背后伸受限时，应用患侧上臂后伸、内旋、内收的综合手法。

手法的节律、强度和时间：节律以每秒钟 1～2 次的频率进行；强度和时间依病情而定，在肩痛的急性期，疼痛剧烈、应激性高时，宜用轻手法，使关节做小范围的活动，其活动度在全范围的 1/2 以内，时间为 45～60 s；在肩痛的慢性阶段，以肩关节活动受限为主时，宜用强手法，使关节做大范围的活动，其活动度为全范围的 1/2 以上至最大范围，时间为 60～90 s。每种手法可重复 2～3 遍。

手法的调整和患者的配合：手法治疗中必须密切观察病情的变化，及时调整治疗手法、强度和时间，使之符合肩痛恢复的客观规律；治疗时患者必须放松，手法的强度以患者的耐受为前提，忌用暴力。

对于合并严重骨质疏松或长期服用激素者，不用或慎用西式手法。

2. 主动运动

（1）徒手活动：根据肩痛的表现，选择不同的活动法。

下垂摆动运动：立位，躯干前屈 90°左右，患肢下垂，做前后、内外摆动及划圈动作，运动量依个人具体情况而定。

阶段抬高法：立位，面对或侧对肩梯板、肋木或墙壁，伸直患肢以手逐步攀高。

上举屈肘触颈法：立位，臂前屈上举、屈肘，用手触枕颈部。

拉动患肢法：立位，两手在身后相握，以健侧拉动患侧左右摆动，向上移动及离背活动。

（2）借助器械的活动：可在以下器械活动中选择。

棍棒操：双手握棍前屈上举活动；双手握棍后背上下移动、左右移动及侧上方活动。

滑车重锤法：双手拉动墙拉力器滑车的吊环，以健肩带动患肩活动。

绕环法：利用肩关节回转训练器做肩的绕环活动。

（三）物理治疗

电、光、声、磁、冷、热等物理疗法是缓解肩痛的主要治疗手段之一，合适的物理治疗，可以降低神经的兴奋性、缓解肌肉痉挛、促进局部血液循环、改善组织代谢，加速局部代谢产物、病理产物及致痛物质的排除，松解粘连。因此，物理疗法对于炎症性、创伤性、缺血性、代谢性、肌肉痉挛性以及粘连性肩痛等皆有效，但必须根据不同时期肩痛的临床表现，选择针对性强的物理疗法，并给予合理的治疗剂量、时间及疗程，方能奏效。

1. 急性期的治疗

应以改善局部的血液循环、消除炎症水肿、缓解肌肉痉挛为治疗原则。①超短波、短波、分米波、微波或毫米波等高频电疗法，无热至微热量，10～15 min。②紫外线红斑量局部照射。③氦氖激光、半导体红外激光局部照射。④干扰电、低频调制中频电疗法。⑤间动电、低频脉冲电疗法。

2. 慢性期的治疗

应以改善血液循环、松解粘连、促进萎缩肌肉及关节功能的恢复为治疗原则。①短波、分米波、微波等高频电疗法，温热量，20～30 min。②超声疗法，1.2～1.5 W/cm^2，15 min。

第三节　腰椎间盘突出症

一、概述

腰椎间盘突出症系腰椎间盘蜕变后向外突出或破裂，压迫脊神经根或脊髓，引起腰痛、下肢放射痛或膀胱、直肠功能障碍。又名腰椎纤维环破裂症或腰椎髓核突出症。

（一）病因、病理

本病发病率为 4%～7%，好发于 20～45 岁，男性多见。人从 30 岁开始，纤维环停止发育，变性开始，弹性与韧性减低，随之发生退变，椎间隙变窄，周围韧带松弛、椎体失稳。当腰骶部遭受急慢性损伤，或某种诱因如不协调外力、咳嗽、受凉、疲劳后均可致椎间盘内压力增加，纤维环裂隙增大，且引起椎管内无菌性炎症，周围组织肿胀，椎管容量减少，使原来并不受压或压迫不重者产生神经压迫，出现疼痛等临床症状。

（二）分类

1. Macnab 按髓核突出情况分类

①突出型（PID）：突出程度轻，被膜厚实。②被膜下型（EID）：突出物被膜薄，可隐约见被膜下的组织。③破裂游离型：被膜破裂，髓核及软骨碎片进入椎管内，游离状态下压迫硬膜囊和神经根。

2. 按髓核突出部位分类

①髓核向椎体松质骨内突出，形成许莫结节。②向椎体侧方突出的外侧型，称极外侧椎间盘突出。③中央型：髓核自正后侧突出，容易压迫马尾神经，出现症状。④向后部两侧突出：单侧突出型和双侧突出型。前两型一般不产生症状。

3. 按照髓核突出程度分类

①隐藏型：突出物较小，仅有间断出现轻度临床症状；影像学检查多无改变。②突出型：突出物较大，临床症状明显。

（三）临床表现与诊断

1. 病史

多数为体力劳动者，50% 以上无明显外伤史，好发部位在 $L_{4/5}$ 和 L_5/S_1 椎间盘。

2. 症状

①腰腿痛：几乎所有患者均出现过腰部疼痛，以腰骶部疼痛较多，疼痛部位较深，并沿着坐骨神经向下肢放射，当行走、坐立、咳嗽或负重、劳累时症状加重，卧床休息后症状缓解。②感觉障碍：常伴小腿、足背外侧、足跟或足底外侧麻木感。最早出现的是触觉改变，接着是痛觉改变；早期感觉过敏，后期感觉迟钝或消失。③如向椎管内突出压迫马尾神经，可出现部分性双下肢瘫痪、会阴部麻木和大小便功能障碍等。

3. 体征

腰椎旁肌紧张或痉挛，常伴脊柱侧弯或变直甚至反张，少数有腰曲加大，脊柱多前曲运动受限，椎旁有压痛，重压可沿坐骨神经向下肢放射。

（1）直腿抬高试验：患者仰卧，双下肢伸直，检查者一手托患者患侧足跟，另一手压在膝关节前侧，使之保持伸直状态，然后缓慢抬高患肢，出现腰及坐骨神经痛或窜麻感，为阳性。此时，将患腿放低少许，并将足背屈，疼痛加重，为加强试验阳性。患者此试验多为阳性，这是直腿抬高时坐骨神经受牵拉之故，对诊断下腰椎的突出有意义。

（2）伸拇试验：患者仰卧，检查者用双手拇指分别压住患者两足拇趾背侧，嘱患者用力背伸，如肌力减退为阳性。对诊断 L_4/S_1 椎间盘突出有意义。

（3）跟臀试验：患者取俯卧位，术者一手压在患者骶髂部以固定骨盆，另一手握住患者患侧踝部，完全屈曲膝关节，使足跟接近臀部，若出现腰痛和大腿前侧放射痛为阳性，表明股神经受牵拉，见于 $L_{3/4}$ 椎间盘突出症。

（4）跟腱反射：用叩诊锤叩击跟腱，患侧反射减弱，常提示 L_5/S_1 椎间盘突出。如两侧跟腱反射均减弱，中央型突出可能性大。

（5）挺腹试验：患者仰卧，令患者闭气后将腰臀部向上抬高使臀部离开床面，若出现腰腿痛加重为阳性。

（6）屈颈试验：患者取仰卧位，两下肢伸直，术者一手压于患者胸骨柄处，另一手托住患者头枕部，将头颈前曲位至极度屈曲位，若出现患侧腰腿痛，为阳性。是因牵拉脊髓或卡占连的神经根所致。

（7）颈静脉压迫试验：患者仰卧，检查者用两手指同时按压两侧颈静脉，腰腿痛加重为阳性。此为加压后使脑脊液压力增高，刺激神经根所致。

（8）感觉检查：用棉花签触及检查触觉，或用针头点刺双侧下肢皮肤痛觉检查。常出现神经根支配区感觉障碍：如 $L_{4/5}$ 椎间盘突出症，可出现足背和小腿前外侧感觉减退；L_5/S_1 椎间盘突出症，可出现足底外侧和足跟皮肤感觉减退。中央型突出可有鞍区感觉减退等。因皮肤的感觉支配常有重叠，因此，皮肤感觉障碍检查只供定位参考。

4. 影像学检查

（1）X线片检查：腰椎正侧位X线片可完全正常，但有多数患者可出现以下征象：正位片见脊柱侧弯多由突出间隙为中心，脊柱向健侧倾斜，向患侧凸弯。侧位片示腰椎生理曲度变直、反张，椎间隙变窄，或椎间盘呈前宽后窄的楔形。或椎间隙左右不等宽，若髓核位于神经根内侧则侧弯凸向健侧，若髓核位于神经根外侧则侧弯凸向患侧。正常的腰椎间隙宽度，除L_5/S_1间隙外，均是下一间隙较上一间隙宽。严重的椎间盘突出症或晚期可有椎体前后错位、椎体前后缘骨质增生、椎间孔变窄等改变。

（2）CT或MRI检查：腰椎CT或MRI可为椎间盘突出症的诊断提供重要的参考价值。CT表现为椎间盘组织突出压迫硬膜囊或神经根，甚至神经根影被突出椎间盘影所覆盖，硬膜囊受压变扁和椎间盘钙化。CT除可观察椎间盘对神经根的影响外，也可观察骨性结构及韧带变化。CT表现为硬膜外脂肪组织的消失、韧带钙化等。大多数椎间盘突出症，椎间盘压迫神经和硬膜囊在同一平面，CT显示清晰，但在游离型椎间盘突出时，突出可发生于椎管内的其他任何部位，此种情况MRI检查可以提供更有价值的信息，包括椎间盘碎片定位及其大小和来源等。

5. 诊断

本病根据病史、症状、体征与影像学检查，一般诊断并不困难，但要注意与其他能引起腰腿痛的各种急性或慢性损伤和疾病进行鉴别，必要时可行腰椎穿刺或椎管造影检查。

6. 鉴别诊断

（1）腰椎椎管狭窄症：发病年龄为40~60岁，主要症状为间歇性跛行，休息后症状减轻，后伸受限，下蹲或平卧疼痛缓解或消失。患者症状很严重，但体查多为阴性，必要时进行脊髓造影检查。

（2）急性腰扭伤：多有明显扭伤史，腰痛剧烈，转身困难，强迫体位，多无下肢放射痛，腰椎CT无明显异常。

（3）肥大性腰椎炎合并神经根激惹症：如腰椎椎间孔骨质增生，也会激惹神经根引起下肢反射性疼痛，但此种疼痛一般较轻，且在腰部各方向活动时都有疼痛，休息后症状可自行消失。直腿抬高试验多为阴性，X线片显示椎间孔骨质增生明显。

（4）骶髂关节炎或错位：本病也可出现下肢麻痛，但骶髂部压痛明显，单腿负重试验阳性，"4"字试验阳性，直腿抬高试验多阴性或弱阳性。X线片示骶髂关节密度增高或其关节间隙变窄。

（5）马尾神经瘤：易与腰椎间盘突出症的中央型相混淆。但它呈夜间进行性疼痛，骶尾部皮肤感觉减退，也伴有大小便功能紊乱。X线片示椎板常有破坏，可行腰椎穿刺，脑脊液检查示蛋白增高，也可行脊髓造影检查示有阻塞。

二、功能评定

1. 人体形态检查

（1）望：①望脊椎外观形态。从身体背面和侧面观察，是否有腰椎生理弧度的减少、消失、反张或增大，是否有侧弯侧突。②望局部肌肉有无萎缩等。

（2）触：检查者右手示指、中指二指并拢置于棘突两旁做上下滑动对比，比较棘突和关节突的高低，有无左右偏歪，间隙是否对称，椎间及椎周软组织是否有痉挛、挛缩、压痛、硬结、摩擦感等。

（3）量：指腰椎生理弧度、侧弯角度及腰骶角的测量。正常生理情况下腰部前屈90°，后伸30°，左右侧屈30°，左右旋转45°。

2. 运动功能测定

①肌张力的测定：有无亢进、松弛等。②背肌肌力：用背肌拉力器测定腰背肌肉的力量。③腰背肌肌肉收缩持续时间：一般以维持90 s为正常。

3. ADL评定

目前主要采用Barthel量表对各种日常生活能力进行估计和记录。

4. 疼痛及感觉功能评定

目前多用视觉模拟评分评定。即在纸上画一条粗直线，通常为 10 cm，平均分为 10 个小段，在线的两端分别写上"无痛"和"最严重的剧痛"。患者根据自己感受的疼痛程度，在直线上某一点作一记号，以表示疼痛的强度。从起点至记号处距离的长度也就是疼痛的量。

5. 特殊检查

直腿抬高试验、股神经张力试验、伸拇试验及腱反射检查等。

三、康复治疗

（一）急性期

发作初期应卧硬板床休息，有人利用压力传感器测量 L_3 椎间盘在各种体位下承受的负荷力，得出的结论是：多躺、少走、忌坐。急性症状缓解后，可起床活动和自理生活，但必须佩戴腰围保护腰部，避免病情反复。

1. 药物治疗

常用有以下几类，根据需要选择。

（1）有效的止痛药：常用消炎镇痛类，如非甾体类药，常用的有芬必得片、扶他林片、复方氯唑沙腙片、美洛昔康片、吲哚美辛、布桂嗪片等口服，必要时可加用曲马朵片缓解疼痛。

（2）镇静药：适当使用镇静药，可消除患者紧张情绪，也可提高止痛效果，减少止痛剂用量，如安定、异丙嗪等。

（3）脱水疗法：因早期神经根受刺激或压迫而出现水肿，或周围软组织无菌性炎症而肿胀，此时有剧烈的腰痛和下肢放射痛，此时适合用脱水疗法。可用 20% 甘露醇 250 mL 全速（1.5 g/kg）或用七叶皂甙钠针 10～20 mg，加入生理盐水中静脉滴注，每天 1 次。

（4）硬膜外封闭或骶管注射：常用药物为 0.25%～0.5% 普鲁卡因液 20～40 mL，或利多卡因针加康宁克通-A，或确炎舒松注射液 20～40 mg。①硬膜外注射：患者侧卧位，患肢在下，这样有利于药液向病侧弥散。于病变部位棘突间穿刺，有穿透感时表明穿过黄韧带，负压及抽吸无脑脊液等证实为硬膜外腔后，即可缓慢注入药物。②侧隐窝注射：若发生上述正中进针失败，也可选择旁路进针，在离棘突旁 1.5 cm 处做穿刺点，若碰到椎骨则略调整方向继续进针，证实为硬膜外腔后注入药物。③骶管注射：患者取俯卧位，手术时应保持头低 15°～20°，以利药液向腰段扩散，明确骶管进针点和方向后，用 16 号穿刺针进入骶管，拔出针芯尾部，连接注射器，回抽有负压，证实在硬膜外腔后将药液缓慢注入，注药后平卧观察 30min 即可起床。每周 1 次，3 次为 1 个疗程。

（5）激素类：具有抗过敏及抑制免疫的作用。症状较重者短期应用，静脉滴注地塞米松 10 mg 或口服泼尼松片。高血压、糖尿病及孕妇慎用或忌用。

（6）其他疗法：神经营养药：如弥可保、尼莫地平、维生素类等。中药辨证治疗：早期以活血散瘀为主，用身痛逐瘀汤；中期以和血行气止痛为主，用橘术四物汤；后期以滋补肝肾为主，用壮腰健肾丸、六味地黄丸等。

2. 腰椎牵引

牵引能进一步减轻椎间盘压力，增加椎间隙，减轻神经水肿。但不是所有患者均合适牵引，中央型腰椎间盘应禁用牵引和按摩。

（1）牵引时间：每次 20～30 min，慢慢可增加至 1 h，每天 1 次。

（2）牵引力大小：以超体重 10 kg 增加椎间距最明显，体位以腰椎稍前屈为宜。

（3）牵引方法：腰椎牵引的方法很多，常见的有手法牵引、门框牵引、骨盆牵引及机械牵引。

手法牵引：为爆发性一次牵引，由于牵引力无法控制，牵拉需一定的技巧并且需要多人配合，如配合不好可影响效果，甚至造成医源性损伤，所以爆发性一次牵引已基本上被持续性牵引所取代。

门框牵引：患者两手攀门框，腕部可用布带保护，身体悬空，利用自身重量进行牵引。此法适用于青壮年男性患者。

骨盆牵引：在床一头安装两个滑轮，并使此床头垫高约 20 cm，使患者处于头低脚高位，患者带上骨盆牵引带后，通过滑轮每侧牵引重量为 5~10 kg，这样可使患者借自身体重做反牵引。

机械牵引：目前有许多各种样式的自动牵引床、自控脉冲牵引床、振动牵引床、XQ 立式自动控制腰牵引器以及能牵引、按摩、变换体位的多功能牵引床等。

3. 物理因子治疗

（1）超短波：两电极片于腰部对置或并置法放置，微热或无热量治疗，每次 15 min，每天 1~2 次，5~10 次为 1 个疗程。

（2）微波：多用有距离辐射，辐射器距离皮肤 3~10 cm，微热量（功率密度 88~220 mW/cm²）或温热量（功率密度 220~440 mW/cm²），每次 5~8 min，10 次为 1 个疗程。

（3）超声波治疗：多用移动法，在治疗部位上涂上接触剂，声头平按于治疗部位上，缓慢往复移动或做圆圈移动。剂量：1.0~2.0 W/cm²，6~8 min，每天 1 次，10 次为 1 个疗程。

（4）低频电和低频调制中频电：将电极片贴敷于椎间盘突出节段的两侧，用绑带捆紧，选择治疗椎间盘突出症的处方，治疗开始并将输出强度调至患者有轻微刺痛感，每次治疗 20 min，每天 1 次，10 次为 1 个疗程。

（5）磁疗：分静磁场疗法和动磁场疗法。静磁场疗法是根据针灸经络学说，在腰眼、肾俞、关元俞、承扶穴、承山穴等贴敷磁片。也可在腰椎旁、椎间疼痛区做旋磁治疗，每次 20 min，每天 1 次，10 次为 1 个疗程。

（6）半导体激光或偏振光（超激光）：常照射腰椎间盘突出部位，每次 10~20 min，6~10 次为 1 个疗程。

4. 推拿

推拿为腰椎间盘突出症常用的治疗方法。

腰部推拿常分 3 步进行，第一步主要是放松手法，第二步正骨手法，第三步痛区治疗。病情轻者只做第一、二步手法即可，急性期以第一、二步手法为重点，恢复期以第二、三步手法为重点。放松手法是为正骨手法做准备，将患部紧张的软组织充分放松，以保证正骨手法顺利进行。

（1）放松手法：以大面积按揉法、滚法为主，范围一般以病变部位为中心，包括其上下各 6 个椎间以内的软组织，沿椎旁进行大面积按揉，对疼痛敏感区及软组织薄弱区采用按法和震法，手法要柔和轻松，有节奏感。

（2）正骨手法。

颤压法：患者俯卧，胸下及大腿根部垫枕。患者双手放在病变节段腰椎上，有节奏、力度均匀地向下颤压脊柱 100~200 次。

侧扳手法（斜扳手法）：患者俯卧，术者站在患侧，一手掌骨于脊柱病变节段椎间隙的患侧，另一手放在患侧大腿中段前部，向上和向术者方向猛力后伸和外展下肢 3 次，同时放在脊柱上的手也向健侧猛力推按 3 次；然后，术者站在患者健侧，在健侧行同样手法。此法一人进行即可。

坐式旋腰法：适用于左右旋转式腰椎后关节错位者，胸腰椎其他错位类型可做辅助手法。以 L_3 棘突偏左、L_4 棘突偏右为例，患者坐位，助手面对患者，立于患者左前方，用双膝双手挟持患者左大腿，术者坐于患者背后，嘱患者双手互抱，术者右手从患者右肩下向前伸出，抓住患者左肩臂部或颈部，左手拇指按住第 4 腰椎棘突左边，嘱患者腰背放松，徐徐将患者拉动向前弯并向后右旋转几次，待患者适应并放松后，将其转至右侧达到最大角度时，再猛加力转动，右拇指"定点"处加阻力。按如上方式做左转向复位，助手固定患者右腿，术者右拇指"定点"于患者 L_4 棘突右旁固定，其余操作同上。此法如无助手可令患者骑坐于床上或低靠背木椅上，只要将其下肢固定即可。

（3）痛区手法：即在疼痛麻木的局部施以手法，主要指伴有疼痛麻木的小腿、足部等痛区进行手法治疗，包括捏拿法、弹拨法、抖法、拍打法和点穴法。捏拿弹拨，主要作用于病变椎体旁的软组织硬结，其他几种各部位均可用。

（4）注意事项：推拿疗法有效，但在某些病理情况下使用可使病情加重。所以在推拿治疗腰椎间盘突出症时应注意以下几点。

腰椎间盘突出症急性期或急性发作期，神经根严重充血、水肿，推拿后可刺激神经根使症状加重，所以急性期前3天最好不用推拿治疗。中央型腰椎间盘突出症较为典型者，应绝对禁止推拿，以免造成严重后果。对于某些高位腰椎间盘突出症患者，应有明确的定位诊断，还要参考CT片或核磁共振等资料，在对突出物的大小、部位十分明确的情况下，可慎用推拿治疗。腰椎间盘突出症合并脊柱外伤，有脊髓损伤症状者，推拿疗法可加剧脊髓损伤，故应禁用。腰椎间盘突出症伴有骨折、骨关节结核、骨髓炎、肿瘤、严重的老年性骨质疏松症，推拿疗法可使骨质破坏、感染扩散。腰椎间盘突出症伴有高血压、心脏病、糖尿病及其他全身性疾病，或有严重皮肤病、传染病，怀疑有结核、肿瘤等情况时，应禁用推拿疗法。腰椎间盘突出症伴有出血倾向或血液病患者，不宜予以推拿治疗，否则可引起局部组织内出血。妊娠3个月以上的女性腰椎间盘突出症患者应禁用推拿治疗，以防流产。妇女在月经期也不宜采用推拿疗法。

5. 根据不同情况可选用针灸、小针刀、微型外科治疗

针灸治疗腰椎间盘突出症的常用方法有以下几种：①毫针疗法：取穴为大肠俞、阿是穴、委中、阳陵泉、关元俞，每3~4天治疗1次，10次为1个疗程；②艾灸疗法：取穴为肾俞、环跳、阳陵泉，用艾条温和灸10~20 min，或用温针灸。

6. 腹肌锻炼和腰背肌锻炼

急性期过后应在床上进行腹肌锻炼，利于椎管内静脉回流，减轻瘀血症状；空中登车是锻炼腹直肌最有效的练习。空中登车：仰卧在地板上，下背部紧贴地面。双手放在头侧，手臂打开。将腿抬起，缓慢进行登自行车的动作。呼气，抬起上体，用右肘关节触碰左膝保持姿势2 s，然后还原。再用左肘关节触碰右膝，同样保持2 s，然后慢慢回到开始姿势。

同时需要指导患者进行腰背肌力的锻炼，不然易造成肌肉萎缩。常用的有：①飞燕式：患者俯卧，双下肢伸直，两手贴在身体两旁，两腿不动，抬头时上身躯体向后背伸，每天3组，每组做20~30次。经过一段时间的锻炼，适应后改为抬头后伸及双下肢直腿后伸，同时进行腰部尽量背伸，每天5~10组，每组30~60次。以锻炼腰背部肌肉力量，对腰痛后遗症的防治起着重要作用，最好在发病早期就开始锻炼。②拱桥式（三点或五点支撑）：患者取卧位，以双手叉腰作支撑点，两腿半屈膝成90°，脚掌放在床上，以头后部及双肘支持上半身，双脚支持下半身，成半拱桥形，当挺起躯干架桥时，膝部稍向两旁分开，速度由慢而快，每天3~5组，每组10~20次。等到适应后，每天10~20组，每组30~50次。

此外，不要长期依赖腰围，一般需保护3~4周，待疼痛缓解后不用腰围。坚持腹肌及腰背肌锻炼，2~3个月后可重返工作。

7. 心理治疗

使患者了解本病的常见症状、治疗后情况及病程长短、预后，消除恐惧和忧虑，树立信心，配合治疗。

（二）慢性期

此时急性疼痛已缓解，但症状并未消失。此时可适当行走。

1. 腰椎牵引

见急性期腰椎牵引，此时牵引的时间和力度可逐渐加强。

2. 物理因子治疗

可用短波或超短波疗法、超声波疗法，也可选用微波、干扰电、低中频电疗、红外线、低周波、激光等治疗。

3. 正骨推拿

可用较强的手法，患者俯卧法，用推、揉、滚、点穴、按压等手法，每天或隔天1次。

4. 后期锻炼

后期锻炼包括体前屈、后伸、侧弯练习基本腰部活动，弓步行走、后伸腿、提髋、蹬足、伸

腰、悬腰练习等。

四、手术治疗

1. 手术指征

只有3%~5%患者需要手术治疗。主要适应证有：

（1）急性发作：具有明显马尾神经症状者。即患者突然出现剧烈的坐骨神经痛、感觉障碍、大小便功能失调，需紧急手术摘除椎间盘。

（2）诊断明显：经正规系统的非手术疗法无效者，应接受手术治疗，以减轻痛苦。

（3）症状反复发作者：一些患者症状显著，经非手术治疗缓解后，不到6~8周又再次发作，日常生活受到严重影响者，可考虑手术治疗。

（4）病情逐渐发展，神经症状明显者：患者病情加重，出现肌力减弱，神经支配区域持续麻木甚至足下垂，查体出现神经损害的体征，结合CT、造影等检查神经根受压状况与症状相符，应及早进行手术治疗。

2. 术后治疗

术后第二天即可开始进行康复治疗。

（1）物理治疗：术后24~48 h伤口可予红外线照射，每天1~2次，每次20 min；紫外线照射，亚红斑量，5~10 s，每天1~2次；短波、超短波疗法或中频脉冲电，每天1~2次，每次20 min。

（2）运动治疗：术后3天做腰背肌等长收缩练习，每次10~30个，每天1~2次。拆线后做腰背肌练习抬起上身或后伸抬起下肢，逐步增加次数，半个月后开始做前述腰背肌锻炼。

第九章 骨科康复

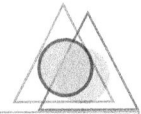

第一节 骨折康复概论

一、骨折及其分类

（一）骨折的定义

骨质的连续性中断或部分性中断称骨折。骨折是与人们的日常生活密切相关的常见病、多发病，在日常生活中最多见的是因为受伤而发生的骨折。生活中所遭遇的意外事故各式各样，伤员受伤的具体情况也各不相同，因此骨折的部位、形式、程度也不一样。正确的康复治疗可以促进骨折的愈合，缩短疗程，减少粘连和避免肌肉萎缩，增加关节活动范围，促进伤肢运动功能的恢复。病理性骨骼是指骨质有病变，破坏了骨骼原来的正常结构，从而失去原有的坚固性，在正常活动或轻微外力作用下发生的骨折。病理性骨折是骨骼本身病症发展的必然结果，许多患者往往是出现骨折以后才发现骨骼原来的疾病。病理性骨折的治疗要根据骨骼原发疾病的性质和骨折的情况进行双重治疗，即既要治疗骨折，也要治疗骨骼的原发性疾病。

（二）骨折的分类

虽然伤员受伤的情况各不相同，骨折的形态、性质也不一样，但骨折本身还是有一定规律的，医务人员将骨折分成若干类型，用以指导治疗，估计预后。下面把常用的几种骨折分类方法介绍如下。

1. 根据骨折稳定程度

分为"稳定性骨折"和"不稳定性骨折"。稳定性骨折是指没有移位或移位很小的骨折，裂纹骨折、轻度椎体压缩性骨折都属这一型。不稳定性骨折是指一般的斜形、螺旋形、多段、粉碎或伴有骨质缺损的骨折，这一类骨折复位后容易再移位，不用特殊的治疗难以保持骨折的对位。有的需要牵引，有的需要手术，还有的需要植骨补偿骨质的缺损。

2. 根据骨折周围软组织损伤情况

分为"闭合性骨折"和"开放性骨折"。闭合性骨折是指骨折断端与外界不相通，这种骨折不容易发生感染，愈合较好。开放性骨折是指骨折附近的皮肤及皮下组织破裂，骨折断端与外界相通。这种骨折必须争取在伤后 6~8 h 以内对伤口进行清创处理，然后再根据骨折情况对症施治。开放性骨折容易发生细菌感染，导致严重后果。

3. 根据造成骨折的原因

由于各种外伤原因造成的骨折称"外伤性骨折"；由于骨骼本身疾病（如骨肿瘤、骨髓炎等）造成骨质破坏导致的骨折称"病理性骨折"。

4. 根据骨折的程度

可分为"完全性骨折"和"不完全性骨折"。完全性骨折是整个骨的连续性或完整性全部中断,管状骨骨折后形成远近两个或两个以上的骨折段,在X线片上可以见到骨折线。根据骨折线的走行方向,骨折又有许多不同的名称。完全性骨折可以保持在原位,或因各种原因而形成移位,临床最常见的是成角、缩短、分离、旋转和侧方移位5种情况,并且常常是合并存在。不完全性骨折是指骨的完整性或连续性仅有部分中断,如常发生在颅骨、肩胛骨等处的裂缝骨折,儿童中常见的青枝骨折,都属于这一类。

5. 根据骨折后的时间

受伤1～2周内的骨折属于"新鲜骨折",3周以后为"陈旧性骨折"。陈旧性骨折的断端处已有纤维组织或骨痂包裹,如果骨折端的移位没有矫正复位,这时再想复位比较困难,容易形成畸形愈合、迟缓愈合或不愈合。

外伤中的每一种骨折,都可以根据上述几种方法进行不同的分类,用以指导治疗。比如伤员是前臂骨折,根据各种不同情况,或定为外伤性、开放性、不稳定性骨折,或定为外伤性、闭合性、稳定性骨折。如果是后一种情况,它的治疗相对简单,并发症也少,亦比前一种情况好得多。

二、骨折愈合及其影响因素

(一) 骨折的愈合过程

1. 愈合过程

骨折后通过及时正确的治疗,经过一段时间断骨就会重新长在一起。那么断裂的骨头是怎样重新长在一起的呢?骨折愈合过程可分为以下几个阶段。

(1)血肿机化期:骨折以后,骨膜、骨质和骨髓等组织损伤或断裂,同时损伤了骨骼周围的小血管,引起血管破裂、出血,形成血肿。伤后4～5h,骨折部位血液开始凝固,形成含有网状纤维素的血凝块。血肿的刺激使骨折部位的毛细血管、成纤维细胞等再生,并从骨折两端同时向血肿内生长,犹如树根在土壤内生长一样。这些新生的毛细血管、成纤维细胞和吞噬细胞从各个方向侵入血凝块和坏死组织,并分裂繁殖,最后积血清除,形成肉芽组织,肉芽组织再进一步转化成纤维组织,将两个骨折端连接在一起形成纤维愈合。这个过程叫血肿机化期,这一时期在2～3周完成。

(2)骨痂形成期:在骨的表面有一层骨膜,它对骨的再生和生长有非常重要的作用。在骨折后1周,骨膜内的成骨细胞开始大量分裂增生,形成新生骨,并从骨折两端沿着血肿机化后变成纤维组织,最后两端连接一起,将纤维组织变成骨组织。这一阶段大约在骨折后1周开始,4～6周完成。此时断裂的骨头被新生骨组织连接在一起,虽不会移位,但仍不能持重,否则容易发生成角变形。

(3)骨性愈合期:骨痂内的新生骨小梁逐渐增加,骨折间隙的桥梁骨痂完全骨化,这就是愈合期。在骨折后8～12周,X线片上显示骨折线消失,骨痂密度增加,髓腔为骨痂所充填,骨痂与皮质的界限已不清。此时骨折端之间已形成骨连接,外力作用时骨折部不再变形,故能够负重活动。

(4)塑形期骨折的愈合过程中和愈合后的1～2年内,都通过成骨和破骨过程进行塑形,最后在形态和结构上恢复或接近到正常骨一样。至此,骨折愈合过程就完全结束了。

2. 骨折愈合的时限与标准

骨折愈合的时间是根据患者年龄体质不同而不同,并与骨折部位密切相关,表9-1所列的各部位骨折愈合时间,为临床观察后经统计分析所得,供参考。

表 9-1 成人常见骨折临床愈合时间

骨折部位	愈合时间（周）	骨折部位	愈合时间（周）
指骨、掌骨	4~8	骨盆	6~10
趾骨、跖骨	6~8	股骨颈	12~24
腕舟骨	>10	股骨粗隆间	6~10
尺桡骨干	8~12	股骨干	8~14
桡骨远端	3~4		小儿 3~5
肱骨髁上	3~4	胫骨上端	6~8
肱骨干	5~8	胫骨干	8~12
肱骨外科颈	4~6	跟骨	6
锁骨	5~7	脊柱	10~12

3. 骨折临床愈合标准

临床上常采用以下标准：①局部无压痛及纵向叩击痛。②局部无反常活动。③X 线片显示骨折线模糊，有连续性骨痂通过骨折线。④外固定解除后受伤肢体能满足以下要求：上肢能向前平举 1 kg 重量达 1 min；下肢能不扶拐在平地连续步行 3 min，并不少于 30 步。⑤连续观察 2 周骨折处不变形。从观察开始之日起倒算到最后一次复位的日期，其所历时间为临床愈合所需时间。②、④两项的测定必须慎重，可先练习数日，然后测定，以不损伤骨痂发生再骨折为原则。

（二）影响骨折愈合的因素

影响骨折愈合的原因很多，可归纳为两大方面。

1. 病情方面

（1）年龄：伤员年龄越小，骨质生长越活跃，骨折愈合也就越快；而年老者修复能力低，骨折愈合慢。

（2）体质：患者的健康状况很重要，如果患者身体健康，营养充足，骨折愈合相对要快些；体弱多病，长期患有慢性消耗性疾病者，骨折愈合较慢。

（3）骨折部位：血循环不良的部位，如股骨颈、腕舟骨、距骨及胫腓骨下 1/3 骨折等都不易愈合。

（4）骨折情况：严重的粉碎性骨折、骨折部位骨质缺损、周围软组织有严重破坏的骨折，愈合比较困难。

（5）血肿：血肿对骨折既有有利的一面，又有不利的一面。血肿机化后有连接、桥梁和支架作用，使骨折两端新形成的骨痂顺利通过骨折线相汇合。但如果血肿过大，可影响局部血循环，则会延迟骨折的愈合。

（6）骨折间隙软组织：骨折周围软组织损伤的程度越严重，局部的血液循环越差，骨折愈合就慢，如果骨折断端之间嵌夹有软组织，骨折就不能愈合。

（7）感染：开放性骨折如果发生感染，不利于愈合。

2. 技术方面

（1）复位不良：骨折端未接触或接触太少，牵引过度造成骨折两端分离，或成角畸形未能得到矫正。

（2）固定不良：未能限制不利于骨折愈合的活动。

（3）金属内固定物的质量差：发生变形或折断，或钢板、螺丝钉的成分结构不同，置入体内后发生电触，影响骨折愈合。

（4）功能锻炼：实践证明骨折复位固定后，经过适当的功能锻炼，给骨折线以垂直的生理性压力，可以促进骨组织的增生，加速骨折愈合。

三、临床表现及诊断

（一）常见症状和体征

1. 疼痛和压痛

骨折多因暴力所致，除骨组织受损外，周围软组织也受挫伤，故骨折处有疼痛和压痛。经妥善固定后疼痛可减轻或逐渐消失，若有持续性剧烈疼痛，且进行性加剧，是骨筋膜室综合征的早期症状；超过骨折愈合期后仍有疼痛或压痛，提示骨折愈合欠佳。

2. 局部肿胀和瘀斑

骨折时，骨髓、骨膜及周围软组织内的血管破裂出血，在骨折周围形成血肿，同时软组织亦受伤而发生水肿，患肢显著肿胀。持续2周以上的肿胀，易形成纤维化，有碍运动功能的恢复。表浅部位的骨折，血肿表浅，受伤1～2天后，由于血红蛋白的分解，可变为紫色、青色或黄色的皮下瘀斑。

3. 畸形

骨折端移位后，受伤体部的形状改变，或骨折愈合的位置未达到功能复位的要求，有成角畸形、旋转畸形或重叠畸形。畸形较轻，如成角畸形不超过10°，不影响功能，畸形严重则影响肢体运动功能。

4. 功能障碍

骨折后由于肢体内部支架断裂和疼痛、肿胀等，使肢体丧失部分或全部运动功能（不全骨折可有部分运动功能）。骨折畸形愈合、肢体长期固定而缺乏功能锻炼均可导致关节僵硬和肌肉萎缩，骨折损伤周围神经或形成创伤性关节炎，均可引起肢体运动功能障碍。

5. 全身性表现

（1）休克：多见于多发性骨折、股骨骨折、骨盆骨折、脊椎骨折和严重的开放性骨折。患者常因广泛的软组织损伤、大量出血、剧烈疼痛或并发内脏损伤等引起休克。

（2）体温：一般骨折后体温正常，只有在严重损伤如股骨骨折、骨盆骨折有大量内出血和血肿吸收时，体温略有升高，通常不超过38℃。开放性骨折患者体温升高时，应考虑感染。

（二）影像检查

X线摄片是骨折的常规检查，它对了解骨折的类型、移位情况、复位固定和骨折愈合情况等，均有重要的价值。X线摄片需包括正、侧位和邻近关节，有时还需加摄特定位置或健侧相应部位的对比X线片。

（三）骨折严重程度分级

骨折严重程度的分级，是根据皮肤有无破损、软组织损伤、污染和骨折情况而定，见表9-2、表9-3，其中轻度骨折是指不完全骨折，中度骨折是指完全骨折、无或仅有轻度移位，重度骨折是指完全骨折伴有严重移位。

表9-2 闭合性骨折严重程度分级

分级	皮肤破损+ 皮肤完整−	软组织损伤	污染	轻度骨折+ 中度骨折++ 重度骨折+++
0	−	−	−	+
I	−	+	−	+～++
II	−	++	−	+～+++
III	−	+++	−	+～+++

表9-3 开放性骨折严重程度分级

分级	皮肤破损+ 皮肤完整−	软组织损伤	污染	轻度骨折+ 中度骨折++ 重度骨折+++
0	+	+	+	+～++
I	+	++	++	+～+++
II	+	+++	+++	+～+++
III	+	+++	+～+++	+～+++

四、康复治疗

(一) 康复治疗的目的

1. 促进血肿和渗出物的吸收

损伤后局部肿胀是外伤性炎症的反应，这是由于组织出血、体液渗出，加上疼痛反射造成肌肉痉挛，肌肉唧筒作用消失，局部静脉及淋巴管淤滞和血流受阻所形成的。如能在保持骨折复位和固定的基础上，早期进行适量的肌肉等长收缩训练，恢复其唧筒作用，可有助于血液循环，促进肿胀的消退。

2. 加速骨折断端的纤维性连接和骨痂形成

康复训练可促进局部的血液循环，使新生血管得以较快的成长，同时通过肌肉等长收缩的作用，又可保持骨折端的良好接触，加速愈合。在骨折愈合后期，骨痂还需要经过一个加固和改造的过程，使骨痂的组成和排列完全符合生理功能的需要，康复运动训练则可促进这一过程的实现。

3. 防止关节粘连僵硬，恢复关节活动

骨折后肢体关节发生粘连僵硬的原因是多方面的，其中最重要的原因是肌肉不活动。对患肢的长期制动，使静脉和淋巴淤滞、回流缓慢，组织水肿，渗出的浆液纤维蛋白在关节囊皱襞和滑膜反折处以及肌肉间形成粘连，同时关节周围的软组织也发生组织改变，疏松结缔组织转变为致密结缔组织，使关节周围组织变得僵硬，这一系列改变的结果导致关节挛缩，活动受限。另外外伤后组织水肿不仅发生于骨折局部，也可发生于外伤远端部位，如果不及时进行肌肉活动训练，也可发生非外伤部位关节僵硬，所以同样需要引起临床注意。上述各种情况均需要早期进行肢体活动训练。

4. 防止肌肉萎缩恢复肌力

骨折后对肢体的长时间固定，必将引起肌肉的失用性萎缩和肌力下降，最终即使骨折愈合良好，也将因肌肉萎缩而导致肢体运动功能障碍。为防止或减轻肌肉萎缩的发生，早期即应开始肢体的功能活动训练。

5. 防止患者发生制动综合征，尽早恢复日常生活活动能力

骨折患者的卧床治疗需要时间较长，因此易发生制动综合征，如肌肉萎缩、关节僵硬挛缩、骨质疏松、静脉血栓形成、便秘、尿路结石、坠积性肺炎、呼吸功能降低、心脏代偿能力下降等一系列改变，尤其在老年人发生率更高，结果使患者整体生活能力低下。为避免制动综合征的发生，最好的办法是早期施行康复治疗训练，使患者尽快开展肢体各种形式的主动活动训练，让患者尽早、尽可能全面地恢复日常生活活动功能。

(二) 康复治疗的原则

骨折治疗的最终目的是使受伤部位尽快恢复正常功能，其基本原则为复位、固定和功能训练，其中复位和固定是治疗的基础，功能训练是治疗的核心。

1. 坚实的固定是保证早期开展康复治疗的前提

骨折的治疗首先的任务是保证骨愈合良好，重建骨本身的生理力线和解剖关系，恢复肢体的运动功能。为此目的，训练中应保持骨折对位对线的位置不能发生改变，如果对位对线发生改变必将延长骨折的愈合时间或发生不愈合，甚至发生畸形愈合，造成肢体的残疾。为在训练中保持骨折对位对线不变，起码应做到以下各点：①骨折复位准确，对位对线良好；②骨折复位后，内、外固定坚强可靠；③早期开始肢体活动训练主要做生理力线轴向运动；④运动训练的时间和负荷应有控制，逐渐加量，保持在适量的范围。

2. 肢体固定和功能训练同步是取得良好功能恢复的关键

肢体骨折后必须进行复位固定，但长期的肢体固定会造成肌肉失用性萎缩、骨质疏松、关节僵硬、挛缩等一系列制动综合征，反而延迟患者的恢复，因此需要强调早期活动训练，康复训练即可满足这一要求。但是肢体活动又可能影响骨折对位对线的准确性，造成骨折断端的移动，所以康复训练的前提必须是骨折对位固定良好。肢体的固定和活动训练两者是相辅相成的，必须将两者的对立性转化成统一性，使两者兼顾，达到既可保证骨折复位稳定，又可训练肢体活动，达到促进骨折早期愈合、肢体功能恢复

迅速、缩短患者病程的目的。特别是关节内或经关节骨折，早期活动尤为重要，既有助于功能恢复也可减少创伤性关节炎的发生。

3. 骨折愈合的不同阶段采取重点不同的康复治疗手段

骨折后骨愈合是一个较长的过程，在这个过程中的治疗措施不能一成不变，而应根据骨骼愈合情况采取相应的不同措施，促进其临床恢复过程。比如骨折早期主要是保持骨折对位，消除肢体肿胀，避免萎缩粘连，运动训练以肌肉等长收缩为主。进入骨痂形成期，应以促进骨痂形成治疗为主，如肢体运动和轴向加压训练、理疗促进骨折愈合等。这样在整个康复治疗过程中，才能有针对性地获得良好的治疗效果。

第二节　上肢骨折

一、常见上肢骨折

（一）肩部和肱骨干骨折

1. 锁骨骨折

好发于中 1/3 处，多由间接暴力引起；直接暴力引起的粉碎性骨折较少见。骨折后，近折段因受胸锁乳突肌的牵拉而向上、向后移位，远折段因受上肢重量的影响向下移位，又可因胸大肌、背阔肌的牵拉向前、向内移位，造成两断端重叠。多见于儿童和青壮年，一般愈合较好，对肩关节功能影响不大，很少发生骨折断端压迫血管神经、刺破肺尖和皮肤等并发症。

2. 肩胛骨骨折

肩胛骨位置表浅，体部骨质薄，周围有大量肌肉保护，骨折很少。一般骨折好发于肩胛骨体部或颈部，而喙突、肩峰和肩胛冈则极少发生骨折。肩胛骨体部骨折多由直接暴力和挤压伤所致，骨折多在肩胛冈以下或肩胛下角附近，为粉碎型，有时也呈横型或斜型。

3. 肱骨外科颈骨折

肱骨外科颈骨折是指位于解剖颈以下 2～3 cm，相当于大、小结节下缘与肱骨干交界处的骨折，多见于壮年和老人，偶见于儿童，主要为间接暴力造成，很少为直接暴力打击肩部所致。根据外力打击的情况不同，骨折分为无移位骨折、外展型骨折和内收型骨折 3 种。

4. 肱骨大结节骨折

肱骨大结节位于肱骨颈外侧，为冈上肌、冈下肌、小圆肌和胸大肌的止点，上述肌肉直接参与肩关节的活动，因此，肱骨大结节的骨折多会影响肩关节的功能。

5. 肱骨干骨折

肱骨干上起肱骨外科颈下 1 cm 处，下至肱骨外上髁上 2 cm 处，肱骨干中、下 1/3 交界处后外侧有一桡神经沟，桡神经紧贴沟内，此处骨折容易损伤桡神经。肱骨干骨折后常影响上、下关节的功能。

（二）肘部骨折

1. 肱骨髁上骨折

肱骨下端扁而宽，前有冠状窝，后有鹰嘴窝，两窝之间骨质菲薄，容易发生骨折。肱骨下段有 30°～50° 的生理前倾角和 10°～20° 的生理提携角。肱动脉、肱静脉在肘窝由肱二头肌腱膜下通过进入前臂，肱骨髁上骨折时被刺伤或挤压，引起前臂缺血性肌挛缩。肱骨髁上骨折多见于儿童，好发于 10 岁以下的儿童。

2. 肱骨外侧髁骨折

肱骨外侧髁骨折比内侧髁骨折多见，在肘部仅次于肱骨髁上骨折，多发于 5～10 岁的儿童。根据远端骨折片的移位程度分为无移位骨折、轻度移位骨折和旋转移位骨折 3 种。

3. 肱骨内侧髁骨折

肱骨内侧髁骨折发生率远比肱骨外侧髁骨折少见，常因直接暴力或肘伸直时内收造成，尺骨上端随滑车向上、内、后移位，肱桡关节常造成半脱位或脱位，容易合并尺神经损伤。根据骨折片的移位情况可分为骨折片有轻度移位、骨折片有中度移位和骨折片有明显翻转且超过 90° 这 3 种。

4. 尺骨鹰嘴骨折

尺骨鹰嘴骨折多由间接暴力造成，其成因与髌骨骨折有相似之处。当肱三头肌急骤收缩时，将尺骨鹰嘴撕脱，并被牵拉向外上方移位。

5. 桡骨小头骨折

多由间接暴力引起，当肘关节于伸直位跌倒手掌撑地时，暴力使肘关节极度外展，桡骨小头受肱骨小头相碰而发生骨折。多见于成人。骨折后若得不到早期治疗，将影响前臂的旋转功能。

（三）前臂骨折

1. 尺桡骨干骨折

骨间膜上起自桡骨结节下 2~3 cm，下端与桡尺远侧关节囊相连，对稳定上、下尺桡关节和维持前臂旋转功能起着重要作用。当前臂中立位时，骨间膜最宽，上、下一致紧张；当前臂旋前时，尺、桡二骨交叉，骨间膜松弛。尺桡骨干双骨折临床最常见，多见于青少年。

2. 尺骨干骨折

尺骨干单骨折较少见，多发生在尺骨干的下 1/3，多由直接暴力所致。

3. 桡骨干骨折

桡骨干骨折比较少见，患者多为青少年。

（四）腕部骨折

1. Colles 骨折

Colles 骨折是指发生在桡骨下端 2~3 cm 范围内的骨折，主要发生在成年与老年患者，临床上多见。正常的桡骨远端关节面向掌侧倾斜 10°~15°，向尺侧倾斜 20°~25°，因此，当手掌撑地跌伤时，很容易造成向桡背侧移位的远端骨折，又因为桡骨茎突比尺骨茎突长 1~1.5 cm，故骨折后应尽量恢复桡骨下端关节面的倾斜角，以避免因腱沟扭曲而影响手的功能。

2. Smiths 骨折

又称反 Colles 骨折或屈曲型桡骨下端骨折，骨折发生在桡骨远端 2~3 cm 范围内，但受伤机制与 Colles 骨折相反，临床少见。

3. 桡骨茎突骨折

单纯桡骨茎突骨折临床较少见，因骨折时对桡骨远端关节面损伤较重，影响腕关节活动。

4. 尺骨茎突骨折

单纯的尺骨茎突骨折临床比较少见，多为桡骨下端骨折或尺桡远侧关节损伤的并发骨折，容易遗漏或忽视而造成骨折不愈合，遗留尺桡远侧关节不稳定和疼痛，从而影响腕关节的功能。

5. 舟状骨骨折

舟状骨为近排腕骨，其远端超过近排腕骨，与大、小多角骨关节面相连，其腰部相当二排腕骨间关节的平面。桡骨茎突恰好位于舟状骨腰部，正常腕关节的活动，一部分通过桡腕关节，另一部分通过二排腕骨间关节。当腰部发生骨折后，舟状骨远侧的骨块就与远排腕骨一起活动，使舟状骨骨折线遭受很大剪力。又因为舟状骨营养血管从结节处进入骨质，腰部骨折后，近端骨折块易发生缺血性坏死。这些解剖特点是造成舟状骨骨折延迟愈合或不愈合的重要因素。

二、功能评定

（一）上肢各部位的功能要求

上肢的主要功能是手的运用。上肢各关节的结构，各关节连接方式的多样化以及整个上肢的长度都是为了使上肢终端的手得以充分发挥其功能，完成各种复杂的活动。当关节功能不能得到充分的恢复时，则必须保证其最有效的、起码的活动范围，即以各关节的功能位为中心而扩大的活动范围。肩关节的功能位是外展 50°、前屈 20° 及内旋 25°。肘关节的功能位是屈曲 90° 位，其最有用的活动范围是在

60°~120°。前臂的功能位是旋前、旋后、中立位,其最有用的活动范围是旋前、旋后各45°。但一般右侧旋前的需要较多,而左侧则旋后的需要较多,左利者相反。腕关节的功能位是背伸20°,但有时需根据生活及工作的特殊情况而定。

(二)运动功能的评定

判断运动功能障碍的有无及其程度,对于康复治疗计划的制订、检查康复治疗效果均有重要的意义。

1. 肌力检查

骨折后,由于肢体运动减少,常发生肌肉萎缩和肌力下降。肌力检查是判定肌肉功能状态的重要指标,常用徒手肌力测定法,将肌力分为6级:①0级:是指没有可测知的肌肉收缩;②1级:是有轻微收缩,但不能引起关节运动;③2级:是在减重状态下能做关节全范围运动;④3级:是能抗重力做关节全范围运动,但不能抗阻力;⑤4级:是能抗重力、抗一定阻力运动;⑥5级:是能抗重力、抗充分阻力运动。

2. 关节活动度检查

骨折后期,关节内外粘连、关节挛缩将导致关节活动受限。上肢关节的正常活动度为:上肢肩关节屈0°~180°、伸0°~50°、外展0°~180°、内外旋转各0°~90°,肘关节屈伸0°~150°,前臂旋前、旋后各0°~90°,腕关节屈0°~90°、伸0°~70°、桡偏0°~25°、尺偏0°~55°。测量关节活动度常用量角器进行。

3. 上肢肢体长度和周径测量

骨折后,由于伤肢的制动,肌肉发生萎缩,肢体周径变细。而且骨折后骨缺损、骨断端移位重叠、骨骺损伤影响生长发育等原因也可造成骨折后期肢体长度改变,所以测量肢体长度也是必要的。

(1)上肢肢体长度的测量:上肢全长度的测量方法是测量肩峰至中指尖端的距离。若上肢不能完全伸直,也可分段测量上臂及前臂的长度;上臂长度指从肩峰至肱骨外上髁的距离;前臂长度指从尺骨鹰嘴至尺骨茎突的距离;手长度指桡骨茎突与尺骨茎突的连线起始点至中指指尖的距离。

(2)上肢肢体周径的测量:上肢上臂测量是取上臂中部、肱二头肌最大膨隆处的周径,前臂周径是分别测量前臂近侧端最大膨隆处和前臂远侧端最细处的周径。

(三)其他评定

此外,还包括感觉和反射检查、神经肌肉生理检查及X线检查等,以了解骨骼愈合、神经肌肉损伤和恢复情况。

三、康复治疗

(一)康复治疗程序

1. 外伤炎症期康复治疗

此期约在外伤后3周之内。病理改变以组织渗出为主,临床上肢体疼痛、肿胀、丧失运动功能。康复治疗的主要作用是:①促进肌肉唧筒作用的恢复,改善患肢的血液、淋巴液循环,促进血肿、炎症渗出和坏死组织的吸收,以防止粘连;②通过肌收缩产生的生物电帮助钙离子沉积于骨骼,促进骨愈合,防止骨脱钙;③维持一定的肌收缩运动,防止失用性肌萎缩;④利用关节运动牵伸关节囊及韧带等软组织,防止关节挛缩发生;⑤改善患者身心状态,积极训练,防止并发症的发生。

(1)运动治疗。

患肢肌肉等长收缩:骨折复位固定后应遵循动静结合的原则,开始肢体早期活动训练。于急救后1~2天,患者病情平稳后即应开始石膏固定中患肢肌肉的等长收缩训练,以恢复肌肉的活动。每天训练3次,每次训练量以不引起肌肉过劳为度,训练时间一般5~10 min或更长。

患肢非固定关节主动及被动关节活动训练:伤后第2天即可开始患肢未被石膏固定的关节活动(包括主动活动和被动活动),以促进肢体血液循环及增加骨折端的轴向生理压力,有利于消除肢体肿胀、促进骨断端愈合,并可防止关节挛缩畸形。活动训练至少每天3次,每次训练时间5~10 min或更长。

注意应逐渐增加活动量，避免影响骨断端的稳定性。在未固定关节的训练中，尤其要加强易发生挛缩关节的训练活动，如肩关节外展、外旋，掌指关节屈伸以及踝关节背伸等活动。

健肢正常活动训练：对健侧肢体和躯干应尽可能保持其正常活动，尽量早期离床活动或在床上做肢体活动的操练，以改善全身状况，防止卧床综合征发生。

（2）光、电、声、磁等疗法。

①温热疗法：传导热疗（如蜡疗、中药熨敷）、辐射热疗（如红外线、光浴、频谱治疗仪）均可应用。无石膏包裹时可局部直接治疗，如有石膏包裹时则应开窗或于固定两端治疗，亦可在健肢相应部位治疗，通过反射作用，改善患肢血循环，促进吸收，加速愈合。每天 1～2 次，每次 30 min，10 次为 1 个疗程。

超短波疗法和低频率磁场疗法：超短波疗法和低频率磁场可加强骨再生代谢过程，使纤维细胞和成骨细胞出现早，从而加速骨愈合过程。深部骨折适用超短波治疗，电极在骨折断端对置，中等剂量，治疗 20 min，每天 1～2 次，10 次为 1 个疗程。此法可在石膏外进行，但有金属内固定物时禁用。对浅部骨折如手足骨折，适合用低频磁场疗法，可局部应用，剂量 0.02～0.03 T，每天 1 次。

②直流电钙、磷离子导入疗法：石膏局部开窗，断端相应部位对置，电量适中，治疗 20 min，每天 1 次，10 次为 1 个疗程。此法有助于骨痂形成，尤其对骨痂形成不良、愈合慢的患者适用。

③超声波疗法：局部应用，接触移动法，剂量小于 1.0 W/cm^2，每次治疗 5～10 min，10 次为 1 个疗程。此疗法消肿作用明显，并可促进骨痂生长。

（3）推拿：在骨折部位近心侧可进行推拿。使用向心性手法，以促进血液回流、水肿消退，并可防止肌肉失用性萎缩和关节挛缩，每天 1～2 次，每次 15 min 左右。

2. 骨痂形成期康复治疗

此期在伤后的 3～10 周。病理变化主要是骨痂形成，化骨过程活跃。临床上疼痛和肿胀多已消失，但易发生肌肉萎缩、组织粘连以及关节挛缩。康复治疗的主要作用是促进骨痂形成，恢复关节活动范围，增加肌肉收缩力量，提高肢体活动能力。

（1）运动疗法：基本同外伤炎症期。但此期骨折端已形成纤维骨痂，骨折已转稳定不易发生错位，故可以加大运动量，增加运动时间。另外因骨折固定肢体时间较长，易发生关节挛缩，此期重点应为恢复关节活动度训练。运动疗法训练每天上午和下午各 1 次，每次时间不少于 20 min。

（2）光、电、声、磁等疗法：基本同外伤炎症期。重点在于防治瘢痕形成及组织粘连，尤其防治关节挛缩的形成。

（3）作业疗法：此期可进行适当的日常生活活动训练，提高患者的生活能力和肢体运动功能。上肢以训练手功能为主，下肢以训练站立和肢体负重为主。

3. 临床愈合期康复治疗

此期在伤后 8～12 周，病理变化是骨痂经改造已逐渐成熟为板状骨。临床上骨折端已较稳定，一般已去除外固定物，故又称骨性愈合期。此期康复治疗重点在骨折后并发症的处理，如防治瘢痕、组织粘连等，并最大限度地恢复关节活动和肌肉收缩力量，提高患者日常生活活动能力和工作能力。

（1）运动疗法：重点是增加关节活动度训练，以主动运动为主，并根据需要可辅以被动运动和抗阻运动。

主动运动：受累关节进行各方向的主动活动，尽量牵伸挛缩、粘连的组织。运动幅度应逐渐增大，以不引起明显疼痛为度，每一动作可重复多遍，每天练习数次。

助力运动和被动运动：刚刚去掉石膏的肢体难以自主活动，可先采用助力运动，以后随着关节活动度的改善可减少助力。对有组织挛缩及粘连严重、主动运动及助力运动无效者，可采用被动牵拉活动受累的关节。动作应平稳、柔和，不应引起明显疼痛，切忌暴力引起新的组织损伤。

关节松动术：对僵硬的关节，可配合热疗进行手法松动。治疗师一手固定关节近端，另一手握住关节的远端，在轻度牵引下，按其远端需要的方向（前/后、内/外、外展/内收、旋前/旋后）松动，使组成关节的骨端能在关节囊和韧带等软组织的弹性范围内发生移动，如手掌指关节可有被动的前/后滑动、侧向滑动、外展内收和旋前/旋后滑动。对于中度或重度关节挛缩者,可在运动与牵引的间歇期,配合使用夹板,以减少纤维组织的回缩,维持治疗效果。随着关节活动范围的逐渐增加,夹板的形状和角度也做相应的调整。

关节功能牵引:对比较僵硬的关节,可进行关节功能牵引治疗,操作时固定关节近端,在其远端施加适当力量的牵引,根据治疗需要决定牵引方向为屈、伸、内收、外展、内旋、外旋等。牵引重量以引起患者可耐受的酸痛感觉,又不产生肌肉痉挛为宜。在热疗下牵引治疗效果更好。

恢复肌力训练:恢复肌力的有效办法就是逐步增强肌肉的工作量,引起肌肉的适度疲劳:①当肌力为1级时,可采用水疗、按摩、低频脉冲电刺激、被动运动、助力运动等,并在做被动运动时进行传递冲动的训练;②当肌力为2~3级时,以主动运动为主,辅以助力运动、摆动运动、水中运动等,做助力运动时助力应小,以防止被动运动干扰了患者自主训练的主动运动;③当肌力达4级时,应进行抗阻运动,以促进肌力最大限度的恢复。

(2)光、电、声、水等疗法:本疗法的主要作用及用途涉及:①为促进钙质沉积与镇痛,可行局部紫外线照射;②为促进血液循环,改善关节活动功能,可采用蜡疗、红外线、短波、湿热敷等疗法;③为软化瘢痕、松解粘连,可做直流电碘离子导入、超声波、音频电流、湿热疗法等;④为增进关节活动度,可施行涡流浴及水中运动疗法;⑤如合并周围神经损伤时,可应用直流电碘离子导入、中频电疗等疗法。

(3)夹板、石膏托、矫形器:骨折并发的关节挛缩较顽固时,应用上述疗法治疗挛缩可有改善,但在治疗后又易返回原状,为保持治疗效果,可在运动和牵引治疗的间歇期内用夹板、石膏托或矫形器固定患肢,以减少纤维组织的弹性回缩,加强牵引的效果。随着关节活动度的改善,夹板、石膏托和矫形器等也应做相应的更换。

(4)作业疗法:在临床愈合期内应给患者施行适度的作业疗法,通过日常生活活动训练来增进上肢的功能活动,促进下肢地站立及行走活动,提高患者自理生活能力,尽早回归家庭和社会生活。

4. 饮食

饮食在创伤的系统治疗中十分重要,因为合理的营养是提高机体的抗病能力、加速创伤后的组织修复、促进骨骼生长愈合的物质基础。当人体受到较严重的创伤后,常因生理和心理损害而出现食欲减退、营养不良、代谢紊乱等一系列变化,影响伤病的康复。因此,需要及时饮食,正确地补充营养。原则是增加患者的食欲、保证充足的营养,以达到增强机体抵抗力和加速创伤愈合的目的。应根据受伤后各阶段病情特征和患者特点合理安排。

(1)患病初期:人体受伤后不久,伤口疼痛、出血甚至休克,使体内大量的水分和盐分丢失,体内蛋白质分解代谢增加、体重减轻,人体自身的消耗很大。此外,患者由于刚刚受伤后的心情不佳等原因,造成食欲下降。这个时期要针对患者伤口痛、食欲差、活动少、消化能力弱的特点,以补充高蛋白、高维生素、低脂肪为主。多吃些含水分多、易消化、无刺激的清淡食物,如瘦肉、牛奶、鸡蛋、鸡汤、鲜鱼、青菜、水果等。主食可吃稀饭、面汤,尽量采用少量多餐法,以利于消化吸收。

(2)伤后1周:患者的心情和情绪趋于稳定,机体也开始修复。此时患者食欲会逐渐增加,而且身体本身也需要较多的营养以帮助损伤的组织尽快恢复,这时饮食应在患病初期营养的基础上再增加碳水化合物、蛋白质、脂肪和维生素。成人每天至少吃2~3个鸡蛋,100~150 g的脂肪和500 g左右的主食,食物需要注意营养搭配,使人体获得均衡营养。

(3)患病后期:患者伤口已基本愈合,身体处在恢复阶段,这时患者比正常人稍多增加一些营养即可。

5. 中草药

中医治疗骨折,不仅重视局部的处理,更注重身体状况的调整,根据不同时期的临床表现辨证施治,内外用药,做到内外兼治,整体治疗和局部治疗相结合。骨折早期,由于血离经脉,郁结不散,表现为局部肿胀、疼痛,全身多有发热、口干、便秘、胃纳差等实证病象。此期以活血化瘀为主,常用赤芍、桃仁、红花、当归、乳香、没药、三七、大黄、双花、木香等,可用中成药,如跌打丸、七厘散、活血散、三七片和云南白药等。骨折中期，局部肿胀渐退，疼痛缓解，骨折开始修复，治疗以活血生新为主，既要养血，也要行血，以促进骨折的修复。可应用川断、虎骨、杜仲、犀角胶等滋补肝肾的药物，同时兼用活血化瘀的药物，如麝香接骨丹、接骨片等。骨折后期，骨折已连接，但不坚固，肌肉无力，关节活动受限。此期除加强功能锻炼外，应适当用滋补肝肾、强壮筋骨的药物，可服壮筋养血汤、壮骨关节丸、八珍汤等。

（二）常见骨折康复治疗要点

1. 肱骨外颈骨折

对于无移位的骨折，一般用三角巾或绷带悬吊2～3周，自伤后3天开始练习肩部摆动，即将上肢向患侧及前方倾斜，使患肢上臂放松下垂，在此姿势做肩的前后和左右摆动，同时做握伸拳、屈伸腕及肘练习，3周后即可针对功能障碍情况进行恢复功能的活动及按摩、推拿。对于有移位的骨折，经复位后须固定4～6周，在此期间要进行腕和肘的运动练习，其中外展型骨折暂缓肩外展肌肉的静力性收缩，内收型骨折暂缓肩内收肌肉的静力性收缩。

2. 肱骨干骨折

小夹板或管型石膏悬垂，持续4～8周，或手术复位内固定。第3天开始做握伸拳练习，第2周开始做肩前后、左右摆动练习。去除外固定后做物理因子治疗、按摩及肩、肘活动度及肌力练习。避免过早进行旋转运动。

3. 肱骨髁上骨折

复位后用石膏托固定。第3～4天开始做肩部在悬挂位摆动，握伸拳练习。肱骨髁上骨折伸展型可做肱二头肌静力性收缩，肱骨髁上骨折屈曲型可做肱三头肌静力性收缩。练习1周后开始做肩部主动运动。恢复期开始肘关节屈伸、旋转的主动运动。伸展型骨折增加屈肘牵引和肱二头肌抗阻练习，屈曲型骨折增加伸肘牵引和肱三头肌抗阻练习。1～2周后逐渐增加肘关节各方向活动幅度的练习和肌力练习。

4. 桡骨远端骨折

远端向背侧移位，有时合并有尺骨小头脱位或尺骨茎突骨折。3天后开始做肩、肘屈曲，屈曲手指、对指及对掌的主动运动，2周后开始屈腕肌肉的等长收缩。恢复期先增加腕屈伸和前臂旋转主动运动，腕屈曲牵引。随后逐渐增加腕伸牵引，按摩，推拿前臂，内外旋牵引，腕屈伸肌肉抗阻练习，前臂旋转肌肉抗阻运动及握力练习。

第三节　下肢骨折

一、常见下肢骨折

（一）骨盆骨折

骨盆骨折是一种较为严重的创伤，临床发生率较高，由于多由大暴力引起，故常合并其他脏器损伤，其中腹膜后大量出血而引起的失血性休克最为常见。

根据受伤暴力不同及骨盆环完整性受损程度，骨盆骨折可分为4型：Ⅰ型，即无损于骨盆完整性的骨折；Ⅱ型，即骨盆环一处断裂的骨折；Ⅲ型，即骨盆环两处以上断裂的骨折；Ⅳ型，髋臼骨折，包括髋关节中心性脱位。其中，Ⅲ型骨折为不稳定性骨折，并常伴有其他骨折或内脏损伤，尤以尿道、膀胱损伤多见，往往这些并发症的损害大于骨盆骨折本身。

（二）髋部骨折

1. 股骨颈骨折

股骨颈骨折是指股骨头下至股骨颈基底部之间的骨折，为老年人常见的骨折之一。由于老年人骨质疏松脆弱，股骨颈除内侧皮质较坚硬外，其余松质骨，承受应力较大，故易发生骨折。按骨折两断端的关系可分为外展型和内收型两类，外展型两断端之间呈外展关系，颈干角加大、骨端相插、位置稳定，愈合率最高；内收型骨端完全错位，愈合率最低。

2. 股骨粗隆间骨折

又称股骨转子间骨折，是指由股骨颈基底部至小转子水平之间的骨折，属于关节囊外骨折。临床上多以骨折线走形方向将粗隆间骨折分为稳定型和不稳定型，如骨折线由大转子斜向内下达小转子者，为稳定型；反之，骨折线由大转子向内上而达小转子以上者，为不稳定型。在实践中，骨折的原始状态是分型的重要依据，凡伤后即有髋内翻畸形者，为不稳定型。

（三）股骨干骨折

股骨干骨折是包括转子下至髁上的股骨骨折，多由强大的暴力造成，往往有严重的软组织合并伤，临床比较常见，多发生于10岁以下的儿童及青壮年，男多于女。股骨干骨折可分为上1/3、中1/3和下1/3骨折。上1/3骨折时，近折端受髂腰肌、臀中肌、臀小肌和髋关节外旋诸肌的牵拉而屈曲、外旋和外展，而远折端则受内收肌牵拉向上、后、内移位，导致向外成角和缩短。中1/3骨折，畸形主要按暴力撞击的方向而成角。下1/3骨折，远折端受腓肠肌的牵拉而向后倾倒，容易压迫或刺激腘动脉、腘静脉。

（四）膝部骨折

1. 股骨髁上骨折

直接暴力或间接暴力均可引起，在儿童常为股骨下端骨骺分离。临床上分为屈曲和伸直两型，以屈曲型多见。屈曲型骨折后其远端向后移位，再加上腓肠肌的牵拉和后关节囊的挛缩，致使骨折远端更加向后倾倒，有损伤腘动脉的危险，骨折近端则向前突出，可刺破关节囊和皮肤。伸直型骨折，即骨折远端向前移位，而骨折近端则向后重叠，也有损伤血管的危险。股骨髁上骨折由于靠近关节，一方面难以实施可靠的内固定，另一方面因长期固定可对关节产生较大的影响。

2. 股骨髁间骨折

它是一种关节内骨折，一方面如复位不满意容易引起创伤性关节炎，另一方面关节腔内积血、机化后易造成关节粘连僵硬，对关节功能的影响较大，因此，对治疗的要求较高，往往需要满意的复位，临床多见于成人。

3. 胫骨髁部骨折

按发生部位不同，分为胫骨棘撕脱骨折、远端骨骺分离、胫骨平台骨折及胫骨结节撕脱骨折等。临床以胫骨平台骨折最为常见，治疗也较困难，对关节的功能影响也较大。

4. 髌骨骨折

间接暴力引起的多为横型骨折，上骨片受股四头肌牵拉发生向上移位，下骨片受髌韧带附着，可呈向前旋转移位。直接暴力引起的骨折多为粉碎性骨折。

（五）胫腓骨干骨折

十分常见，包括胫腓骨干双骨折、胫骨干单骨折和腓骨干单骨折，前两者多见，后者少见。在中、下1/3处发生骨折时易损伤滋养动脉，容易引起骨折延迟愈合，骨折的固定时间要延长，进行早期功能训练时应注意上述特点。

（六）踝足部骨折

1. 踝部骨折

踝关节由胫骨远端、腓骨远端和距骨体构成。胫骨下端关节面前宽后窄，与距骨上关节面的前2/3相对应。距骨体也前宽后窄，内、外、后三踝构成的踝穴恰好骑在距骨上。当踝关节背屈时，距骨体前部进入踝穴，距骨与踝穴密切接触，无活动余地。但在跖屈时，距骨可向两侧轻微活动，故踝关节往往易在跖屈位损伤。

2. 距骨骨折

在足部骨折中，距骨骨折仅次于跟骨骨折，多见于男性青壮年。距骨不仅与胫骨下端组成踝关节，而且与腓骨、跟骨、舟骨都有连接，血液供应比较缺乏，因此骨折发生后，一般骨折愈合缓慢，且容易发生缺血性坏死。

3. 跟骨骨折

跟骨骨折为跗骨骨折中最为常见者，常见于青壮年。主要是自高处坠落或跳下时足跟着地，跟骨受到压缩外力所致，可同时合并下肢其他骨折或脊椎骨折。

4. 足舟状骨骨折

比较少见，可由直接暴力或间接暴力引起，包括舟状骨背侧缘撕脱骨折、舟状骨体横断或粉碎性骨折及舟状骨结节撕脱骨折，至于舟状骨压缩骨折则十分罕见。

5. 楔状骨、骰骨和跖趾骨骨折

前两者少见，后者多见，多发生于青壮年。

二、功能评定

（一）下肢功能康复的目标

下肢的主要功能是负重和行走，要求各关节保持充分的稳定，而且有一定的活动范围。当下肢功能不能完全恢复时，则必须保证其最有效的、起码的活动范围。踝关节行走活动范围在跖屈20°，背屈20°之间。膝关节活动范围是屈曲60°，伸直-5°。髋关节活动范围是屈曲45°，后伸20°。此外，还需要强有力的臀大肌、股四头肌和小腿三头肌，才能保证正常地行走。

（二）运动功能的评定

1. 肌力检查

方法同上肢。

2. 关节活动度检查

下肢关节的正常活动度为：髋关节屈0°~125°、伸0°~15°、内收外展各45°、内旋外旋各45°，膝关节屈0°~150°、伸0°，踝关节背屈0°~20°、跖屈0°~45°。

3. 肢体长度和周径测量

（1）肢体长度的测量：肢体长度有真性长度和假性长度之分，假性长度指从脐孔到内踝间的距离。假性长度的测量方法在临床上并不常用，而常常使用的方法是下肢真性长度的测量。真性长度的测量方法是用皮尺测量髂前上棘通过髌骨中点至内踝的距离，测量时可以测量整个下肢长度，也可分段测量大腿长度和小腿长度。大腿长度是指测量从股骨大转子至膝关节外侧间隙或髂前上棘至膝关节内侧间隙的距离，而小腿长度是指测量从膝关节外侧间隙至外踝或膝关节内侧间隙至内踝的距离。

（2）肢体周径的测量：下肢测量常用的部位是测量大腿周径时取髌骨上方10 cm处；测量小腿周径时，分为最大、最小周径，分别为小腿最粗的部位和内、外踝上方最细的部位。

（三）其他评定

此外，还包括感觉和反射检查、神经肌肉生理检查及X线检查等，以了解骨骼愈合、神经肌肉损伤和恢复情况。

三、康复治疗

（一）康复治疗程序

参见上肢部分。

（二）常见骨折康复治疗要点

1. 股骨颈骨折

粗隆间骨折做手术内固定者，术后3~5天开始，例如，卧位保健体操，对年老体弱者特别重要；股四头肌等长收缩；趾、踝主动运动；术后1周内增加髋与膝主动屈伸运动，动作轻缓，幅度不大。术后2周，逐渐增大髋、膝屈伸幅度。术后2~3个月逐渐增加下列内容，如下肢内收、外展主动运动，股四头肌抗阻运动，恢复膝关节活动范围的牵引，起坐、坐姿练习，患肢不负重的站立步行练习，患肢负重的站立、步行练习，按摩、推拿。

2. 股骨干骨折

髓内钉固定术后3天开始做踝、趾主动运动，髌骨被动运动，股四头肌等长收缩，卧位保健体操。2周后增加主动伸膝和屈伸髋运动。4周后增加髋部主动伸屈的活动幅度。6周后在膝、踝伸直的姿势下做髋关节内收、外展的主动运动，股四头肌的抗阻练习。2～3个月后逐渐增加斜板站立练习，起坐练习，坐姿练习，双杖站立练习，双下肢同时负重的立位扶杆运动，髋关节和膝关节屈伸牵引和按摩，患肢不负重和负重的双杖步行练习。

3. 膝部骨折

膝部骨折包括股骨下端与胫骨平台骨折。骨科处理后3～5天开始髋、趾主动运动，股四头肌等长收缩，卧位保健体操，去除牵引或石膏固定后开始髋、膝、踝关节的主动运动，逐渐增加膝关节、踝关节活动范围的牵引，斜板站立练习，双下肢同时负重的立位练习，双杖站立练习，患肢不负重的双杖步行练习。骨折处骨性愈合后逐渐增加立位两下肢轮流负重的扶杆练习、单杖步行练习、手杖步行练习，进而做徒手行走练习和下肢其他功能练习。在膝关节半月板切除术后及膝关节韧带损伤修补术后，要特别重视膝屈伸肌力的恢复，以重建膝关节的稳定性。术后3～5天开始做髋、趾主动运动及股四头肌等长收缩。术后第3周开始做股四头肌抗阻等长运动。膝关节半月板切除术后3～4周，韧带修补术后5～6周去除固定，要特别侧重膝伸、屈肌力练习，酌情进行膝关节屈伸活动运动。

4. 踝部骨折

术后2～3天开始患肢未被固定关节的主动运动，趾伸练习，股四头肌练习。去除固定后，踝部和脚趾各方向主动运动，股四头肌和踝背屈肌肉的抗阻运动，踝关节各方向功能牵引。在恢复踝关节活动度的练习中及步行练习中，特别注意避免局部疼痛及肿胀加重，以防止损伤性关节炎的发生。

第十章
小儿脑性瘫痪的康复

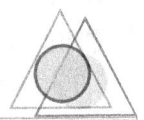

第一节 概述

一、小儿脑性瘫痪的定义和主要障碍

小儿脑性瘫痪（cerebral-palsy，CP）简称脑瘫，是指小儿从出生前到出生后的1个月内，因各种致病因素所致的非进行性脑损伤综合征。主要表现为中枢性运动障碍及姿势异常，同时经常伴有不同程度的智力障碍、语言障碍、癫痫及视觉、听觉、行为和感知异常等多种障碍。从这一定义中可以看出脑瘫有以下特点：首先，脑瘫发生于生命早期，一部分是在尚未出生前，胎儿脑的发育就有了异常，另一部分则是在出生过程中或是在出生后1个月内发生的，这个阶段正是人脑生长与发育最快的时期；其次，脑瘫本身是非进行性的疾患，但是，如果患儿没有接受适当的康复治疗与训练，则一系列症状可变化加重，如关节挛缩畸形，髋关节脱位，甚至出现心理障碍等继发障碍的出现，但这并非是由脑部病变加重所致；最后，脑瘫的主要障碍是运动障碍及姿势异常，但由于脑损伤经常为广泛性，所以不但运动功能受损，其他功能也受影响，因而临床表现为多功能障碍的综合征。所以，脑瘫是一种异源性的临床综合征，它不是一种疾病或由疾病引起的病原学实体。1862年，英国矫形外科医师Little对脑瘫的定义为：脑瘫是由非进行性脑发育失调而导致的一种持续不变的运动障碍和生命早期出现的姿势失调。另外，对脑瘫的定义随着医学的发展和对它的进一步认识也在不断修订。于2004年全国小儿脑性瘫痪专题研讨会讨论通过的定义：出生前到出生后1个月内由各种原因所引起的脑损伤或发育缺陷所致的运动障碍及姿势异常。于2008年第十届全国小儿脑瘫学术研讨会上将定义中脑损伤时间从胎儿期修订至婴儿期。

二、小儿脑瘫的发病率及患病率

脑瘫是当代患病数最多的小儿运动功能障碍性疾患之一。1993年WHO报道，目前发达国家每产下1 000个活婴中就有2~3例患脑瘫。据美国1985年统计全国脑瘫患儿近75万。我国脑瘫发病率尚缺乏全国资料报道，据不同地区流行病学调查，为每年1.5‰~5.0‰。关于我国脑瘫儿的患病率于1998年"九五攻关课题"报道，我国0~6岁儿童的脑瘫患病率为1.86‰，我国目前有31万0~6岁脑瘫患儿，并且每年新增4.6万例。

三、小儿脑瘫的病因

脑瘫的脑损伤可发生在胚胎至新生儿整个过程中，致病因素多种，现将常见因素归纳如下（表10-1）。

表 10-1 脑瘫致病因素

妊娠期（占20%~30%）	围产期（占70%~80%）	新生儿期（约占10%）
子宫内感染（巨细胞病毒、弓形虫病、风疹）	窒息、缺氧	脑炎
胎儿期中毒（CO、汞）	产伤	脑膜炎
胎儿期脑损伤	急产、早产、过期产、剖宫产	脑外伤
妊娠期中重症疾病（心脏病、贫血）	胎头吸引	败血症、麻疹、流感
染色体异常等遗传病	胎盘早剥、前置胎盘、胎盘功能不全	CO中毒
母亲吸烟、嗜酒或精神受刺激	低体重儿	中毒肺炎
先兆流产	颅内出血	营养不良
母亲糖尿病等内分泌疾病	核黄疸	

（一）产前因素（妊娠期）

1. 感染

风疹病毒感染除对心血管有影响外，也多累及中枢神经系统，如视、听觉损害及小头畸形和严重的精神运动发育迟缓等。在孕期感染越早，胎儿畸形率越高，越严重。中国康复研究中心在北京地区检测有高危因素123例母婴血样，只有1例患儿风疹病毒抗体阳性，追踪至现在为正常儿。巨细胞病毒属神经毒性病毒，在子宫内传递，感染发生率为全部活婴的0.2%~2.2%。妊娠晚期可引起胎儿多器官畸形，如脑积水、小头畸形、心肺畸形、先天白内障、聋哑等。出生后如发现感觉、运动、听力丧失，脑室周围钙化是重要的诊断依据之一。先天弓形虫感染在怀孕头3个月，病原体可经胎盘感染给胎儿，此种情况较为严重，但较少见。1993—1994年中国康复研究中心检验了123份有致病因素的母婴血样，其中只有1例母亲为弓形虫抗体强阳性，婴儿为阴性。经胎盘感染的患儿可出现小头畸形、脑积水和中枢神经系统异常。

2. 胎儿循环和血管疾病

例如，急性血容量过少，由于前置胎盘母亲大量出血、双胎时急性弥散性血管内凝血、母亲贫血、凝血功能障碍、妊娠中毒症等均可造成胎儿脑血供失调。

3. 中毒

妊娠期间服用各种药物、饮酒、吸烟，母亲或胎儿患代谢性疾病，如糖尿病、苯丙酮尿症等都会直接或间接影响胎儿的中枢神经系统发育，发生胎盘早剥、低体重儿及脑发育畸形等。

（二）围产期因素

1. 窒息

围产期因素与产前因素不可截然分割，大多数脑瘫小儿可能早在出生前，脑的发育即受到损伤，使之对出生时的反应更加脆弱，从而成为致残原因。有报道，1%的脑瘫病例可能与出生窒息有关，中国康复研究中心于1993年报道住院220例脑瘫患儿，有窒息（宫内、产后）致病因素者占37.27%。

2. 颅内出血

窒息缺氧为新生儿颅内出血最主要的原因，其中早产儿发生率高于足月儿，说明早产也是导致颅内出血的重要因素，特别是胎龄<32周，体重低于1 500 g的极低体重的新生儿更易发生，且多为脑室管膜下和脑室内出血，约占90%。颅内出血有时还因产伤，尤其是具有难产史同时伴有围产期缺氧史的新生儿更易发生。缺血和缺氧导致的颅内出血和窒息互为因果关系，而且是围产期脑瘫的主要致病因素。

3. 早产

中国康复研究中心报道入院脑瘫患儿220例中，有79例早产儿，占35.91%。早产原因至今尚不十分明确，有学者研究表明，胎儿合并感染时细胞毒素介导可使血、羊水中前列腺素F（PGF）水平增高，而诱发不可避免的早产。早产儿出现脑病变者可见脑室周围脑白质营养不良，而且多在双侧侧脑室附近。足月儿脑病变主要在皮质和基底核。

4. 核黄疸

因为严重黄疸造成核黄疸，其增高的血胆红素沉积于脑干和基底核，其病变导致出现手足徐动和听力丧失等临床表现，一般多在生后48 h到4 d内发生。

（三）出生后因素

出生后因素约占脑瘫致病因素的10%，多因感染如脑炎、脑膜炎；一氧化碳、汞等中毒；各种原因造成的外伤等因素所致。

四、小儿脑瘫的病理

前面已述脑瘫是出生前到出生后1个月内发育时期的非进行性脑损伤所致的综合征，主要表现为中枢性运动障碍和姿势异常。尽管脑瘫随年龄增长脑的不断发育在临床症状上可有变化，但中枢神经系统的病变是很少变化的。所以它不是独立疾病，而是由多种原因引起的脑损伤所遗留的后遗症。

脑缺血、缺氧是构成围产儿脑损伤的主要原因。脑缺血、缺氧性脑病早期脑组织可有脑水肿、脑组织坏死、脑内出血等。围产儿脑组织对缺氧缺血敏感性除与妊娠时间有关外，还与脑局部解剖结构与生理特点有关。如大脑白质发育不良多发生在妊娠前6个月，病变主要是在大脑的颞极前缘，做一切面，在冠状切面上，此处正是大脑的侧脑室前角端。正常新生儿此切面的灰质与白质的比例约8∶7，在白质发育不良时此比例可为4∶1。此处还可见两大脑半球外观呈球形，额叶比正常小，脑室相对扩大，脑桥与延髓锥体变细小。

未成熟儿经常发生室管膜下出血，是由于在未成熟儿的局部解剖、生理特点上，加之缺血、缺氧、血压和血流量波动，致使所损伤的毛细血管发生破裂出血。部位多在尾状核头部或尾状丘脑沟，或侧脑室颞角顶和枕角的外侧壁上，可见灶性出血，严重者可形成小血肿。少数部位在第三、第四脑室周围和脊髓中央管周围，病情严重者发生脑室内出血，也是未成熟儿最常见的病变，据统计80%以上来自室管膜下出血。当出血量多不能完全被吸收时则机化，特别是发生在第四脑室的血肿机化或蛛网膜下隙机化粘连，均可引起急慢性脑积水。

脑室周围白质软化也占一定比例，患儿多伴宫内发育迟缓、低血糖或先天性心脏病。其病变大多发生在脑室周围的深部白质，尤其多见于侧脑室前角（额叶）附近白质和后角附近白质，严重者室管膜也可破坏，特别是在侧脑室枕角壁处，以后局部形成胶质瘢痕或形成囊腔。

另外，各种先天脑发育畸形，如无脑（hydra-nencephaly）、孔洞脑（porencephaly）、多囊脑（multicystic brain）、巨脑回等。

分娩过程中机械性损伤与脑瘫关系较密切主要是硬膜下血肿及脑缺血性梗死。硬膜下血肿多发生在大脑半球背外侧。面先露难产、颅骨重叠、产程过长等均易发生大脑缺血性坏死。

当高胆红素血症时，胆红素通过血脑屏障可损害脑基底核、海马、下丘脑部、齿状核等被染成黄色或深黄色，神经细胞可有不同程度的变性，神经元大量丢失，神经胶质细胞增生替代。

各种先天性感染，如先天性风疹病毒感染、先天性弓形虫感染、巨细胞病毒感染、单纯性疱疹病毒感染等，中枢神经系统是最常受累部位，可引起脑实质、大脑皮质和基底神经核坏死，表现出小头畸形等。

如前所述，小儿脑瘫是多种致病因素造成的中枢性瘫痪，是多种障碍的综合征，不是一个独立的疾病，因此其病理变化没有固定表现。一般来说1/3病理肉眼可见病变，如脑广泛萎缩、皮质下白质囊腔形成、脑软化、脑瘢痕、脑积水及皮质变薄等。另2/3病理仅镜下改变，如大脑皮质萎缩、神经细胞丢失、变性、神经元异位、白质萎缩、深部脑组织胶原细胞增生、苍白球、下丘脑可见对称性脱髓鞘改变。另外，从头部的CT或者MRI检查可发现脑的结构改变，如中国康复研究中心（对）给入院脑瘫患儿220例做头部CT，结果异常率为66%；张振俊对164例临床诊断脑瘫的头部MRI表现的研究，异常率为93%；全国第二届小儿脑瘫座谈会纪要中报道，小儿脑瘫头部CT异常率在57.5%～78.7%。主要异常表现为脑发育不全，脑室外间隙增宽，脑室扩大变形，脑白质丧失，脑实质内低密度区，脑室周围脑白质软化，脑容量减少，先天性脑畸形等。因此显示了头部CT或MRI检查对脑瘫的诊断价值。

脑瘫患儿神经电生理检查中脑电图异常率也相当高，大约为35%。主要异常表现为低电压、两侧不对称、睡眠纺锤波消失、棘波多在枕部、顶部、颞部、低波幅快波或快波缺如等不同程度节律紊乱波形。

目前应用24 h动态脑电图仪，且能与电视录像相结合，大大提高了癫痫波的检出率。脑电图在与计算机结合后使异常波的量化与区域化称为脑电地形图（BEAM），可补充常规脑电图的不足。

脑干诱发电位也常用于脑瘫的常规检查中。它分脑干听觉诱发电位（BAEP）、视觉诱发电位（VEP）、体感诱发电位（SEP），检出异常有助于早期诊断出缺血、缺氧性脑病，核黄疸等。事件相关诱发电位（ERP）可分析大脑认知、记忆方面等障碍，在脑瘫临床上也常用。

脑 CT 及 MRI 在脑瘫的诊断上已普遍应用。MRI 较 CT 分辨力更高，皮质白质分辨更清楚，对颅底、中线结构、颅后窝、大脑内侧面等处病变的检出率更高。对微细胞结构异常更容易检出，如巨脑回、小脑回、局限性脑萎缩或脑发育不全、灰质移位、胼胝体和透明隔发育不全、髓鞘发育不良、蛛网膜囊肿等。由于 MRI 可横断、冠状、矢状三维立体成像，使脑部病变得以清晰显示。其他如正电子发射断层扫描（PET）、单光子发射计算机断层扫描（SPECT）及放射性核素脑扫描等先进神经影像学检查现正在脑瘫临床中应用。

以上客观检查均可进一步协助了解小儿脑瘫的脑的病理生理变化。

关于脑瘫的发病机制至今还不是很清楚，患儿异常的姿势和运动控制之间仍未证明它们之间的关系。只有少数患儿有明确的大脑损伤，而大部分患儿表现为一组脑功能障碍阻碍了正常的运动学习过程的建立。这个时期小儿都有冲击性的变化，此时为这些特殊的小儿引入干预措施和全面综合性的计划是非常重要的。

第二节　小儿脑瘫的临床表现与诊断

一、小儿脑瘫的诊断

1. 早期表现

脑瘫的早期表现一般是指患儿在 0～6 个月或 0～9 个月间表现出来的临床症状。

（1）易于激惹，持续哭闹或过分安静，哭声微弱，哺乳吞咽困难，易吐，体重增加不良。

（2）肌张力低下，自发运动减少。

（3）身体发硬，姿势异常，动作不协调。

（4）反应迟钝，不认人，不会哭。

（5）大运动发育落后，如不会翻身，不会爬，双手握拳不会抓握。

（6）经常有痉挛发作。

2. 诊断要点

（1）在出生前至出生后 1 个月内有致脑损伤的高危因素。

（2）在婴儿期出现脑损伤的早期症状。

（3）有脑损伤的神经学异常，例如，中枢性运动障碍及姿势和反射异常。

（4）常伴有智力低下、言语障碍、惊厥、感知觉等障碍及其他异常。

（5）需除外进行性疾病所致的中枢性瘫痪及正常儿的一过性运动发育滞后。

二、小儿脑瘫的分型表现

小儿脑瘫的主要障碍是运动功能障碍及姿势异常，但因致病因素复杂，损伤部位及程度的不同，临床表现可多种多样，现以不同分型加以说明。

（一）分型表现

1. 根据运动障碍的性质分型

（1）痉挛型（spastic type）：这是临床中最常见的型别，约占脑瘫中的 2/3。病变部位主要在锥体束系统。表现为肌张力增高，肢体主动活动受限，被动运动阻力增高，有折刀样痉挛，腱反射亢进，病理反射阳性。此类患儿常常采取 W 样坐姿，步行时出现双下肢交叉样剪刀式步态。

（2）手足徐动型（athetoid type）：此型临床也经常见到，病变主要在脑的基底核部位，主要表现为肌张力变化不定，在肌张力过低和过高之间波动，运动意愿和运动结果之间不一致，有不随意运动，病理反射一般为阴性，常伴有构音障碍。智力较少受到影响。此类患儿经常是异常的姿势突然出现或突然消失，进而平衡能力和肢体的对称性难以保持。

（3）共济失调型（ataxic type）：此型较少见，病变主要在小脑。表现为平衡功能差，随意运动的协调性差，伴有意向性震颤，在运动中表现为低张力性，病理反射一般也为阴性。站立行走时足间距加宽，身体摇摆不定，精细动作准确性差，智力一般不受影响。

（4）混合型（mixed type）：即具有2种类型特点者，常常是锥体系和锥体外系或小脑均受累引起，也为临床常见类型。

（5）其他型别：较少见，例如弛缓型以肌张力低下为主，一般为脑瘫早期的一过性表现；强直型表现运动阻力明显增高呈铅管样强直；震颤型以肌肉出现静止震颤为主。

2. 根据肢体障碍的情况分型

（1）单肢瘫：单个肢体受累，此型较少见。

（2）偏瘫：一侧上下肢及躯干受累，经常上肢损害较明显。

（3）三肢瘫：三个肢体受累。

（4）四肢瘫：四肢及躯干均受累，四肢受累严重程度类似。

（5）截瘫：双下肢受累，躯干及双上肢正常。

（6）双瘫：四肢均受累，双上肢及躯干较轻，双下肢受累较重。

（7）双重性偏瘫：四肢均受累，但双上肢重，有时左右侧严重程度亦不一致。

3. 根据病情程度分型

（1）轻型：生活完全自理。

（2）中型：生活部分自理。

（3）重型：生活全部不能自理。

在儿童发育阶段，一些患儿可以从一种类型转为另一种类型；另外，当一种痉挛被抑制时，一些高张力的患儿能有低张力的表现，波动的张力能与运动失调相混淆，所以临床上要认真地评定、动态地观察来分型。

附：中华医学会儿科学分会神经学组于2004年10月"全国小儿脑瘫专题研讨会"讨论通过的有关脑瘫的临床分型：①痉挛型；②不随意运动型（表现为手足徐动、舞蹈样动作、肌张力不全、震颤等）；③共济失调型；④肌张力低下型；⑤混合型。按瘫痪部位分型为单瘫、双瘫、三肢瘫、偏瘫、四肢瘫。

（二）并发症及继发症

除以上主要障碍外，还经常伴有并发症（相关缺陷）及继发症。常见并发症有智力低下，约占75%；语言障碍占30%~70%；癫痫占14%~75%；听力缺陷占5%~8%；视力障碍占50%~60%；其他还有感知觉、行为等障碍。继发症主要有关节的挛缩变形；肩、髋、桡骨小头等的脱位；骨质疏松；骨折；变形性颈椎病；脊椎侧弯等。

第三节 小儿脑瘫的评定与康复

一、小儿脑瘫的评定

脑瘫以康复治疗为主，而康复评定是康复治疗的依据，也是衡量康复疗效的尺度。康复评定至少应在治疗前、治疗中和治疗后各进行1次，通过评定可全面地了解患儿运动功能异常的种类和程度、评定治疗的效果，指导制定下一疗程的治疗计划。

脑瘫的功能障碍是多方面的，除运动障碍外，对语言、视听觉、认知、心理、行为、进食、排泄等功能障碍，以及骨关节畸形、肌腱挛缩等所致的二次残疾也需评定。因此对脑瘫儿的评定应掌握以下原则：要把患儿看成一个整体来进行全面的评定，不仅评定运动功能障碍的情况，而且要评定患儿整体发育、智能、语言等方面的表现；不仅评定其存在的缺陷，而且要注意患儿现有的能力和潜能；要结合患儿所处的家庭状况和社区情况对患儿进行综合评定，因为社会环境因素对患儿各个方面起着重要作用；小儿脑瘫的评定包括以下各个方面。

（一）运动功能障碍的评定

1. 体格发育及运动发育

如头围、身长、体重、胸围、腹围、皮下脂肪、肢体周径等的测量。测量标准值采用 2005 年《实用儿科学》第 7 版中正常小儿的体格发育标准。针对发育水平的评价还可采用 Gesell、Bayley 量表等。针对运动功能的以粗大运动发育专项评估的方法有 GMFM（gross motor function measure scale）粗大运动功能评定量表与 PDMS-GM（peabody developmental measure scale-gross motor）粗大运动发育量表。

GMFM 量表是专门针对脑瘫的粗大运动评估方法。评估分 5 个能区，包括 88 个评估项目，每项采用 4 级评分法。通过评估可以得出每个能区的原始分和百分数，相加后得出总的百分比。每项采用 4 级评分法能够较好地反映出粗大运动发育的细微变化，5 个能区的设定方法对康复训练也有指导意义。2002 年在此基础上又推出 66 项评估版本。

PDMS-GM 评估 0～6 岁段总计 4 个能区 151 项，每项采用 3 级评分法，通过评估可以得出各个能区的原始分、相对月龄和标准分，最终还能得出粗大运动发育商和百分位。对康复诊断和疗效判断都有很好的临床意义。

其他尚有运动发育指数（motor quotient，MQ）、脑瘫儿童精细运动评估量表（fine motor function measure，FMFM）、儿童残疾评估（paediatric evaluation of disability inventory，PEDI）及儿童功能独立性测量表 Wee FIM。

20 世纪 90 年代 Prechtl 提出了一种新的评价技术——全身性自发运动（general movements，GMs）评价法，其对婴儿神经发育结局的预测价值得到了研究者们的广泛认可，被证明是早期识别婴儿脑损伤行之有效的方法。这种方法建立在对婴儿自发运动性质评价的基础上，简单、快速、经济而无创伤，我国目前已有单位采用。GMs 的检查和评价方法最简单的方式是直接通过肉眼观察，当场评价，然而考虑到婴儿状态和外界环境的干扰性等因素，通常主张通过录像记录的方式，保存在磁带中供日后评价。所以有必要将 GMs 应用于常规的婴儿神经系统检查中，为预防高危婴儿的不良预后提供新的手段。

在体格发育及运动发育的评定中，量表的使用原则应该是根据量表的敏感性选择 1 种或 2 种同时使用，互为补充。

2. 肌张力测定

年龄小的患儿常做以下检查。

（1）静止时肌张力：肌张力增高时肌肉硬度增加，被动活动时有发紧发硬的感觉。肌张力低下时触之松软，被动活动时无抵抗。

（2）摆动度：固定肢体近位端，使远端关节及肢体摆动，观察肢体摆动幅度，肌张力增高时摆动度小，肌张力低下时无抵抗，摆动度大。

（3）关节伸展度：被动伸屈关节时观察伸展、屈曲角度。肌张力升高时关节伸屈受限，肌张力低下时关节伸屈过度。正常小儿关节活动度标准参照表 10-2。

表 10-2　正常小儿关节活动度

	1～3 个月	4～6 个月	7～9 个月	10～12 个月
内收肌角（外展角）	40°～80°	70°～110°	100°～140°	130°～150°
腘窝角	80°～100°	90°～120°	110°～160°	150°～170°
足背屈角	60°～70°	60°～70°	60°～70°	60°～70°
足跟耳试验	80°～100°	90°～130°	120°～150°	140°～170°

①内收肌角（外展角）：小儿呈仰卧位，检查者握住小儿膝部，使两下肢伸直并向外展开观察两大腿之间的角度。

②腘窝角：小儿呈仰卧位，使一侧下肢屈曲，股部贴近腹部，伸直膝关节，观察小腿与股部之间的角度。

③足背屈角：检查者用手按压小儿足部，使其尽量向小腿方向背屈，观察足部与小腿之间的角度。

④足跟耳试验：小儿仰卧位，检查者拉扯小儿一侧足，使其尽量向同侧耳部靠拢，观察足跟与臀部连线与桌面形成的角度。

正常小儿关节活动度如表10-2所示，若大于表中内收肌角、腘窝角及足跟耳角度，提示肌张力偏低；小于表中所示角度，提示肌张力偏高。足背屈角相反，>70°为肌力增高，<60°为肌张力减低。

（4）痉挛评定法（Ash-worth）：在姿势变化、自发运动及各种反射中，靠检查者的观察和感觉做出判断。年龄大些患儿还可采用修改的Ash-worth痉挛评定法。

3. 关节活动度的评定

关节活动度是指关节向各个方向所能活动的幅度。如果是患儿自己活动所达到的范围称为主动关节活动范围；如果是由检查者活动患儿的关节所达到的范围则称为被动关节活动范围。关节活动范围的测量用测角器进行。

4. 肌力的评定

脑瘫患儿肌力评定一般较困难。因为有肌张力变化、智力情况和年龄大小不配合等因素的影响。能配合检查的患儿应按MMT分级法划分。

5. 协调功能评定

（1）共济运动检查：注意观察小儿体位、站立、步态、取物、玩耍等情况，了解四肢的共济运动情况。客观检查有以下几种方法：①指鼻试验。患儿与检查者对坐，用示指尖触自己鼻，睁眼和闭眼皆试；也可于任何体位，患儿将臂伸直，再用示指触鼻尖，反复操作，观察准确度。②轮替动作。快速反复地手掌旋前、旋后交替动作。③跟膝胫试验。患儿平卧，抬高一腿，将足跟准确地落在另一膝盖上，然后沿胫骨向下移动。④闭目难立征。双臂前伸，指分开，先睁眼后闭眼，睁眼时难立提示为小脑性共济失调，闭眼时难立为脊髓性共济失调。由此也可观察有无震颤、舞蹈、手足徐动现象。

（2）不随意运动检查：注意观察手足徐动患儿常出现迟缓重复的手指、足趾不规则的蠕动样或扭曲动作和快速、粗大、冲动性、不规则的舞蹈样动作；扭转痉挛经常是围绕躯干和肢体的缓慢旋转性不自主运动；失调型经常可见到手部或唇部肌肉的有节奏性的反复收缩；另外痉挛型患儿经常可观察到肌肉阵发性的不自主收缩等。此类患儿均存在姿势控制能力及平衡功能障碍，可应用以下量表评定（表10-3、表10-4）。

表10-3 Berg平衡功能量表

检查序号	检查内容	得分（0~4）
1	从坐位站起	
2	无支持站立	
3	无支持坐位	
4	从站立位坐下	
5	转移	
6	闭目站立	
7	双脚并拢站立	
8	上肢向前伸展并伸手向前转移	
9	从地面拾起物品	
10	转身向后看	
11	转身360°	
12	将一只足放在凳子上	
13	两足一前一后站立	
14	单足站立	
总分		

注：按照评分标准评分。

姿势控制评定标准如下：

0级：在被动运动的情况下也不能完成规定的体位。

1级：被动运动可做到规定体位，但不能保持。
2级：被动运动稍可维持规定体位。
3级：无外力帮助勉强可完成规定体位。
4级：用近似正常运动模式完成并维持规定体位。
5级：正常。

表10-4　Berg平衡量表评定方法及评分标准

检查项目	完成情况	评分
1. 从坐位站起	不用手扶能够独立地站起并保持稳定	4
	用手扶着能够独立地站起	3
	若干次尝试后自己用手扶着站起	2
	需要他人小量的帮助才能站起或保持稳定	1
	需要他人中等或最大量的帮助才能站起或保持稳定	0
2. 无支持站立	能够安全站立2 min	4
	在监护下能够站立2 min	3
	在无支持的条件下能够站立30 s	2
	需要若干次尝试才能无支持地站立达30 s	1
	无帮助时不能站立30 s	0
3. 无靠背坐位，但双脚着地或放在一个凳子上	能够安全地保持坐位2 min	4
	在监护下能够保持坐位2 min	3
	能坐30 s	2
	能坐10 s	1
	没有靠背支持，不能坐10 s	0
4. 从站立位坐下	最小量用手帮助安全地坐下	4
	借助于双手能够控制身体的下降	3
	用小腿的后部顶住椅子来控制身体的下降	2
	独立地坐，但不能控制身体下降	1
	需要他人帮助坐下	0
5. 转移	稍用手扶着就能够安全地转移	4
	绝对需要用手扶着才能够安全地转移	3
	需要口头提示或监护才能够转移	2
	需要一个人的帮助	1
	为了安全，需要两个人的帮助或监护	0
6. 无支持闭目站立	能够安全地站立10 s	4
	监护下能够安全地站立10 s	3
	能站3 s	2
	闭眼不能达3 s，但站立稳定	1
	为了不摔倒而需要两个人的帮助	0
7. 双脚并拢无支持站立	能够独立地将双脚并拢并安全站立1 min	4
	能够独立地将双脚并拢并在监视下站立1 min	3
	能够独立地将双脚并拢，但不能保持30 s	2
	需要别人帮助将双脚并拢，但能够双脚并拢站立15 s	1
	需要别人帮助将双脚并拢，双脚并拢站立不能保持15 s	0
8. 站立位时上肢向前伸展并向前移动	能够向前伸出>25 cm	4
	能够安全地向前伸出>12 cm	3
	能够安全地向前伸出>5 cm	2
	上肢可以向前伸出，但需要监护	1
	在向前伸展时失去平衡或需要外部支持	0

续 表

检查项目	完成情况	评分
9. 站立位时从地面捡起物品	能够轻易地且安全地将地面物品（如鞋）捡起	4
	能够将地面物品（如鞋）捡起，但需要监护	3
	伸手向下达 2～5 cm 且独立地保持平衡，但不能将地面物品（如鞋）捡起	2
	试着做伸手向下检物品的动作时需要监护，但仍不能将地面物品（如鞋）捡起	1
	不能试着做伸手向下捡物品（如鞋）的动作，或需要帮助，免于失去平衡或摔倒	0
10. 站立位转身向后看	能从左右侧向后看，身体转移良好	4
	仅从一侧向后看，另一侧身体转移较差	3
	仅能转向侧面，但身体的平衡可以维持	2
	转身时需要监护	1
	需要帮助以防失去平衡或摔倒	0
11. 转身 360°	在 4 s 的时间内，安全地转身 360°	4
	在 4 s 的时间内，仅能从一个方向安全地转身 360°	3
	能够安全地转身 360°，但动作缓慢	2
	需要密切监护或口头提示	1
	转身时需要帮助	0
12. 无支持站立时将一只脚放在台阶或凳子上	能够安全且独立地站立，在 20 s 的时间内完成 8 次	4
	能够独立地站立，完成 8 次 > 20 s	3
	无需辅助具在监护下能够完成 4 次	2
	需要少量帮助能够完成 > 2 次	1
	需要帮助以防止摔倒或完全不能做	0
13. 一脚在前的无支持站立	能够独立地将双脚一前一后地排列（无距离）并保持 30 s	4
	能够独立地将一只脚放在另一只脚的前方（有距离）并保持 30 s	3
	能够独立地迈一小步并保持 30 s	2
	向前迈步需要帮助，但能够保持 15 s	1
	迈步或站立时失去平衡	0
14. 单腿站立	能够独立抬腿并保持 > 10 s	4
	能够独立抬腿并保持 5～10 s	3
	能够独立抬腿并保持 ≥ 3 s	2
	试图抬腿，不能保持 3 s，但可维持独立站立	1
	不能抬腿或需要帮助以防摔倒	0

6. 原始反射与自动反应评定

（1）原始反射：①紧张性迷路反射（TLR）。使小儿俯卧位时头稍前屈，则四肢屈曲，两腿屈曲于腹下；使小儿仰卧位时，被动屈曲肢体，伸肌占优势。正常 4 个月消失，痉挛型脑瘫此反应可增强延长。②非对称性紧张性颈反射（ATNR）。仰卧位使小儿头部转向一侧，可见颜面侧上下肢伸直，枕侧上下肢屈曲，正常 2～3 个月消失，过早消失可能有肌张力不全，反应强或持续存在可能有锥体束或锥体外系的病变，可阻碍小儿翻身动作的完成。③拥抱反射（Moro 反射）。拉手将小儿两肩拉起，使头背屈，但不离床，突然松手，出现拥抱相，即双上肢外展，拇指、示指末端屈曲，各指扇形展开，肩和上肢内收、屈曲，呈现连续的拥抱样动作。下肢亦伸展，足趾展开，小儿多有惊吓状，正常 0～3 个月消失；伸展相：两上肢突然向外伸展，迅速落在床上，正常 3～6 个月消失。肌张力过高或过低或早产儿等经常呈阴性，骨折、神经损伤、偏瘫等反射呈不对称。④握持反射。包括手握持反射（palmar grasp），刺激小儿尺侧手掌，引起小儿手屈曲握物，正常 2～3 个月消失，过强反射或持续存在可见于痉挛性瘫或手足徐动型，不对称见于偏瘫、脑外伤；足握持反射（plantar grasp），仰卧位触碰婴儿足趾球部，见足趾屈曲，正常 12 个月后消失，该反射缺如提示有脑损伤，会走之前反射消失。⑤交叉伸展反射（crossed extension reflex）。仰卧位使一侧下肢屈曲、内旋并向床面压迫，可见对侧下肢伸展，当使屈曲侧的下肢伸展，可见对侧伸展的下肢屈曲，正常1～2个月消失，此反应延长表示有脑损伤。⑥躯干侧弯反射（incurvation reflex）。小儿呈直立位或俯卧位，手划小儿侧腰部，可引起躯干向刺激侧弯曲，正常3～6个月后消失，偏瘫时一侧减弱或消失，手足徐动型脑瘫往往亢进或持续存在。

（2）自动反应（automatic reaction）：①翻正反应。颈翻正反应（neck righting reflex），仰卧位头向一侧回旋，可见整个身体也一起回旋为阳性反应，正常6个月后消失；躯干翻正反应（body righting reflex），仰卧位使下肢和骨盆向一侧回旋，小儿主动将头抬起，翻至侧身位后，由于皮肤的非对称性刺激，身体又主动回到仰卧位，正常5岁后消失。②平衡反应。倾斜反应（tilting reaction），将小儿仰卧或俯卧于平衡板上左右倾斜，小儿头直立，一侧上下肢屈曲，一侧上下肢伸直，正常6个月出现，侧方平衡7个月出现，后方平衡10个月出现；立位反应（hopping reaction），使立位小儿前后左右倾斜，此时小儿主动前后迈步，一侧下肢向另一侧伸出，支持身体保持不倒，正常时前方平衡12个月出现，侧方平衡18个月出现，后方平衡24个月出现。③保护性伸展反应（parachute reaction）。又称降落伞反应，支撑小儿腋下，使头向下由高处接近床面，小儿出现两上肢对床成支撑反应，正常时6个月出现，维持终身，6个月仍未出现可能为四肢瘫或痴呆。

（二）特殊感觉障碍评定

1. 视觉评定

首先临床粗查有无斜视、弱视、屈光不正等。进一步请眼科检查除外视觉的其他障碍，如视神经萎缩、先天畸形等，或视觉诱发电位（VEP）客观检查。

2. 听觉评定

利用一般的声音反应动作来观察和检查，必要时客观测听——电反应测听（ERA）或脑干听觉诱发电位（BAEP）检查，发现问题，请专科医师诊断。

（三）智能障碍的评定

智力测验是评定智力水平的一种科学手段，是发育诊断的具体方法，可得知智力发育水平，作为对了解脑瘫患儿是否并发智力障碍客观指标的参考，以便为康复教育和防治提供客观依据，及早开展特殊教育。

1. 智商测试

智力评定所应用的智力量表分筛查与诊断2种，最常用的筛查量表是丹佛发育筛选测验（Denvor developmental screening test，DDST），此法适用于从出生至6岁儿童；诊断性测验是我国修订的格塞尔（Gesell）量表、韦氏儿童智力量表（WISC）、韦氏学龄前智力量表（WPPST）等。

2. 适应行为测试

我国一般采用湖南医科大学第二医院的适应行为量表或婴儿—初中学生社会生活能力测试表，根据以上测试结果，结合智力低下的诊断标准，做出患儿智力水平的判断。

（四）言语功能障碍的评定

首先要了解言语的正常发育，包括言语前期的发育、言语接受期的发育、言语表达期的发育等。脑瘫患儿约2/3有不同类型的言语障碍，主要表现为"言语发育迟缓"。它是指在发育过程中的儿童其言语发育没有到达与其年龄相应的水平，呈现言语发育迟缓的儿童多数具有精神发育迟缓或异常。评定时可采用根据汉语特点修订研制成的中国版S-S（sign-significance）检查法。另外，常见的障碍为"运动性构音障碍"，它是由于参与构音的诸器官（包括肺、声带、软腭、舌、下颌、口唇）的肌肉系统及神经系统的疾病所致的运动功能障碍，其结果使构音出现各种症状，如语音欠清晰、鼻音重、语速减慢、发音困难等。评定时可采用河北省人民医院康复中心修订的Frenchay构音障碍评定法。详细评定请语言专科医师进行。

（五）日常生活活动综合能力评定

由于儿童在各个年龄段的运动、认知等能力均不尽相同，如用统一规定的ADL动作去评定不同年龄的小儿时，年幼者可能因发育未达到该阶段而完不成，从而不能反映真实的情况。因此，最好制定不同年龄阶段小儿用的ADL评定表。日常生活活动是在独立生活中反复进行的最必要的基本活动，从实用角度来进行评定是对患儿综合活动能力的测试,应包括以下方面:个人卫生动作,进食动作,更衣动作,排便动作,转移动作,移动动作(包括行走、上下楼梯),认知交流能力。其评定方法有国际通用的"WEEFIM"和我国研制的"残疾患儿综合功能评定法"等。

"WEEFIM"是1983年美国物理医学与康复学会和美国康复学会提出的统一数据系统中的重要内容。它不仅评定了躯体功能,还评定了言语、认知和社会功能。在美国已大量应用于脑损伤病儿,在我国也在逐渐推广应用中。它包括患儿一般情况了解表及FIM评定表。它的疗效评定标准如下。

WEEFIM的等级:FIM评分最少为18分,最高为126分,根据评定情况,可以做以下分级:

Ⅰ级:独立

126分

Ⅱ级:基本独立

108～125分

Ⅲ级:轻度或有条件的依赖

90～107分

Ⅳ级:轻度依赖

72～89分

Ⅴ级:中度依赖

54～71分

Ⅵ级:重度依赖

36～53分

Ⅶ级:极重度依赖

19～35分

Ⅷ级:完全依赖

18分

WEEFIM疗效评定原则:

显著有效:治疗后评分上升1级或2级,但达不到独立或基本独立两级的。

基本恢复:治疗后评分上升达到基本独立或独立级的。

有效:治疗后评分虽有上升但达不到升级标准的。

无效:治疗后评分无变化者。

恶化:治疗后评分减少者。

"残疾患儿综合功能评定法"是中国康复研究中心儿童康复科研制的。此方法以表格形式包括了5个方面内容:①认知功能:通过画片、实物、语言来进行认知功能评定。②言语功能:通过言语理解与表达来评定。③运动能力:对粗大运动和精细动作进行评定。④自理能力:在清洁、进食、穿脱衣、如厕等基本自理动作方面进行评定。⑤社会适应:主要通过表达与言语来了解适应家庭和社会环境的情况(表10-4)。

表10-4 残疾患儿综合功能评定表

项目	分数			项目	分数		
	月 日	月 日	月 日		月 日	月 日	月 日
一、认知功能				6.站			
1.认识常见形状				7.走			
2.分辨常见概念				8.上下楼梯			
3.基本空间概念				9.伸手取物			
4.认识四种颜色				10.拇示指取物			
5.认识画上的东西				合计			
6.能画圆、竖、横、斜线				四、自理动作			
7.注意力可集中瞬间				1.开水龙头			

续 表

项目	分数					项目	分数				
	月	日	月	日	月 日		月	日	月	日	月 日
8.对经历事情的记忆						2.洗脸、洗手					
9.寻求帮助表达意愿						3.刷牙					
10.能数数和加减法						4.端碗					
合计						5.用手或勺进食					
二、言语功能						6.脱穿上衣					
1.理解如冷、热、饿						7.脱穿裤子					
2.有沟通的愿望						8.脱穿鞋袜					
3.能理解别人的表情动作						9.解系扣子					
4.能表达自己的需求						10.便前、便后处理					
5.能说2～3个字的句子						合计					
6.能模仿口部动作						五、社会适应					
7.能发 b, p, a, o, ao 等音						1.认识家庭成员					
8.遵守简单指令						2.尊敬别人，见人打招呼					
9.能简单复述						3.参与集体性游戏					
10.能看图说简单的话						4.自我称谓和所有关系					
合计						5.能与母亲离开					
三、运动能力						6.知道注意安全不动电、火					
1.头部控制						7.认识成长环境					
2.翻身						8.能与家人亲近					
3.坐						9.懂得健康和生病					
4.爬						10.能简单回答社会性问题					
5.跪						合计					

总分：（1）　　　　　　（2）　　　　　　（3）
功能状态总评：

评分标准（采用百分制）

（1）每项完成：2分，总分100分。

（2）每项大部分完成：1.5分，总分：75分。

（3）每项完成一半：1分，总分：50分。

（4）每项小部分完成：0.5分，总分25分。

（5）不能完成：0分，总分：0分。

二、小儿脑瘫的康复

（一）康复的目的和原则

1. 康复的目的

脑瘫儿童和正常儿童一样，是作为一个整体而存在于社会中的，是由躯体和心理（包括语言、智力、意志、性格、动机等）两个方面有机地相互作用而组成。因此，小儿脑瘫康复治疗的目的是针对致残因素造成的后果，即针对脑瘫儿的主要障碍、并发症、继发症等障碍，除尽最大努力改善其躯体残疾、提高运动能力、语言能力和生活自理能力外，还要满足他们作为一个整体儿童的基本需求，争取帮助他们获得作为家庭和社会一员而应具备的满意的心理、教育及社会方面的环境适应能力，以达到生活自理、回归社会。

2. 康复的原则

（1）早期发现、早期康复治疗，争取达到最理想效果：脑瘫患儿脑的病损是静止的，但所造成的神经功能缺陷并非永远固定不变。婴儿的脑组织可塑性大、代偿能力强，若早期发现及时康复治疗，可获得最佳疗效。其机制有以下几方面，人类大脑神经细胞在一生中并未全部使用，正常情况下只有部分神经突触经常受到刺激，阈值较低，呈易被使用的活化状态。而相当一部分突触的阈值很大，不易被使用，处于休眠状态。若能受到反复刺激后，这些突触的阈值即可渐渐降低、被活化和使用，并可形成新的突触和神经环路，重组一个神经细胞功能集团的网络系统。另外，脑组织具有多重功能特性和许多神经环路，一旦承担某种活动的主要脑区受损，其功能可由未受损的其他区域替代和代偿。婴幼儿的神经系统尚处于未成熟阶段，脑组织各部位的功能尚未专一化，这一特点奠定了早期康复能取得更好疗效的基础和可能。早期干预的时间最好在2周岁内。

（2）康复治疗要与有效药物和必要手术相结合：虽然目前还没有一种有效药物能治疗脑瘫，但目前对脑瘫的康复治疗，大多采用多种手段、全面康复的原则，从医疗角度致力于恢复脑损伤，改善脑生理、生化功能障碍，而药物治疗的研究也应占有重要地位。而且对于并发症，如癫痫等治疗也离不开药物。手术不能治疗脑瘫本身，但可解决部分痉挛和痉挛造成的肌腱缩短、变形等继发障碍，协助改善功能，提高疗效。

（3）中西医结合，如中医针灸、按摩、中药等治疗：中医治疗脑瘫在两千多年前就有记载，方法亦很多，是脑瘫康复的重要手段之一，它有特有的疗效，因此，在我国脑瘫的康复治疗，既要借鉴国外现代康复技术，又要弘扬传统医学的特长，采用中西医结合的方法，才能取得更好疗效。

（4）康复治疗要与游戏玩耍相结合，与教育相结合：每一个儿童无不是从玩游戏开始，对各种事物进行学习、对外界环境进行适应的。游戏是儿童正常成长发育过程中不可缺少的部分，游戏对脑瘫儿童同样也是基本需求之一。游戏本身又是儿童多种技能的综合体现，通过游戏可以促进儿童多方面技能的发展，包括运动能力、自理能力、交流能力等。因此应将游戏作为一种康复训练的手段，将游戏活动贯穿于各种康复训练治疗中，使这些训练很有趣，从而提高患儿的参与兴趣，最大限度地恢复他们的娱乐自由。训练与娱乐融为一体，在游戏活动中得到训练和教育，使疗效更好。

（5）采用综合手段，全面康复：全面康复包括医疗康复，即以功能性活动为中心，并应把运动控制、运动学习、心理学与其他基础科学和行为科学的知识融合在脑瘫康复训练的研究和实践中；教育康复，即在脑瘫患儿康复中，应把使脑瘫患儿上学受教育作为康复中最优先的事项来考虑；职业康复是研究对脑瘫未来就业水平和成就的预测，以及分析有关因素；社会康复，即重返社会不仅取决于肢体能力和智力水平，更取决于本人一系列心理、社会素质的培养。实践证明，脑瘫的康复是一个系统工程，既要采用综合手段、训练内容又要因人而异个体化，并要长期坚持全面康复。

（6）康复训练患儿的同时与训练家长相结合：脑瘫的康复是一个长期的、不间断的过程。因此，需要家长与医师密切配合，家长需要在医师指导下共同参与，才能取得最好的康复疗效。

（二）康复的方法

1. 常用的药物和手术治疗

（1）常用的药物：有促进脑神经细胞代谢的药物，如脑活素、神经节苷脂、神经生长因子、γ-氨酪酸、B族维生素等；肌松弛药常用力奥来索（巴氯芬）、乙哌立松、地西泮等；抗震颤麻痹药（如美多巴、左旋多巴）；抗胆碱能药（如苯海索等）；自由基清除药（如维生素C、维生素B、维生素E等）；其他如抗癫痫药以及中药等。近年来美国和加拿大通过使用一种灌注泵进行持续鞘内巴氯芬给药来改善患儿痉挛的方法。此疗法有一定效果，但费用较为昂贵，广泛应用尚有一定困难。

（2）手术治疗：发生继发障碍时，有时需做矫形手术，如常做肌腱切断、肌腱延长、肌腱松解、肌腱移位等手术；神经手术，如神经的肌支部分切断、选择性脊神经部分切断、颈总动脉交感神经网剥离术、CRW立体定向手术系统，对脑内病变定位毁损术；骨性手术如截骨术、关节融合术等。手术的目的主要是降低患儿的肌张力、纠正负重力线、改善四肢功能。近年来我国对痉挛型脑瘫开展的A型肉毒素神经阻滞疗法，对缓解痉挛也有一定的疗效。

2. 运动疗法（physical therapy，PT）

运动疗法是徒手或借助器械，利用物理学的力学原理来预防和治疗的方法，是小儿脑瘫常用的行之有效的方法。运动疗法中除应用增强肌力、维持关节活动度和恢复协调能力的传统运动疗法外，小儿脑瘫主要是采用运动疗法中的易化技术（Facilitation technique）。这一技术主要采用刺激本体感觉神经或其他感受器，经感觉运动中枢整合后，使神经肌肉兴奋性提高或降低的过程，以改善肌张力，促使主动运动困难或不协调的肌群容易完成某项活动。其代表方法有Bobath法，其原理亦是利用反射性抑制肢位，抑制异常姿势和运动，促进正确的运动感觉和运动模式。基本手技有抑制性手技、促进性手技、掌握关键点及各种叩击性手技。其次还有Vojta法，也称Vojta诱导疗法。其要点是通过治疗师用手指按压脑瘫患儿身体某特定部位，可使患儿产生反射性翻身和匍匐爬行两种基本动作模式，他将这种爬行称为人体所有协调运动的先导。以上的方法不单纯是被动的接受治疗，而更重要的是促进、诱发和转变成主动运动而到达康复的目的。

Bobath法是最早用于脑瘫的康复技术，他又提出按婴幼儿运动发育规律进行训练，使患儿逐步学会抬头－翻身－坐－爬－跪－站－走等功能。治疗师可根据患儿运动障碍评定情况，参照具体训练方法进行训练。举例如下。

（1）维持正常肌张力所常用的活动模式。

①完全屈曲或半伸屈上下肢，左右摆动，可选择仰卧位置，利用屈曲模式抑制过强的伸肌痉挛训练，见图10-1。

②坐在训练者腿上分开患儿股部，见图10-2。

③坐在圆滚垫上，让患儿双脚着地持重。还可左右、前后摆动，降低下肢肌张力，促进双下肢屈曲外展，见图10-3。

④仰卧在训练球上轻轻弹上弹落或前后摆动、伸直上肢、屈曲下肢以抑制痉挛，见图10-4。

⑤俯卧在训练球上加压或慢慢摆动，来抑制屈曲痉挛、促进伸展，见图10-5。

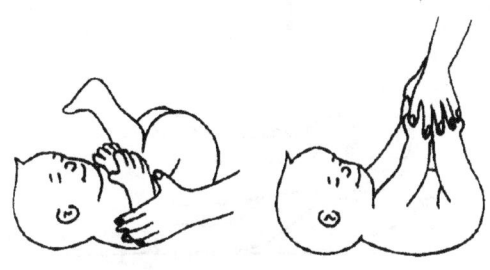

图10-1 抑制伸肌痉挛训练

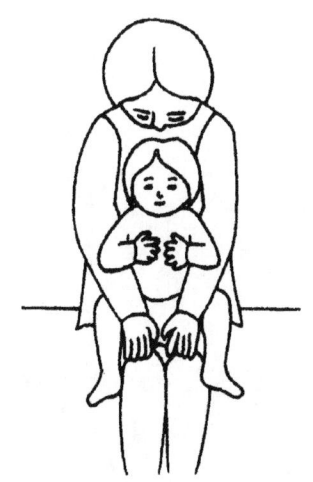

图10-2 下肢屈曲外展训练

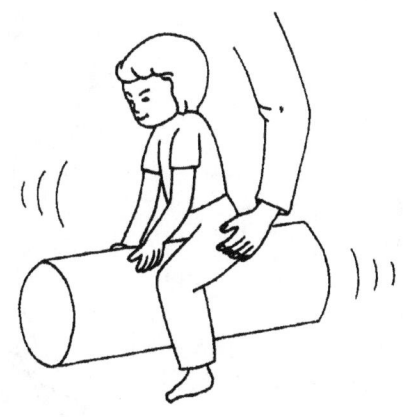

图10-3 下肢肌张力放松训练

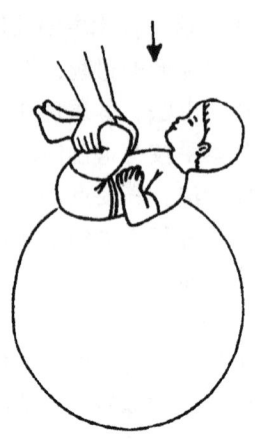
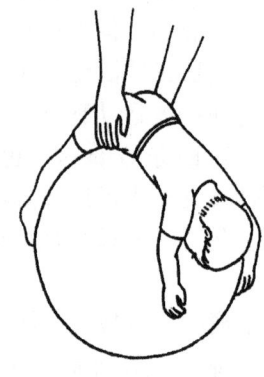

图 10-4　抑制痉挛训练　　　图 10-5　抑制痉挛和促进伸展训练

（2）控制关键点：一般关键点有头、肩、骨盆、髋关节、肘关节、腕关节、膝关节、足踝关节等。

①头部。a. 前倾：抑制痉挛，促进肢体较易屈曲，见图10-6。b. 后倾：促进肢体较易伸展，见图10-7。c. 抬高头时将它转向一边，促进爬行，见图10-8。

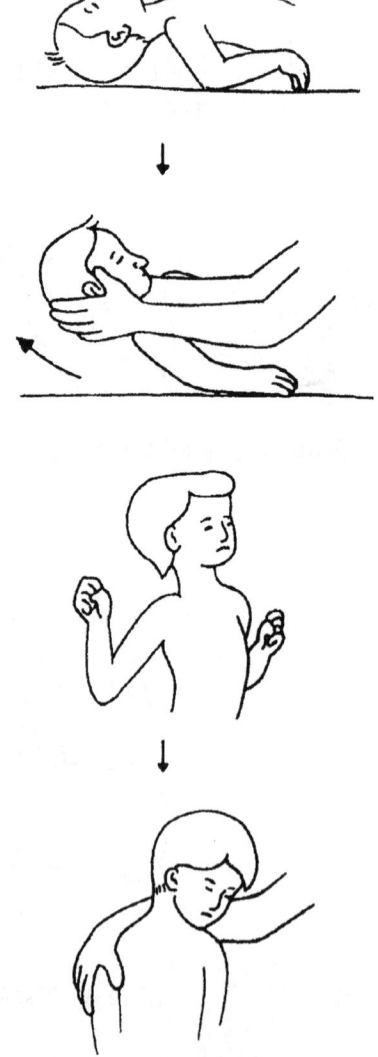

图 10-6　头前倾抑制痉挛

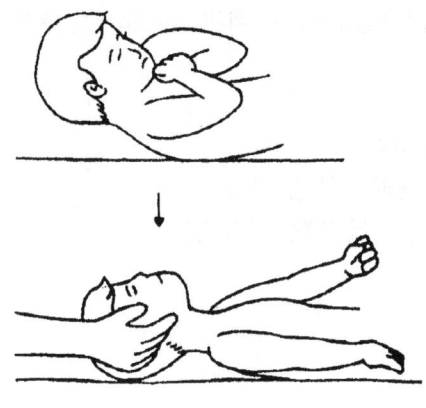

图 10-7 头后倾抑制痉挛

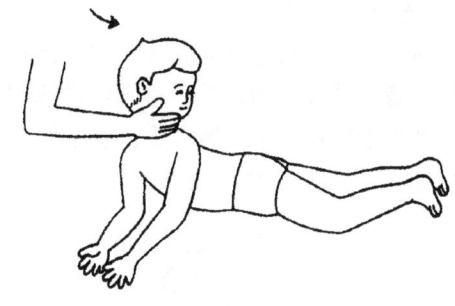

图 10-8 抬高头促进爬行

②上肢连肩部。

a. 将上肢外展外旋：肘关节伸直，前臂外旋，达到抑制前胸肌和颈肌的屈曲痉挛，促进手掌和手指自然张开，促进上肢外展、伸直和外旋，见图 10-9。

b. 将上肢外旋：达到抑制上肢和肩部的屈曲痉挛，见图 10-10。

c. 将上肢抬高和外旋：达到抑制上肢和肩部的屈曲痉挛和内收；俯卧位时，尚可促进腰部、髋关节及下肢伸展，见图 10-11。

d. 将上肢斜向后方伸直和外旋：达到促进头、颈、躯干的伸展和手指的自然张开，见图 10-12。

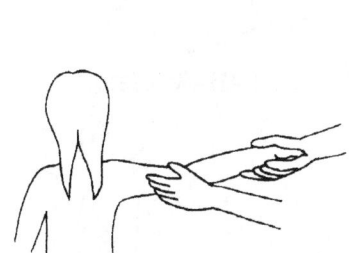

图 10-9 上肢连肩部关键点（1）

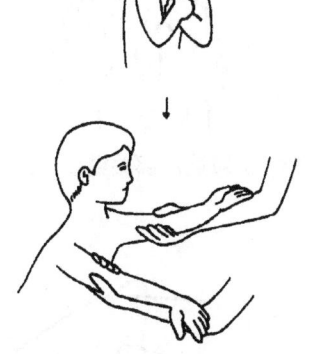

图 10-10 上肢连肩部关键点（2）

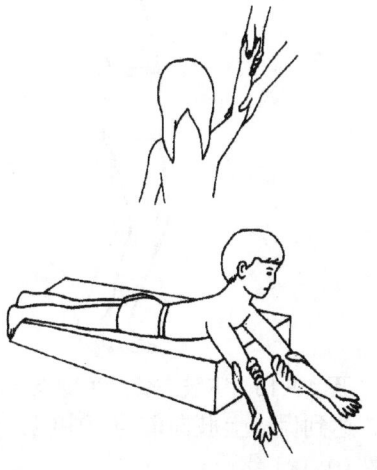

图 10-11 上肢连肩部关键点（3）

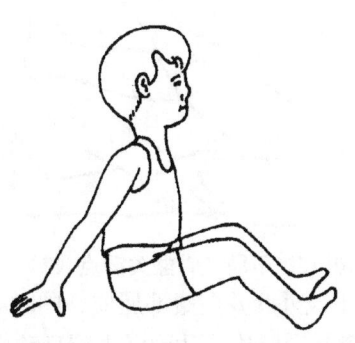

图 10-12 上肢连肩部关键点（4）

e. 用双手抓住患儿的肩：以大拇指顶在背部，使肩往后用力，达到将头抬起和保持正中位置，见图 10-13。

③下肢连骨盆。

a. 屈曲下肢：达到促进下肢外展和足背屈，见图 10-14。

b. 控制膝关节伸直和外展：达到促进下肢外展和足背屈，见图 10-15。

c. 俯卧头抬高：上肢伸展过头，躯干伸直，达到促进下肢及髋关节伸直。

d. 转动肩及上肢：达到促进翻身动作，见图 10-16。

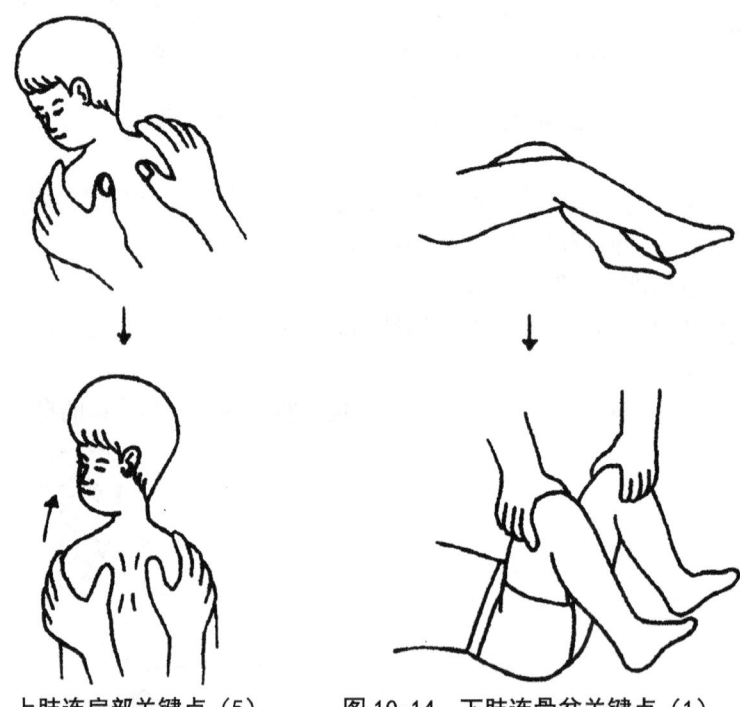

图 10-13　上肢连肩部关键点（5）　　图 10-14　下肢连骨盆关键点（1）

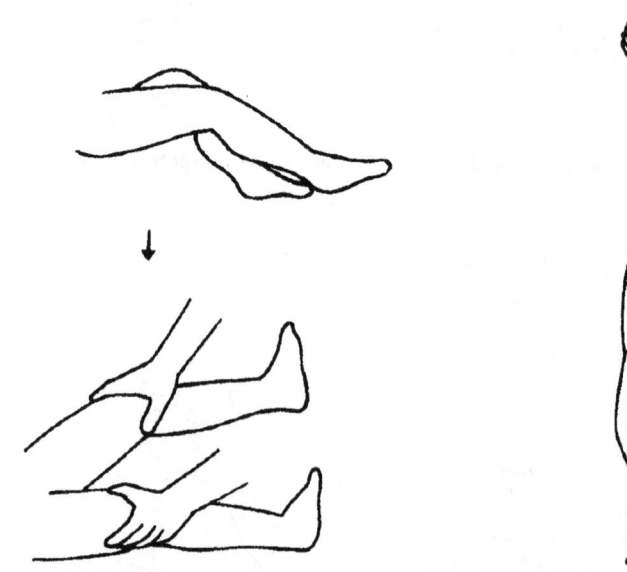

图 10-15　下肢连骨盆关键点（2）　　图 10-16　下肢连骨盆关键点（3）

e. 仰卧位将下肢外展并向腹部屈曲，同时向下压，达到促进上肢向前伸至中线，见图 10-17。

f. 仰卧将骨盆转向一边，达到促进翻身动作，见图 10-18。

g. 长坐位屈曲髋关节，躯干微向前倾，双下肢外展，达到躯干伸直、头抬起，见图 10-19。

h. 跪位将患儿一只手保持在伸直外旋位置，然后将其身推向相反方向，达到保护性伸展平衡反应，见图 10-20。

i. 站立上肢伸展，外旋和微微斜向后面，对痉挛型——达到抑制躯干、髋关节及下肢的屈曲痉挛；对徐动型——达到促进腰部、髋关节及下肢伸直、外展和外旋，见图 10-21。

j. 伸直和内旋上肢，屈曲腰部，对痉挛型——达到促进髋和膝关节屈曲；对徐动型——达到抑制痉挛和髋、膝关节的过分伸直，见图 10-22。

k. 四点跪，将一只腿轻轻抬起，然后将患儿身体向前后摇荡，达到促进平衡反应，见图 10-23。

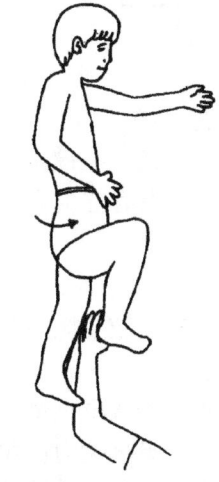

图 10-17　下肢连骨盆关键点（4）

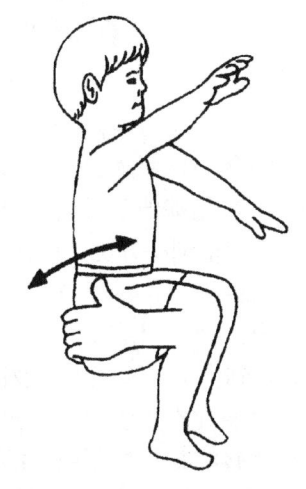

图 10-18　下肢连骨盆关键点（5）

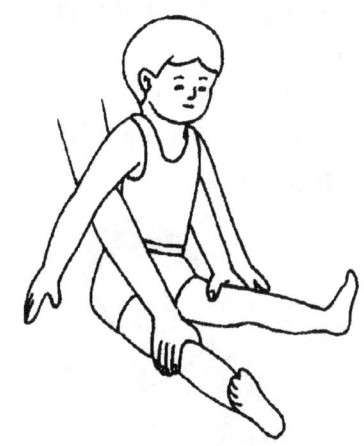

图 10-19　下肢连骨盆关键点（6）

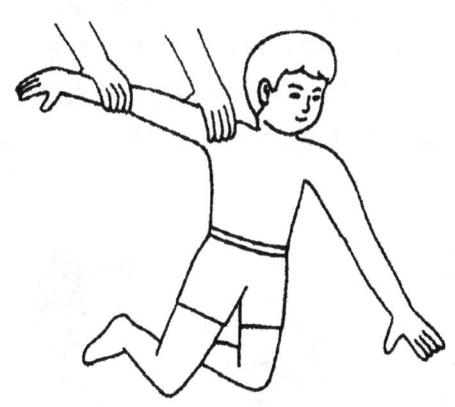

图 10-20　下肢连骨盆关键点（7）

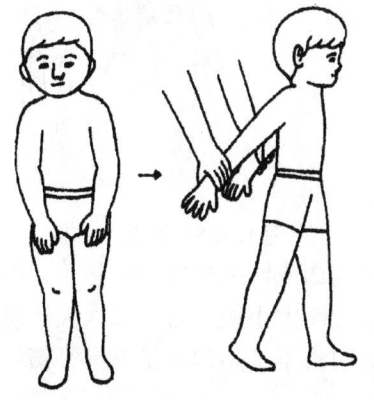

图 10-21　下肢连骨盆关键点（8）

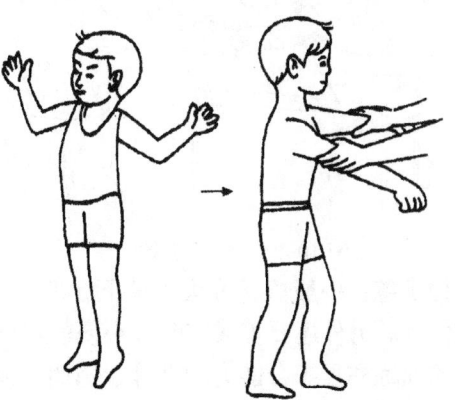

图 10-22　下肢连骨盆关键点（9）

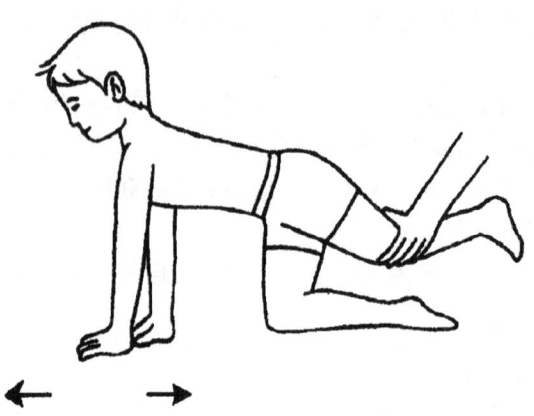

图 10-23 下肢连骨盆关键点（10）

以上是 Bobath 法的训练方法举例，采用哪种方法是因人而异的，关键是要掌握正常小儿运动发育规律及对技术治疗的理解。在此基础上根据不同类型的脑瘫儿特点及存在的主要问题，结合治疗原则、目的，边训练、边评价、边调整训练方法，以达到理想效果。

3. 作业疗法（occupational therapy，OT）

作业疗法的内容十分广泛，对脑瘫儿童主要训练目的是促进上肢功能的改善，加强手眼协调能力和手的精细动作，使患儿达到生活自理能力以及能接受教育的条件。

（1）进食训练：针对患儿在进食中经常出现的问题给以不同的指导训练。例如，进食时首先要摆正进食的位置，以放松和减轻痉挛；控制患儿的下颌，加强患儿的咀嚼能力；在餐具和食品上也要加以改造，以便适合脑瘫儿，例如，最好选用硬塑料餐具，勺面要浅平，盘和碗要带有把手和防滑功能等。训练时要有耐心，可把进食动作分解成几个连贯的小动作，分头训练，以后再将其连贯起来。训练时要注意在保证患儿进食量的基础上，每日3餐都要训练，见图10-24。

（2）穿脱衣训练：由于脑瘫型别、程度、年龄等原因，训练方法有所不同。开始训练时要从简单穿衣裤开始，首先让患儿了解穿脱衣的顺序，脱衣时先脱健侧，后脱患侧；穿衣时先穿患侧，再穿健侧；先给予辅助，后逐渐减少辅助，学会自己独立穿衣、脱衣，见图10-25。

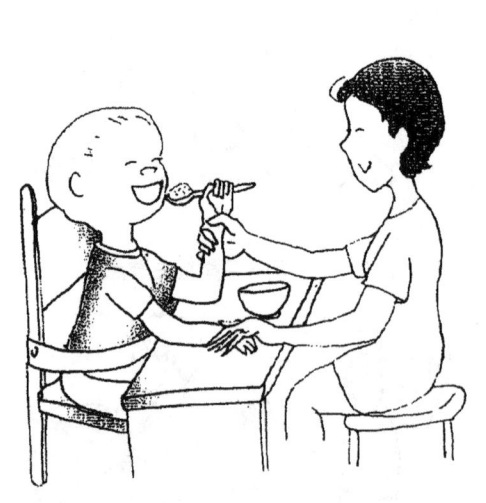 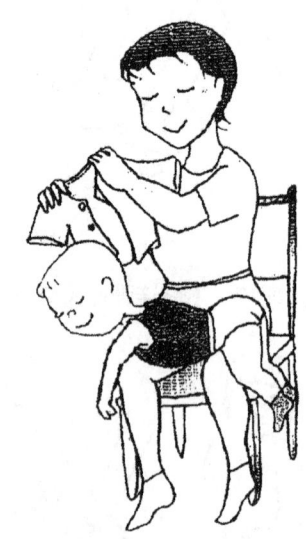

图 10-24　进食训练　　　　　　　　图 10-25　穿脱衣训练

（3）大小便训练：一般情况可从2岁开始训练，便盆的前面或两旁最好带有把手，以便给患儿一个稳定的姿势和位置。另外还要养成定时大小便的习惯，学会控制大小便，每日每次大小便都要给以训练机会。大小便的训练亦是综合能力的训练，例如，包括了穿脱裤子、站起、坐下等平衡训练，甚至蹲起训练等，便后处理又可训练患儿手的功能等，见图10-26。

（4）清洁等其他生活动作训练：清洁、整容、社交、使用器具动作、床上动作、站立动作等训练，都要根据患儿的患病程度、性别、年龄等的不同制订出切实可行的计划，耐心地按照脑瘫儿康复训练的原则进行，见图10-27。

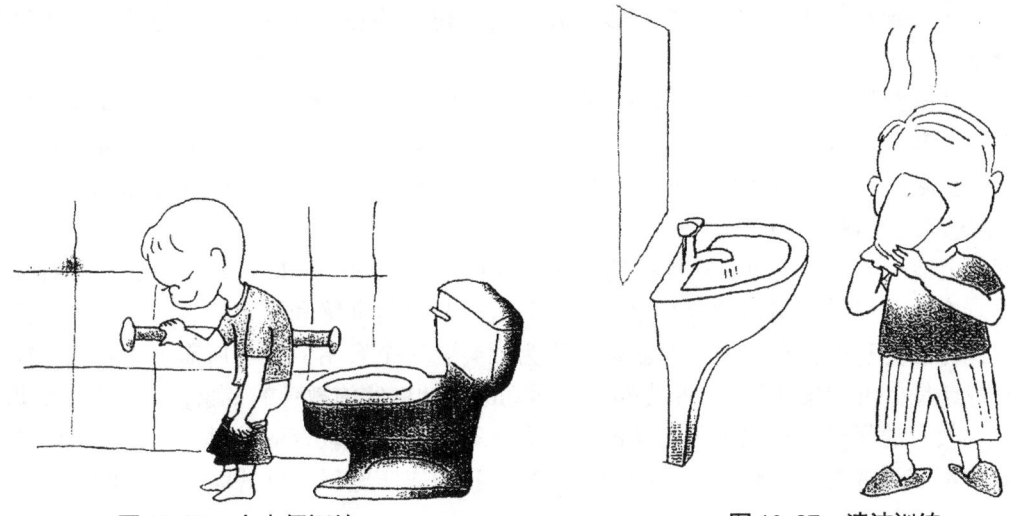

图10-26　大小便训练　　　　　　　　　　图10-27　清洁训练

作业疗法除以上自理动作的训练外，还有不良姿势的改善、坐位平衡能力的训练、上肢的协调性与双手灵巧性等功能训练以及认知、语言能力提高的训练等。

4. 语言治疗

脑瘫患儿大部分都伴有不同程度的语言障碍，因此，语言治疗是脑瘫儿全面康复的一项重要内容，应与其他治疗同时进行。语言治疗不仅要对那些有言语障碍的患儿进行有声的言语治疗，还要帮助不能使用言语进行交流的患儿建立一种代偿性的交流方式。目的是提高语言刺激，激发患儿对语言运用的兴趣，提高交往技能的运用能力，以应付日常生活及学习上的需要。语言治疗要在严格的评定基础上进行，常做的治疗训练举例如下。

（1）接受语言能力的训练：如在提示下让患儿停止进行中的活动，听到叫自己姓名时能聆听教师指示等；符号理解训练，如对实物的理解能力，对玩具的理解能力等；语言理解训练，如环境适应，理解单字或双字词的意义；与交往技能有关的训练，如视觉、听觉和其他知觉的训练。

（2）表达语言能力训练：包括口语前训练，如动作或手势、模仿能力训练等；语言表达能力训练，如单词、双词、简单短句的训练；非语言表达能力训练，如手势或动作训练、沟通板训练等。

（3）构音障碍训练：包括基础性训练，如改善下颌及上唇的控制、改善舌的控制、控制不随意运动、促进协调运动、改善口腔的知觉等；构音障碍应参照构音检查的结果对患儿进行训练，一般先由构音容易的音开始（双唇音），然后向较难的音（软腭音、齿音、舌齿音等）方向进展。

5. 矫形器、拐杖、轮椅等助行器的应用

脑瘫患儿应用矫形器的目的是帮助患肢负重，保持良好肢位，起到局部稳定作用，预防和纠正肢体挛缩变形，辅助肢体功能，控制不随意运动等作用。矫形器包括对尖足、外翻扁平足、内翻足、膝部屈曲或过伸、双髋内收、腕和手指畸形的协助矫正作用。其他保持站立位的装置、保持坐位装置等亦常用。行走困难的患儿重要的移动工具是轮椅，借助轮椅移动可达到代步的目的。必要时可在轮椅上配备适当的托板及靠垫矫正其异常姿势。拐杖、步行器的应用可使患儿身体的支撑面增大，重心摆幅减少，增加身体的稳定性，从而达到辅助站立和行走的目的。随着对康复专业的重视和发展，其应用越来越广泛。实践证明，如果拥有必备的基础设施和辅助器具，残疾儿就可以从童年开始融入社会。

6. 心理治疗及教育康复

（1）脑瘫儿童由于运动功能障碍、动作受限、活动范围缩小，往往又伴随智力低下，因而，经常导致心理上的异常发展。异常心理往往又导致异常行为，进一步限制了患儿的运动、语言等能力的发展。

例如，脑瘫患儿经常出现的过度依赖与胆小、情绪极不稳定、自我控制能力低下、敏感、自卑、注意力分散、对环境适应能力差、自伤或他伤等异常，应由专科心理治疗师担当。主要方法是首先对患儿心理进行评定，然后进行个别心理疗法、集体疗法、行为疗法、家庭疗法及其他文体音乐疗法等，循序渐进、学用结合地加强正面教育，多给以鼓励，创造正常的心理环境，要在躯体和智力康复的同时注意心理康复。

（2）脑瘫儿既然是社会中的一分子，就应该像其他儿童一样享受义务教育，使他们能根据其本身的能力，接受知识灌输，学习理解事物、交流信息及学习文化，为将来社会自立做好准备。由于脑瘫儿在运动和智能上受限制，一般学校的环境不适用，应该根据他们的特殊能力和需要的设备，制定特别的课程和采用不同的教学方法进行特殊教育。

目前国际上流行的，国内也正在推广的引导式教育（conductive education），也是一种非常好的脑瘫康复形式。它是由引导员组成的以小组形式、对脑瘫儿进行训练和教育的方法。目的是使儿童从生理到心理得到综合完整的发展，使患儿获得能作为社会上一个有用的成员所需要达到的适应水平。引导式教育的特点是24 h的集体疗育，引导员是在运动的课题中实施教育的专家，重视给予患儿以动机、节律性意向、教育的间接支援和各种各样的促通方法等。引导式教育的关键在于众多训练的统一，儿童在任何时候都应被视为一个整体。在脑瘫的康复中我们应实施以引导式教育为主的综合的、全面的脑瘫康复方法。

在教育模式中，音乐治疗也占有重要地位，因为目前音乐心理学和音乐治疗心理学的研究新进展，提示音乐治疗对身心障碍患儿作用的原理，因而对脑瘫儿的音乐治疗，实际上是一种音乐教育，或者叫特殊音乐教育。对患儿来说音乐也是一种最好的交流手段。脑瘫儿的音乐治疗效果是长期而逐渐地累积起来的。音乐治疗要制定流程，进行评价，评定音乐治疗目标，拟定音乐治疗策略，制定音乐治疗计划，实施计划，评估治疗效果等，在制订计划时与其他康复手段密切相结合一起。

第四节　不同类型的小儿脑瘫推拿治疗方法

一、痉挛型脑瘫

推拿治疗痉挛型脑瘫时，可根据其牵张反射亢进，持续性肌紧张引起运动功能障碍两个特征进行治疗。痉挛型双瘫，侧重于治疗双下肢，腰腹部；痉挛型偏瘫，侧重于治疗偏瘫侧的上下肢体及对侧头顶颞部。在缓解痉挛肌治疗时，要对其弱化的拮抗肌采用不同的推拿治疗手法，增加肌张力和肌力，同时进行治疗。痉挛型脑瘫推拿治疗手法Ⅰ与手法Ⅱ，可按疗程交替使用，也可选择性应用或增加新的治疗手法。推拿治疗与其他疗法共同综合治疗，效果显著。

（一）治疗原则

疏通经络、行气活血、理筋整复、缓解痉挛。

（二）操作

推拿治疗手法Ⅰ

头部：

1. 取穴及部位

百会、四神聪、神庭、印堂、顶颞前斜线、顶颞后斜线、顶旁1线、顶旁2线。

2. 主要手法

一指禅推法、按揉法、梳法。

3. 操作方法

仰卧位或坐位。

（1）用一指禅推法，从印堂穴向上经神庭穴推至百会穴，反复操作3遍。

（2）用拇指螺纹面按揉以上腧穴，每穴约半分钟，以酸麻胀得气为宜。同时配合用五指叩点或散点作用于腧穴及腧穴周围刺激区。

（3）用一指禅推法，推以上头部四条标准线，从上向下，反复操作3遍。

（4）用五指梳法，从前发际梳至后发际。用双手五指梳法从顶部分梳至耳部，反复操作5遍。

上肢部：

1. 取穴及部位

肩髃、曲池、臂中、外关、合谷，肩及上肢部。

2. 主要手法

按揉、拿捏、摇。

3. 操作方法

（1）患儿仰卧位，术者坐在侧方，用单手或双手拿捏肩关节周围及上肢的软组织，从上向下，反复操作3~5遍。以痉挛肌为重点。

（2）仰卧位，术者一手固定患儿的上肢，另一手以拇指螺纹面按揉以上的腧穴，每穴约半分钟，以酸麻胀得气为宜。

（3）仰卧位，术者一手扶持患儿的上肢，另一手轻摇患儿的肩、肘、腕、指各关节。同时配合做肩关节外展、外旋，肘关节伸屈，腕关节背伸桡偏，拇指外展、指间关节伸展等被动运动。

（4）患儿俯卧位，术者一手扶持患儿，另一手用指揉法或掌揉法、鱼际揉法作用于肩胛周围及颈项两侧3~5遍，同时配合做上肢外旋、上举、肩关节外展等被动运动。

腰背骶部及下肢后侧部：

1. 取穴及部位

脾俞、肝俞、肾俞、环跳、承扶、委中、承山，腰背骶部，下肢后侧部。

2. 主要手法

按揉、拍打、推。

3. 操作方法

患儿俯卧位。

（1）术者用双手掌或双手掌根部，施"八字推法"，推患儿背部的督脉及双侧的足太阳膀胱经络。从上向下，从颈部推至骶尾部。反复操作2~3遍。如果患儿短小，可用单手操作。推力要平稳着实。

（2）用拇指螺纹面按揉以上腧穴，每穴约半分钟，以酸麻胀得气为宜。

（3）用单手掌根部或大小鱼际部，按揉患儿的腰背骶部，下肢后侧的软组织，从上向下，反复操作2~3遍。

（4）用双手虚掌或单手虚掌轻快拍打腰背骶部，臀部，双下肢后侧部，从上向下，反复操作2~3遍。重点拍打腰部，臀部，双侧大腿的后部。同时配合做腰后伸、后屈小腿等被动运动。

下肢前侧及内外侧部：

1. 取穴及部位

髀关、伏兔、风市、足三里、阳陵泉、解溪，下肢前侧及内外侧部。

2. 主要手法

按揉、拿捏、摇。

3. 操作方法

患儿仰卧位

（1）术者坐在患儿的侧方，用单手或双手按揉或拿捏患儿大小腿部的软组织。反复操作3~5遍，以痉挛肌为重点。

（2）术者一手固定患儿的下肢，另一手以拇指螺纹面按揉以上的腧穴，每穴约半分钟，以酸麻胀得气为宜。

（3）术者一手扶持患儿下肢，另一手轻摇髋、膝、踝、趾各关节。同时配合做髋关节外展、外旋，膝关节伸屈，踝、趾关节背伸等被动运动。

推拿治疗手法Ⅱ

头部：

参照推拿治疗手法Ⅰ。

上肢部：

1. 取穴及部位

臂臑、曲池、肘髎、外关、合谷、肩部，上肢部。

2. 主要手法

按揉、㨰、抖、搓、捻。

3. 操作方法

仰卧位。

（1）术者坐于患儿的侧方，用掌㨰法或拳㨰法作用于患儿的肩关节周围及整个上肢的软组织，从上向下，反复操作3~5遍。以内侧屈肌为重点。

（2）术者一手固定患儿的上肢，另一手以拇指螺纹面按揉以上的腧穴，每穴约半分钟，以酸麻胀得气为宜。

（3）用双手掌挟持患儿上肢，从上向下搓揉患儿的上肢2~3遍。同时配合做肩关节外展、外旋，肘关节伸屈，腕关节背伸桡偏，拇指外展，指间关节伸展等被动运动。

（4）术者一手扶持患儿肩部，另一手握住腕部用抖法，抖患儿上肢2~3遍，最后用拇指、示指捻患儿五指。

腰背骶部及下肢后侧部：

1. 取穴及部位

八髎、环跳、殷门、委中、承山、脾俞、肝俞、肾俞，腰背部，下肢后侧部。

2. 主要手法

按揉、拿捏、叩击、㨰。

3. 操作方法

俯卧位。

（1）术者用掌㨰法或拳㨰法，作用于患儿背部的双侧足太阳膀胱经络及双侧华佗夹脊穴。从上向下，反复操作2~3遍。以同样的手法，从患儿的臀部向下㨰到股后部，小腿后部最后至跟腱部。从上向下，反复操作3~5遍。重点做痉挛的小腿三头肌。

（2）用拇指螺纹面，按揉以上腧穴，每穴约半分钟，以酸麻胀得气为宜。

（3）用单手或双手拿捏患儿的双下肢后部，从上向下，反复操作3~5遍。同时配合做腰、髋后伸，屈小腿等被动活动。

（4）用单手或双手空拳叩击患儿的腰背骶部，臀部及大腿后侧部。从上至下，反复操作2~3遍。

下肢前侧及内外侧部：

1. 取穴及部位

髀关、阴市、梁丘、足三里、阴陵泉、三阴交，下肢前侧及内外侧部。

2. 主要手法

按揉、㨰、抖、搓、捻。

3. 操作方法

仰卧位。

（1）术者坐在患儿的侧方，用掌㨰法或拳㨰法作用于患儿的下肢前侧（从髀关穴至髌骨上缘），内侧（从腹股沟至股骨内侧髁），外侧（从髀关穴到膝部至外踝部）。从上向下，反复操作3~5遍，重点做大腿内侧的内收肌群。

（2）术者一手固定患儿的下肢，另一手以拇指螺纹面按揉以上腧穴，每穴约半分钟，以酸麻胀得气为宜。

（3）用双手掌挟持患儿下肢，搓揉患儿的下肢 2～3 遍。同时配合做髋关节外展、外旋，膝关节伸屈，踝、趾关节背伸等被动运动。

（4）用一手或双手握住患儿下肢踝部，用抖法，抖下肢 2～3 遍，最后用拇指、示指捻患儿五趾。

二、紧张性不随意运动型脑瘫

紧张性不随意运动型脑瘫，既有不随意运动特点，又有痉挛型特点。身体呈非对称姿势。因为肌紧张亢进，所以不随意运动相对不明显。痉挛多发生在身体的近端，不随意运动多发生在身体的远端。重者出现角弓反张。

（一）治疗原则

舒筋通络、行气活血、缓解肌痉挛。

（二）操作

头部：

1. 取穴及部位

百会、风府、天柱、大椎，双侧舞蹈震颤区。

2. 主要手法

按揉、拿捏、梳、擦法。

3. 操作方法

仰卧位或坐位。

（1）左手扶持头部，右手用五指梳法，从前发际梳至后发际，用双手五指梳法，从头顶部梳至头侧部。反复操作 3～5 遍。

（2）一手扶持头部，另一手用擦法，擦双侧舞蹈震颤区，微热为止。

（3）用拇指螺纹面，按揉以上腧穴，每穴约半分钟，以酸麻胀得气为宜。

（4）拿捏颈项部 3～5 遍。仰卧位，头前屈 5～10 遍。

上肢部：

1. 取穴及部位

肩髃、肘髎、臂中、合谷、中渚。

2. 主要手法

按揉、搓、摇、搓、抖、捻法。

3. 操作方法

仰卧位。

（1）按揉肩关节周围及上肢软组织，从肩到腕，反复操作 3～5 遍。

（2）术者一手固定患儿的上肢，另一手用擦法，从肩到腕，擦上肢 3～5 遍。重点擦上肢内侧肌群。

（3）用拇指螺纹面点揉以上腧穴，每穴约半分钟，以酸麻胀得气为宜。

（4）轻摇肩、肘、腕、指关节。同时配合做肩关节外旋，内收，肘关节伸屈、腕关节背伸，拇指外展，指间关节伸展等被动运动。

（5）搓揉上肢，捻五指各 3～5 遍。

颈、胸、腰背骶部及下肢后侧部：

1. 取穴及部位

肝俞、脾俞、肾俞、环跳、承山、足太阳膀胱经第一条侧线，华佗夹脊穴，腰背骶部，下肢后侧部。

2. 主要手法

按揉、搓、按压法。

3. 操作方法

俯卧位。

（1）用掌或大小鱼际按揉背部双侧足太阳膀胱经第一条侧线，华佗夹脊穴及臀部，股后部，小腿后侧部，从上向下，反复操作 3~5 遍。重点做华佗夹脊穴。

（2）用拇指螺纹面按揉肝俞、脾俞、肾俞、环跳、承山穴，每穴约半分钟，以酸麻胀得气为宜。

（3）用掌擦法或拳擦法作用于胸、腰背骶部，臀部，股后部及小腿后侧部至跟腱止，从上向下，反复操作 3~5 遍。

（4）用双掌按压或按推两侧肩胛带 3~5 遍。

下肢前侧，内外侧部：

1. 取穴及部位

髀关、伏兔、足三里、阳陵泉、解溪、太冲。

2. 主要手法

按揉、擦、摇。

3. 操作方法

仰卧位。

（1）用按揉法，擦法作用于下肢前侧（从腹股沟至髌骨上缘）、内侧（从腹股沟至股骨内侧髁）、外侧（从髀关穴经足三里穴至解溪穴）。从上向下，反复操作各 3~5 遍。

（2）用拇指螺纹面按揉以上腧穴，每穴约半分钟，以酸麻胀得气为宜。

（3）双侧下肢屈髋屈膝，摇髋、膝、踝关节及腰部 3~5 遍，同时配合做下肢各关节的被动运动。

三、非紧张性不随意运动型脑瘫

非紧张性不随意运动型脑瘫，肌紧张多在随意运动时，从低到高来回变化，表现为明显的动摇性。不随意运动由近端到远端是本型的最大特点。本型头部调节差，呈非对称性姿势，眼与手协调障碍，有意向性震颤与姿势震颤，推拿时要注意控制全身的稳定性。

（一）治疗原则

调整脏腑、疏通经络、行气活血、抑制不随意运动。

（二）操作

头部：

1. 取穴及部位

百会、四神聪、风池、气海、双侧舞蹈震颤区。

2. 主要手法

按揉、按压、一指禅推法、叩法。

3. 操作方法

仰卧位

（1）术者用右掌心按压百会穴，左手掌按压气海穴，然后右手掌逐渐用力，使掌力由颈椎直达腰骶，可促进头部稳定。

（2）用一指禅推法，从上向下，推双侧舞蹈震颤区 3 遍。

（3）用拇指螺纹面，按揉百会、四神聪、风池穴，每穴约半分钟，以酸麻胀得气为宜。

（4）用五指叩点或散点作用于头部百会、四神聪、风池穴及周围刺激区、双侧舞蹈震颤区。

上肢部：

1. 取穴及部位

臂臑、曲池、手三里、外关、八邪。

2. 主要手法

拿捏、推、拍、叩、擦法。

3. 操作方法

仰卧位。

（1）拿捏或推揉肩关节周围及上肢，从肩至腕，反复操作3～5遍。

（2）用拇指指端点按以上腧穴，每穴约半分钟，以酸麻胀得气为宜。

（3）用拍法或叩法作用于肩关节周围及上肢，从上向下，反复操作3～5遍。同时配合做双上肢对称前伸，上举，交叉等对称性被动运动。

（4）用掌擦法，擦肩关节周围及上肢，温热为度。

颈、胸、腰背骶部及下肢后侧部：

1. 取穴及部位

肝俞、胃俞、肾俞、腰阳关、委中、承筋、督脉、华佗夹脊穴。颈胸腰背骶部，下肢后侧部。

2. 主要手法

推法、拍打、叩击、擦法。

3. 操作方法

俯卧位。

（1）用八字推法或掌根推法，推督脉及双侧华佗夹脊穴，从颈部推至骶尾部，从环跳穴推至跟腱处，反复操作3～5遍，重点推华佗夹脊穴。

（2）用拇指指端点按以上腧穴，每穴约半分钟，以酸麻胀得气为宜。

（3）轻快拍打或叩击腰背骶部，臀部及下肢后侧部，自上向下，反复操作3～5遍。

（4）用掌擦法，擦腰背骶部，臀部及下肢后侧部，温热为度。

下肢前侧、内外侧部：

1. 取穴及部位

风市、阴市、鹤顶、膝眼、飞扬、三阴交，下肢前侧，内外侧部。

2. 主要手法

推、拍打、叩击、擦法。

3. 操作方法

仰卧位。

（1）用拳推法或掌根推法作用于下肢前侧，内外侧。从上向下，反复操作各3～5遍。

（2）用拇指指端点按以上腧穴，每穴约半分钟，以酸麻胀得气为宜。

（3）轻快拍打或叩击下肢前，内外侧部，自上而下，反复操作各3～5遍。

（4）用掌擦法作用于下肢前，内外侧部，温热为度。

四、肌张力低下型脑瘫

肌张力低下型脑瘫的主要特点是肌张力低下，抗重力肌发育障碍自主活动的能力低下，呈瘫软状态。推拿时宜给予稍强手法刺激如快速牵拉、挤压、推压、拍打、叩击擦刷等，以提高肌张力。

（一）治疗原则

补益肝肾，健脾和胃，强筋壮骨，活血生肌。

（二）操作

上肢部：

1. 取穴及部位

肩髃、臂臑、曲池、尺泽、手三里、外关、列缺、合谷穴，肩及上肢部。

2. 主要手法

拿捏、推揉、挤压、按压、拍打、叩、擦法。

3. 操作方法

仰卧位。

（1）用拿捏法或推揉法作用于肩及上肢部的手三阴经络，手三阳经络。反复操作3～5遍，同时配合做稍快速的上肢各关节被动运动。

(2)推压或挤压肩、肘、腕关节各半分钟。

(3)用指按压以上腧穴,每穴约半分钟,以酸麻胀得气为宜。

(4)用拍打法或叩法,作用于上肢,从上向下,反复操作3~5遍。

(5)用掌擦肩部及上肢部,以透热为宜,推压、捻五指。

胸腹部:

1. 取穴及部位

中府、膻中、中脘、气海、关元,腹部。

2. 主要手法

按揉,摩法。

3. 操作方法

仰卧位。

(1)顺时针按揉腹部约1分钟。掌摩或指摩腹部约3分钟。

(2)用指按揉以上腧穴,每穴约半分钟,以酸麻胀得气为宜。

腰背部,下肢后侧部:

1. 取穴及部位

肺俞、肝俞、胃俞、脾俞、命门、腰阳关、八髎、环跳、居髎、承扶、委中、承山、飞扬,督脉,足太阳膀胱经第一条侧线,下肢后侧部。

2. 主要手法

按压、拿捏、拍打、叩击、推、擦法。

3. 操作方法

俯卧位。

(1)用双手或单手掌根部推督脉及足太阳膀胱经第一条侧线,下肢后侧部,从上向下,反复操作3~5遍,按压以上部位从上向下,反复操作3~5遍。

(2)拿捏下肢后侧部,从上向下,反复操作3~5遍。

(3)用指按压以上腧穴,每穴约半分钟,以酸麻胀得气为宜。

(4)用拍法或叩法,作用于腰背部及下肢后侧部,从上向下,反复操作3~5遍。

(5)用掌擦法作用于督脉及足太阳膀胱经第一条侧线、下肢后侧部,以透热为宜。

(6)做小儿捏脊疗法。

下肢前、内外侧部:

1. 取穴及部位

髀关、鹤顶、膝眼、阳陵泉、足三里、三阴交,下肢前、内外侧部。

2. 主要手法

拿捏、推揉、挤压、按压、拍打、擦法。

3. 操作方法

仰卧位。

(1)用拿捏法或推揉法作用于下肢足三阳经络及足三阴经络,反复操作3~5遍,同时配合做下肢各关节的被动运动,速度频率可稍快。

(2)挤压或推压髋、膝、踝关节各半分钟。

(3)用指按压以上腧穴,每穴约半分钟,以酸麻胀得气为宜。

(4)用拍打法作用于下肢,从上向下,反复操作3~5遍。

(5)用掌擦下肢前侧,内外侧部,以透热为宜,最后推压、捻五趾。

五、强直型脑瘫

单纯的强直型脑瘫十分少见,多与痉挛型混合。其特点是全身肌张力显著增高,躯干四肢异常僵硬,主动运动减少。在被动运动时抵抗是均匀一致的,双向的,在缓慢运动时最大。推拿治疗手法Ⅰ与推拿治疗手法Ⅱ,根据病情可按疗程交替使用,也可选择性综合使用,以缓解肌张力。

(一)治疗原则

疏通经络,行气活血,整筋理复,滑利关节。

(二)操作

推拿治疗手法Ⅰ

头部:

参照痉挛型脑瘫,头部推拿治疗手法。

上肢部:

1. 取穴及部位

大陵、曲池、臂中、外关、合谷,肩及上肢部。

2. 主要手法

按揉、拿捏、搓、抖、捻。

3. 操作方法

仰卧位。

(1)用掌或大小鱼际按揉肩关节周围及整个上肢软组织,从上向下,反复操作3~5遍。

(2)用拇指螺纹面按揉以上腧穴,每穴约半分钟,以酸麻胀得气为宜。

(3)拿捏肩关节周围及整个上肢软组织,从上向下,反复操作3~5遍。

(4)用双手掌相对用力,由上向下搓上肢3~5遍。用双手或单手握住腕部,抖上肢3~5遍。搓法与抖法交替进行,最后捻五指。

胸腰背部及下肢后侧部:

1. 取穴及部位

肝俞、脾俞、肾俞、环跳、委中、承山,督脉,双侧足太阳膀胱经第一条侧线,双侧华佗夹脊穴,下肢后侧部。

2. 主要手法

按揉,拿捏。

3. 操作方法

俯卧位。

(1)用单掌或大小鱼际,按揉督脉,双侧足太阳膀胱经,双侧华佗夹脊。按揉臀部及双下肢后侧部,从上向下,反复操作3~5遍。

(2)用拇指螺纹面按揉以上腧穴,每穴约半分钟,以酸麻胀得气为宜,同时配合做髋后伸,屈小腿等被动运动。

(3)拿捏双侧下肢后侧部软组织,从上向下,反复操作3~5遍。

下肢前侧及内外侧部:

1. 取穴及部位

髀关、伏兔、足三里、阳陵泉、解溪、太冲,下肢前、内外侧。

2. 主要手法

按揉、拿捏、抖法,捻法。

3. 操作方法

仰卧位。

(1)用掌根或大小鱼际按揉大腿的前内、外侧及小腿的前外侧,从上向下,反复操作3~5遍,重点按揉肌张力高的肌群。

(2)用拇指螺纹面按揉以上腧穴,每穴约半分钟,以酸麻胀得气为宜,同时配合做下肢各关节的主被动运动。

（3）拿捏下肢前，内外侧软组织。从上向下反复操作3～5遍。

（4）用单手或双手握住踝部，抖下肢3～5遍，最后捻五趾。

推拿治疗手法Ⅱ

头部：

参照痉挛型脑瘫，头部推拿治疗手法。

上肢部：

1. 取穴及部位

臂臑、曲池、臂中、外关、中渚，肩及上肢部。

2. 主要手法

按揉、摇、擦法。

3. 操作方法

仰卧位。

（1）用掌擦法作用于肩关节周围及整个上肢，从上向下，反复操作3～5遍。

（2）用拇指螺纹面按揉以上腧穴，每穴约半分钟，以酸麻胀得气为宜。

（3）施摇法作用于肩、肘、腕、指关节，同时配合做上肢各关节的被动运动。手法宜轻，幅度由小到大。

胸腰背部及下肢后侧部：

1. 取穴及部位

胃俞、肾俞、腰阳关、承扶、承筋、昆仑，双侧足太阳膀胱经第一条侧线，双侧华佗夹脊，下肢后侧部。

2. 主要手法

按揉、摇、擦法。

3. 操作方法

俯卧位。

（1）用掌擦法或拳擦法作用于脊柱棘突两侧的足太阳膀胱经及华佗夹脊穴。向下擦臀部及下肢后侧部，从上向下，反复操作3～5遍。

（2）用拇指螺纹面按揉以上腧穴，每穴约半分钟，以酸麻胀得气为宜，同时配合做髋后伸，屈小腿等被动运动。

（3）做摇双下肢的髋、膝、踝关节手法，2～3分钟。

下肢前，内外侧部：

1. 取穴及部位

阴市、膝阳关、阴陵泉、上巨虚、丘墟、三阴交，下肢前侧、内外侧。

2. 主要手法

按揉、摇、擦法。

3. 操作方法

仰卧位。

（1）用掌擦法或拳擦法，作用于大腿的前侧，内外侧及小腿的前外侧，从上向下，反复操作3～5遍。重点做肌张力高的肌群。

（2）用拇指螺纹面按揉以上腧穴，每穴约半分钟，以酸麻胀得气为宜。

（3）用摇法作用于髋、膝、踝、趾关节，同时配合做下肢各关节的主被动运动。手法宜轻，幅度由小到大，速度需适宜。

六、共济失调型脑瘫

单纯的共济失调型脑瘫，临床上十分罕见，主要表现为平衡感觉障碍可引起不协调运动和辨距障碍。肌张力低下，但腱反射正常。推拿手法治疗，可根据患儿病情及具体情况，选择性地应用。

（一）治疗原则

调整脏腑，疏通经络，行气活血，荣筋养肌。

（二）操作

头部：

1. 取穴及部位

百会、风池、脑户、风府、枕下旁线，枕部。

2. 主要手法

按揉、梳法、推法、叩法。

3. 操作方法

俯卧位。

（1）用五指梳法，从百会穴向后梳至后发际，反复操作3～5遍。

（2）用拇指螺纹面按揉以上腧穴，每穴约半分钟，以酸麻胀得气为宜。

（3）用拇指平推法，从上向下推双侧枕下旁线，反复操作3～5遍。

（4）用拳推法，从上向下推枕部3～5遍，同时配合用五指端叩点枕部。

上肢部：

1. 取穴及部位

肩贞、曲池、少海、手三里、外关、合谷，肩及上肢部。

2. 主要手法

拿捏、拍打、擦法。

3. 操作方法

仰卧位。

（1）拿捏肩及上肢部，从上向下，反复操作3～5遍。

（2）用拇指螺纹面按揉以上腧穴，每穴约半分钟，以酸麻胀得气为宜。

（3）轻快拍打肩及上肢部，从上向下，反复操作3～5遍。

（4）用掌擦肩部及上肢部，温热为度。

腰背部，下肢后侧部：

1. 取穴及部位

大椎、肝俞、脾俞、肾俞、腰阳关、承扶、委中、悬钟、阳陵泉，督脉，足太阳膀胱经第一条侧线，腰背部及下肢后侧部。

2. 主要手法

按压、点压、拍打、推法。

3. 操作方法

俯卧位。

（1）用双手叠掌或单手掌按压，督脉及足太阳膀胱经，下肢后侧部，从上向下，反复操作3～5遍。

（2）用单手掌根推足太阳膀胱经及下肢后侧部，从上向下，反复操作3～5遍。

（3）用拇指螺纹面按揉以上腧穴，每穴约半分钟，以酸麻胀得气为宜。

（4）轻快拍打或叩击腰背骶部，臀部及双下肢后侧部至跟腱处，从上向下，反复操作3～5遍。

下肢前侧及内外侧部：

1. 取穴及部位

阴市、足三里、梁丘、鹤顶、膝眼、飞扬，下肢前内外侧部。

2. 主要手法

拿捏、推揉、点压、拍打、叩击法。

3. 操作方法

仰卧位。

（1）施拿捏或推揉法，作用于下肢前内外侧部，从上向下，反复操作3～5遍。

（2）用拇指螺纹面按揉以上腧穴，每穴约半分钟，以酸麻胀得气为宜。

（3）轻快拍打或叩击下肢前内外侧部，从上向下，反复操作3～5遍。

七、混合型脑瘫

根据混合型脑瘫的特征，参阅以上各型脑瘫的推拿治疗手法，选择性地综合采用。

第十一章
常见疾病的针灸康复治疗

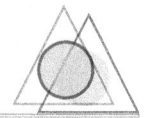

第一节 便秘

便秘是粪便在肠内滞留过久,秘结不通,排便困难或欲大便而艰涩不畅的一种病症,分为器质性便秘和功能性便秘。器质性便秘是指由于消化道器质性病变而导致的便秘;功能性便秘是指无器质性病变,由于大肠及肛管功能活动异常而引起的便秘。本病属于中医学"大便难""脾约""后不利""秘涩""秘结""阴结""阳结""肠结"等范畴。

本病的病因有胃肠积热、气积郁滞、气血阴津亏虚、阴寒凝滞,病机为大肠传导失司,病位在大肠,与肺、脾、肾相关。肺与大肠相表里,肺热肺燥,肺失宣降,热移大肠,致大肠传导失常;脾主运化,职司水谷精微的吸收转输,脾病则气血乏源,转输不利,糟粕内停而致大便秘结;肾司二便、主开阖,寓元阴元阳,肾虚则阴亏肠燥,或阳衰寒凝,传导失常而形成大便秘结。

一、临床表现

多起病缓慢,逐渐加重,病程冗长。主要表现为大便干结不通,干燥如球;或排便次数减少,多间隔三五日或七八日,甚至半月不排便;或便质不干,但排出困难,努挣不下,排出不尽。常伴有腹部胀满,甚至腹痛、脘闷嗳气、食欲减退、心烦易怒、睡眠不安、头晕头胀等症状。发病和加重常与饮食、情志、劳倦损伤等诱因有关。

二、诊断要点

(1)以排便困难为主症。
(2)X线检查可见胃肠道张力减退,钡剂排空延迟超过24 h。
(3)排除大肠癌、直结肠等肠道器质性病变。

三、辨证施治

1. 辨证分型
(1)热秘:大便干结,小便短赤,面红身热,口干或口臭,喜冷饮,腹部胀满,按之作痛。舌苔黄燥,脉滑数。
(2)气秘:大便不畅,欲解不得,甚则少腹作胀,嗳气频作,胸胁痞满,纳食减少。舌苔白,脉弦。
(3)虚秘:气虚者虽有便意,但排出不畅,大便并不干硬,临厕努挣乏力,挣则汗出气短,面色㿠白,神疲气怯,舌质淡,苔薄白,脉弱;血虚者大便秘结,面色无华,头晕目眩,心悸,舌质红、苔少,脉细数。

（4）冷秘：大便秘结，腹中冷痛，面色苍白少华，时作眩晕，心悸，畏寒肢冷，小便清长。舌质淡、苔白润，脉沉迟。

2. 针灸治疗

治法：通调腑气、润肠通便。热秘者，治宜清热保津；气秘者，治宜顺气导滞；气虚者，治宜健脾益气；血虚者，治宜滋阴润燥；冷秘者，治宜温阳通便。热秘、气秘只针不灸，用泻法；虚秘、冷秘针灸并用，用补法。以手少阳、足少阴经穴及俞募穴下合为主。

主穴：天枢、大肠俞、上巨虚、支沟、照海。

方义：方中天枢为大肠的募穴，大肠俞为大肠的背俞穴，二穴合用属俞募配穴法，再加大肠的下合穴上巨虚，"合治内腑"，三穴同用，疏理肠腑气机，润肠通便。取支沟可宣通三焦气机以通腑气，取照海养阴以增液行舟，二穴合用为治疗大便秘结之经验效穴。

加减：热秘者，加合谷、曲池，可清泄阳明、泄热通便保津；气秘者，加中脘、太冲、气海，以疏肝理气、导滞排便；气虚者，加气海、足三里、脾俞，以健运脾胃、益气通便；血虚肠燥者，加太溪、三阴交，以养血润燥、增液行舟；冷秘者，加肾俞、命门，以补益肾气、温阳通便。

操作：诸穴常规针刺，冷秘者可采用温针灸、温和灸、隔姜灸等方法。

四、其他疗法

1. 耳针疗法

处方：大肠、直肠、交感、皮质下。

操作：短毫针刺入，采用中度或弱刺激，每日1次。也可用压丸法，嘱患者每日自行按压数次。以局部微痛发热为度。

2. 腧穴注射疗法

处方：天枢、大肠俞、上巨虚、支沟、照海。

药物：生理盐水、维生素B_1注射液或维生素B_{12}注射液。

操作：任选一种药液，每穴注入0.5～1mL，每日或隔日1次。

3. 按摩疗法

处方：关元。

操作：以关元为中心，顺时针揉腹、揉脐。每日1次，每次20 min。

4. 电针疗法

处方：大横、腹结、天枢、水道。

操作：针刺得气后，接电针治疗仪，8个输出极分别连于两侧以上腧穴，采用疏密波，频率为80～100次/min，强度以患者能耐受为度。通电30 min，每日1次，7次为一疗程。

5. 贴脐法

处方：神阙。

操作：采用生大黄粉3 g，用50%～60%白酒调成糊状，贴敷于神阙穴，外用敷料胶布（对胶布过敏者用绷带）固定，每日于局部用50%～60%白酒约5 mL加湿1次，3 d换药一次，5次为一疗程。

五、文献摘要

《针灸资生经》：承山、太溪治大便难。

《针灸大全》：大便难、用力脱肛，取内关、照海、百会、支沟。

《杂病穴法歌》：大便虚秘补支沟，泻足三里效可拟。热秘气秘先长强，大敦阳陵堪调护。

《针灸大成》：大便秘结不通，章门、太白、照海。

六、名家医案

谢某，男，38岁。20年来经常5～10 d大便一次，如不服用通便药，半月也不大便，腹部无胀痛感,平时口干舌燥,或时有牙龈肿痛,大便后则消失,饮食如常,无任何病史。舌红少津,脉滑数。取穴:大肠俞、支沟,均用捻转提插泻法,每日针1次,3次后大便已通,下颗粒状粪便,以后隔日针1次,又治5次后,已每日有大便,自针后牙龈未再发现肿痛,证明大肠功能已经基本恢复,肠热已清,故停针观察1周。随访2年,未再便秘。

七、小结

针灸治疗本病有较快的通便作用,尤其对功能性便秘有较好疗效。临床治疗时须先找出原因,明确辩证而分虚实论治。在全身治疗的同时,配合局部治疗,一般预后良好,如治疗多次无效者须查明原因。至于热病之后或患其他病的患者,由于水谷少进而不大便的,不必急于通便,只需扶养胃气,使饮食渐增,则大便自能正常。便秘的防治,自身调摄非常重要。患者平时应坚持体育锻炼,多食蔬菜水果,忌食辛辣、刺激性食物,养成定时排便习惯。

第二节 膈肌痉挛

膈肌痉挛是膈肌不自主的间歇性收缩运动。除单纯性膈肌痉挛外,本病多见于胃肠神经症、胃炎、胃扩张等。本病相当于中医学的"呃逆",古称"哕",又称"哕逆",俗称"打嗝"。

本病的发生与饮食不节、情志失调、正气亏虚有关。本病病位在胃,与肺、肝关系密切。若饮食不节,损伤脾胃,胃失和降,胃气上逆动膈而致呃逆;或恼怒抑郁,肝失疏泄,横逆犯胃,胃气上逆而致呃逆;或久病重病误用吐下,中气不足,胃阴亏虚,胃失和降而致呃逆。

一、临床表现

呃声频频,呈持续状态,不能自制。其呃声或高或低,或疏或密,间歇时间不定。常伴有胸膈痞闷、脘中不适、情绪不安等症状。发病和加重多与饮食、情志、体质等诱因有关。临证有虚实之分,实证呃声频频相连,声高而扬;虚证呃声时断时续,气怯声低。

二、诊断要点

(1)以喉间呃呃连声,声短而频,令人不能自制为主症。
(2)排除肝硬化晚期、尿毒症等器质性病变。

三、辨证施治

1. 辨证分型

(1)胃寒积滞:呃逆常因感寒或饮冷而发作,呃声沉缓有力,胸膈及胃脘不舒,得热则减,遇寒更甚,食纳减少,喜食热饮,口淡不渴。舌苔白润,脉迟缓。

(2)胃火上逆:呃声洪亮有力,冲逆而出,口臭烦渴,多喜冷饮,脘腹满胀,大便秘结,小便短赤。舌苔黄燥,脉滑数。

(3)肝郁气滞:呃逆连声,常因情志不畅而诱发或加重,胸胁胀闷,纳少,肠鸣矢气。舌苔薄白,脉弦。

(4)脾胃阳虚:呃逆断续而作,声音低怯。面色㿠白,气短神疲,畏寒肢冷,食少困倦。舌质淡、苔白,脉沉细。

(5)胃阴不足:呃声低微,短促而不得续,口干咽燥,心烦不安,胃中嘈杂,饥不欲食。舌体瘦,舌质红而干、有裂纹,脉细数。

2. 针灸治疗

治法:胃寒积滞、脾胃阳虚者,治宜温中散寒、通降腑气,针灸并用,虚补实泻;胃火上逆、肝郁气滞者,治宜疏肝理气、和胃降逆,只针不灸,泻法;胃阴不足者,治宜养阴清热、降逆止呃,只针不灸,平补平泻。以任脉、足太阳、足阳明及手厥阴经穴为主。

主穴：膈俞、内关、中脘、天突、膻中、足三里。

方义：本病病位在膈，故不论何种呃逆，均可用膈俞利膈止呃；内关通阴维脉，为手厥阴心包经络穴，可宽胸利膈，畅通三焦气机，为降逆要穴；中脘、足三里和胃降逆，不论胃腑寒热虚实所致胃气上逆动膈者用之均宜；天突位于咽喉，可利咽止呃；膻中位近膈，又为气会，功擅理气降逆，使气调则呃止。

加减：胃寒积滞、胃火上逆、胃阴不足者，加胃俞，以和胃止呃；脾胃阳虚者，加脾俞、胃俞，以温补脾胃；肝郁气滞者，加期门、太冲，以疏肝理气。

操作：诸穴常规刺法。胃寒积滞、脾胃阳虚者，诸穴可加灸；中脘、内关、足三里、胃俞亦可用温针灸，并可加拔火罐。

四、其他疗法

1. 指针疗法

处方：翳风、攒竹、鱼腰、天突。

操作：任取一穴，用拇指或中指重力按压，以患者能耐受为度，连续按揉1～3 min，同时令患者深吸气后屏住呼吸，常能立即止呃。

2. 耳针疗法

处方：胃、神门、肝、脾、心、交感。

操作：以0.5寸毫针刺入耳穴皮下，以不刺透软骨为度，留针40～50 min，留针期间捻转2～3次，每次1～2 min。虚证用补法，实证用泻法。一般先刺一耳，若不效则刺双耳，一日连续针刺不超过2次。在捻转行针过程中患者耳部应有烧灼感，个别有疼痛感，留针期间有热胀感。

3. 艾灸疗法

处方：中脘、气海、关元、足三里（双侧）、三阴交（双侧）。

操作：将艾条点燃后距腧穴皮肤2～3 cm，采用温和灸手法，按上述腧穴，从上到下依次熏灸，每穴2～3 min，以穴区有温热酸胀感、局部皮肤潮红为度。熏灸时要注意观察皮肤的变化，对于意识障碍或局部感觉迟钝的患者，可将示、中两指分张，置于施灸部位两侧，以免烫伤。每日1次。

4. 电针疗法

处方：①天突、膻中、中脘、气海、足三里、攒竹、百会、内关、神门。②肝俞、脾俞、胃俞、膈俞。

操作：针刺得气后选其中的3～4个腧穴接电针治疗仪，通电20～30 min，每日1次，两组腧穴交替使用，6次为一疗程。

5. 腧穴注射疗法

处方：内关、足三里。

药物：654-2注射液、地西泮注射液、维生素B_1注射液、生理盐水。

操作：单侧内关穴取地西泮注射液10 mg，双足三里穴选取654-2注射液5 mg、维生素B_1注射液5 mg或生理盐水0.5 mL，注入药液的同时嘱患者深吸气，屏住呼吸片刻，后分次缓缓呼出，反复数次。一般1～2次即可治愈，如呃逆不止可继续注射3～5次，直至治愈。

6. 腧穴埋线疗法

处方：颈4夹脊（左侧）、内关（双侧）、足三里（双侧）、中脘。

操作：用注射针埋线法，刺入2 cm左右，将3-0号羊肠线1～1.5 mm埋植在腧穴的皮下组织或肌层内。针毕用无菌棉签压迫针孔片刻，以创可贴覆之。

7. 闪罐配合刺络拔罐疗法

处方：肺俞、膈俞、肝俞、章门。

操作：取以上腧穴，用大号火罐顺序闪罐3～5 min，然后用三棱针点刺双侧膈俞，拔罐放血，出血量5～10 mL，留罐15 min。每日1次，3次为一疗程。一般治疗1～2个疗程。

8. 头针疗法

处方：额旁 2 线、内关、足三里。

操作：取双侧额旁 2 线，由前向后，捻转得气之后再针刺双侧内关、足三里。根据病情补虚泻实，额旁 2 线只捻转补泻，禁提插；内关、足三里可捻转提插补泻。留针 30 min，每 10 min 行针一次，每日治疗 1 次。

五、文献摘要

《针灸资生经》：哕……灸中脘、关元百壮；未止，肾俞百壮。

《针灸正宗》：呃逆……针天突以降逆，针中脘以和胃。

《针灸学简编》：呃逆，寒证，上脘、章门、脾俞、内关；热证，内关、合谷、列缺、膈俞、足三里；虚证，中脘、期门、气海、脾俞；实证，上脘、足三里。

六、名家医案

杨某，男，30 岁。午餐进食而出现持续性呃逆 11 d，其声连连，响亮有力，昼夜不停。辩证：呃逆，胃火上逆。治则：通腑泄热止呃。处方：膻中、膈俞、中脘、内关、足三里。操作：用 28 号毫针强刺激泻法，留针 30 min，3 min 提插捻转 1 次。膻中、膈俞、中脘加拔火罐，共针 2 次而愈。

七、小结

针灸治疗本病有显著疗效，往往能针到呃止，手到病除。呃逆停止后，应积极查明并治疗引起呃逆的原发病。一过性呃逆，大多病情轻浅；持续性或者反复发作的呃逆，通过针灸也可治愈；如果在慢性消耗性疾病后期出现的呃逆，则为胃气将绝的证候，针灸疗效欠佳。要做好患者思想工作，帮助其克服恐惧心理。患者应避免精神刺激，保持心情舒畅。调摄饮食，避免进食过快，避免食用生冷、辛辣等刺激性食物。

第三节 黄疸

黄疸是由于血清中胆红素升高致使皮肤、黏膜和巩膜发黄的疾病。本病可见于病毒性肝炎、肝硬化、胆石症、胆囊炎、钩端螺旋体病、某些消化系统肿瘤及出现黄疸的败血症等。中医学认为本病症包括阳黄、阴黄与急黄，常与"胁痛""鼓胀""癥积"等证并见。本病属于中医学"黄疸""谷疸""疸黄"等范畴。

本病的发生与感受疫毒的湿热之邪、饮食所伤、肝胆湿热、脾胃虚弱等因素有关。其病机是湿邪阻滞，胆液不循常道外溢而发黄。其病位在肝、胆、脾、胃等。若中阳偏盛则湿从热化而成阳黄，中阳不足则湿从寒化而成阴黄。

一、临床表现

目黄、身黄、小便黄，尤以眼睛巩膜发黄最为明显。患病之初，可无黄疸，而以恶寒发热、纳呆、呕恶、身重肢倦等类似感冒症状为主，3～5 d 后才逐渐出现黄疸。黄疸加深时，尿、痰、泪液及汗液可被黄染，唾液一般不变色。患者常有饮食不节、与肝炎患者接触史或使用化学制品、药物史。

二、诊断要点

（1）以目黄、身黄、小便黄为主症。

（2）肝脏、脾脏或胆囊肿大，伴有压痛或触痛。

（3）实验室检查：血清胆红素升高。

（4）排除肝、胆、胰等恶性病变。

三、辨证施治

1. 辨证分型

（1）阳黄。

①湿热兼表：黄疸初起，目白睛微黄或不明显，小便黄，脘腹满闷，不思饮食，伴有恶寒发热，头身重痛，乏力。舌苔薄腻，脉浮弦或弦数。

②热重于湿：初起目白睛发黄，迅速遍及全身，黄疸较重，色泽鲜明，壮热口渴，心中懊恼，呕恶纳呆，小便短赤，大便秘结，胁胀痛而拒按。舌质红、苔黄腻或黄糙，脉弦数或滑数。

③湿重于热：身目发黄如橘，无发热或身热不扬，头重身困，嗜卧乏力，胸脘痞闷，纳呆呕恶，厌食油腻，口黏不渴，小便不利，便稀不爽。舌苔厚腻微黄，脉濡缓或弦或滑。

④胆腑郁热：身目发黄，色鲜明，右胁剧痛且放射至右侧肩背，壮热或寒热往来。伴有口苦咽干，呕逆，尿黄，大便秘结或大便灰白。舌质红、苔厚而干，脉弦数或滑数。

⑤疫毒发黄（急黄）：起病急骤，黄疸迅速加深，身目呈深黄色。壮热烦渴，呕吐频作，尿少便结，脘腹满胀疼痛，烦躁不安或神昏谵语，或衄血、尿血，皮下发斑，或有腹腔积液，继之嗜睡昏迷。舌质红绛、苔黄褐干燥，脉弦数或洪大。

（2）阴黄。

①寒湿证：身目俱黄，黄色晦暗不泽或如烟熏，痞满食少，神疲畏寒，腹胀便溏，口淡不渴。舌质淡、苔白腻，脉濡缓或沉迟。

②脾虚证：多见于黄疸久郁者。症见身目发黄，黄色较淡而不鲜明，食欲不振，肢体倦怠乏力，心悸气短，食少腹胀，大便溏薄。舌质淡、苔薄，脉濡。

2. 针灸治疗

治法：湿热兼表者，治宜清热化湿，佐以解表；热重于湿者，治宜清热利湿，佐以通腑；湿重于热者，治宜除湿化浊、泄热除黄；胆腑郁热者，治宜疏肝泄热、利胆退黄；疫毒发黄者，治宜清热解毒、凉血开窍。寒湿证温中化湿、健脾和胃；脾虚证补养气血、健脾退黄。寒湿证可加用灸法，其他证型只针不灸，虚补实泻。以足少阳、足阳明、手足厥阴经穴及相应背俞穴为主。

处方：肝俞、胆俞、阳陵泉、太冲、至阳、足三里、中脘、内关。

方义：方取肝、胆之背俞穴肝俞、胆俞，胆之下合穴阳陵泉，肝经之原穴太冲，以疏调胆腑、利胆退黄；至阳为治疗黄疸的经验要穴，可宣通阳气以化湿退黄；足三里、中脘和胃消滞，健脾胃而化生气血；内关和胃降逆止呕。

加减：湿热兼表者，加大椎、曲池、合谷，以解表退热；湿重于热者，配阴陵泉，以健脾利湿；热重于湿者，加大椎，以清泄热毒；胆腑郁热者，加支沟、日月，以疏肝泄热；疫毒发黄者，加水沟、十宣、十二井穴，以泄热启闭；脾虚者，加脾俞、三阴交，以健脾利湿。

操作：诸穴常规针刺，虚补实泻；阴黄者可加灸法。

四、其他疗法

1. 耳穴压丸疗法

处方：肝、胆、脾、胃。

操作：用王不留行贴压，嘱患者每日自行按压 3～5 次，每次 1～2 min，以局部发热为度。

2. 腧穴注射疗法

处方：胆俞、阳陵泉、阴陵泉、至阳。

药物：板蓝根注射液、维生素 B_1 注射液或维生素 B_{12} 注射液。

操作：取上述任一药液，每穴注射 0.5～1 mL，每日 1 次，7 次为一疗程。

五、文献摘要

《针灸甲乙经》：黄疸，刺脊中……黄疸，热中善渴，太冲主之。

《扁鹊神应针灸玉龙经》：浑身发黄，至阳灸，委中出血。

《针灸大全》：黄疸，四肢俱肿，汗出染衣，公孙……至阳一穴，百劳一穴，腕骨二穴，中脘一穴，足三里二穴。

《针灸逢源》：发黄身如烟熏、目如金色、口燥而热结，砭刺曲池出血，或用锋针刺肘中曲泽之大络，使邪毒随恶血而出，极效。遍身面目俱黄，小便黄赤或不利，脾俞、然谷、涌泉。

《神灸经纶》：黄疸，公孙、至阳、脾俞、胃俞。酒疸目黄面发赤斑，胆俞。

六、名家医案

王某，男，18岁。2018年11月14日初诊。自述：发病20 d，尿黄、全身黄染13 d。20 d前因劳累引起腰痛，头昏，发冷，发热，腹胀，纳呆，厌食油腻，周身发软。此后出现尿黄，全身发黄，乏力。11月10日经某医院肝功能检查，诊断为急性黄疸型肝炎。体格检查：发育中等，营养一般，巩膜、皮肤黄染；心肺（-），腹部柔软，肝肋下1.5 cm，剑下4 cm，光滑充实，触叩痛明显。取穴：足三里、中封、肝炎穴、合谷、后溪。每日1次，两侧交替进行。针刺8次后黄退，食量增加，精神好转，去合谷、后溪。12月14日症状，体征全部消失，微感气短，加刺耳针5次痊愈。12月22日复查肝功能、超声波均正常。

七、小结

针灸治疗急性黄疸型肝炎有显著疗效，但应注意隔离，以防传染。对于其他原因所致的黄疸，针灸治疗的同时还应同时配合其他治疗措施。黄疸消退后仍应调治，以免湿邪不清，肝脾未复，导致黄疸复发，甚或转成癥积、鼓胀。患者应注意饮食，避免不洁食物，进食清淡而易消化的饮食，禁食辛辣刺激、油腻之品，忌烟酒；注意起居有常，不妄作劳，顺应四时变化，以免正气损伤，邪气乘袭。在发病初期，疫毒发黄患者须绝对卧床，恢复期和久病转为慢性的患者，可适当参加体育活动。保持心情愉快舒畅，有助于病情康复。

第四节　三叉神经痛

在三叉神经分布区内反复发作的阵发性、短暂性的剧烈疼痛，称为三叉神经痛。本病多发于面部一侧的额部、上颌部或下颌部。本病常反复发作，表现为慢性疾病，常于40岁后起病，女性多见。本病有原发性与继发性之别。原发性三叉神经痛的病因与发病机制尚未完全明确，多数人认为三叉神经根受到机械性牵拉和压迫是原发性三叉神经痛最可能的发病原因。继发性三叉神经痛常由颅内疾病和神经系统损害引起。本病属于中医学"头风""面痛"范畴。

本病多与外感风邪、情志不调、外伤等因素有关。风寒之邪侵袭面部阳明、太阳经脉，寒性收引，经脉凝滞，气血痹阻；或因风热毒邪侵袭面部，经脉气血壅滞，运行不畅；外伤或情志不调，或久病入络，使气血瘀滞。面部经络气血痹阻，经脉不通，产生面痛。眼部痛主要属足太阳经病证；上下颌部痛主要属手、足阳明和手太阳经病证。

一、临床表现

一侧面部三叉神经一支或几支分布区内突然发生剧烈疼痛，疼痛呈电击、刀割、撕裂或烧灼样，可伴有反射性面肌抽搐。每次发作历时数秒至2 min骤然停止，间歇期正常，无任何不适。一天可发作数次。发作常呈周期性，持续数天至数周，可自行缓解数月或更长时间，称为静止期。病程初期发作较少，静止期较长，随病情进展，发作加频，缓解期缩短。

疼痛常因说话、呵欠等张口动作，刷牙、洗脸等面部刺激，以及进食等诱发。通常疼痛发作自一侧的上颌支或下颌支开始，随病情发展而影响到同侧的其他分支。

二、诊断要点

（1）以三叉神经分布区反复发作性短暂的剧烈疼痛为主症。

（2）间歇期触压"扳机点"，如上下唇、鼻翼外侧、舌侧缘、颊黏膜、眼眶上缘等诱发区，常可引起疼痛发作。

（3）排除颅内占位性病变。

三、辨证施治

1. 辨证分型

（1）风寒证：有感受风寒史，面痛遇寒则甚，得热则轻，鼻流清涕。舌苔白，脉浮紧。

（2）风热证：痛处有灼热感，流涎，目赤流泪。舌苔薄黄，脉浮数。

（3）气血瘀滞：多有外伤史，或病程日久，痛点多固定不移。舌质暗或有瘀斑，脉涩。

2. 针灸治疗

治法：疏通经络、祛风止痛，以针刺为主，用泻法。以足太阳及手足阳明经穴为主。

主穴：攒竹、四白、下关、合谷、地仓、内庭、太冲。

方义：攒竹、四白、地仓、下关均为局部取穴，旨在疏通局部经络气血；合谷为手阳明经原穴，"面口合谷收"，与太冲相配可祛风定痉、通经止痛；内庭可清泄阳明风热。

加减：眼支痛者，加丝竹空、阳白；上颌支痛者，加颧髎、迎香；下颌支痛者，加承浆、颊车、翳风；风寒者，加列缺，风热者，加曲池、外关；气血瘀滞者，加内关、三阴交。

操作：针刺时宜先取远端穴。面部诸穴均宜深刺透刺，但刺激强度不宜过大。风寒证酌情加用灸法，每日1次，10次为一疗程。

四、其他疗法

1. 耳针疗法

处方：额、颌、面颊、神门、交感。

操作：每次选3~5穴，毫针强刺激，留针30 min，约隔5 min捻针1次。缓解期用弱刺激或压丸法，隔日1次，10次为一疗程。

2. 腧穴注射疗法

处方：眼支痛，取攒竹；上颌支痛，取四白；下颌支痛，取下关。

药物：2%盐酸普鲁卡因注射液或维生素B_{12}注射液。

操作：选上述任一种药液，按发病部位注入上述患侧腧穴，每隔2~3 d注射一次。

3. 皮内针疗法

操作：在面部寻找"扳机点"，将揿针刺入，以胶布固定。2~3 d更换一次。

4. 刺络拔罐疗法

处方：颊车、地仓、颧髎。

操作：三棱针点刺，然后闪罐，拔出血液约10 mL，隔日1次，5次为一疗程。

五、文献摘要

《针灸大全》：两眉角痛不已，后溪、攒竹、阳白、印堂、合谷、头维。

《针灸甲乙经》：颔痛，刺足阳明曲周动脉见血，立已；不已，按经刺人迎，立已。

《备急千金要方》：攒竹、龈交、玉枕，主面赤、颊肿痛。

六、名家医案

温某，女，43岁。2018年6月12日就诊。右面部疼痛4个月。近2周发作频繁，疼痛难忍。4个月来，患者右侧面部从下唇到鼻旁、目内眦，呈发作性放射样剧烈疼痛，持续0.5～1 min左右。经住院治疗症状改善。2周前因感冒、发热致面痛复发，疼痛部位向前额窜痛、灼痛，发作频繁。可因风吹、说话、漱口、轻微碰触而诱发。经住院综合治疗不效。患者精神萎靡，面容痛苦，少华。其疼痛部位为右侧三支混合作痛，鼻旁"扳机点"明显。舌质红、苔薄黄，脉弦数。问有尿黄、便秘。诊断：面痛（胃热型）。治则：清泻肝胃肠火，通经止痛。疼痛发作时，针丰隆（双）、迎香（右）、禾髎、承泣。间歇期时，毫针刺四关（合谷、太冲），粗毫针（26号），行针得气后，皆用泻法，强刺留针30 min，留针期间运针3次，两组腧穴操作相同。共10次获愈。

七、小结

针灸治疗本病有较好的疗效，尤其是对原发性三叉神经痛有较好的止痛效果。对于继发性三叉神经痛，如颅内疾病及神经系统损害引起者，疼痛多呈持续性而阵发性加剧，则应治疗其原发病。应注意排除脑部占位性病变。

第五节　特发性面神经麻痹

特发性面神经麻痹是指茎乳孔内面神经非特异性炎症所导致的周围性面瘫，又称贝尔麻痹或面神经炎。目前本病的病因尚不明了。近年对本病患者进行检查，发现其中1/3以上患者有一项或多项病毒抗体效价明显增高，提示与病毒感染有关。一般认为茎乳孔内的病毒感染，引起组织水肿或骨膜炎以压迫面神经，或因局部营养血管痉挛，导致神经组织缺血、水肿、受压而麻痹；亦有人认为局部组织水肿可能是免疫反应所致。本病可发于任何年龄，20～50岁最多，男性略多于女性，常为单侧，起病急。本病属于中医学"口僻""口眼㖞斜"范畴。

本病多由劳累过度，正气不足，脉络空虚，卫外不固，风寒或风热之邪乘虚入中面部经络，以致气血阻滞，经筋受病，筋肉失于约束，而致口眼㖞斜。由于足太阳经筋为"目上冈"，足阳明经筋为"目下冈"，故眼睑不能闭合属于足太阳和足阳明经筋功能失调所致；口颊部主要为手太阳、手阳明、足阳明经筋所主，因此，口眼㖞斜主要系该三条经筋功能失调所致。

一、临床表现

起病迅速，常在1～3 d内达到高峰。患者常于晨起刷牙、洗脸时发现口角流涎和㖞斜。部分患者病初可伴有患侧耳后乳突区、耳内或下颌角的疼痛。患者患侧面部表情肌动作完全丧失，不能皱额、蹙眉、闭眼、鼓腮、示齿和吹哨等；额纹消失，眼裂增大，鼻唇沟变浅，口角下垂，口歪向健侧。由于健侧面肌收缩，使患侧症状更为显著。患侧眼睑闭合不全，流泪，流涎。因上下睑不能闭合，形成所谓"兔眼"。鼓气和吹哨时，因口唇不能闭合而漏气。少数患者经久不愈，可后遗患侧面肌痉挛。患者症状迁延不愈，后期可出现口角偏向患侧，患侧的鼻唇沟反而加深，眼睑缩小，称为"倒错"现象。部分患者患侧舌前2/3味觉减退，听觉过敏，唾液分泌减少，角膜反射减退或消失。

本病与中枢性面神经麻痹的主要鉴别要点在于：中枢性面神经麻痹患侧下面部表情肌运动障碍，上面部表情肌运动基本正常，且多伴有偏瘫。

二、诊断要点

（1）多有受风寒病史，部分患者发病前3 d有耳后疼痛先兆。
（2）以突然发生的一侧面部瘫痪、口眼㖞斜为主症。
（3）排除中枢性面神经麻痹。

三、辨证施治

1. 辨证分型

（1）风寒证：见于发病初期，多由面部受凉引起，起病急，常于晨起刷牙、洗脸时发现口角流涎和㖞斜，患侧眼睑闭合不全，额纹消失，眼裂增大，鼻唇沟变浅，口角下垂，口歪向健侧。舌质淡红、苔薄白，脉浮紧。

（2）风热证：见于发病初期，多继发于感冒发热，兼见舌质红、苔薄黄，脉浮数。

（3）气血不足：多见于恢复期或病程较长的患者，兼见肢体困倦无力，面色淡白，头晕等症。

2. 针灸治疗

治法：活血通络、疏调经筋，针灸并用，用平补平泻法。以手足阳明、手足少阳经穴为主。

主穴：阳白、地仓、颊车、四白、翳风、颧髎、合谷。

方义：阳白为足少阳、手足阳明、阳维脉之会，可疏调额部经气。地仓为足阳明、任脉、阳跷脉之会，颊车为足阳明脉气所发，针刺时相互透刺，配合手太阳、手足少阳之会的颧髎穴以疏导面颊部经气。局部腧穴配以翳风，以及手阳明经原穴合谷，可祛风散寒、舒筋活络。

加减：风寒证者，加风池，以祛风散寒；风热证者，加曲池，以疏风泄热；抬眉困难者，加攒竹；鼻唇沟变浅者，加迎香；鼻唇沟㖞斜者，加水沟；颏唇沟歪斜者，加承浆；恢复期加足三里、气海。

操作：诸穴常规针刺。针刺得气后，面部腧穴平补平泻，恢复期可用灸法。急性期，面部腧穴手法不宜过重，肢体远端腧穴行泻法且手法宜重；恢复期，合谷行平补平泻法，足三里、气海用补法。

四、其他疗法

1. 皮肤针疗法

处方：阳白、太阳、地仓、颊车、合谷。

操作：用皮肤针叩刺上述腧穴，以局部微红为度，每日或隔日1次，10次为一疗程。本法适用于恢复期及后遗症期。

2. 腧穴注射疗法

处方：①太阳、翳风、温溜。②地仓、合谷、迎香。

药物：维生素B_1注射液。

操作：每次选取1组腧穴，每穴注入1 mL，每日1次。

3. 刺络拔罐疗法

处方：阳白、颧髎、地仓、颊车。

操作：先用三棱针点刺，然后拔罐。每周2次，适用于恢复期。

4. 电针疗法

处方：颊车、阳白、太阳、地仓。

操作：针刺得气后，接通电针治疗仪，以连续波刺激10～20 min，强度以患者感觉适度、面部肌肉跳动为宜。此法不适用于急性期。

五、文献摘要

《针灸甲乙经》：口僻不正，翳风主之。

《铜人腧穴针灸图经》：客主人，治偏风口㖞斜。

《玉龙歌》：口眼㖞斜最可嗟，地仓妙穴连颊车。

《普济方》：口㖞，温溜、偏历、二间、内庭。

《针灸大成》：口眼㖞斜，先刺地仓、颊车、水沟、合谷。如愈后隔一月或半月复发，可针听会、承浆、翳风。

《神应经》：口眼㖞斜，颊车、水沟、太渊、合谷、二间、地仓、丝竹空。

六、名家医案

王某,男,61岁。2019年4月25日初诊。自诉双侧面瘫2周。2年前因事外出乘车,自觉面颊部受冷风吹袭,到家即觉右侧脸凉而发麻,晨起右眼闭合不方便,漱口时则口角流水,翌日左眼闭合不全,于某医院治疗,诊断为周围性面神经麻痹。曾用大量B族维生素和中药治疗无效。患者神情淡漠,面无表情,不会笑,面色黄,语言尚可,瞳孔等大同圆,光反应(+),双眼睑下垂,眼裂0.3~0.4 cm,额纹消失,不能皱眉,不会鼓腮,不能吹气,鼻唇沟浅平,上唇下垂,两口角低下,舌质紫红、苔薄白,脉缓。诊断为风寒侵袭型面瘫。治则:益气和营,通经活络。选取印堂、攒竹、风池、地仓、颊车、合谷、足三里、气海。每日1次,7次为1疗程。针治13次完全恢复正常。

七、小结

针灸治疗本病具有良好效果,是目前治疗本病安全有效的首选方法。患者应注意避免局部受寒吹风,必要时可戴口罩、眼罩防护。因眼睑闭合不全,灰尘容易侵入,每日滴眼药水2~3次,以防感染。

参考文献

[1] 沈光宇,杨卫新,谭文捷. 康复医学. 南京:东南大学出版社,2016.
[2] 福坦纳斯,等. 颈背疼痛康复手册. 王正珍,译. 北京:人民体育出版社,2016.
[3] 范建中. 神经康复病例分析. 北京:人民卫生出版社,2015.
[4] 陈锦秀,刘芳. 康复护理技术全书. 北京:科学出版社,2019.
[5] 陈立典. 认知功能障碍康复学. 北京:科学出版社,2018.
[6] 古剑雄,燕铁斌. 临床康复医学. 北京:科学出版社,2015.
[7] 孙晓莉. 作业疗法. 北京:人民卫生出版社,2016.
[8] 励建安,张通. 脑卒中康复治疗. 北京:人民卫生出版社,2016.
[9] 刘立席. 康复评定技术. 北京:人民卫生出版社,2010.
[10] 陈红霞. 神经系统疾病功能障碍中西医康复. 北京:人民卫生出版社,2016.
[11] 王艳. 周围神经系统疾病及损伤的中西医康复治疗. 北京:科学出版社,2015.
[12] 黄建平,朱文宗. 帕金森病诊疗与康复. 北京:人民军医出版社,2015.
[13] 陈启明,戴尅戎. 骨关节医学与康复. 北京:人民卫生出版社,2015.
[14] 郭铁成,黄晓琳,尤春景. 康复医学临床指南(第3版). 北京:科学出版社,2019.
[15] 郭华. 常见疾病康复(第2版). 北京:人民卫生出版社,2016.
[16] 陈立典,吴毅. 临床疾病康复学. 北京:科学出版社,2010.
[17] 高强. 康复医学基础. 西安:第四军医大学出版社,2015.
[18] 李晓捷. 实用儿童康复医学(第2版). 北京:人民卫生出版社,2016.
[19] 许建阳,王梅康. 康复医学:走进康复 人人健康. 北京:中国科学技术出版社,2015.
[20] 励建安. 康复治疗技术新进展. 北京:人民军医出版社,2015.
[21] 蔡俊伟. 重视康复医学的临床评估问题. 人人健康,2016,18:287-288.
[22] 李跃兵. 我国康复医学在线教育产业发展现状及运行趋势研究. 考试周刊,2017,07:150-150.
[23] 张雅素,冯晓东,刘承梅,等. 中医康复学科建设的内涵和外延. 光明中医,2016,31(12):1833-1835.
[24] 李国徽,何晓华,宋秀娟. 中医康复学名词术语. 北京:阳光出版社,2015.
[25] 顾力华. 中风病临床实用康复技术. 北京:中国中医药出版社,2018.
[26] 戴红,姜贵云. 康复医学(第3版). 北京:北京大学医学出版社,2013.
[27] 杜元灏,董勤. 针灸治疗学. 北京:人民卫生出版社,2016.
[28] 恽晓平. 康复疗法评定学(第二版). 北京:华夏出版社,2014.
[29] 赵永康. 中医康复学. 北京:科学出版社,2018.